U0218767

现代伤口与肠造口临床护理实践

Modern Clinical Nursing Practice of Wound and Stoma

（第 2 版）

主　编　胡爱玲　郑美春　李伟娟

中国协和医科大学出版社

图书在版编目（CIP）数据

现代伤口与肠造口临床护理实践／胡爱玲，郑美春，李伟娟主编. —2 版. —北京：中国协和医科大学出版社，2018.9

ISBN 978-7-5679-1089-8

Ⅰ. ①现…　Ⅱ. ①胡… ②郑… ③李…　Ⅲ. ①创伤外科学-护理 ②肠疾病-造口术-护理　Ⅳ. ①R473.6 ②R473.57

中国版本图书馆 CIP 数据核字（2018）第 114233 号

现代伤口与肠造口临床护理实践（第 2 版）

主　　编：胡爱玲　郑美春　李伟娟
责任编辑：孙阳鹏

出版发行：中国协和医科大学出版社
　　　　　（北京东单三条九号　邮编100730　电话65260431）
网　　址：www.pumcp.com
经　　销：新华书店总店北京发行所
印　　刷：中煤（北京）印务有限公司

开　　本：787×1092　1/16 开
印　　张：31.5
字　　数：700 千字
版　　次：2018 年 9 月第 2 版
印　　次：2018 年 9 月第 1 次印刷
定　　价：198.00 元

ISBN 978-7-5679-1089-8

编写人员

主　　审　万德森

主　　编　胡爱玲　郑美春　李伟娟

副 主 编　叶新梅　黄漫容

编写秘书　邓小红

编　　者　（以编写顺序排序）

李伟娟（香港玛丽医院）

胡爱玲（中山大学附属第三医院）

冯尘尘（四川大学华西医院）

朱家源（中山大学附属第一医院）

卞华伟（中山大学附属第三医院）

邓小红（中山大学附属第三医院）

黄红兵（中山大学附属肿瘤医院）

魏　雪（中山大学附属肿瘤医院）

黄漫容（中山大学附属第一医院）

梁明娟（中山大学附属第二医院）

叶新梅（中山大学附属第六医院）

梁月英（中山大学附属第一医院）

牛明慧（中山大学附属第一医院）

洪　涛（广东省人民医院）

黄　蕾（中山大学附属第三医院）

周　青（中山大学附属第三医院）

刘　媛（中山大学附属第三医院）

王　威（首都医科大学宣武医院）

郑美春（中山大学附属肿瘤医院）

罗宝嘉（中山大学附属肿瘤医院）

张惠芹（中山大学附属肿瘤医院）

蒋　丹（广州军区广州总医院）

胡月云（中山大学附属第三医院）

龙小芳（中山大学附属第三医院）

黄丽娟（台湾台中医院整形外科）

胡　辉（华中科技大学同济医院）

王玲燕（中山大学附属肿瘤医院）

彭泽厚（香港仁济医院）

万德森（中山大学附属肿瘤医院）

伍小军（中山大学附属肿瘤医院）

林俊忠（中山大学附属肿瘤医院）

李永红（中山大学附属肿瘤医院）

周芳坚（中山大学附属肿瘤医院）

卢震海（中山大学附属肿瘤医院）

彭健宏（中山大学附属肿瘤医院）

罗小明（香港玛嘉烈医院）

陈慕英（香港玛嘉烈医院）

胡宏鸯（浙江省邵逸夫医院）

陈筱蓉（台湾奇美医院）

吴美桦（台湾奇美医院）

梅艳丽（北京肿瘤医院）

张　红（北京肿瘤医院）

覃惠英（中山大学附属肿瘤医院）

蒋梦笑（中山大学附属肿瘤医院）

伍尧泮（中山大学附属肿瘤医院）

崔春艳（中山大学附属肿瘤医院）

邝云莎（深圳市儿童医院）

何杏勤（中山大学附属肿瘤医院）

赖苑红（中山大学附属肿瘤医院）

主 编 介 绍

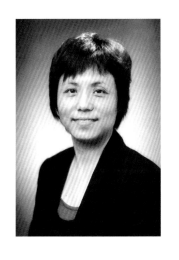

胡爱玲

胡爱玲，女，主任护师、硕士生导师，现任中山大学附属第三医院护理部副主任兼岭南医院护理部主任。2001 年经过我国首家造口治疗师学校专业培训，获得国际造口治疗师资格认证。开设有伤口造口门诊，具备丰富的急慢性伤口、造口及失禁护理的临床经验，任华南地区首家国际伤口治疗师培训学校负责人。担任中华护理学会造口伤口失禁专业委员会副主任委员、广东省护理学会造口专业委员会主任委员、广东省康复医学会康复护理分会会长、公立医院院长职业化能力建设专家委员会护理分委员会委员等多个社会兼职。主编《现代伤口与肠造口临床护理实践》与《泌尿造口护理与康复指南》，副主编《中国压疮护理指导意见》，参与编写多本专业书籍。《中国实用护理杂志》审稿专家。主持省级课题 3 项，第一作者或通讯作者发表在核心期刊论文 40 多篇，其中 SCI 论著 7 篇。获中华护理学会科技三等奖 1 项及广东省护理学会科技奖一等奖与三等奖各 1 项。

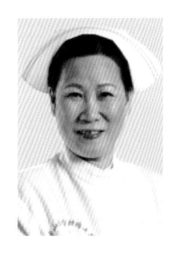

郑美春

郑美春，女，主任护师，造口治疗师。现任中山大学肿瘤防治中心结直肠科科护士长。任我国首家国际造口治疗师培训学校（中山大学造口治疗师学校）副校长，担任广东省护理学会造口专业委员会副主任委员，广东省造口/伤口专科护理学组组长等多个社会兼职。世界造口治疗师协会 WCET 中国地区的代表（2006—2010 年，2014—2017 年）。主编《小儿肠造口护理与康复指南》《回肠造口护理与康复指南》《伤口造口失禁患者个案护理》；《造口康复治疗—理论与实践》《压疮护理学》《伤口护理学》《造口护理学》《失禁护理学》任副主编。主持或参与省级、院级护理课题多项。发表护理核心期刊论文 30 多篇，其中 SCI 护理论文 2 篇。作为项目负责人举办国家级医学继续教育"压疮系统管理培训班" 6 期。协助举办"全国肠造口治疗师培训班" 17 期。

李伟娟

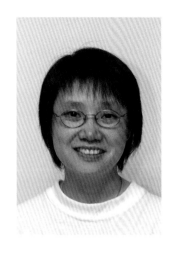

  李伟娟（Michelle Wai-Kuan Lee），女，香港大学专业进修学院副教授，香港玛丽医院伤口、造口护理顾问，国际造口治疗师，护理硕士学位。1990 年开始从事造口专科护理工作至今。1997 年开始在香港承办世界造口治疗师协会认可的造口治疗师文凭课程，培养了 200 多名造口治疗师。2001 年带领香港造瘘治疗师学会的成员协助创办了中国内地第一所造口治疗师学校——"中山大学造口治疗师学校"，随后协助北京大学医学部造口学校、南京医科大学国际造口治疗师学校、上海国际造口治疗师学校的创办。并参与国内多所造口治疗师的教学，为中国的造口治疗师培养做出了突出贡献。先后兼任世界造口治疗师协会的秘书、行政董事会出版部委员、*WCET Journal* 行政董事会委员；亚太地区造口治疗师协会主席；香港造瘘治疗师学会的副主席。主编《现代伤口与肠造口临床护理实践》；参编《压疮护理学》等多部专业著作。

副主编介绍

黄漫容

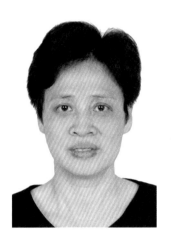

黄漫容，女，副主任护师，国际造口治疗师。2001 年毕业于广州中山大学造口治疗师学校，成为国内首批造口治疗师。2004 年开始全职从事伤口造口失禁专科护理工作。中山大学附属第一医院慢性伤口造口护理专科带头人，中华护理学会造口伤口失禁专业委员会专家库成员，广东省护理学会造口专业委员会副主任委员，中山大学造口治疗师学校及中德国际伤口治疗师（广州）培训学校临床带教老师。

叶新梅

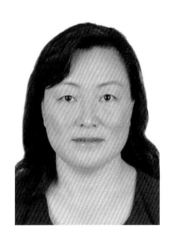

叶新梅，女，副主任护师，国际造口治疗师。2001 年毕业于广州中山大学造口治疗师学校，成为国内首批造口治疗师，全职从事伤口造口失禁专科护理工作。现任中山大学附属第六医院护理部副主任，中华医学会创伤学分会护理学组常务委员，广东省护理学会造口专业委员会副主任委员，广东省健康管理学会压疮慢性伤口康复专业委员会副主任委员，中国中西医结合肛肠创面治疗小组副组长，中国医师协会造口专委会委员。主持或参与厅、省、国家级科研课题 4 项，发表与伤口造口相关学术论文 26 篇，参与撰写学术专著 9 部。

1 版 序 言

中国造口事业源于 1988 年，从最初我们只注重造口手术技巧的改进，经过二十年的实践，到目前造口、伤口和失禁护理已基本与国际接轨。2001 年以前，我国只有几位国外培养的造口治疗师，那年在万德森教授的倡导下广州成立了国内第一所造口治疗师学校，使我国造口治疗师的教育和培养上了一个台阶，也实现了我的一个梦想，中国有了自己的造口治疗师学校。以后，在北京、上海等地相继成立了造口治疗师学校，截至 2009 年全国已有 5 所造口治疗师学校，已有 238 名造口治疗师获得世界造口治疗师协会（WCET）的资格认证，这些造口治疗师活跃在全国 29 个省市，在临床一线为造口、伤口、失禁患者服务。

我国的造口、伤口、失禁专科护理起步比较晚，但是在这些可爱的造口治疗师的努力下，她们勤于思考，勇于实践，取得了很大的进步。由胡爱玲、郑美春、李伟娟主编的《现代伤口与肠造口临床护理实践》一书即将出版，该书由全国各地的造口治疗师编写，她们把自己丰富的临床经验，能详实地描述出来，图文并茂。该书分上下两篇，上篇以伤口护理为主，详细地阐述了湿性愈合理论，紧密结合临床，包括了各类慢性伤口的临床个案；下篇以造口护理为主，对造口手术前后的护理，造口者的康复和回归社会的问题作了详细的阐述。该书具有实用性、先进性和可操作性。当临床上碰到伤口、造口问题时，可通过阅读本书，得到处理的方法，帮助临床解决实际问题。

目前，我国造口治疗师学校蓬勃发展，但是各地学校缺乏统一、规范的中文教材，该书将弥补造口治疗师培养中教材缺乏的不足。希望它能成为今后造口治疗师学校的教材，使各地造口治疗师学校的培养更规范、更统一。

喻德洪

中国造口协会主席

2010 年 9 月 29 日

前　　言

随着人们生活水平的提高，人们对健康的要求也越来越高，临床医护人员对患者的生存质量越来越关注，发展造口伤口专科护理工作得到重视。随着专科护理的发展，越来越多新的临床实践经验、科研成果以及新的国际资讯注入伤口造口专科护理领域，鉴于知识的更新与时效性，我们组织了全国（广州、香港、台湾、北京、上海、武汉、杭州等地）的造口治疗师、伤口治疗师共同修订了这本《现代伤口与肠造口临床护理实践》。

全书分为伤口护理篇和肠造口护理篇两部分，共40章。本书的伤口护理篇包括伤口的概论、各临床伤口护理及伤口护理相关技能三个部分。在概论部分回顾了伤口护理发展的历史、介绍了伤口分类及评估、伤口愈合病理生理与营养的关系、伤口清洗溶液及伤口敷料；临床伤口护理部分分述各种急、慢性伤口的护理理论及临床护理原则，并结合临床实际病例逐步分析临床难愈合伤口的处理过程；在伤口护理相关技能部分还就目前临床伤口护理最前沿问题进行探讨，如持续或间断负压吸引在伤口中的应用、伤口渗液处理的国际联合声明等，并展示了临床中敷料的固定与粘贴技巧，为临床伤口护理的实际操作提供指引。肠造口护理方面，介绍了各种类型的造口护理理论知识、造口及其周围常见并发症及处理、各项操作流程及要点说明、个案护理分析、常见的各种记录表格、造口袋的临床巧用等。

本书跟随学科进步的脚步，倾注了全国各地造口伤口专科护士的心血，从临床护理实践出发，理论联系实际，为广大医护人员提供了临床伤口与造口专科护理的最新知识与动态。希望本书将能成为本领域医生、造口治疗师、伤口治疗师、护士解决难题的钥匙、学习的教材和参考书。

本书在再编过程中得到德高望重的万德森教授的悉心指导及全国造口治疗师的大力支持，在此深表感谢。由于水平有限和时间较紧，本书难免有疏漏之处，希望在今后的临床实践中不断完善。

胡爱玲　郑美春　李伟娟

2018 年 7 月

目　录

上篇　伤口护理

上 篇

伤 口 护 理

第一章　伤口护理的发展

第一节　伤口发展的历史

伤口是指正常皮肤组织在致伤因子作用下造成的组织损伤或缺损。伤口十分常见，自有人类开始便有伤口的形成。在远古年代的山洞绘画中，便有描述人类因狩猎而受伤。远古年代的人类是如何处理伤口已无从稽考，但在新石器时代，早期的原始人及更新纪灵长动物会因食物、狩猎、互殴或自我救赎（self-presentation）而形成伤口。在一些头骨化石中也曾发现远古人类用环锯在头颅骨上开圆孔，好让邪灵离开，但这些伤口仍能愈合。由此可知远古人类已有其独特的方法处理伤口，但他们的方法和经验何以累积及世代相传，则不得而知。伤口会导致疼痛、出血、残疾，甚至死亡。伤口处理的目的是降低伤口自身风险，减少潜在并发症。多少年来，伤口造成的疼痛、出血、皮肤完整性受损考验着人类的创造力。伤口处理的发展，一定程度上可以反映人类的发展。

最早有关治疗伤口的记录来源于古代幼发拉底河苏美尔人在黏土平板上及埃及人在莎草纸上的记载。

古代人类已有描述伤口的观察及症状，已知道感染是会影响伤口的愈合，在公元前460—前377，希腊人已知道伤口需要保持清洁及干燥，懂得用温水、酒精及醋清洁伤口，若伤口有炎症症状，则用泥罨剂敷于伤口，用于软化组织及促进脓液引流。保持伤口干燥的观念一直沿用至20世纪。

在公元前25年至公元50年，罗马人Celsus首先描述了伤口的急性炎症反应，包括红肿、热及痛，此描述一直沿用至今。公元130年—200年，一位希腊医生Galen发现严重及广泛性感染会导致全身脓毒症反应甚至死亡。但他认为若身体反应及时，可将感染局部化，故提出脓液的形成是伤口愈合必经过程。虽然仍有人提出异议，认为伤口的愈合并不一定经过脓液形成。认为脓液会延长伤口的愈合期，提出用酒来清洁伤口，清除伤口内的异物及清创，再将伤口边缘缝合后，用敷料保护。但Galen的理论影响深远，很多跟随者用不同方法，例如用尿液、白鸽粪便等来处理伤口，以促进脓液形成。直至18世纪，Pasteur发现微生物的存在，继而发现微生物是伤口感染的原因，并引证用高温方法消灭微生物，Galen的理论才被推翻。

清洗伤口的意识在远古时代就已存在，但是古代人却用尿液、酒或醋来冲洗，后来更用糖或蜜糖来覆盖伤口，借此增加伤口的营养，促进愈合，虽然此方法在当时没有理论依据，但在现今伤口愈合的研究中，已有足够的理论支持蜜糖具有抑制细菌功能，提供湿性愈合环境，促进自溶性清创，更有减痛及清除伤口异味作用。这足以证明以前人类已懂得利用天然物品来愈合伤口。

缝合伤口促进伤口愈合的概念是首先记录于埃及人的莎草纸上，他们采用荆棘、亚麻布、头发、松脂、树胶等制成品来缝合或将伤口粘贴在一起，但有些伤口却因感染而失败，故有人提出清洗伤口，直至感染清除，伤口有红色肉芽才缝合的理论。这一理论即现今的"delayed primary healing"理论。

自18世纪Pasteur发现微生物的存在以后，消毒溶液开始面世，用以清洗伤口及手术前皮肤消毒，例如火酒、氢氯化物、碘、石炭酸、红汞水、优锁溶液等。1940年，Harold Florey及Ernst Chain发明青霉素（盘尼西林），对消灭伤口的细菌有重大突破，此后之数十年间，不同种类的抗生素相继发明，广泛用于感染性伤口，大大减少了伤口感染的机会。

现今伤口处理的概念是若没有感染，应尽快缝合伤口（primary healing），以减低继发性感染及瘢痕组织形成。若伤口有感染或污染，则清洗伤口数天，感染受控制后再缝合（delayed primary healing）。若是慢性伤口，如压疮，因伤口受很多不同因素影响，故需清洗干净，待肉芽组织生长、伤口收缩来愈合（secondary healing）。在1962年，George Winter研究发现，保持伤口湿润能增加细胞生长及移行速度，提出湿性愈合比干性愈合的速度快2倍的理论。自此，湿性伤口愈合的概念已取代以往干性愈合的理论。现今有众多伤口敷料提供湿性环境，以促进肉芽组织生长、表皮细胞移行等，促进伤口痊愈。

此外，更有人提出用不同方法促进伤口愈合。

电疗法（electrical stimulation）：提出正常组织含有流动电位，阴性电流能减低细菌生长及感染，增加胶原、成纤维细胞及生长因子形成，而阳性电流抑制肿瘤生长。

高压氧疗法（hyperbaric oxygen）：患者置于高压舱内，呼吸100%氧气，以增加血液内的氧含量，将营养及含氧血输送至伤口，促进伤口愈合。

负压疗法（negative pressure therapy）：利用负压原理将血液循环吸引至伤口。

生长因子（growth factors）：是身体内的多肽类蛋白质，由不同的细胞制造出来，适用于一些慢性或长期不愈合的伤口。但不同愈合期所需的生长因子也有不同，因此何时使用适合的生长因子尚在研究中。

组织再造（tissue engineering）：是人类的角质细胞、真皮在实验室中培养而成，含有成纤维细胞，可以代替伤口失去的真皮释出生长因子。也有由实验室制成的上皮及真皮，其组成与人类的皮层差不多，故可刺激伤口制造不同种类的生长因子。也有用尸体的皮肤经制炼后清除会引致排斥反应的细胞，加以冷藏后使用。

此外，蛆疗法（maggot therapy）、水疗法、激光、超声波等治疗伤口的方法种类繁多，但研究仍在进行中，以观察并确定其疗效。

（李伟娟）

第二节　中国伤口护理的现状

有关伤口的处理在中国古代就有历史记载，唐朝医学家孙思邈的著作《千金要方》和《千金翼方》及明朝著名医学家李时珍的名著《本草纲目》中都对传统的中药处理和治疗伤口进行了阐述。18世纪末伤口处理以预防感染发生的干性愈合为主，直到20世纪60年代，伤口干性愈合逐渐被伤口湿性愈合理论所取代。从20世纪90年代开始，随着医护人员对伤口湿性愈合理论的认识和国外新型敷料的引进及伤口专科护士的培养与发展，国内伤口的护理方法也正在发生着变化。

一、国内伤口护理的演变

（一）湿性伤口愈合理念的转变

1962 年，英国动物生理学家乔治·温特用小猪做实验，发现聚乙烯膜（polyethylene film）覆盖保护的伤口愈合时间较暴露伤口疗法缩短 50%，并于 1971 年将这一研究的论文发表在 *Science* 杂志上。1963 年科学家 Hinman 与 Maibach 在人体上进行了伤口干性与湿性愈合的对照试验，证实了在伤口湿润的环境下比干性环境愈合得快。此理念在国外广泛运用于临床各种伤口如手术切口、烧伤、压疮、感染性伤口以及慢性难愈性伤口等的护理中。

虽然这一伤口湿性愈合理论在欧美一些国家已经应用在伤口护理中有近 30 年的历史，但直到 20 世纪 90 年代伴随着新型密闭型敷料引进中国，伤口湿性愈合理论在中国才开始被一部分医护人员所认识。由于伤口干性愈合观念在人们的思想中根深蒂固，因此接受伤口湿性愈合理论仍然需要时间，尤其是非医护人员，如患者和患者家属。

（二）新型医用敷料的出现与认识

湿性伤口愈合理论促进了医用半密闭和密闭型敷料商业性的开发与研制。1974 年诞生了全球第一块由英国的 Smith 公司生产的密闭性敷料——安舒妥。之后，欧美许多国家的厂家进行了新型医用敷料的生产，如美国的 Coventec 及 3M 公司、法国的 Yogal 公司、德国的 B/BRAUN 公司、瑞典的 Monike 公司及丹麦的 Coloplast 公司等。

20 世纪 90 年代初，这些欧美国家医用半密闭和密闭型敷料纷纷进入了中国市场，临床医护人员对伤口的湿性愈合虽然有了初步的接触，但是缺乏伤口湿性愈合理论与新型医用敷料正确使用的系统培训，所以对伤口湿性愈合仍处在摸索阶段。临床医护人员最初接触新型密闭性敷料最多的是水胶体敷料，有些临床医护人员认为水胶体敷料是一种万能敷料，可以用在任何伤口，事实上每种不同类型的敷料都具有其适应证。

2002 年李亚洁发表了《密闭性敷料的研究和展望》综述，这是国内最早的非商业性的对密闭型敷料进行阐述。2003 年胡爱玲指出了临床上常见的密闭型敷料的使用不当，并列出了正确的使用方法。随着人们对伤口湿性愈合理论与敷料的种类及其作用的不断深入认识，新型密闭伤口敷料近 10 年来在国内各大医院逐渐应用于临床各种慢性伤口护理中，大量的文献也报道了新型医用敷料在不同慢性伤口中的应用效果。

（三）造口伤口专科护士的培养与发展

专科护士（clinical nurse specialist，CNS）是在护理专业化进程中形成和发展起来的高级临床护理工作者。CNS 需要经过专门培训并获得相应的专科护士资格，在某一专门的临床领域具有丰富的工作经验和先进的专业知识，为患者提供专门化的护理服务，同时还承担同行和患者的咨询者、指导者等角色。"专科护士"一词源于美国，1909 年美国最早开始了麻醉科护士的培养。从 1954 年开始，美国 CNS 的培养逐渐定位于硕士以上水平的教育，并扩展到临床的许多专业，包括 ICU、急救、糖尿病、造口、肿瘤、老年、临终、感染控制等护理领域。

我国内地 CNS 的培养和资格认证尚处于起步阶段。2001 年由中山大学护理学院、香港大学专业进修学院和香港造瘘治疗师学会联合在广州开办了中国内地第一所造口治疗师学校，招收具有注册护士资格的、有相关专科实践经验的临床护士。课程内容包括造口护理、伤口护理、大小便失禁护理及专业发展等方面的理论知识和护理技术，学员结业获得世界造口治疗师协会认可的造口 CNS 执业资格证书。2009 年四川大学华西医院与德国慢性伤口协会（Chronic Wounds Initiative，ICW）、国际质量监督体系（TUV）联合成立了国内第一所伤口治疗师培训学校，课程内容以伤口护理知识为主，也有造口护理、失禁护理及专业发展内容，学员结业将通过 ICW、TUV 认证，获得国际伤口治疗师证书。此外北京同仁医院和中山大学附属第三医院也成立了同一认证体系的伤口治疗师学校。

目前，广州、北京、上海、南京、温州、湖南、西安、安徽、天津、山东共开办了 10 所造口治疗师学校，还有成都、北京、广州的 3 家伤口治疗师培训学校。这些学校为中国培养了造口伤口专科护士。在国内，造口伤口 CNS 在临床护理工作中发挥了重要作用，因此临床护理对造口伤口专科护士需求量大。

从 2001 年至今，国内共培养了 2000 多名造口伤口专科护士。造口伤口专科护士处理各种不同类型的复杂伤口如压疮、糖尿病足、下肢静脉溃疡、肿瘤伤口及瘘管等，采用现代湿性愈合方法取代传统的干性疗法，全面评估患者及伤口情况，针对不同类型、不同阶段的伤口选择合适的敷料，并对患者进行全程跟踪护理，以促进伤口愈合。

二、国内临床医护人员在伤口处理中的角色

（一）医生在伤口处理中的角色

中国的医疗体制与欧美许多国家的医疗体制存在着巨大的差别，医护人员在临床中的分工也存在着差别。在国外，患者的伤口主要是护理人员来护理，虽然很多时候是医生与护士共同协商达成一致的处理意见，但实际的伤口护理是由护士来完成。在国内，绝大部分医院的伤口是由医生来处理，尤其是外科的手术切口、创伤伤口及与外科治疗相关的伤口，如下肢血管性溃疡、糖尿病足等都是由医生来完成伤口的治疗过程。只有压疮是由护士来护理，甚至有些医院或某些病区的压疮都是由医生处理的。由此可见，在中国，医生在患者的伤口处理中起主导作用。

（二）护士在伤口处理中的角色

21 世纪以前，缺乏临床造口伤口专科护士，护士在对患者的伤口临床护理中以观察为主，主要是为医生提供患者的医疗信息，是处于一种辅助的地位。即使是在处理压疮伤口时，往往也是被动地执行医生的医嘱，按医嘱为患者进行伤口的换药护理，缺乏自主性。国内很多综合性医院都设立了外科换药门诊，各类伤口的患者往往都是由医生诊治后开出换药的处方，由门诊换药的护士来执行换药，护士工作缺乏独立性。

21 世纪初，国外的伤口湿性愈合理论的学习及造口伤口专科护士的培养，使得专科护士对患者伤口的护理发生了质的飞跃。造口伤口专科护士不仅能够对患者进行全面的评估，还能够对影响伤口愈合的因素进行分析，对患者伤口的护理更加系统化与有针对性，患者也对伤口专科护士更加信任与依赖，提高了护士在患者伤口处理中的自主性，特别是造口伤口专科门诊的开设，护士在伤口处理中的工作独立性充分体现出来。另一方面，造口伤口专科护士还对患者、家属进行专业的健康教育，对临床护士进行指导，起到了教育者和咨询者的作用。同时专科护士还肩负着临床伤口护理研究的重任，专科护士对临床中的疑难病例及护理难点进行科学探索与研究，为临床护理解决问题。

三、国内伤口造口专科护士的工作模式

由于国内的医院体制不尽相同，不同等级的医院及不同规模的医院都有自己的运作方式。因此，近些年培养与发展的造口伤口专科护士工作模式因医院的决策而有不同，主要有以下几种类型，不同类型的工作模式互有利弊。

（一）在护理部直接领导下的专科护士工作模式（全职造口治疗师）

在护理部直接领导下的专科护士工作模式一般都得到医院的大力支持，形成了医院整体运作的工作方式。以中山大学附属第三医院和中山大学附属第一医院为代表。通常造口伤口专科护士由护理部直接领导，专科护士的工作直接向护理部汇报，也成为医院护理专科发展的一部分。专科护士的收入主要由医院支付，与各专科没有直接关系，但给医院各临床科室对专科护理给予支持。

由于在护理部的直接领导下工作，造口伤口专科护士在医院有固定的工作岗位和明确的工作职责，整个工作流程比较顺畅，也不用担心收入问题。但是由于脱离了相应的专科，在刚开展工作的前期，可能在专科业务的培养与患者的来源上会存在一定问题，需要加强沟通与协作。因此，作为患者和临床医护人员的纽带，专科护士与各专科的医护人员的沟通非常重要。随着专科护理工作的不断发展，在造口、慢性伤口及失禁专科护理方面取得的成效，以及各方面的宣传，专科护理工作的影响力和知名度逐渐扩大，医护人员纷纷将患者转介给造口伤口护理专科，或患者之间互相传递信息，造口伤口护理专科病源稳定，并不断增加。

（二）挂靠在某一专科下的专科护士工作模式

挂靠在医院的某一专科下的专科护士工作模式在专科医院比较普遍，以中山大学附属肿瘤医院和中山大学附属第六医院（胃肠肛门医院）为代表，有综合性医院也存在这种模式。由于专科特色比较突出，造口伤口专科护士会以胃肠外科、肛肠专科或泌尿外科为主要的工作地点，负责病区内相关专科患者的肠造口或伤口的护理。专科护士的收入主要由专科支付，由于专科护士会为医院其他专科的患者进行会诊指导或护理，医院可能会给科室一定的经济支持。

这种工作模式对于专科护士的业务能力培养帮助很大，专科护士对于一些新的知识或技术能够及时掌握与学习，专科护理能力在工作中有不断提升。同时，由于在自己的专科工作，与其他医护人员及患者沟通方面比较及时，容易解决问题。但是在某一专科工作的专科护士也可能受到专科人员的安排方面的制约，对于专科以外的患者护理方面可能存在一定的问题，带来的问题是造口伤口专科护士接诊的患者数受到限制、伤口种类较局限、专业发展不够全面。

（三）以伤口造口中心为主的专科护士工作模式

以伤口造口中心为主的专科护士工作模式在国内一些医院也比较多见，护士可独立开设门诊，患者可直接在门诊挂号，前往伤口造口中心接受治疗。若伤口护士认为患者情况可通过换药解决，则不需要转到其他科室；若患者伤口情况需要医疗介入，则需要其他学科会诊，进行多学科合作。

这种模式下患者来源比较充足，尤其是伤口的患者，伤口的种类也很多；专科护士与医护人员和患者的沟通比较容易实现。但是局限在于门诊的工作方式可能对医院的临床科室的专科护理的支持力量不够，与临床科室的沟通也存在一定的问题；由于门诊的患者流动性大，检查相对不全面，以伤口护理为主，肠造口与失禁患者相对较少，限制了专业的发展。

（四）在健康教育中心或专科护理中心下的专科护士工作模式

在健康教育中心或专科护理中心下的专科护士工作模式在国内少数医院存在，以浙江邵逸夫医院和暨南大学附属一院为代表。这种工作模式与第一种工作模式有相似之处，得到医院比较多的支持与认可、专科护士没有隶属某一专科、通常由护理部管理、收入也是由医院支付，区别在于工作的内容与方式。专科护士的工作内容以护理教育与培训为主，培训医院的相应科室的临床护理人员，由接受培训的临床护士对患者实施肠造口和伤口护理为主，专科护士进行指导工作。

这种工作模式对专科护士的教学及各方面的综合能力要求较高，专科护士要将所学的知识传授给临床护理人员。这种方式对于节省临床护理人力与培养临床护理人员方面比其他几种模式优越，但是专科护理质量目前国内尚无法进行比较或检测。另外，临床专科护理经验的积累必须经过长期的护理实践，在专科护理发展初期，专科护士临床经验不足加上医院专科护理的基础比较薄弱，效果往往不太令患者满意。

四、国内临床伤口造口护理的展望

十几年来，随着专科护士的发展，护士在伤口护理中的作用与地位日显突出。由于我国临床伤口护理工作起步较晚，伤口护理模式的改变仍然范围比较局限，很多方面需要不断进步与完善。

（一）提高人们对伤口湿性愈合理论的认识

伤口干性愈合观念已有悠久的历史，伤口愈合的观念由干性愈合向湿性愈合的理念转变，需要一些时间与专科护士们及临床医护人员的努力。首先，要在临床医护人员中树立伤口湿性愈合的理念，需要通过不同的途径学习，如举办专业的学习班、专题讲座与讨论、进修学习等；其次，改变普通老百姓的传统观念需要临床医护人员的共同努力，同时，可以开展一些科普宣传与知识讲座等，使大众了解相关知识。

（二）规范专科护士的工作

目前很多医院的造口伤口专科护士的工作都依赖医院领导的认可，缺乏明确的法律依据，伤口专科护理的发展受到了很大的限制。期望在国家层面上能够出台相应的专科护士的执业许可范围，规范专科护士的工作内容与职责，以确保专科护士的执业安全与患者的安全。另一方面，国内在专科护士的认证方面仍然较为欠缺，相关部门需要制定相应的伤口专科护士的资格认证制度，规范专科护理的发展。

（三）保证伤口专科护士培养的教学质量

基于临床护理工作对造口伤口专科护士的需求，目前国内已经有 10 所造口治疗师学校，3 所伤口治疗师学校在全国范围内招生，为全国各地的大型综合性医院及部分专科医院培养造口伤口专科护士。为确保专科护士在临床工作中的独立性与自主性，要严格控制教学质

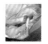

量。首先，要对学校资质进行严格审查，教学老师的综合素质及临床实习基地的要求上要严格把关；其次，要对培养对象加以筛选，才能保证专科护士的质量；再者，必须严格按照认证机构的要求对造口学校学员进行培训，对专科护士培养过程进行监控及学员课程完成后进行严格的考核，确保培训质量。

（四）伤口专科护士向社区发展

随着我国人口老龄化，社区护理不容忽视。由于大部分慢性伤口的患者如压疮、糖尿病足、下肢血管性溃疡等以老年人为主要人群，因此伤口专科护士应进入社区，为广大老年患者服务。因此，除了要培养大医院的护士外，还要培养社区医院的护士成为造口伤口专科护士，以改善社区患者的护理质量。

（五）强化多学科合作

伤口的处理不只局限于伤口局部，还应当有其他学科参与。例如糖尿病足的处理需要内分泌科医生、血管外科医生、骨科医生、健康教育护士、伤口治疗师等参与，国外还有足科医生参与，有的伤口还需要营养师、物理治疗师的介入。目前国内的伤口处理模式比较单一，各学科之间的合作较为松散，没有规范的多学科合作程序，因此未来应该强化多学科合作。

（胡爱玲　冯尘尘）

参 考 文 献

［1］ Bale S，HardingK，Leaper D. An Introduction to Wounds. London：Emap healthcare，2000.

［2］ Bryant RA，Nix DP. Acute & chronic wounds：current management concepts. 4th ed. St. Louis：Mosby Elsevier，2012.

［3］ Carville K. Wound care manual. 6th ed. Australia：Silver Chain Foundation，2012.

［4］ Dealey C. The care of wounds. United Kingdom：Blackwell Science，1999.

［5］ Steinbeck RT. Paleopathological diagnosis and interpretation：bone disease in ancient human populations. Springfield Il：CC Thomas，1975.

［6］ Sheffield PJ，Fife CE. Wound care practice. 2nd ed. Arizona：Best Publishing Company，2007.

［7］ Sussman C，Bates-Jensen B. Wound care：a collaborative practice manual for health professionals. 4th ed. Philadelphia：Lippincott Williams & Wilkins，2012.

［8］ 王震云. 医用伤口敷料的研制与临床应用. 中华护理杂志，2006，41（1）：87-88.

［9］ 胡爱玲，邓云珍，戴平. 慢性伤口护理的误区. 护士进修杂志，2003，18（2）：178.

［10］ 姜秀琴，仲崇晓，韩旭，等. 简易负压吸引联合新型敷料在Ⅳ期压疮治疗中的应用效果评价. 中国实用护理杂志，2015，31（8）：596-597.

［11］ 易亚萍，李彩兰. 湿性敷料治疗Ⅱ期压疮患者的效果. 解放军护理杂志，2010，27（10）：760-761.

［12］ 於丽红，张松筠，杨俊花，等. 新型敷料治疗糖尿病足溃疡的临床研究. 护士进修杂志，2010，25（13）：1195-1196.

［13］ 周少婧，吴玲，范英华，等. 新型敷料治疗下肢静脉性溃疡的效果观察. 护理研究，2012，26（32）：3022-3023.

［14］ 郑喜兰，胡汝均，周爱婷，等. 运用湿性愈合理论治疗压疮的 Meta 分析. 中国实用护理杂志，2013，

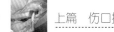

29（16）：14-16.

［15］尤黎明，覃惠英，万德森，等.造口治疗师学校办学实践与思考.中国护理管理，2006，6（12）：19-22.

［16］贺启莲，郑显兰.专科护士与临床护理专家发展概况及建议.中国护理管理，2007，7（9）：8-12.

［17］王威，李淑迦，杨莘，等.我院伤口护理中心工作方式的探讨.中华护理杂志，2007，42（1）：71-72.

［18］蒋琪霞.美国医院伤口造口失禁护理专科护士的培养与使用.中国护理管理，2012，12（6）：89-92.

［19］张其健，戴薇薇，唐琼芳.我院伤口护理中心的建立与运行管理实践.护理管理杂志，2013，13（11）：777-778.

［20］宁宁，王雅琴，陈佳丽，等.专科护士核心能力研究进展及其对伤口/造口专科护士核心能力构建的启示.护理学报，2015，22（15）：24-27.

第二章　伤口的类型

伤口是正常皮肤组织在致伤因子作用下造成的组织损伤或缺损。常伴有皮肤完整性的破坏以及一定量正常组织的丢失，皮肤的正常功能受损。

伤口的分类方法有许多，如根据损伤时间及细菌污染情况分为清洁伤口、污染伤口、感染伤口和溃疡伤口四类；按皮肤连续性破坏原因分为外伤性伤口与缺血性伤口；按组织的解剖层次分为浅伤伤口、半层伤口和全层伤口。

按伤口愈合时间分为急性伤口与慢性伤口，有关急性与慢性伤口的时间尚无统一标准。有学者认为急性伤口是指2周内能自行愈合的所有伤口。而由于某些不利的影响因素如感染、异物、缺血等影响伤口愈合，使伤口愈合部分或完全停止，愈合时间超过2周的伤口称为慢性伤口。

按伤口的深度可分为四级。第一级：血流受阻，皮肤虽完整，但出现指压不会变白的红印；第二级：可深及真皮但未穿透真皮层，出现水疱；第三级：表皮及真皮完全受损，出现较深凹洞；第四级：伤口深至皮下组织、筋膜、肌肉或骨头。

近年来，朱家源教授等在实施"创面床准备"理论与实践过程中，根据临床上创面愈合过程分为生理性愈合与病理性愈合，并根据病理性愈合伤口创基颜色将创面分为：绿期、黑期、黄期、红期及粉期。针对不同的伤口、不同分期采用最适当的处理措施，在急、慢性创面治疗方面积累了丰富的经验。

第一节　急性伤口

机体遭受创伤后所造成的组织损伤或缺损，常形成伤口或创面。急性伤口通常是指2周内能自行愈合的伤口。此类伤口包括浅层皮外伤、择期手术切口、Ⅱ度烧伤烫伤伤口、供皮区创面等（图2-1、图2-2）。

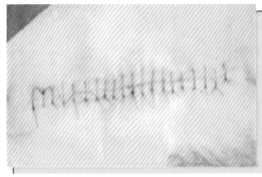

图 2-1 手术切口

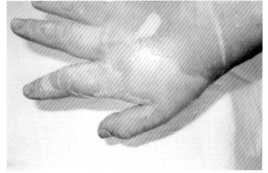

图 2-2 烫伤创面

此类伤口愈合通常呈现出较为有序的生理性愈合过程，包括出血期、炎症期、增生期、改建期。急性伤口如处理得当，修复的组织多以原来的细胞为主，再生修复过程迅速，结构与功能修复良好。急性伤口处理不当的话，可能会导致伤口感染或切口裂开，最终可能是瘢痕愈合、色素沉着或转为慢性等不良后果。

急性性伤口经过及时正当的处理，大部分可达生理性愈合。

传统的急性伤口处理是酒精纱布、红汞、甲紫或凡士林纱条等（干性治疗），在干性环境中，延迟上皮细胞的形成，换药时还可能因伤口与敷料粘连导致疼痛和肉芽组织损伤等，不利于伤口的生理性愈合。现已证明，使用保湿敷料能加速伤口愈合和促进组织生长。湿性环境可加快上皮细胞的形成。潮湿已不再是伤口有效愈合的敌人。研究证明，封闭性敷料给创面创造一个湿润环境，能使肉芽生长加速、伤口再上皮化能力提高。

湿润环境促进伤口愈合的机制：①新型敷料有利于坏死组织和纤维蛋白溶解；②能创造低氧环境，促进毛细血管生成，有利于肉芽生长；③新型敷料能促进多种生长因子释放并上调其活性，有利于细胞增殖分化和移行；④新型敷料能减轻疼痛与创面换药时的机械性损伤；⑤与外界隔离，降低感染的机会。

现代伤口愈合理论：伤口愈合＝湿润的环境＋密闭的环境。

第二节 慢性伤口

由于某些不利的影响因素如伤口感染、异物残留等导致伤口愈合受阻，愈合时间超过2周，称为慢性伤口（图2-3~图2-6）。如压力性溃疡、糖尿病性溃疡、静脉性溃疡、外伤形成的肉芽创面损伤、Ⅲ度烧伤或烫伤创面等。此类创面损伤程度重、范围大、坏死组织多且常伴有感染，创面生长多停滞在生长过程的某个阶段长期不愈合，不仅影响功能，还可能成为重要的感染途径。此类伤口愈合多以纤维组织修复为主，结构功能恢复受到不同程度影响，常采取综合性治疗。

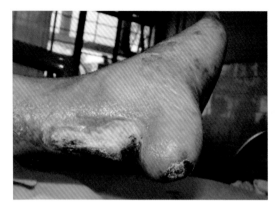

图 2-3　糖尿病溃疡

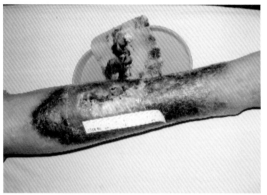

图 2-4　静脉性溃疡

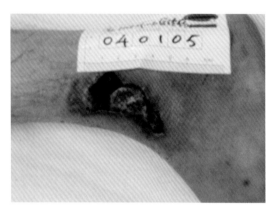

图 2-5　外伤性溃疡

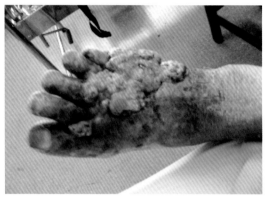

图 2-6　恶性溃疡

　　研究发现慢性创面的愈合机制与急性创面有很大不同，如慢性创面的创面液与急性创面的创面液性质有很大不同。急性创面的创面液可以在体外促进成纤维细胞、角质细胞、内皮细胞的增殖。而慢性创面的创面液可使细胞的 DNA 合成能力下降，抑制细胞增殖和血管形成。创面"停滞"在出血期、炎症期或增生期。有证据表明，慢性创面的细胞表型发生改变，从而影响了自身的增殖和移动能力。细胞发生停滞的程度，目前仍然不明了。有报道糖尿病溃疡创面的成纤维细胞对生长因子（如 PDGF-β、TGF-β）的反应下降。

（朱家源）

参　考　文　献

[1] Falanga V. Classifications for wound bed preparation and stimulation of chronic wounds. Wound Repair Regen，2010，8（5）：347-352.

［2］Schultz GS，Sibbald RG，Falanga V. Wound bed preparation：A systematicapproach to wound management. Wound Rep Reg，2003，11（1）：1-28.

［3］肖南. 创伤. //吴在德，吴肇汉. 外科学. 第 7 版. 北京：人民卫生出版社，2008：166-178.

［4］李新强，朱家源，陈东，等. 应用"创面床准备"方案局部处理糖尿病足溃疡的效果分析. 中国临床康复，2006，10（24）：48-51.

［5］朱家源，朱斌，钟展芳，等. 糖尿病并发皮肤慢性溃疡患者相关因素 10 年回顾性分析. 中国临床康复，2004，8（9）：1614-1615.

［6］石冰，谭家祺，陈绍宗. 慢性创面的病理生理以及治疗. 组织工程与重建外科杂志，2006，2（1）：58-60.

［7］华斌，柏连松. 影响伤口愈合的因素及促愈方法. 中国中西医结合外科杂志，2001，7（1）：62-64.

［8］陈宝元，卢青军，胡安军. 创面迁延不愈原因分析及处理. 华北国防医药，2005，17（4）：286-287.

［9］刘文曾，李峰. 影响伤口愈合的因素. 中华现代外科学杂志，2005，2（23）：2186-2187.

［10］朱家源，朱斌，唐冰. 慢性创面局部处理的现代实践——"创面床准备"理论的实施. 中华生物医学工程杂志；2008，14（5）：319-322.

［11］朱家源，陈东，李新强，等. 糖尿病足溃疡创面的局部处理. 国外医学：内分泌学分册，2004，24（5）：307-308.

［12］朱斌，朱家源，唐冰. 糖尿病足溃疡的处理决策："创面床准备"理论的实践. 中华医学杂志，2007，87（26）：1803-1805.

第三章　伤口愈合

伤口愈合是指由于致伤因子的作用造成组织损伤后，局部组织修复通过细胞和细胞间质再生增殖，充填、连接或替代损伤和缺损的组织等一系列病理生理过程。其本质上是机体对各种有害因素作用所致的组织细胞和结构损伤的一种固有的防御性适应性反应。组织修复的基本方式是细胞和细胞间质再生增殖，理想的修复是组织缺损完全由原来性质的细胞来修复，恢复原有的结构和功能，称为完全修复。但由于人体各种组织细胞固有的再生增殖能力不同及各种内外因素影响，导致创面生长停滞，使组织损伤不能由同样性质的细胞修复，而是由其他性质细胞（常是成纤维细胞）增生替代完成，即不完全修复。

第一节　伤口愈合的病理生理

近年来，朱家源教授等按伤口愈合的病程分为生理性愈合和病理性愈合。生理性愈合（即正常创面的愈合）是一个复杂的过程，包括出血期、炎症期、增生期、改建期。病理性愈合更为复杂，是指众多原因对创面的生理性修复机制造成的负面影响，导致创面微环境状况发生极大的负面改变：坏死物质不易脱落、异常的炎症反应、酶类活性的改变、促修复细胞因子和修复细胞效率低下以及顽固的感染等。创面缺乏达到愈合的必要条件，表现为停滞于出血期、炎症期或增生期的病理性愈合过程。

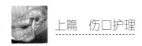
一、伤口的生理性愈合

伤口愈合即创面组织的修复，是一个复杂的过程。在正常情况下，急性伤口的愈合大致分为四个既相互区分又相互联系的阶段：

1. 出血凝血期　受伤后数小时（4~6 小时），创面血小板聚集，凝血系统激活，产生血凝块，封闭并保护伤口。

2. 局部出血、炎症反应阶段（炎症期）　创伤后立即发生，常可持续 3~5 天。炎性细胞随之趋化、渗出至局部创面，巨噬细胞吞噬坏死的细胞碎片，中性粒细胞吞噬细菌并释放蛋白水解酶以清除细胞外基质中受损和失活的成分。目的在于清除损伤或坏死组织，为组织再生和修复奠定基础。需要强调的是巨噬细胞同时还分泌多种生长因子：表皮生长因子（EGF），成纤维细胞生长因子（FGF），血小板增生生长因子（PDGF），转化生长因子-β（TGF-β）等刺激皮肤细胞加速增生。

3. 细胞增殖分化和肉芽组织生成阶段（增殖期）　局部炎症开始不久，即有新生细胞出现，成纤维细胞增生、血管内皮细胞等增殖、分化、迁移，合成、分泌组织基质（主要为胶原）和形成新生毛细血管，共同构成肉芽组织。浅表损伤一般通过上皮细胞的增殖、迁移，覆盖修复创面。但大多数软组织损伤则需要通过肉芽组织生成来完成。

4. 组织塑形阶段（改建期）　新生的肉芽组织如纤维组织，在数量和质量上并不一定能达到结构和功能要求，故需进一步改构和重建，主要包括胶原纤维交联和强度增加；多余胶原纤维被胶原蛋白酶降解，过度丰富的毛细血管网消退，伤口黏蛋白减少，上皮从创缘开始，形成新生表皮细胞，覆盖创面等。随着伤口缩小，肉芽组织所含水分和血管减少，逐渐变硬，形成瘢痕组织（图 3-1）。

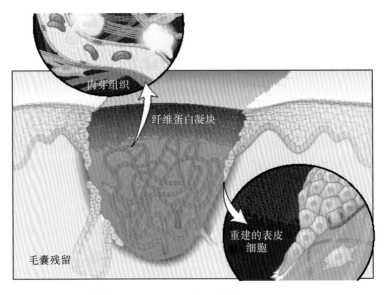

图 3-1　伤口愈合

二、伤口的病理性愈合

根据 Siemens 的定义，慢性皮肤创面（溃疡）是指一次性不能治愈的创面，通常发生二次感染，肉芽组织生长，覆盖于伤口底部的创面。根据病因，溃疡可以分为外因性溃疡（包括外伤性、放射损伤性、药物性、感染性）、内因性溃疡（包括糖尿病性、血管性、癌性）、复合性溃疡（如压疮）。影响溃疡愈合的因素有很多，包括全身性因素（如有无使用激素、化疗药物、糖代谢性改变）、营养因素、（如维生素缺乏、营养不良）；局灶性因素（局部的压力、氧灌注情况、局部的神经营养等）。

慢性创面的修复是一个更为复杂的过程，与急性创面修复过程有很大差异。研究表明，慢性创面渗出液与急性创面渗出液性质有所不同：从急性创面所收集的创面渗出液，可以在体外促进成纤维细胞、角质细胞、内皮细胞的增殖；而从慢性创面收集的创面渗出液，则抑制细胞的增殖和血管形成。显然两类创面的内在微环境改变及创面达到愈合的需求存在极大差异。慢性创面的修复往往并没有遵循急性伤口的愈合模式（生理性愈合模式），而是表现为一种停滞或继续恶化的病理愈合过程。故我们将慢性创面的愈合也称为病理性愈合。创面缺乏达到愈合的必要条件，表现为一种停滞于出血期、炎症期或增生期的病理性愈合过程。

（朱家源）

第二节　影响伤口愈合的因素

相同的治疗手段，对慢性创面和急性创面的效果可能存在极大的差异。愈合过程中，会受到很多因素的影响，从而使伤口的愈合过程受到干扰。某些因素对伤口的愈合是有利的，如伤口所在肢体合适的制动与功能锻炼等；但有些因素却会阻碍伤口的愈合，如高血糖、营养不良等。影响伤口愈合的因素有许多，对其如有充分的认识，在临床工作中可以利用有利因素，避免不利因素，促进创面早期愈合。

一、全身因素

1. 年龄　不同年龄组织细胞的再生能力不同，一般组织的再生能力随年龄的增加而减退，加之血管的硬化使局部血液供应减少，而且成纤维细胞的分裂增殖周期也明显延长，致使伤口愈合的过程延迟，甚至不愈合。

2. 营养状况　营养状况的好坏，将直接或间接地影响伤口的愈合。

（1）蛋白质缺乏：蛋白质缺乏可减慢新生血管形成、成纤维细胞增殖和胶原合成；同时影响细胞吞噬功能，降低免疫力，组织修复比较缓慢，伤口不易愈合。尤其是含硫氨基酸缺乏时，常导致组织细胞再生不良或者缓慢，肉芽组织形成受阻。

（2）维生素缺乏：维生素 C 是中性粒细胞产生过氧化物杀灭细菌所必需的，亦有利于巨噬细胞的吞噬和游走，可促进细胞间质、胶原纤维和黏多糖生成，提高伤口强度。人体内维生素 C 储存较少容易造成缺乏，从而降低机体抗休克、抗感染能力，影响糖和蛋白质的代谢，还可造成毛细血管脆性增加，发生出血倾向。

B 族维生素促进新陈代谢，促进胶原肽链交联，增强创面强度。

维生素 A 通过溶酶体膜作用提高炎症反应，可促进创面单核-巨噬细胞及淋巴细胞等炎症细胞聚集，并调节胶原酶活性，有助于胶原合成、上皮再生及血管形成。

（3）微量元素：锌是人体必不可少的微量元素，特别是作为 DNA 聚合酶和 RNA 聚合酶的辅酶成分，与细胞分裂和蛋白质合成都有密切关系。锌不足时创伤后机体成纤维细胞增生数减少，胶原合成量降低，蛋白质代谢不良。

铜、铁、锰、碘等微量元素也参与了机体蛋白合成过程。

3. 全身性疾病

（1）糖尿病患者表皮中负责免疫应答的朗格汉斯细胞功能受损，容易形成伤口；巨噬细胞功能障碍，致使患者罹患感染性疾病或伤口感染率增加；同时，由于糖尿病患者也易并发周围神经病和血管性疾病，导致血液供应障碍；高血糖使巨噬细胞功能受损，创面炎症反应减弱，直接导致了成纤维细胞生长和胶原蛋白合成减少。因此，糖尿病患者容易出现伤口，而且伤口难以愈合。

（2）尿毒症患者伤口不易愈合，其主要机制可能在于全身性营养不良、伤口低血容量和伤口氧供量不足。

（3）高脂血症使伤口中成纤维细胞合成胶原功能有所降低。其原因可能是：①成纤维细胞胞质中的脂滴占据一定空间，且不能直接利用，影响了内质网正常功能；②当吞噬细胞吞噬了脂质转变成泡沫细胞，其分泌促成纤维细胞生长因子的功能减退，间接影响了胶原合成。

（4）血液循环系统功能状态：心力衰竭或者动脉硬化，会导致周围组织血供不足，从而影响伤口愈合。

（5）其他：贫血、恶性肿瘤、类风湿关节炎、自身免疫性疾病、肝衰竭以及肾功能不全等。贫血是因为血液携氧能力下降，导致周围组织缺氧而影响伤口的愈合。恶性肿瘤伤口难以愈合的原因有：肿瘤组织的快速生长、坏死组织易于感染、营养平衡破坏（负氮平衡）以及治疗时药物（化疗及放疗）的影响。

4. 肥胖　肥胖患者广泛的皮下脂肪术后容易形成死腔和血肿，妨碍血氧向伤口释放，为感染提供了病灶；脂肪组织的血液供应相对较少，伤口血供不足，易发生液化坏死；太多的脂肪组织会导致伤口的张力增加（一期缝合伤口），这样会阻碍伤口局部的血液循环，影响伤口的愈合。

5. 药物　外源性肾上腺皮质激素妨碍伤口愈合，主要是激素能稳定细胞溶酶体膜，阻止蛋白水解酶及其他促炎症反应物质释放，抑制了伤口早期的炎症反应。这种作用以损伤后 3 天内给药尤为显著。大剂量类固醇还会阻止成纤维细胞的分裂与增殖，影响伤口的愈合。

非特异性消炎药物如阿司匹林、吲哚美辛（消炎痛）等，因能阻断前列腺素的合成而抑制伤口愈合过程的炎症反应，使伤口愈合缓慢。

细胞毒性药物能抑制骨髓中细胞的分裂增殖，使炎性细胞和血小板计数降低，相关生长因子不足，从而对伤口愈合产生严重的影响。免疫抑制剂一方面降低白细胞的活性，使伤口的清创过程受阻；另一方面，免疫抑制剂会增加感染的机会，从而干扰伤口愈合的过程。

青霉素因能在体内转化成青霉胺，而青霉胺会阻碍胶原蛋白的交链而使新形成的胶原纤维强度下降，影响伤口的愈合。

6. 放射治疗　离子射线不仅对恶性肿瘤细胞具有杀伤力，同样对正常组织细胞也具有强大的破坏性。同时，放疗所带来的副作用如恶心、呕吐以及消化道功能障碍（腹泻）会引起营养吸收障碍，从而影响伤口的愈合。

7. 吸烟　吸烟者其血液循环中一氧化碳含量增加，一氧化碳与血红蛋白结合降低了氧的释放，使伤口组织氧供减少。此外，尼古丁会使周围血管收缩，血流减慢；增加血小板黏附，形成血栓，致微循环障碍；抑制红细胞、纤维原细胞、巨噬细胞的生成，影响伤口愈合。

8. 心理状态　长期压抑、紧张、焦虑等社会因素，通过对神经内分泌系统致机体免疫功能受损，从而间接地影响伤口的愈合。相反，积极的心态会有利于伤口的愈合。

二、局部因素

伤口的愈合局部因素除与受损创面损伤程度、受损范围大、坏死组织多少有关外，还与以下因素有关：

1. 细菌性负荷与创面感染　炎症反应是伤口愈合的基础，但过度的炎症反应却会引致局部组织细胞的坏死。而坏死的组织是阻碍伤口愈合的因素，如果不及时控制可能还会导致全身性感染，这样更加重伤口愈合的难度，甚至有生命危险。如糖尿病足溃疡、压疮等慢性创面，其创面易于为细菌菌落定居、繁殖，有时还可为真菌或其他微生物。这可能由于创面长期暴露在外、易于污染之故，另外其他因素如较差的血供、缺氧也有利于细菌的定居。有证据表明，无论感染的微生物为何种类型，只要组织中微生物的数目 $\geq 10^5$ 个/克，即可使创面的愈合受损。伤口感染导致的异常，主要是胶原代谢紊乱，感染区中性粒细胞吞噬细菌后，释放的蛋白酶和氧自由基可破坏组织，使胶原溶解超过沉积，引起伤口延迟愈合。感染存在时，细菌和炎症细胞增加了氧和其他养料的消耗，成纤维细胞代谢受损，而且感染后渗出物很多，加大了伤口局部张力，导致伤口裂开。

2. 生长因子"捕获"（trapping）　这是关于慢性创面愈合机制的一种假说，即某些大分子甚至生长因子被限定在或"捕获"入组织中，导致促使创面愈合的某些关键性因子（包括细胞因子）失活或分布异常。

3. 创面处于病态阶段及创面细胞表型的改变　创面正常的愈合过程包括出血期、炎症期、增生期、修复期。一般来说，急性创面的愈合过程遵循这个过程，而慢性创面的愈合似乎并没有遵循这个过程。对糖尿病足溃疡而言，创面"停滞"在出血期、炎症期或增生期。有证据表明，慢性创面的细胞表型发生了改变，从而影响细胞的增殖和迁移能力。

4. 局部血流量下降和组织缺氧　良好的血供能为伤口愈合提供氧及养料，并带来炎性因子与炎症细胞，带走代谢性产物，是创面成功愈合的基础。创面组织缺血缺氧导致组织细胞再生时所需的营养供给不足，从而阻碍伤口愈合进程，是慢性创面形成初期的主要原因之一。创面血供受创面解剖位置、切口部位、继发于压迫的缺血和本身疾病，特别是动脉粥样硬化以及缝线张力的影响。研究表明，糖尿病慢性创面受损的愈合能力与皮肤表面较低的氧张力相关。然而，低氧张力可以刺激成纤维细胞增生和克隆增殖，还可以使部分生长因子的转录合成增加。可能的解释是，创面形成后短期的低氧张力可以作为一个潜在的刺激性因子，而创面长期的缺氧则使创面愈合过程受损，以及瘢痕、纤维化形成。

5. 基质金属蛋白酶（MMPs）的作用　慢性创面液包含大量的 MMPs。MMPs 是一系列可以降解基质蛋白［包括纤维粘连蛋白（Ii. bronectin）、玻璃粘连蛋白（vitronectin）］的物质，其中 MMP1 对创面的再上皮化有重要的作用，而其他类型的 MMPs（如 MMP2、MMP9）活性增高则抑制创面愈合。因此了解及控制 MMPs 的表达和分布，对于创面有着治疗性的意义。

6. 伤口的局部处理措施　正确合适的治疗能促进创面愈合，而不恰当的伤口局部处理措施将极大地影响伤口的愈合。因此，了解伤口愈合的病理生理、熟悉各种因素对愈合过程的影响，对不同类型伤口选择最合理的治疗方案至关重要。同时，良好的个人卫生以及生活环境，以避免交叉感染的可能，也非常重要。在实践工作中，我们运用"创面床准备"，能在充分评估创面及全身情况下，对创面作合适的处理，在创面的防治过程中取得了一定的效果。

7. 伤口的温度和湿度　传统的观点认为保持伤口干燥可能预防伤口感染，促进创面愈合。然而，1962 年，Winter 博士在动物实验中证实了伤口在湿性环境下愈合速度要比干性环境快一倍。1972 年，Roveeti 提出"湿性创面愈合"理论。从而产生一种全新的愈合理论以及新的伤口护理敷料——湿性愈合理论和闭合性敷料。同样，有研究证实保持伤口局部温度接近或者恒定在正常的 37℃ 时，细胞的有丝分裂速度增加 108%，此时酶的活性处于最佳状态。传统伤口护理是频繁更换敷料和用冷溶液冲洗伤口，常常造成伤口局部温度比正常体温低 2~5℃，阻碍了伤口的愈合过程。

（朱家源）

第三节　"创面床准备"理论与实施

对慢性伤口处理的探索，数十年来有三个里程碑式的飞越。

第一个里程碑出现于 20 世纪的六七十年代。1972 年，Roveeti 在 Winter、Hinman 和 Maibach 等研究基础上，提出了"湿性创面愈合"理论：湿性创面环境能够加快上皮细胞增生移行的速度，促进创面愈合。这一理论促使了 20 世纪 70 年代开始的一系列新型敷料的研发包括水胶体敷料、水凝胶敷料、藻酸盐敷料、人工皮肤等，目前仍然广泛应用于临床。

第二个里程碑出现于 20 世纪 80 年代。认识到机体中存在的多种生长因子，包括血小板源性生长因子（PDGF）、表皮生长因子（EGF）、角质生长因子（KGF-2）等，对创面具有极强的促修复作用，并且逐渐将之广泛应用于临床，取得可喜的疗效。

第三个里程碑式的重要进展是国外近年来基于对慢性创面的病理性愈合过程而提出的"创面床准备（wound bed preparation，WBP）"概念：贯彻对导致创面发生的全身性情况、创面局部情况、创面分期的系统评估，着重于去除创面的细菌性、坏死性、细胞性负荷；应用敷料、生长因子、酶类等创造一个相对适宜的创面微环境，加速创面愈合或为进一步手术治疗做好准备的一系列过程。"创面床准备"是一个全新的体系型概念，既涉及慢性创面病理性愈合的整体过程，又兼顾了创面愈合各个时期所需的条件，强调创面床的外观和达到愈合所需的状态。最重要的是，这个概念的提出，使慢性创面的局部处理和急性创面区分开来，成为一个相对独立而又系统的过程。

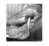

一、"创面床准备"与慢性创面治疗决策指导

以往对慢性创面的治疗，处理手段单一，创面用药"从一而终"，或不切实际地清创，造成愈合缓慢、截肢率高。这种治疗未全面考虑不同阶段创面的微环境；未全面考虑当前创面达到愈合的实际需求和条件；没有系统的、可操作性的规范。现代的慢性创面治疗，应是基于循证医学的观点，根据溃疡本身的发病及难愈机制的特点与现代慢性创面治疗之最新进展——"创面床准备"理论结合，进行较为全面和系统的处理方法。

首先，必须对患者进行系统、全面的评估，对原发疾病及并发症进行治疗及细心的护理，这是保证创面处理成功的前提。针对创面，应根据对创面的分期分型，做到有的放矢，运用 WBP 理论动态调整治疗手段，将"清创""处理感染""湿性平衡"序贯地运用于整个治疗过程。以下着重分析针对创面的评估及处理。

以往临床上常用的慢性创面的分类方法，其共同特点是未充分体现创面在达到愈合的过程中内在的需求变化，不能很好地指导趋于愈合的每一个阶段的临床治疗。近年我们将"创面床准备"应用在慢性创面治疗的过程中。基于创面颜色特征分期评估系统，以糖尿病足创面为例，分为绿、黑、黄、红、粉五期，对慢性创面进行"创面床准备"。分别对应愈合进程中的组织坏死期（黑期）、炎性渗出期（黄期）、肉芽组织增生期（红期）和上皮化期（粉期），同时也提出预防与治疗一样重要（绿期）。在整体评估下实施的慢性创面的"创面床准备"WBP（TIME），是一序贯的、连续的、综合的临床过程，要求针对创面的不同时期或不同的创面，实施不同的干预措施，已在临床上得到很好的推广。

1. 绿期　有可能造成皮肤溃疡的因素存在，但还未形成皮肤溃疡，应着重预防。

2. 黑期（组织坏死期）　指缺乏血液供应而坏死并有干硬痂的伤口，创基牢固覆盖较多黑色、坏死组织或焦痂（图 3-2）。

3. 黄期（炎性渗出期）　指伤口外观有坏死残留物，伤口基底多附有黄色分泌物和脱落坏死组织，并以炎性渗出为主，创基组织水肿呈黄色"腐肉"状，或有少量的陈旧性肉芽组织（图 3-3）。

黑期和黄期的创面存在大量坏死组织和无活性细胞负荷，或细菌性负荷，应注重对坏死组织的清创及控制感染。可根据患者全身状况、局部循环等具体情况灵活采用外科手术清创、水凝胶或水胶体敷料封闭创面自体清创、酶学（外源性胶原酶）清创方式，也可采用机械清创方式进行清创。自体清创，是指利用自体内的白细胞和蛋白水解酶消化创面上无活性坏死组织的自然过程，即利用创面的潮湿环境自动仅清除坏死组织的清创方式。外科清创目的是将慢性创面变成急性创面，将病理性愈合变成生理性愈合。控制感染局部应用聚维酮碘软膏、各种含银的抗菌型敷料是行之有效的方法；同时在整体评估情况下，选用敏感的抗生素、提高机体免疫力等的辅助性治疗也是必需的。上述清创，不仅仅是清除坏死组织，同时清除了创面床的细菌性负荷。

4. 红期（肉芽组织增生期）　指治疗过程中有健康血流的肉芽组织伤口或增生期外观红色伤口，创基新鲜红润，肉芽组织增生，填充创面缺损，伤口渗液明显。由于新生健康的肉芽组织外观呈鲜红色，因此，临床上又称为红期。红期为创面达到愈合的准备阶段，是理想的手术时机。对于面积较大者，此期推荐采用游离植皮术和复合植皮术式（图 3-4）。

5. 粉期（上皮化期） 肉芽组织基本填满创基，上皮增殖爬行或皮岛间融合，呈粉红色（图3-5）。

在粉期和红期，国内外学者推荐应用"湿性创面愈合"促进肉芽生长、加快创面上皮细胞增生移行的速度，促进创面愈合。现已证实，湿性环境可以调节氧张力与血管生长；有利于坏死组织与纤维蛋白溶解；促进多种生长因子释放，从而加快创面愈合。经过"创面床准备"，较小面积的创面（3cm×3cm以下）通常可以自愈。

WBP 理论对于创面，它重点考虑了以下影响愈合的四个方面问题，即 TIME：T（tissue non-viable）坏死组织；I（infection or inflammation）感染或炎症；M（moisture imbalance）湿性平衡；E（edge of wound）创面边缘。TIME 体系最初由 Schultz 等提出，着重去除影响创面的细菌性、坏死性和细胞性负荷（T，I），设法保持创面的湿性平衡，运用各种生物因子主动创造一个相对适宜的创面微环境，加速创面愈合或为手术创造条件（M，E）。

"创面床准备（WBP）"对创面总体的要求是识别和清除创面愈合的屏障，促进创面的愈合。对不同的慢性创面，需要具体问题具体分析，但以下三要素是必备的，即清除坏死组织（清创）、治疗和预防细菌负荷（处理感染）、控制渗出液（湿性平衡）。

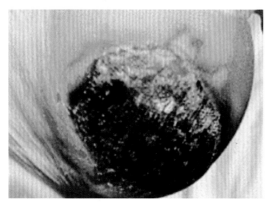

图 3-2　黑期

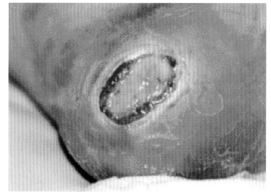

图 3-3　黄期

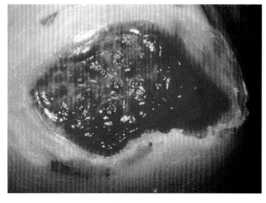

图 3-4　红期

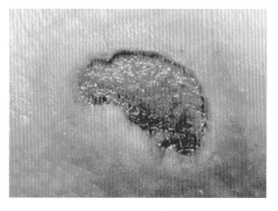

图 3-5　粉期

二、清创

黑期和黄期的创面存在大量坏死组织和无活性细胞负荷，或残留的坏死组织。此时应注重对坏死组织的清创。可根据患者全身状况、局部循环等具体情况灵活采用外科手术清创、水凝胶或水胶体敷料封闭创面自体清创、酶学（外源性胶原酶）清创方式，也可采用机械清创方式进行清创。

值得注意的是，并不是所有的坏死组织都适合外科清创。糖尿病足溃疡多数伴有微循环障碍，外科手术清创往往加重微循环障碍，引发新的组织坏死，甚至是不可避免的截肢，因此，必须在充分的整体评估下谨慎选择。我们提倡的是在充分自体清创及酶学清创下，辅以适度的外科清创。

三、处理感染

感染是影响创面愈合的重要因素，主要发生在黑期及黄期。在我们的一组对 67 例糖尿病足溃疡患者的研究中，首次评估普遍存在细菌性负荷（82.5%），以混合感染居多（32.0%），其中以金黄色葡萄球菌（26.6%）、铜绿假单胞菌（17.2%）常见。对已出现的感染，局部应用聚维酮碘软膏、各种含银的抗菌型敷料；同时在整体评估情况下，选用敏感的抗生素、提高机体免疫力等辅助性治疗也是必需的。上述清创，不仅仅是清除坏死组织，同时清除了创面床的细菌性负荷。

四、湿性平衡

潮湿不再是创面愈合的敌人。现已证实，湿性环境可以调节氧张力与血管生长，有利于坏死组织与纤维蛋白溶解，促进多种生长因子释放，从而加快创面愈合。李新强、朱家源等研究发现，无论是创面达到适合植皮手术（红期）的时间，还是自愈的时间，运用"创面床准备"方案治疗组均较传统治疗组有明显缩短。

在 WBP（TIME）体系中，湿性环境需贯穿各期创面。黑期，要求能保持适度的创面湿度，甚至能提供水分。我们推荐使用水凝胶敷料，充分软化干性坏死组织；黄期，主要清创细菌性负荷，吸收过多的创面渗液，促进肉芽生长，向红期过渡，藻酸盐敷料、水胶体敷料以及抗菌型敷料是合适的选择；红期、粉期是肉芽生长及上皮生长时期，渗液减少，可以使用超薄水胶体敷料和各种生物敷料，包括含生长因子的生物敷料。在黄期和红期，使用负压辅助治疗也可收到理想的保湿效果。

必须注意，WBP 体系中的湿性环境是封闭的湿性环境。只有在封闭的环境下，才能达到阻隔细菌、外界异物、创造适合创面床愈合的微环境的要求。

五、达到创面愈合

清创、处理感染的最终目的是达到适合创面愈合的条件。经过"创面床准备"，较小面积的创面（3cm×3cm 以下）通常可以自愈；对于面积较大者则需采用进一步的手术修复，红期为创面达到愈合的"准备阶段"，是理想的手术时机。从各术式效果比较来看：在红期，推荐采用游离植皮术和复合植皮术式。糖尿病足溃疡局部均可能存在不同程度的外周血管病变，邻近皮瓣转移术可能造成局部血运的进一步破坏，实施该术前应做细致的评估。朱家源、朱斌等回顾分析了 10 年 234 例糖尿病合并慢性溃疡患者中，51 例行局部皮瓣转移

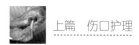

术，其中 30 例出现不同程度的皮瓣坏死，但经过局部创面处理后的 96 例患者再行游离植皮后，仅 5 例需再次植皮，效果相当明显。

六、总结与展望

总而言之，在临床伤口处理过程中要有整体的观念：针对急慢性伤口实施的 WBP，是基于循证医学的观点，将伤口病因、病理生理及影响因素与现代创面治疗的最新进展——"创面床准备"理论结合，进行较为全面和系统地处理。首先病因学治疗服务于创面处理，其次局部治疗服从全身治疗，而创面的外科处理是局部治疗的必要手段。要在整体评估下实施的 WBP，是一序贯的、连续的、综合的临床过程，要求针对不同时期创面或不同的创面，实施不同的干预措施，力争使病理性愈合创面达到生理性愈合，促进患者早期康复。

（朱家源）

第四节　伤口营养评价与营养支持

患者伤口能否顺利愈合，机体营养储备状况是重要因素之一。通过准确地评价患者营养状况，合理补充营养物质，改善患者对创伤的耐受能力，对提高患者伤口的恢复、减少创伤或手术的并发症有十分重要的意义。

一、人体内源性能量储备

只要生命尚存，人体就要消耗能量，能量代谢过程一刻也不能停止。但人体从外界进食是间断的，因而机体一定量的内源性能量储备是人体生存、发展必需的，是人体健康的重要标志，也是能否耐受手术、创伤恢复的重要基础。人体内源性能量储备以糖原、脂肪和蛋白质形成存在。营养良好的健康人有少量的肝糖原和肌糖原，健康成人体内糖原总量为 500~900g。糖原可迅速动用，在饥饿情况下，体内糖原在 12~24 小时内即消耗，因而糖原不是人体主要储能物质。

可源源不断提供能量的人体内源性储能物质主要是脂肪和蛋白质（表 3-1）。两种物质供能特点和可供能的限度是不同的。每燃烧 1g 脂肪可提供 37.67kJ（9kcal）能量，且脂肪组织内基本无水，所以脂肪作为一种占体重少但高能密度的储能物质，是人体以及其他生物体体内的主要内源性能量储备物。存在于皮下、组织间的脂肪组织不仅使人体具有相当能量储备以备必要时动用，而且对机体器官和组织起支持和保护作用，所以人体有一定稳定的脂肪含量是健康和营养良好的象征之一。

表 3-1　正常参考值

项目	男性	女性
体重（kg）	70.0	60.0
瘦组织（kg）	54.0	40.4
体细胞总体（kg）	36.7	26.7
细胞外水（L）	17.3	14.0
细胞内水（L）	22.1	15.5
总体水（L）	39.4	29.5
蛋白质（kg）	14.6	10.9
无机盐（kg）	2.9	2.5
脂肪（kg）	13.1	17.1

注：体重=瘦组织+无机盐+脂肪

蛋白质每克氧化供能仅 16.74kJ（4kcal）。且机体蛋白质需存在于大量水中，肌肉中的蛋白质按重量计仅占 1/4，每消耗 1g 肌肉仅提供 4.186kJ。相比于非水化的脂肪，水合的蛋白质作为可动用的能源储备相对无效。所有蛋白质都和一些有功能的组织结构和分子结构相联系，与机体一定的结构和功能有关。因而机体蛋白质不可能像脂肪组织那样以很大比例被消耗来燃烧供能。当蛋白质消耗达一定比例时，可严重影响机体器官和脏器的生命功能，甚至出现器官功能衰竭导致死亡。

二、营养不良类型

严格地说，任何一种营养素的失衡均可称为营养不良，包括营养过剩（overnutrition）和营养不足（缺乏）（undernutrition）。

临床营养学讨论营养不良（malnutrition）时主要着眼于机体能量储备物质的过多和不足。蛋白质作为机体能量储备之一，其代谢有特殊规律和限制。基消耗对患者临床预后有特殊的影响，一方面提示机体的能量储备严重损失，疾病恢复延迟；另一方面蛋白质的损失可导致器官功能和免疫功能等受损，严重可危及生命。因此，临床营养学的营养不良即指蛋白质和（或）能量营养不良［protein-calorie malnutrition，PCM（或）protein-energy malnutrition，PEM］。蛋白质能量不足是临床疾病恢复延迟最常见的问题。临床绝大多数内、外科疾患除急性死亡外，最后都可发生营养不良。伴发的严重营养不良，成为患者发生疾患、疾病恢复不良和死亡的主要因素。临床上把 PCM 分成两种类型（表 3-2）。

表 3-2 蛋白质-能量营养不良类型

项目	单纯饥饿型	恶性营养不良型
基本原因	能量摄入不足	蛋白摄入不足+应激
发展所需时间	数月至数年	数周至数月
临床特点	饥饿状态，干瘦	人体测量指标可正常
	体重/身高<80%标准体重	毛发易拔脱
	三头肌皮褶<3mm	水肿
	上臂中部肌周<15mm	
实验室指标	血浆白蛋白>2.8g/L	血浆白蛋白<28g/L
		血浆转铁球蛋白<150ng/L
		淋巴细胞<1.2×10^9/L
		迟发型皮肤超敏反应（-）
临床过程	较好的耐受短期应激	伤口愈合差
		免疫力下降
		感染及其他并发症多
病死率	低（除非原发病致死）	高

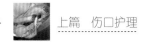

三、评定营养不良的程度和目的

临床上，对一个患者进行营养评定最终目的是确定患者是否需要营养支持。这必须符合以下两个前提：①严重 PCM 必定导致患者并发症、伤口愈合延迟及病死率增加；②预防或纠正严重 PCM 可减少或消除 PCM 引起的并发症和死亡。

Klein 提出营养评定目的是：①判断患者是否已有或可能发生 PCM；②按发生 PCM 相关并发症的危险性（或可能性）的大小给 PCM 定量；③可用于监测营养支持是否足够。

临床另一重点是，确定当前患者 PCM 指标达到何种程度或处于什么水平时可显著增加病死率和并发症，可定为轻度、中度和重度营养不良等，这与伤口的恢复和并发症直接相关。

四、营养风险筛查

为判定是否存在营养风险，需借助营养风险筛查工具，根据中华医学会肠内肠外营养学分会《肠内肠外营养指南（2008）》和欧洲肠内肠外营养学会《营养筛查指南 2002 版》的定义。营养风险筛查（nutritional risk screening，NRs）是指由临床医护人员、营养师等实施的快速、简便方法，以决定是否需要制定和实施营养支持计划。

目前中华医学会肠内肠外营养学分会和欧洲肠内肠外营养学会均推荐采用 NRS2002 并结合临床，来判断是否有营养支持适应证。

营养风险筛查 2002（NRS2002）前需做营养风险初步筛查。营养风险初筛：体质指数（BMI）<18.5？过去 3 个月内体重减轻？过去 1 周进食减少？病人是否病重？初筛结果其中一项为"是"，则需要进行 NRS2002 营养风险筛查。

NRS2002 营养风险筛查总评分包括三个部分的总和：疾病严重程度评分+营养状态受损评分+年龄评分。

1. NRS2002 对疾病严重程度评分及其定义

（1）0 分：无，正常营养需要量。

（2）1 分：髋关节骨折；慢性疾病急性发作或有并发症者；慢性阻塞性肺疾病（COPD）；血液透析；肝硬化；一般恶性肿瘤患者。

（3）2 分：腹部大手术；脑卒中；重度肺炎；血液恶性肿瘤。

（4）3 分：颅脑损伤；骨髓移植；APACHE>10 分的 ICU 患者。

2. NRS2002 对营养状况受损的评分及其定义

（1）0 分：正常营养状态。

（2）人体测量：BMI <18.5，有腹水者白蛋白（ALB）<30 g/L，（3 分）

（3）近期体重是否下降>5%？（否 0 分）

如果下降，是在 3 个月内（1 分）2 个月内（2 分）　1 个月内（3 分）

（4）一周内进食量是否减少？（否 0 分）

如果减少，较从前减少 25%~50%（1 分）51%~75%（2 分）76%~100%（3 分）

（注：上述 3 个评分中取 1 个最高值）

3. 年龄评分　≥70 岁为 1 分，否则为 0 分。

评分结果与营养风险的关系：

（1）总评分≥3，表明患者有营养不良或有营养风险，应使用营养支持。

（2）总评分<3，每周复查营养评定。如果复查结果≥3分，即进入营养支持程序。

（3）如果患者计划一周内进行腹部大手术，则需加上大手术的分值（2分），如达到3分，则需结合临床制定营养干预计划。

五、人体营养评定指标

临床营养评定必须达到营养不良的分级目的才有现实的意义，然而要做到却是相当困难的。目前临床营养学已发展许多单个或综合指标，但距离以上目标还很远。

常用的是一定身高下体重，即相应性别、身高对应一个正常体重范围，低于正常范围可称为PCM。另一个常用定量指标是血浆白蛋白和血红蛋白。体重和血浆白蛋白目前仍是人体营养评定的主要指标。

表 3-3　常用营养评定指标

人体测量	实验室检查	膳食和代谢
性别	血清白蛋白	每日蛋白质摄入量
身高	血红蛋白	每日能量摄入量
体重	血清前白蛋白	氮平衡
理想体重	血浆运铁蛋白	净蛋白利用率
通常体重	淋巴细胞计数	基础能量消耗
现实体重占理想体重百分比	24h 尿中尿素氮	
现实体重占通常体重百分比	24h 尿肌酐	
三头肌皮褶厚度	肌酐身高指数	
上臂围	迟发型超敏反应	
上臂肌围		

六、人体测量方法

（一）体重测定

体重是营养评价中最简单最直接而又极为重要的指标。其评定通常采用实际体重占理想体重的百分比来表示。

成人理想体重可采用适合我国情况的 Broca 改良公式计算，即：

身高165cm 以上者：理想体重（kg）= 身高（cm）-100

身高165cm 以上者：理想体重（kg）= 身高（cm）-105　　　　（男性）

理想体重（kg）=（身高 cm-100）×0.9　　　　（女性）

其中，体重变化的幅度与速度是两个关键因素，必须将两者结合起来考虑，以实际体重占通常体重百分比来评定（表3-4）。

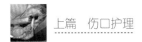

表 3-4　体重变化评定

时间	中度体重丧失	重度体重丧失
1 周	1%~2%	>2%
1 个月	5%	>5%
3 个月	7.5%	>7.5%
6 个月	10%	>10%

近来常使用体重指数（BMI）这一指标，体重指数(BMI)=体重(kg)/身高^2(m^2)，可以在一定程度上避免身高差异的影响。

（二）皮褶厚度测定

皮下脂肪含量约占全身脂肪总量的 50%，通过皮下脂肪含量的测定可推算体脂总量的贮备与消耗，并间接反映能量的变化。

1. 三头肌皮褶厚度（TSF）测定　TSF 的正常参考值男性为 8.3mm，女性为 15.3mm。根据 TSF 与正常值的比较评价体脂亏损，正常、轻度、中度、严重分别为>90%、80%~90%、60%~80%、<60%。

2. 肩胛下皮褶厚度测定　被测者上臂自然下垂，取被测者左肩胛骨下角约 2cm 处，测量方法同 TSF。有学者以 TSF 与肩胛下皮褶厚度测定值之和来判断营养状况（表 3-5）。

3. 髋部与腹部皮褶厚度测定　髋部取左侧腋中线与髂嵴交叉点，腹部取脐右侧 1cm 处，方法同上。上述结果还可代入下列公式推算体脂：

$$体脂含量(\%) = 0.91137A_1 + 0.17871A_2 + 0.15381A_3 - 3.60146$$

其中，A_1、A_2 和 A_3 分别为三头肌、肩胛下和腹部皮褶厚度，单位毫米（mm）。

表 3-5　皮褶厚度测定评价营养情况

类型	三头肌皮褶厚度+肩胛下皮褶厚度（mm）		体脂含量（%）
	男性	女性	
消瘦	<10	<20	
正常	10~40	20~50	
肥胖	>40	>50	>20

（三）上臂围和上臂肌围

1. 上臂围（AC）　被测者左前臂下垂，上臂松弛，取上臂中点用软尺测量。软尺误差每米不得大于 0.1cm。上臂围包括皮下脂肪，是间接反映热量的指标。

2. 上臂肌围（AMC）　上臂肌围可间接反映体内蛋白质储存水平，它与血清白蛋白含量密切相关。有研究发现，当血清白蛋白值<2.8g/L 时，87% 的患者出现 AMC 值减小。

AMC 值由 AC 值经计算得，即：

$$AMC(cm) = AC(cm) - 3.14 \times TSF(cm)$$

AMC 的正常参考值：男性 24.8cm，女性 21.0cm。实测结果相当于正常值的 90% 以上时为正常；80%～90% 时为轻度营养不良，60%～80% 为中度营养不良，小于 60% 时为重度营养不良。

七、生化及实验室检查

利用多种生化及实验室检查可测定蛋白质、脂肪、维生素及微量元素的含量以确定营养状况和免疫功能。由于营养素在组织及体液中浓度的下降、组织功能的降低及营养素依赖酶活力的下降等的出现均早于临床或亚临床症状的出现，故生化及实验室检查对及早发现营养缺乏的种类和程度有重要意义。它能提供客观的营养状态评价，并且可确定存在哪一种营养素的缺乏，这两点是人体测量及膳食调查等方法所不具备的优势。

（一）内脏蛋白测定

对内脏蛋白血清浓度水平的测定是蛋白质营养状况评定中极重要的方法之一。内脏蛋白水平的测定，可间接反映内脏组织功能。最常用的测定指标包括血清白蛋白、转铁蛋白、甲状腺结合前白蛋白和维生素 A 结合蛋白（表 3-6）。

表 3-6　血清蛋白评定标准

血清蛋白	正常值	轻度缺乏	中度缺乏	重度缺乏
白蛋白（g/L）	35～45	28～34	21～27	<21
前白蛋白（mg/L）	167～296	100～150	50～100	<50
转铁蛋白（g/L）	2.5～3	1.5～2	1～1.5	<1
维生素 A 结合蛋白（mg/L）	2～76	<2 为缺乏		

（二）肌酐身高指数（CHI）

肌酐是由肌肉中的磷酸肌酸经过一个不可逆的非酶促反应，脱去磷酸转变而来的。肌酸在肌肉中形成后进入血液循环，最终由尿液排出。肌酐身高指数（creatinin heisht index，CHI）是衡量体内蛋白质水平的灵敏指标。CHI 的测定方法：连续保留 3 天 24 小时尿液，取肌酐排泄平均值并与相同性别和身高的标准肌酐值比较所得的百分比即为 CHI。其评定标准：大于 90% 为正常；80%～90% 表示瘦体组织轻度缺乏；60%～80% 表示中度缺乏；小于 60% 表示重度缺乏。

（三）氮平衡

$$氮平衡 = 摄入氮 - (尿氮 + 粪氮 + 体表排出氮)$$

由于粪氮、体表排出氮及尿中非尿素氮三者数量较少且较恒定，临床上可采用常数表示。若将此常数定为 3.5，则氮平衡可表示为：

$$氮平衡(g) = 摄入氮(g) - (24h 尿中尿素氮 + 3.5)$$

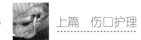

其中，尿氮可由测定 24h 尿素氮排出量来确定。尿素氮与尿肌酐身高指数计算可用同一个尿标本。由此可知，氮平衡计算与肌酐身高指数计算一样，都要求 24h 尿液收集必须准确。同时，氮平衡还要求必须准确计算摄入氮量。

（四）血浆氨基酸谱

测定 4 种必需氨基酸（缬氨酸、亮氨酸、异亮氨酸和蛋氨酸）与 4 种血清非必需氨基酸（甘氨酸、丝氨酸、谷氨酸胺和牛磺酸）比值，即用 EAA/NEAA 来评价蛋白质营养状况，用公式表示为：

$$EAA/NEAA = 缬氨酸+亮氨酸+异亮氨酸+蛋氨酸/甘氨酸+丝氨酸+谷氨酸胺+牛磺酸$$

上述比值小于三者，可考虑为蛋白质营养不良。北京协和医院于 20 世纪 80 年代用水解液方法测定 42 例正常人血浆氨基酸谱，结果表明，EAA/NEAA > 2.2，并认为 EAA/NEAA < 1.8 表明存在中度以上的营养不良。

（五）免疫功能评定

当血清白蛋白低于 30g/L 或实际体重占理想体重的 85% 以下时，蛋白质-能量营养不良，常伴有免疫功能下降，从而导致患者感染率及病死率升高。临床上对免疫功能的评定常采用总淋巴细胞计数及迟发型超敏皮肤试验，两者可反映细胞介导免疫功能。

1. 总淋巴细胞计数　总淋巴细胞计数＝白细胞计数×淋巴细胞百分比。结果评定：总淋巴细胞计数 $>20 \times 10^8$/L 为正常，$(12 \sim 20) \times 10^8$/L 者为轻度营养不良；$(8 \sim 12) \times 10^8$/L 者为中度营养不良；小于 8×10^8/L 为重度营养不良。

2. 迟发型超敏皮肤试验　该试验是将不同的抗原于前臂屈侧表面不同部位皮下注射 0.1ml，待 48 小时后测量接种处硬结直径，>5mm 为正常。

常用抗原包括链激酶/链道酶（SK-SD）、流行性腮腺炎病毒类、白色念珠菌提取液、植物血凝素和 OT 等。

应该注意的是，总淋巴细胞计数和迟发型超敏皮肤试验对各类免疫抑制药物都非常敏感。因此，在接受化疗或类固醇类药物治疗时，这两个参数均不宜用于营养评定。

（六）人体成分测定仪

利用电阻的原理，可测定人体的体脂和瘦体重含量。体脂含量测定弥补了体重测定和 BMI 在评定营养不良方面的不足。瘦体重的测定在评定营养不良和伤口恢复方面有很重要的作用（表 3-7）。

表 3-7　瘦体重测定的意义

瘦体重损失（%）	并发症	死亡率（%）
10	免疫受损、感染增加	10
20	延迟愈合、虚弱、感染	20
30	太虚弱而无法坐立，发生压疮、肺炎、不愈合	50
40	死亡，常由感染引起	100

八、临床检查

某些临床表现可提示营养素缺乏（表3-8）。

表 3-8 营养素缺乏表现及原因

临床表现	可能的营养素缺乏
头发：干燥、变细、易断、脱发、失去光泽	蛋白质-能量、必需脂肪酸、锌
鼻部：皮脂溢	烟酸、维生素 B_2、维生素 B_6
眼睛：眼干燥症、夜盲症、Bitot 斑	维生素 A
睑角炎	维生素 B_2、B_6
舌：舌炎、舌裂、舌水肿	维生素 B_2、B_{12}、B_6、叶酸、烟酸
牙：龋齿	氟
牙龈出血、肿大	维生素 C
口腔：口味减退或改变、口角炎、干裂	锌、维生素 B_2、烟酸
甲状腺：肿大	碘
指甲：舟状指、指甲变薄	铁
皮肤：干燥、粗糙、过度角化	维生素 A、必需脂肪酸
淤斑	维生素 C、K
伤口不愈合	锌、蛋白质、维生素 C
阴囊及外阴湿疹	维生素 B_2、锌
癞皮病皮疹	烟酸
骨骼：佝偻病体征、骨质疏松、	维生素 D、钙
维生素 C 缺乏病（长骨停止生长）	维生素 C
神经：肢体感觉异常或丧失、运动无力	维生素 B_1、B_{12}
腓肠肌触痛	维生素 B_{12}
肌肉：萎缩	蛋白质-能量
心血管：维生素 B_1 缺乏症心脏体征	维生素 B_1
心肌病体征	硒
生长发育：营养性矮小	蛋白质-能量
性腺功能减退	锌

九、营养评定的综合指标

利用单一指标来衡量人体营养状况的局限性强、误差较大。Mullen 等（1987）对几项单一指标与外科术后患者预后关系的研究中未找到两者之间可靠的相关性。目前，多数学者不主张采用单一指标进行人体营养评定。因此，很多医院采用多项目综合性营养评定方法，

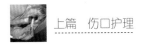

以提高灵敏性和特异性。

（一）预后营养指数

预后营养指数（prognostic nutritional index，PNI）是评价外科患者术前营养状况及预测术后并发症发生危险性的综合指标。用公式表示为：

$$PNI(\%) = 158 - 16.6(ALB) - 0.78(TSF) - 0.20(TFN) - 5.8(DHST)$$

其中，PNI 表示预后营养指数；ALB 表示血清白蛋白（g/L）；TSF 表示三头肌皮褶厚度（mm）；TFN 表示血清转铁蛋白（mg/L）；DHST 表示迟发型超敏皮肤试验（硬结直径>5mm者，DHST=2；<5mm者，DHST=1；无反应者，DHST=0）。

评定标准：PNI<30%，表示发生术后合并症及死亡的可能性均很小；30%≤PNI<40%，表示存在轻度手术危险性；40%≤PNI<50%，表示存在中度手术危险性；PNI≥50%，表示发生术后合并症及死亡的可能性均大。

PNI 在临床的应用后，发现患者术后出现合并症及死亡危险与预计结果基本一致。Mullen 等（1987）将此综合指标在 161 例非急诊手术患者中进行验证，结果显示术后出现并发症及死亡的结果与 PNI 预期结果相平行。PNI 的灵敏度为 86%，特异性为 69%，预计准确值为 72%。

（二）营养评定指数

营养评定指数（nutritional assessment index，NAI）是 Masato Iwasa 等（1983）对食管癌患者进行营养状况评定时提出的综合评定指标。用公式表示为：

$$NAI = 64(AMC) + 0.6(PA) + 3.7(RBP) + 0.017(PPD) - 53.8$$

其中，NAI 表示营养评定指数；AMC 表示上臂肌围（cm）；PA 表示血清前白蛋白（mg/L）；RBP 表示维生素 A 结合蛋白（mg/L）；PPD 表示用纯化蛋白质衍生物进行迟发型超敏皮肤试验（硬结>5mm者，PPD=2；<5mm者，PPD=1；无反应者，PPD=0）。

评定标准：NAI≥60，表示营养状况良好；40≤MAI<60，表示营养状况中等，NAI≤40，表示营养不良。

（三）主观全面评定

主观全面评定（subjective global assessment，SGA）亦称全面临床评定（global clinical assessment，GCA）是 Detsky 等（1987）提出的临床营养评价方法。其特点是以详细的病史与临床检查为基础，省略人体测量和实验室及生化检查。其理论基础是，如果身体组成改变，会导致进食与消化吸收能力的改变，以及肌肉的消耗和身体功能及活动能力的改变。此方法不论医师、营养师还是护士，经培训后都能掌握和应用，适于在我国广大基层医院推广。

主观全面评定的主要指标包括体重改变、饮食状况、胃肠道症状、活动能力、应激反应、肌肉消耗情况、三头肌皮褶厚度及有无踝部水肿等（表3-9）。

在上述 8 项中，至少有 5 项属于 C 或 B 级者可被定为重或中度营养不良。有研究报道，在重度营养不良时，主观全面评定法（SGA）与身体组成评定方法（body composition assessment，BCA）结果完全相符，然而，对表面肥胖却存在内脏蛋白质缺乏的患者，还是采用BCA 方法较好。

表 3-9　SGA 法指标及评定标准

指标	A 级	B 级	C 级
近期（2 周）体重改变	无/升高	减少<5%	减少>5%
饮食改变	无	减少热量	不进食/低
胃肠道症状（持续 2 周）	无/食欲缺乏	轻微恶心、呕吐	严重恶心、呕吐
活动能力改变	无/减退	能下床走动	卧床
应激反应	无/低度	中度	高度
肌肉消耗	无	轻度	重度
三头肌皮褶厚度	正常	轻度减少	重度减少
踝部水肿	无	轻度	重度

十、创伤对营养的影响

创伤后，患者发生应激反应，内分泌调节紊乱，创面难以在短时间内愈合，出现高代谢反应。长期持续分解代谢导致营养不良。创伤后营养不良主要表现为：低蛋白血症、贫血、电解质紊乱、维生素缺乏和免疫功能低下等，临床上可观察到消瘦、体重下降、创面愈合延迟、抗感染能力差等。

创伤后基本代谢改变，可表现为：①机体能量代谢增高；②蛋白质分解代谢加速，氨基酸由骨骼肌向内脏转移；③糖代谢紊乱；④显著的内分泌改变；⑤脂肪代谢紊乱；⑥维生素及微量元素变化；⑦体重降低等。

十一、创伤患者的营养治疗

创伤患者营养支持的目的是提供代谢所需要的适宜的能量和营养物质，维持组织器官的结构和功能；在恢复阶段，逆转负蛋白平衡，促进伤口恢复。

（一）造成创伤患者营养障碍的主要原因

1. 代谢率增高，分解代谢旺盛。

2. 创面大量渗出，随渗出液丢失大量蛋白质、无机盐和维生素。

3. 消化功能紊乱，患者食欲缺乏、营养吸收和补充困难。

4. 组织修复需要的物质量增加。

一般而言，创伤愈严重，发生营养障碍的可能性愈大，且营养不良程度越重。如果不能及时补充所需的营养物质，将严重影响患者的预后。

（二）创伤患者的营养需要量

根据创伤伤口的面积、深度，有无复合伤，体重变化，氮平衡和伤前的营养状况来确定营养素的需要量。患者的尿氮排出量增高，一般来说与伤口的面积和深度呈正比，合并感染时有显著增加。资料显示严重感染时每日排出氮可高达 40~62.5g，而且持续时间长，组织消耗极大，体重可下降 20%~30%。伤后首先消耗体内不稳定的蛋白质和脂肪，之后动用组织蛋白供给热能，严重影响组织修复。

1. 热能需要量　由于高代谢反应，患者热能需要量增大。目前，通常按创伤面积估计患者的能量需要。Curreri 提出创伤面积在 20% 以上的成人能量补充公式：

$$热能需要量(kcal) = 25 × 体重(kg) + 40 × 创伤面积\%$$
$$8岁以下儿童热能需要量(kcal) = 60 × 体重(kg) + 35 × 创伤面积\%$$

Harrison 等研究认为创伤面积>40%，每日供给 3000kcal 能达到热平衡。

2. 蛋白质需要量　成人每日需摄入蛋白质 1g/kg（体重）。在急性期，分解代谢增强，无论如何强化营养支持都不能阻止机体蛋白质的大量丧失，因而可考虑以静脉补充为主，按正常供给量给予营养物质。创面愈合期，由于组织修复需要增加供给量，可供给蛋白质为正常时的 2~4 倍。

3. 脂肪和糖　两者主要供给能量，脂肪亦可提供人体必需脂肪酸。脂肪与糖的供热比例接近 1∶1。过多的糖摄入可能导致肝功能损害。此外，糖在代谢过程中产生的 CO_2 较脂肪多，增加通气量和肺的负荷。

4. 电解质　创伤、手术都可导致矿物质的丢失增加。丢失量及持续时间随创伤的严重程度而异，特别是钾、钠、钙、镁和磷等，应结合血生化测定结果进行补充。

5. 微量元素　目前对于创伤后人体对微量元素的每日需要量还不甚明确。不同的营养支持方法需要量也不尽相同。为避免摄入过量造成的伤害，建议按推荐量供给。

6. 维生素　创伤后需要补充各种维生素。水溶性维生素可放在氨基酸营养液内输入，脂溶性维生素可肌注。每日需要量可参考以下数据。

维生素 A　　　　一般不会出现缺乏症
维生素 B_1　　　20~40mg
维生素 B_2　　　20~40mg
维生素 B_6　　　25~50mg
维生素 B_{12}　　0.5μg
维生素 C　　　　50~100mg
维生素 D　　　　对骨折患者适当补充
维生素 E　　　　应用脂肪乳剂时适当补充

7. 其他　补充谷氨酰胺可明显增强肠道黏膜屏障功能，减少细菌移位；同时还可增强内源性抗氧化剂谷胱甘肽的组织水平，改善氮平衡，降低感染并发症。补充精氨酸可增加胶原合成，增强组织修复能力，促进伤口愈合。

（三）营养支持方式

根据患者情况可选择肠外营养、肠内营养和正常饮食（流质、半流质、软食及普食），或者上述方式综合使用，以期达到最佳的营养支持效果。

肠外营养一般用于肠功能衰竭、肠瘘、肠梗阻、弥漫性腹膜炎、胰腺炎、胆囊炎等情况创伤后的最初几天。

在患者肠道功能可以耐受，感染得到有效控制，水、电解质紊乱纠正后，应及时改为肠道营养，可行鼻饲、造瘘等，最终过渡到正常饮食。

（四）营养物质的选择

掌握了创伤的营养供给量，也选择好营养支持的方式，营养物质的选择就是能否保证充足营养供给的关键。通常在创伤后，机体代谢加强，营养供给在理论计算值上都会有明显的增加。例如一健康者每日的营养需要量为1600kcal（6720kJ），创伤后增加消耗指数1.3，所需热量为2080kcal（8736kJ）。也就是说需要患者从平时每天主食250g、肉类200g、蔬菜500g增加到每天主食约360g、肉类230g，如果加上创伤的影响，很多患者很难达到这一摄入量。此时，营养的足量摄入是保证伤口愈合的关键。

需要静脉营养时，可由中心静脉输入充足的营养。能经口进食时，尽量选择肠内营养。经口营养从流质开始，然后半流质、软饭，最后过渡到正常饮食。在创伤早期，患者需要充足的营养供给，但普通的流质饮食提供的营养成分少且简单，无法满足患者营养的需要；在恢复阶段，患者的营养需要量明显增加，普通食物的供给不能满足患者的营养要求。因此，营养物质的选择尤为重要。

1. 观察患者的胃肠道功能，创伤后出现消化不良时，可选择要素饮食。要素饮食由预分解营养成分组成，蛋白质为短肽或者氨基酸单体，脂肪包括中、短链脂肪酸，糖类为多聚糖，含有矿物质和各种维生素。此类饮食不需要或者很少需要胃肠道的消化功能，可在肠道直接吸收。

2. 胃肠道功能基本正常者，可选择使用营养素补充正常饮食的补充。营养素可按要求配制为水剂，增加摄入总量。营养素有普通营养素、糖尿病专用营养素、肝病营养素、肾病营养素、肝病营养素等。

3. 谷氨酰胺、生长激素（重组生长激素）、精氨酸等的补充，有利于改善肠道功能，提高免疫功能、增加胶原合成和促进伤口恢复的作用。

总之，准确评价患者的营养状况，改善其营养不良是促进伤口恢复的基本物质基础。

（卞华伟）

参 考 文 献

[1] 顾景范，杜寿玢，郭长江，等. 现代临床营养学. 北京：科学出版社，2003.
[2] 何志谦. 人类营养学. 第二版. 北京：人民卫生出版社，2000.
[3] 杨月欣，王光亚，潘兴昌，等. 中国食物成分表2002. 北京：北京大学医学出版社，2002.
[4] 叶任高. 内科学. 北京：人民卫生出版社，2000.
[5] 张思源，陈亭苑. 临床胃肠道营养. 北京：北京医科大学中国协和医科大学联合出版社，1995.
[6] 陈吉棣. 运动营养学. 北京：北京医科大学出版社，2002.
[7] 王希成. 营养学——概念与争论. 北京：清华大学出版社，2004.
[8] 孙秀发. 临床营养学. 第二版. 北京：科学出版社，2014.

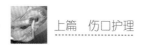

第四章　伤　口　评　估

伤口评估（wound assessments）是伤口护理的第一步，也是关键的一步。客观而又准确的伤口评估对于伤口护理与伤口愈合至关重要。临床伤口评估的主要目的是提供伤口临床资料，制定伤口护理计划及预计伤口愈合需要的治疗时间和成本，同时有利于伤口处理的连续性管理，及时评价伤口处理/护理的效果。完整的伤口护理评估包括评估患者的整体状况、影响伤口愈合的系统性因素和局部性因素及伤口对患者的影响。临床统一的伤口评估，便于行业内专业人员之间的沟通，保障伤口护理的延续性。开发并应用包含伤口评估的伤口管理软件，保证评估的准确性，可实现伤口管理的标准化。

第一节　整体性评估

伤口专科护士对伤口患者进行整体性评估非常必要，整体性评估在于了解患者的全身整体状况，便于采取全身干预对策。整体性评估包括影响伤口愈合的系统性因素、心理社会因素和局部因素，具体内容包括皮肤受损的病因学、伤口持续的时间及影响伤口愈合的因素。

一、皮肤受损的原因/类型

整体性评估首先要评估伤口发生的病因、伤口的形成过程、致伤物体以及伤口形成的环境，是否受到污染、污染程度等，均会影响伤口处理方案。因此，理解和辨别伤口的病因是伤口整体性评估的重要内容，以便制定进一步处理伤口的护理策略。例如，当患者发生血管性溃疡时，必须辨别溃疡是静脉性原因还是动脉性原因引起的，这两种不同原因的溃疡，处理方法完全不同。

此外，伤口的病因学能为伤口的愈合过程提供线索，如静脉性溃疡的伤口愈合大多伴随上皮化过程，伤口通常比较表浅可见；严重压疮的伤口的愈合往往是伤口收缩，伤口深度评估很重要。

二、伤口持续时间

伤口持续时间是伤口愈合过程中一个重要的因素，可以反映伤口愈合的趋势。例如，外科手术切口经过5天后仍然没有愈合的迹象，就有切口裂开的可能；急性伤口超出了愈合期限，则有可能转变为慢性伤口；而临床上的慢性伤口如压疮或动脉性伤口如果处理2~4周后仍然没有任何愈合进展，应建议参照压疮和动脉性伤口护理指南进行伤口护理及对伤口进行病理学检查。

三、影响伤口愈合的因素

临床上影响伤口愈合的因素很多，只有了解阻碍伤口愈合的原因，才能有的放矢地进行伤口护理，去除影响因素，促进伤口愈合。影响伤口愈合的因素包括全身性因素和局部性因素。

（一）全身性因素

影响伤口愈合的全身性因素是指来自伤口之外，对伤口愈合有影响的器官或系统的健康状况，包括年龄、营养状况、血液循环系统功能、神经系统疾病、其他潜在性疾病如糖尿病、自身免疫性疾病及病人的心理状态和全身用药情况等。

1. 年龄老化　不同年龄的患者伤口愈合的速度不同，随着年龄的增长，组织再生能力减弱，伤口愈合速度减慢。年龄老化炎症反应减缓、新血管与胶原蛋白合成减少、血管老化导致血液供应减少、皮脂腺分泌功能减缓后皮肤干燥及表皮与真皮的附着力减低。因此，年龄老化是影响伤口愈合的因素之一。

2. 营养不良　营养不良是阻碍或延迟伤口愈合的主要因素之一。蛋白质、维生素 A、B、C、D 及锌是促成白细胞和肉芽增生的主要营养素。蛋白质缺乏时，肉芽组织形成不良，成纤维细胞不能成熟为纤维细胞，胶原纤维形成减少使伤口愈合不良。营养不良时白细胞生成减少、吞噬功能低下，伤口感染机会增加，从而阻碍伤口愈合。

3. 血液循环功能障碍　正常的血液循环能保证组织中氧的运输、营养交换和废物排出。当患者血液循环功能障碍时，伤口氧和营养供给及废物排出发生障碍，从而影响伤口愈合。主要见于心、肺血液循环病变、糖尿病、长期大量吸烟患者等。

（1）动脉供血不足：组织的血流灌注不足，组织缺氧影响纤维细胞增生、胶原蛋白合成及白细胞活性，导致伤口再生能力低下，局部组织抗感染能力差，从而影响伤口的愈合。

（2）静脉回流受阻：当静脉回流受阻时，静脉压上升，使纤维蛋白原由血管内渗出，造成血纤维蛋白环层，阻挡了组织中氧的运输、营养交换和废物排除，从而影响伤口愈合。

4. 免疫系统受损　临床上某些疾病使患者免疫系统受损（如艾滋病、癌症），细胞有丝分裂受阻，无法合成蛋白质，白细胞计数减少，阻碍了巨噬细胞的功能，无法引导正常的炎症反应，容易引起感染，影响伤口愈合。化疗或放疗还会破坏小细胞、损伤小血管，抑制组织再生，进而阻碍了伤口愈合。

5. 神经系统受损

（1）感觉神经受损：由于感觉神经受损，患者感觉障碍，失去了保护性反射，无法自我保护伤口，容易受到外界因素的伤害。如糖尿病患者，由于下肢感觉神经功能受损，失去保护性反射，导致反复发生糖尿病足。

（2）运动神经受损：当运动神经系统受损时，神经所支配的运动功能受损，患者活动能力减低或丧失，易造成血流减缓或依赖性肢体水肿，从而影响伤口愈合。

（3）尿便失禁：神经受损的患者常常发生尿便失禁，易造成皮肤感染，影响伤口愈合。

6. 凝血功能障碍　血友病、白血病、肝病、肾病和接受抗凝治疗的患者，凝血功能低下，阻碍伤口生理性愈合的第一个阶段——出血与凝血阶段，延长了伤口愈合过程，感染机会增加。

7. 某些药物的使用　类固醇激素、化疗药物及部分的抗生素会影响伤口的愈合。这些

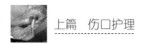

药物主要通过抑制伤口愈合炎症期的毛细血管形成、使中性粒细胞及巨噬细胞无法由血管内进入伤口组织、抑制成纤维细胞增生及胶原合成、加速胶原纤维分解，影响伤口愈合。青霉胺会使伤口愈合延迟，抗张力强度减弱。部分用于伤口消毒的清洗溶液如碘溶液、醋酸及过氧化氢溶液会损伤肉芽组织并降低白细胞的活性，影响伤口愈合。

8. 心理社会因素　如伤口分泌物恶臭，患者容易沮丧，间接影响伤口愈合。患者如果得不到家庭与社会的支持，也会影响伤口的愈合。

（二）局部性因素

1. 伤口的位置、大小和深度　伤口越大越深，愈合越慢。某些部位的伤口如足跟或运动较多的关节处，由于受压及关节的活动而影响伤口愈合。

2. 伤口感染　腐肉和坏死组织的增加，阻碍了胶原蛋白的合成，抑制了上皮增生。

3. 伤口结痂、异物（环境异物如灰尘、敷料纤维或手术缝线）、坏死组织　是培养细菌的温床，阻碍伤口的愈合过程。

4. 伤口基底过于干燥　使上皮细胞移行速度减缓，延缓了伤口愈合。

5. 伤口基底过多渗液　使伤口周边皮肤变软，整体组织被破坏，而使伤口扩大。

6. 伤口基底及周围皮肤水肿　过度的肿胀，使得伤口及周围组织受压，血流受阻，伤口组织缺乏氧气及营养物质供给，伤口细胞组织的废物排泄障碍，从而影响伤口的愈合。

7. 伤口表面血纤维蛋白覆盖　血纤维蛋白是凝血过程的反应物，如未被分解而覆盖在伤口上，阻碍氧气及营养物质的运送，并抑制细胞的废物排除。

8. 伤口及周围皮肤受磨擦、牵拉及压迫　磨擦、牵拉及压迫会使皮肤甚至深部血管、肌肉组织受损及坏死。

9. 局部放疗　破坏细胞，损伤小血管，抑制组织再生。

（胡爱玲　邓小红）

第二节　伤　口　评　估

伤口的局部评估在伤口处理过程中尤为重要，因为伤口的局部状况是全身整体状况在局部的反映，同时也直接关系到选择有效的伤口处理方法及敷料。伤口局部评估内容包括伤口的类型以及其所处的愈合阶段，伤口的大小、深度以及组织丢失量的估计，伤口局部临床表现，局部感染体征等。根据评估的英文字母（ASSESSMENTS）可将伤口评估内容归纳如下。

A＝anatomic location and age of wound　解剖位置和伤口时间

S＝size，shape and stage　大小、形状、阶段

S＝sinus tracts and undermining　窦道和潜行

E＝exudate　渗出液

S＝sepsis（septic wound）　败血症（感染伤口）

S＝surrounding skin　周围皮肤

M＝maceration　浸渍

E＝edges and epithelialization　边缘和上皮组织

N＝necrotic tissue　坏死组织

T＝tissue bed　组织床

S＝status　记录伤口情况

一、伤口类型

伤口分为急性伤口和慢性伤口。临床常见的急性伤口有手术切口、创伤伤口及烧烫伤伤口；常见的慢性伤口有压疮、糖尿病足、下肢血管性溃疡及肿瘤伤口等。在某些情况下，急性伤口如果超过愈合时限未能愈合，常常转变成慢性伤口。

二、伤口解剖位置

准确地描述伤口所处解剖位置能为伤口的病因提供线索。临床中各种不同类型的伤口好发于身体的不同部位。压疮好发于骨突受压处，如骶尾部；静脉性溃疡好发于小腿内侧及足踝上方；动脉性溃疡好发于肢体的末端；糖尿病足神经性溃疡好发于足底。

评估伤口是在固定部位还是伸展部位。尤其对于在皮肤皱褶处、骨隆突处、关节部位等不易固定的伤口，要考虑敷料的顺应性和裁剪，以更好地固定伤口。特殊部位的伤口在清创过程中要特别注意，如手足部位的清创要注意保护重要的血管、神经、肌腱等。

三、组织受损程度

评估组织受损程度的先决条件是清除伤口内坏死组织及其他异物。组织受损程度的评估能指导护士采取有针对性的护理措施修复组织的完整性，并预测伤口愈合时间。组织受损程度的描述方法有以下几种：

1. 部分损伤和全皮层损伤　部分损伤的伤口受损仅局限于表皮层，未穿透到真皮层，伤口的愈合实际上是上皮化的过程（图 4-1、图 4-2）。全皮层损伤的伤口是指表皮及真皮受损后穿透或超出皮下组织（图 4-3、图 4-4）。大部分伤口可描述为部分损伤或全皮层损伤，但特殊类型的组织受损和受损的深度评估不准确，例如可能有些全皮层损伤的程度已超出皮肤下组织，甚至达到骨面。

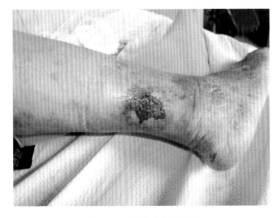
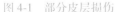

图 4-1　部分皮层损伤

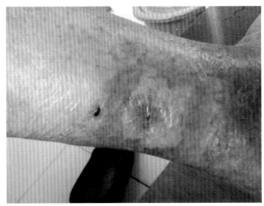

图 4-2　上皮形成

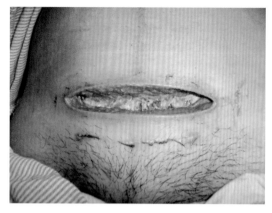

图 4-3　全皮层损伤的腹部裂开伤口

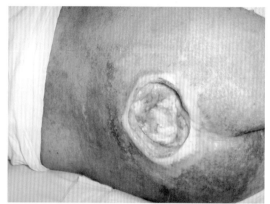

图 4-4　全皮层受损的 4 期压疮

2. **压疮分期**　详见伤口护理的第十四章。

3. **血管性溃疡分级及糖尿病足分级**　详见伤口护理的第十一章和第十六章。

临床经常见到在分期或分级中比较难以判断的情况，如当皮肤颜色淤紫时，在有色人种如棕色或黑色人种中比较难以判断是否属于压疮 1 期（图 4-5）；伤口表面覆盖有黑痂或坏死组织，往往见不到伤口的基底而不能分级或不可分期（图 4-6）。

临床伤口护理记录有时会出现不恰当的描述，如倒转伤口的阶段，在伤口的愈合过程中描述压疮伤口由 3 期到 2 期再到 1 期，这是不正确的描述方法。对于 3 期压疮，可描述伤口处于炎症期、增生期或成熟期。

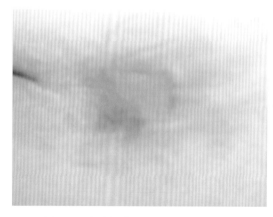

图 4-5　皮肤变紫，无法确定压疮 1 期

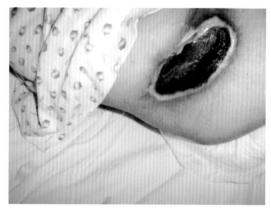

图 4-6　黑痂覆盖伤口，不可分级或分期

四、伤口基底颜色

采用 RYB 分类的方法将创面分为红、黄、黑及混合型。伤口基地红色提示伤口内有健康的肉芽组织生长，伤口可能处于愈合过程中的炎症期、增生期或成熟期（图 4-7）；伤口基地呈黄色，提示伤口可能存在感染或含有坏死组织，暂无愈合的准备（图 4-8）；伤口基地呈黑色，提示伤口含有坏死组织或结痂，无愈合倾向（图 4-9）。部分伤口属于混合型伤口，伤口内有不同颜色的组织（图 4-10）。对伤口基底进行评估，可以按照创面愈合的不同时期制定伤口治疗和护理计划。

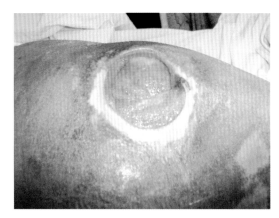

图 4-7 伤口基底红色

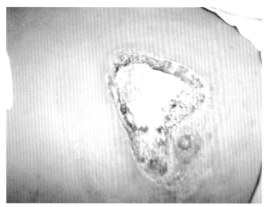

图 4-8 伤口基底黄色

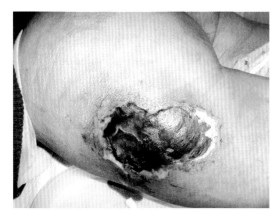

图 4-9 伤口基底黑色

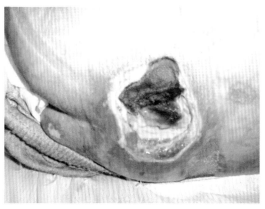

图 4-10 混合型伤口（含不同颜色组织）

五、伤口组织的类型和比例

伤口内的组织包括有活力的组织和无活力的组织。有活力的组织主要有肉芽组织、上皮组织、肌肉组织及皮下组织，需要在评估中仔细评估这些组织是否有活力。坏死组织、焦痂、腐肉等组织通常无活力（表 4-1）。

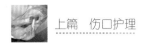

表 4-1 伤口基底组织的类型

组织类型	组织活力	特　　点
坏死组织	无活力	组织已坏死，失去了组织的生理成分与生物活性
焦痂	无活力	黑色或灰色的坏死组织，与组织黏附紧密或松脱
腐肉	无活力	松软而湿润组织，可能为白色、黄色、褐色或绿色，与组织黏附紧密或松脱
肉芽组织	有活力	含有新生血管、连接组织、胶原纤维素及炎性细胞的红色或粉红色组织，表面有肉芽颗粒
无颗粒肉芽组织	有活力	伤口红色肉芽组织无颗粒状，肉芽表面光滑
上皮	有活力	再生的上皮组织覆盖伤口，呈粉红色

临床上许多伤口都是混合了各种组织，在愈合过程中，伤口的基底可能会有部分的肉芽组织生长，同时可能还伴有部分未被溶解的坏死组织。伤口内各种组织所占的比例及比例的变化能预示伤口愈合的方向及速度。伤口内肉芽组织的增生良好，且比例随着时间的推移不断增加，反映了伤口向愈合的方向发展；如果伤口内黄色腐肉及坏死组织比例较多，则提示伤口愈合进程缓慢。

伤口内各种组织的比例是以百分比来记录，可用 25%、50%、75% 及 100% 来表示，如伤口内肉芽组织占 50%，坏死组织占 50%。

六、伤口的大小（长、宽、深、潜行、窦道、瘘管）

伤口的大小是评判伤口愈合过程的重要依据，统一的测量与评估能保证伤口护理的延续性。评估伤口大小包括评估伤口的长度、宽度、深度，伤口有无潜行、窦道及瘘管。伤口长度测量与身体的长轴平行，宽度测量与身体的长轴垂直，深度是指伤口垂直的最深深度。

在评估伤口时，需要探测伤口内有无肉眼看不到的深部组织被破坏，形成沿着伤口内的潜行，通常外表可见伤口边缘有内卷，周围组织有炎症反应。当发现伤口内有较深部的组织损伤时，需要使用探针探测有无窦道和瘘管，可探测到盲端为窦道，探测不到盲端，并与体内空腔脏器相通者为瘘管。伤口大小以厘米来记录（具体的伤口测量方法见本章第三节）。

七、伤口渗液的量及性质

伤口渗液的评估内容包括伤口渗液量、渗出液的性状及渗液的气味评估。伤口的渗液量的变化是伤口愈合趋势的重要信息。伤口炎症期与增生期的渗液量相对较多，至成熟期渗液量减少。如果伤口渗液量突然增加，提示伤口发生变化。当伤口渗出量的颜色及黏稠度发生改变时，如颜色变黄绿、黏稠度增加，则提示伤口可能有感染。

（一）伤口渗液量

临床主要根据敷料吸收渗液状况判断渗液量，分为干燥、湿润、潮湿、饱和和渗漏五种状态。干燥表示没有可见的湿润，内敷料没有浸渍；湿润表示可见少量渗液，内敷料微量浸渍，未渗出至外敷料；潮湿表示可见少量渗液，内敷料大量浸渍，未渗出至外敷料；饱和表示内敷料完全湿透，穿透至外敷料；渗漏表示全层敷料完全湿透，穿透至患者衣服鞋袜等。

（二）渗液性状

伤口渗液的性状因伤口的类型及分期而不同，伤口渗液类型主要有血清性、血性、浆液性及脓性。血清性渗液清亮透明，主要成分为血清，含有少量细胞；血性渗液通常为红色，主要成分为红细胞，含有血液的其他成分；浆液性渗液为淡红色清亮液体，主要成分为红细胞；脓性渗出液为黄绿色黏稠状，主要成分是白细胞吞噬后的残留物及微生物。评估时注意部分伤口的渗出液可能是混合性的。结合渗液量及气味等评估，判断渗液性状异常者，需怀疑是否存在淋巴或泌尿道及消化道瘘管的形成。

（三）渗液的气味

血清性、血性、浆液性渗液通常无特殊气味，伤口感染时脓性渗出液产生臭味。金黄色葡萄球菌感染时为粪臭味，铜绿假单胞菌感染时为腥臭味。

八、气味

所有伤口均会产生气味，复杂伤口常发出异味，给患者生理心理带来严重不良影响。伤口异味的主要原因为坏死组织溶解、感染和渗液三个方面。另外，卫生情况不佳、敷料长时间不更换也可能导致异味。当发现伤口有异味时，应去除敷料后观察伤口渗出液的性状，如果渗出液为血清性、血性或浆液性，则清洗伤口后再观察伤口有无异味；伤口呈粪臭味时，提示可能感染金黄色葡萄球菌；伤口呈腥臭味时，提示可能感染铜绿假单胞菌。必须行伤口分泌物培养才能确诊。伤口气味分级见表4-2。

表4-2 伤口气味分级

等级	伤口气味评估标准
1 重度	未揭开敷料的情况下，进入房间即闻到（距患者2~2.5m）
2 中度	揭开敷料，进入房间即闻到
3 轻度	揭开敷料，近距离接触患者即闻到
4 无气味	即便揭开敷料，在患者床边，亦无气味

九、伤口边缘

伤口边缘的情况能提供重要信息，如伤口的原因、伤口持续的时间等。伤口的边缘出现明显增生或瘢痕，表示伤口经久不愈，要寻找影响伤口愈合的原因。通常伤口的边缘紧贴伤口基底，如果伤口边缘出现了与基底分离或向内卷曲现象，提示伤口可能发生变化，如伤口有潜行或上皮生长受阻等，也需要寻找影响伤口愈合的因素。

十、伤口周围皮肤状况

"受伤"的皮肤会变得脆弱、受损，以致功能紊乱。伤口周围皮肤尤为脆弱，一旦损伤会加剧患者疼痛，使伤口扩大、延迟愈合等，因而伤口周围皮肤的管理非常重要。伤口周围皮肤评估包括周围皮肤的颜色、质地、温度及完整性有无受损，皮肤是否受到浸渍，有无红斑、丘疹和脓疱等。

伤口周围皮肤的评估不仅能为伤口提供重要线索，同时对制定伤口护理策略非常关键。伤口周围皮肤的颜色苍白且皮温低或皮肤颜色变紫且周围皮肤肿胀明显，提示局部血液循环

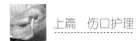

障碍。如伤口位于下肢，伤口周围皮肤的颜色呈现较严重的色素沉着，提示可能有下肢静脉性溃疡（图4-11）；如果伤口周围皮肤长时间受渗出液的浸渍，伤口周围皮肤呈现苍白或灰色（图4-12），提示需保护周围的皮肤，同时要处理好渗液，以免造成伤口扩大。

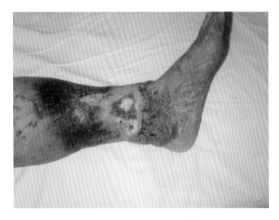

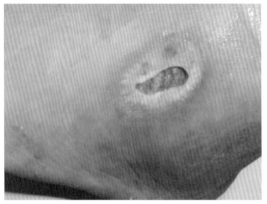

图4-11　静脉性溃疡患者小腿色素沉着明显　　　　图4-12　伤口周围皮肤浸渍发白

十一、伤口感染

微生物可以存在浮游和生物膜状态，每一种表型都能延迟伤口愈合，导致急性和慢性伤口的感染。根据细菌在伤口中侵袭的过程，可分为污染/定植、严重定植/局部感染以及感染。污染是指在伤口内存在微生物，但没有复制；定植是指伤口内存在可复制的细菌黏附在创面床上，但不会对宿主造成细胞性损害。严重定植/局部感染是指创面床中的微生物对宿主的细胞损伤增加，引发局部炎症反应，但无全身反应。伤口感染是指伤口内存在着复制的细菌，引起伤口延迟愈合。

伤口感染时的伤口局部表现为红、肿、热、痛、脓性液伴随恶臭（图4-13），全身表现为发热、白细胞计数升高，细菌培养：细菌数大于10万个/毫升，伤口延迟愈合。临床上增加伤口局部感染的危险因素主要有创面大、创面逐渐加深、伤口时间长、伤口内有异物或坏死组织较多、伤口局部灌注不良等。

临床慢性伤口感染的症状与体征：①伤口腐肉增多；②渗出液增多，渗液颜色与黏稠度发生变化；③肉芽组织生长不良；④伤口周围

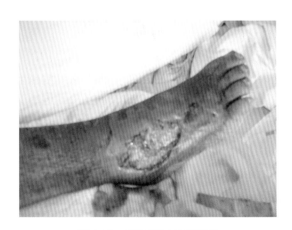

图4-13　感染伤口局部表现

发热；⑤糖尿病患者突然血糖水平升高；⑥疼痛或敏感；⑦异味；⑧伤口变大或出现新的损伤。

伤口感染的诊断需综合患者的病史、体格检查、实验室检查及伤口培养。临床伤口培养的指征：①感染的局部症状，如脓性渗出液、硬结、异味等；②感染的全身症状，如发热、白细胞增多；③血糖水平突然升高；④神经末梢痛；⑤精心护理的清洁伤口超过两周仍未见愈合趋势。

伤口培养方法及注意事项：①在使用抗生素前进行培养；②去除伤口敷料；③用0.9%氯化钠溶液冲洗伤口，用无菌棉签以顺时针或逆时针的方式旋转棉签，应用十点取材法（图4-14）"之"字形涂抹，用棉签用力挤出组织内深部的渗液；④避开脓性液及黑痂或硬痂处，不可使棉签沾到伤口外围的皮肤，伤口若很小，无法使用十点旋转方式采样时，则用棉签挤入伤口组织并滚动，尽量采深部组织渗液；⑤做厌氧菌培养时须深入伤口内部蘸取（或用注射器抽取分泌物，注入培养管内）；⑥尽快送检。

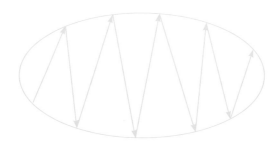

图4-14 伤口细菌培养十点取样方法

十二、伤口疼痛评估

患者的伤口疼痛虽然越来越受到医护人员的关注，但是伤口疼痛的评估与处理在临床伤口护理中仍然存在问题。伤口疼痛往往是伤口变化的一种信号，可能是发生了感染或缺血等，会影响伤口愈合的进程。

伤口相关的疼痛（wound-related pain，WRP）是一种与开放伤口直接有关的症状或不愉快的体验。许多个人因素影响患者的疼痛，如心情、焦虑及痛阈等；疼痛也常常在进行移除敷料、伤口清洁、清除坏死组织等伤口护理过程中加重。为了最大程度降低伤口护理过程患者的疼痛，世界创伤愈合学会联合会（World Union of Wound Healing Societies，WUWHS）要求，在伤口护理时一定要进行疼痛评估；在敷料更换前与更换时都要进行评估与记录；清洗伤口时使用与体温接近的清洗液，避免进行擦洗，最好进行冲洗；选择合适的清创方法，不建议使用湿-干纱布清创方法；选择移除时对伤口损伤最小的敷料，避免纱布直接接触伤口。治疗与WRP相关的伤口感染、炎症、创伤等，选择合适敷料保持伤口湿性平衡；根据世界卫生组织（WHO）疼痛的阶梯治疗，评估每个患者WRP的药物治疗需要；鼓励患者积极乐观面对疼痛的治疗；伤口护理人员必须确保每一个患者的WRP得到控制。

临床中使用疼痛评估表评估患者的疼痛情况，并给予适当的处理。临床伤口疼痛的类型

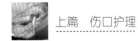

包括急性疼痛、神经性疼痛和混合性疼痛。疼痛的评估可通过询问患者，了解其疼痛是全身或伤口局部、是休息时痛或更换敷料时痛等信息，还可使用疼痛评估工具进行疼痛程度的评估。临床疼痛评估工具主要有：Wong-Baker 表情评估工具（图 4-15），主要用于儿童；视觉模拟标尺（图 4-16），通过让患者视觉模拟从评估尺上来评价目前疼痛的位置，0 表示没有疼痛，10 表示极度疼痛；数字等级评估工具（图 4-17），从 0 开始没有疼痛到 10 极度疼痛，让患者说出目前疼痛的数字；口头描述疼痛等级评估工具（图 4-18），在临床上比较常用，但不规范。

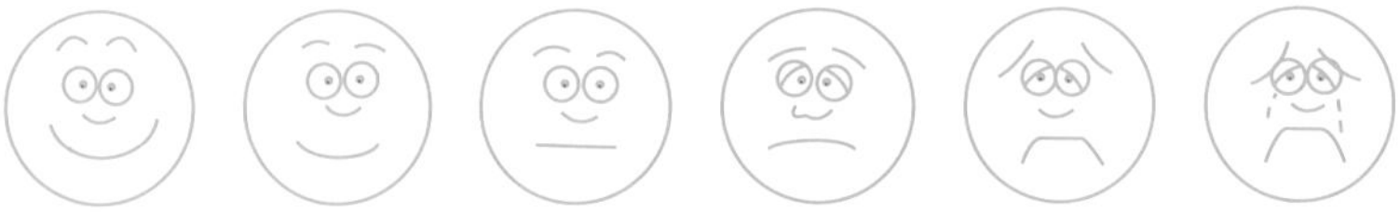

图 4-15　Wong-Baker 表情评估工具

0	10
没有疼痛	极度疼痛

图 4-16　视觉模拟标尺

0	1	2	3	4	5	6	7	8	9	10
没有 疼痛										极度 疼痛

图 4-17　数字等级评估工具

没有疼痛	轻微疼痛	中度疼痛	严重疼痛

图 4-18　口头描述疼痛等级评估工具

（胡爱玲　邓小红）

第三节　伤口测量

一、伤口测量的内容

（一）伤口大小

伤口大小随时间的变化是唯一可用于预测伤口预后的变量，测量伤口的大小是每次伤口评估必做的工作。伤口大小的二维测量包含长和宽，由于伤口有规则和不规则之分，因此测量时应该有固定的测量参考标准。规则伤口的正确测量：不管伤口在身体的任何部位，伤口的长度总是与身体的长轴平行（图4-19），宽度与长轴垂直（图4-20）。不规则伤口的正确测量：可以根据伤口的特殊情况分别测出不同的长、宽，分别记录。无论采取何种测量方法，伤口大小测量的关键是保证评估的一致性。

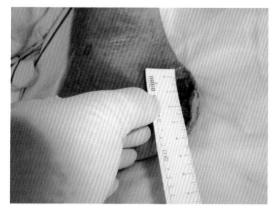

图4-19 伤口长度（与身体长轴平行）

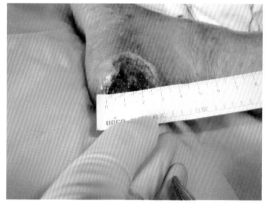

图4-20 伤口宽度（与身体长轴垂直）

（二）伤口深度

伤口深度是指以伤口的最深部为底部，垂直于皮肤表面的深度。具体的测量方法：①用无菌细棉签垂直伤口表面放入伤口的最深处（图4-21）；②用镊子夹住棉签，镊子齐伤口表面（图4-22）；③取出棉签，用尺量棉签头到镊子的长度（图4-23）。

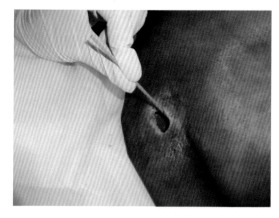

图4-21 棉签垂直放入伤口最深处

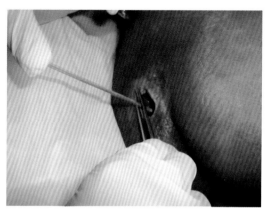

图4-22 用镊子齐伤口边缘夹住棉签

（三）潜行测量

伤口潜行是指肉眼无法看到的深部被破坏的组织，通常伤口边缘内卷，周围组织有炎症

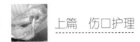
反应。测量时，可用棉签探测潜行方位及范围，也可用记号笔勾画轮廓。将无菌消毒长棉棒沿着伤口边缘直接放入，深至棉棒能到达的最深处，测量棉棒与皮肤表面平齐点到棉棒头的距离，即为潜行深度。潜行基底部呈隧道型分布，以患者头部为 12 点，足部为 6 点，按顺时针方向测量与记录（图 4-24，伤口在 9~12 点有潜行）。

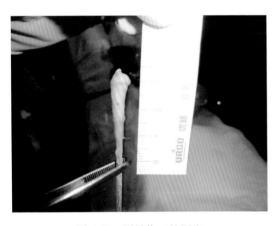

图 4-23　测量伤口的深度

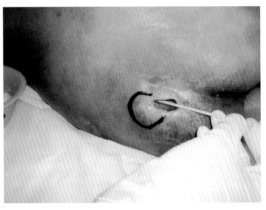

图 4-24　潜行 9 点到 12 点，深度 3cm

（四）窦道与瘘管

1. 窦道的方向与深度　测量方法是使用专用的探针沿窦道方向直至盲端，用镊子夹住探针与皮肤平齐点，取出后测量（图 4-25），记录窦道位置（方法同潜行的测量）及深度。

2. 瘘管　探测时无盲端，伤口表面与脏器相通。

二、伤口测量的方法

（一）线状测量法

使用一次性直尺测量伤口（图4-26），是目前临床伤口护理中最常用的一种测量方法。规则伤口比较

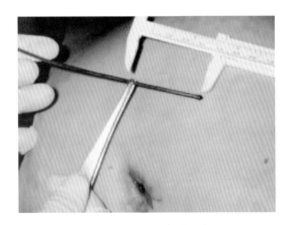

图 4-25　3 点位置的窦道深度 6cm

容易测量，不规则伤口不易测量，采用厘米制，测量伤口表面的长度和宽度，必要时可测量多个长度和宽度。

（二）伤口描绘法

使用透明的塑料薄膜描绘伤口（图 4-27），适用于较浅伤口，只能描绘伤口的表面。操作简单易行，但因接触伤口，可能会引起伤口疼痛，另外，伤口弯曲较多时不易描绘。

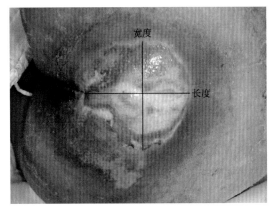

图 4-26　线状测量法

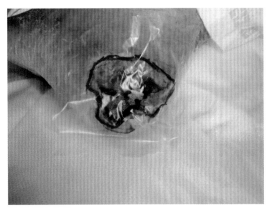

图 4-27　伤口描绘法

（三）体表面积测量法

使用带有厘米制格子的薄膜测量伤口，以格子计算伤口表面面积（cm²）。此方法快速且简便，因无法测量真实的伤口外形，测量结果往往比实际伤口大（图 4-28，伤口面积为 13 cm²）。

（四）拍照法

采用数码拍照、计算机存盘绘图的方法来记录伤口的大小，数据非常精确，但临床执行困难。拍照要尊重隐私获得患者同意，照片上不要有患者的姓名和病历号等信息。取景时应涵盖测量尺与伤口，并于同样的距离拍摄（图 4-29）。

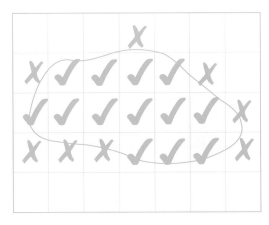

图 4-28　体表面积测量法

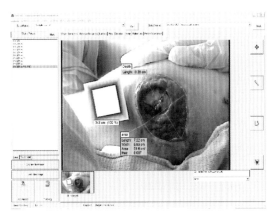

图 4-29　数码拍照法测量伤口

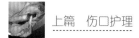

（五）容积测量法

确定伤口内没有瘘管存在后，向伤口内注入液体，测量液体的容量。容积测量法受到患者体位的影响，而且液体容易滞留在体内，可能发生污染或潜在的组织损伤，有时会引起伤口疼痛。当伤口内坏死组织较多时则无法测量。

（胡爱玲　邓小红）

参 考 文 献

［1］付小兵，程飚. 伤口愈合的新概念. 中国实用外科杂志，2005，1（1）：29.

［2］董艳容，董艳君. 伤口护理技术与研究进展. 国外医学：护理学分册，2003，8（22）：357.

［3］王华芬，孙红玲，许彩云，等. 压疮管理软件在构建压疮标准化防护体系中的应用与评价. 中华护理杂志，2013，48（12）：1104-1107.

［4］Percival SL，Mccarty SM，Lipsky B. Biofilms and wounds：an overview of the evidence. Adv Wound Care（New Rochelle），2015，4（7）：373-381.

［5］Samala RV，Davis MP. Comprehensive wound malodor management：Win the RACE. Cleve Clin J Med，2015，82（8）：535-543.

［6］Baker PG，Haig G. Metronidazole in the treatment of chronic pressure sores and ulcers. A comparison with standard treatment in general practice. Practitioner，1981，225（1354）：569-573.

［7］Dowsett C，Ayello E. TIME principles of chronic wound bed preparation and treatment. Br J Nurs，2004，13（15）：S16.

［8］Sibbald RG，Orsted H，Schultz GS，et al. Preparing the wound bed 2003：focus on infection and inflammation. Ostomy Wound Manage，2003，49（11）：23.

［9］Denise PN. Patient assessment and evluation of healing//Ruth AB，Denise PN. Acute & chronic wounds：current management concepts. ed 3，Mosby. 2007：130-148.

［10］Brown G. Wound documentation：managing risk. Adv Skin Wound Care，2006，19（3）：155-165，165-167.

第五章　伤口清洗溶液

伤口清洁对预防伤口感染至关重要，同时伤口清洁也可使患者舒适愉快，促进伤口愈合。不同类型的伤口对清洗溶液的要求也不尽相同，清洁伤口只需要使用普通的清洁溶液清洗，保持伤口清洁，避免感染；感染伤口或污染严重的伤口则需要消毒溶液清洗，达到杀菌或抑菌的目的，从而减少伤口内细菌数量，控制感染，促进伤口愈合。

第一节　伤口清洁溶液

一、生理盐水

生理盐水即等渗氯化钠溶液，浓度为0.9%，是临床最常用的伤口清洁溶液。生理盐水与机体组织等渗，因此对活体组织无有害影响，可用于冲洗体腔，且经济实惠。但在临床使用时要注意：生理盐水无抗菌性，在感染性伤口只能用作清毒溶液清洗后的冲洗；大面积创面可能会发生全身吸收，应慎用，尤其是急性心力衰竭患者。在临床使用中废液弃用；生理盐水溶液须澄清，否则弃用。

二、清水

清水，即普通自来水或饮用水，临床护理中应用比较少，除了一些临床上慢性伤口遭尿便污染或伤口异常污浊时才使用，而且事先要评估患者整体状况是否允许及伤口确实比较表浅且不与体腔或脏器相通。但在院外，特别是野外，清水冲洗伤口应用较多。在野外发生一些意外创伤如烧烫伤、爆炸伤等，可先现场使用清水冲洗，降低烧烫伤部位的温度，清除一些污物，使创伤或感染概率降到最低。

三、软皂液

软皂液是由软皂200g加蒸馏水至1000ml配制而成的清洁溶液。临床上除了用于清洁灌肠外，还可用作污浊创面的清洗。使用软皂液清洗伤口后必须再用生理盐水（有条件时）或清水（没有条件的情况下）清洁伤口。

第二节　伤口消毒溶液

术前对手术野进行消毒，术后对伤口及创面进行清洗，均可减少创面感染的发生率。合理选用局部杀菌剂，对预防和治疗创面感染有重要意义。医院常用的抗菌消毒剂主要有以下几种。

一、乙醇

1. 作用与用途　属中效消毒剂，具有中效、速效、无毒、对皮肤黏膜有刺激性、对金属无腐蚀性、受有机物影响很大、易挥发、不稳定等特点。适用于皮肤、环境表面及医疗器械的消毒等。

2. 用法与用量

（1）浸泡法：将待消毒物品放入装有乙醇溶液的容器中，加盖。对细菌繁殖体污染医疗器械等物品的消毒，用75%（V/V）乙醇溶液浸泡10分钟以上；个别对其他消毒剂过敏者，可用75%（V/V）乙醇溶液浸泡5分钟。

（2）擦拭法：对皮肤的消毒，用75%（V/V）乙醇棉球擦拭。

二、醋酸氯己定溶液（醋酸洗必泰溶液）

1. 处方	处方1	处方2	处方3
醋酸氯己定	0.2g	0.5g	1g
蒸馏水　加至	1000ml	1000ml	1000ml

2. 作用与用途　消毒防腐药，用于器械、皮肤及黏膜的消毒。

3. 用法与用量　处方1溶液用于手的消毒，每次泡3分钟；处方2溶液用于创面消毒和伤口的冲洗；处方3溶液用于医疗器械消毒，可加入0.1%（g/ml）亚硝酸钠作为防锈剂。

4. 注意事项

（1）可能引起皮肤过敏。

（2）与西曲溴铵合用，毒性增加。

（3）肥皂或其他阴离子物质可使其失活。

（4）非等渗。

（5）血液或有机污染物可使其抗菌活性下降。

（6）不可用于冲洗穿孔的鼓膜、脑组织、脑膜。

（7）对真菌、病毒无效。

（8）不能杀灭细菌芽胞。

（9）可能会被铜绿假单胞菌污染。

（10）与聚维酮碘合用无效。

（11）最好采用独立包装或已消毒的导管，余液弃用。

（12）与聚维酮碘会发生相互作用，二者不可合用。

三、碘酊

1. 处方

	处方 1	处方 2	处方 3	处方 4
碘	10g	20g	30g	50g
碘化	6g	12g	18g	30g
乙醇	460ml	500ml	580ml	800ml
蒸馏水　加至	1000ml	1000ml	1000ml	1000ml

2. 作用与用途　消毒防腐药，用于皮肤感染和消毒。

3. 用法与用量　外用，局部涂擦。1% 用于黏膜消毒；2%、3% 用于一般皮肤及动脉、静脉、椎管注射部位消毒；5% 用于外科手术时消毒，消毒后用 75% 乙醇脱碘，以免腐蚀皮肤。

四、聚维酮碘（碘伏、碘附）

1. 作用与用途　为碘与聚乙烯吡咯烷酮的络合物，属中效消毒剂，具有中效、速效、低毒，对皮肤黏膜无刺激并无黄染，受机体影响大，稳定性好等特点。适用于手术及注射部位皮肤消毒、外科洗手消毒、卫生手消毒及物品表面消毒。

2. 用法与用量

（1）浸泡法：将清洗、晾干的待消毒物品浸没于装有碘伏溶液的容器中，加盖。对细菌繁殖体污染物品的消毒，用含有效碘 500mg/L 的消毒液浸泡 30 分钟。

（2）擦拭法：对皮肤、黏膜用擦拭法消毒。消毒时，用浸有碘伏消毒液的无菌棉球或其他替代物品擦拭需消毒部位。外科洗手，用含有效碘 2500~5000mg/L 的消毒液擦拭，作用 3 分钟；手术部位及注射部位的皮肤消毒，用含有效碘 2500~5000mg/L 的消毒液局部擦拭 2 遍，作用共 2 分钟；口腔黏膜及创口黏膜创面消毒，用含有效碘 500~1000mg/L 的消毒液擦拭，作用 3~5 分钟。

五、含氯石灰硼酸溶液

1. 处方　含氯石灰　　　　　　　　　12.5g

硼酸	12.5g
蒸馏水	加至　1000ml

2. 作用与用途　外用消毒剂，具有强大而迅速的杀菌、除臭作用，主要用于产气性坏疽与溃疡等。

六、呋喃西林溶液

1. 处方

呋喃西林	0.2g
氯化钠	8.5g
苯甲酸钠	1g
蒸馏水	加至 1000ml

2. 作用与用途　局部抗菌药。能干扰细菌氧化酶系统而发挥抑菌或杀菌作用。用于多种革兰阳性及阴性细菌引起的耳、鼻、皮肤疾病。对厌氧菌引起的感染也有效果。

3. 用法与用量　冲洗、湿敷患处，冲洗腔道或用于滴耳、滴鼻。

七、依沙吖啶溶液（雷佛奴尔溶液）

1. 处方

依沙吖啶乳酸盐	1g
硫代硫酸钠	0.1g
蒸馏水	加至 1000ml

2. 作用与用途　消毒杀菌剂。用于外科创伤、黏膜感染等消毒；并可用于化脓性皮肤病，可用于漱口。

3. 用法与用量　外用、洗涤或湿敷、口腔含漱等。

八、过氧化氢溶液

弱防腐剂，与过氧化氢酶接触后转化成氧气及水，这种酶存在于血液及大多数组织中。

1. 用途

（1）释放出的氧气产生的气泡效应，可辅助创面碎片的机械清理。

（2）由于氧气的释放，可能会对厌氧菌具有杀菌效果。

2. 注意事项

（1）泡腾作用会掀起新生成的上皮。

（2）对成纤维细胞具有毒性。

（3）有病例报道，加压灌注或灌注入闭合腔，会形成气栓及外科气肿。

（4）可溶解血块造成出血。

（5）鉴于存在气栓及外科水肿的风险，不建议加压下使用或用于闭合腔道及狭窄腔道。

（6）限制使用于清除伤口碎片。考虑采用更安全的替代方法来清理碎片，例如连续的生理盐水湿敷或自溶性清创敷料。

（7）具有较强的渗透性和氧化作用。

（8）对芽胞和病毒无效。

九、高锰酸钾片

1. 作用与用途　强氧化型消毒剂，遇到细菌或其他有机物时能放出初生态的氧，通过氧化细菌体内的活性基团而发挥杀菌作用。临床上常用浓度为 1∶2000～1∶5000 的溶液冲洗皮肤创伤、溃疡、鹅口疮、脓肿等。溶液漱口用于去除口臭及口腔消毒。

2. 用法与用量　片剂稀释后外用。0.01% 的水溶液也用于阴道冲洗；0.02%水溶液用于坐浴，治疗白带过多及痔疮等。常用浓度为 1∶2000∼1∶5000 的溶液。

3. 注意事项

（1）配制时要用凉开水，浸泡时间必须 5 分钟以上，因热开水能使高锰酸钾分解失效，并且随用随配。

（2）因为高锰酸钾液放出氧的速度慢，浸泡的时间必须在 5 分钟以上，才能杀死细菌。

十、苯扎溴铵（新洁尔灭）

1. 作用与用途　属于阳离子表面活性剂。可破坏细胞膜和脂蛋白。阳离子抗菌剂吸附到菌体表面，穿透细胞壁，与细胞膜结合，破坏细胞表层结构，使细胞内容物泄漏，致使菌体停止呼吸功能而死亡。各行业人员手卫生消毒和皮肤、黏膜消毒，与醇复配的制剂还可用于手的外科消毒。

2. 用法与用量　使用不同稀释度产生杀菌和抑菌作用不同。

3. 注意事项

（1）对阳性菌效果好，对结核菌效果不良。

（2）对有包膜病毒有较好的灭活作用。

（3）对细菌芽胞有抑制作用。

十一、银系抗菌剂

1. 作用与用途　属于无机抗菌剂。接触反应抗菌机制，银离子接触反应，造成微生物共有成分破坏或产生功能障碍。银离子吸附于细胞膜，进入胞内，银可以与金属蛋白酶结构中的巯基结合反应，使蛋白质凝固、破坏细胞合成酶活性，细胞丧失分裂增殖能力。应用于皮肤、创面的消毒剂。

2. 用法与用量　银离子与创面接触。

3. 注意事项

（1）为避免产生银沉淀，禁用于与氯化钠溶液接触的皮肤或创面。

（2）抗菌谱广，对各种类型的微生物都有效，包括革兰阳性、阴性菌，产孢子菌，真菌，病毒，支原体等。

（黄红兵　魏　雪）

参 考 文 献

［1］任建安. 手术部位感染的预防. 临床外科杂志，2007，15（9）：590-591.

［2］黎沾良. 预防手术部位感染. 中华外科杂志，2003，41（7）：552-554.

［3］治疗腹腔感染的指导意见. 中华外科杂志. 2003，41（8）：629-630.

［4］于博芮. 最新伤口护理学. 台北：台湾华杏出版股份有限公司，2007.

［5］Bryant RA，Pnix D. Acute & chronic wound：current management concepts. Sth ed. 2016.

［6］Baranoski S，Ayello E A. Wound care essentials：practice principles. 2012.

第六章 伤口清创

第一节 伤口清创的概述

伤口是正常皮肤在外界致伤因子如外科手术、外力、热、电源、电流、化学物质、低温以及机体内在因素如局部血液供应障碍等作用下所导致的损害。常伴有皮肤完整性的破坏及一定量正常组织的丢失，同时，皮肤的正常功能受损。当伤口在愈合过程中伤口床存在异物、细菌、无活性或受污染的组织时，需要对伤口进行清创。清创作为伤口治疗的一个重要手段，从古至今，经历了不同年代的发展。

公元前 25 年至公元 50 年，Celsus 提出炎症反应的理论，首次描述伤口会发热、红、肿、痛。他也提出要清洗伤口，除去异物，以便促进愈合（Meade，1968）。

13 世纪，Theodoric 认为脓液会延长伤口的愈合期，极力主张用酒清洁伤口，将伤口内的异物清除及清创，再将伤口边缘缝合后，用敷料保护。但其理论却得不到其他人的支持。直至 20 世纪第二次世界大战时，才由美国人 Eldridge Campbell 将他的理论发扬光大（Popp，1995）。

14 世纪，Thomas Morstede 详细地列出溃疡的分类及处理方法，他有系统地利用清创和清洗方法来刺激肉芽组织生长，并使用琴柱草、苦艾、明矾等作为伤口敷料（Dealy，1999）。

清创的定义最早由巴黎学者德索（Desault，1744—1795）提出，指利用手术方式除去坏死的组织。后来这个名词被更广义地解释为各种形式的清创术，在 Dorland 医学辞典里定义为从伤口或其周围组织除去坏死的或无活性的组织及外来的异物，直至暴露出健康的组织。

18 世纪，John Hunter 相信炎症反应会引致伤口愈合，但脓性的炎症却会引致感染。这一观念因缺乏支持者而不了了之（Bale，2000）。而 Heister（1683—1758）首次系统地列出当时的伤口敷料，包括胶布、压布、绷带等（Dealey，1999），成为日后医学参考。16 世纪，Pasteur 发现微生物的存在，确立了微生物是伤口感染的学说，并引证用高温方法消灭微生物。

19 世纪，Gamgee 发现棉花的吸收力很强，故用纱布将之包裹而制成吸收棉垫，此方法沿用至今（Lawrence，1987）。而在 19 世纪，伤口愈合过程的概念开始更加清晰并开展广泛的科研。消毒溶液也相继出现，包括碘、红汞水、石炭酸、氯化铝等，用以杀灭伤口内细菌（Dealey，1999）。

1915 年，优锁溶液（EUSOL）面世，作为对抗细菌的清洗伤口溶液，并且广泛采用（Dealey，1999）。直到 1980 年，有研究证明优锁溶液对肝及肾脏会造成伤害，才慢慢被淘汰。

1940 年，Harold Florey 及 Ernst Chain 发明了青霉素，对消灭伤口的细菌有重大突破。在

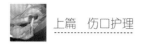

此之后数十年间，不同种类的抗生素相继发明，广泛用于感染性伤口。

1962 年，George Winter 首先用猪来做试验，提出湿性愈合比干性愈合的速度快 2 倍的概念。1963 年，Hinman 及 Mailbach 在人类重复此试验，得出相同的结论。此后，有不少研究跟进，不但证明了此概念的重要性，还发现湿性愈合的其他好处，包括可以保护神经末梢，减少痛楚；减少纤维组织形成，令瘢痕减少及支持自溶性清创。在此后的数十年间，不停有促进湿性愈合的敷料产生，对伤口的治疗又跨进了一大步。此类敷料包括水胶体、藻酸盐、海绵类敷料、透明薄膜敷料、水凝胶敷料等，近几年来，更发明了专门针对感染伤口的银离子敷料、纳米银敷料等。

直到近代，人们才认识到坏死组织例如痂皮（scab）或焦痂（eschar）的存在，是伤口自然愈合过程的一部分。现在人们知道坏死组织对于伤口愈合有危害，会延缓或阻止伤口愈合的发展过程。因此伤口清创被认为是难愈（hard-to-heal）伤口管理的重要步骤。

（黄漫容　梁明娟）

第二节　清创的方法

清创就是将外源异物和失活组织或污染组织从伤口床去除，直到健康组织暴露。清除伤口床的坏死组织对于伤口愈合十分关键。清创的目的在于除去异物、结痂及坏死组织，预防由无活性及受细菌感染组织引致伤口或全身感染；探查坏死组织深度，同时清创后更清楚地观察伤口，以便对伤口作出正确评估，最终促进伤口愈合。在伤口的自然愈合过程中，随着坏死组织在伤口中的积累，清创也同时发生着。然而，当宿主抵抗力由于营养不良而下降、持续的压力损伤，或伴发慢性病如糖尿病等，需要人为干预以促进伤口愈合。只有将坏死组织和腐烂组织清除干净，才能使肉芽组织顺利生长。

应用于清创的技术很多，最常用的技术包括外科清创术、机械性清创、自溶性清创、生物性清创、酶学清创及超声清创等。根据患者和伤口情况选择适宜的清创方法，以期获得最快、最安全和疼痛最轻的愈合过程。

一、外科清创术

因深部的感染或伤口会成为全身性感染的来源，所以需要通过手术充分清除坏死或失去生机的组织、血块、异物等，使开放污染的伤口通过外科手术转变为接近无菌伤口（尽量清除细菌生存、繁殖的条件），尽可能将已污染的伤口变为清洁伤口，将慢性伤口变成急性伤口，将病理性愈合变成生理性愈合，争取为伤口早期愈合创造良好的局部条件。外科清创一般适用于存在大范围坏死及感染的伤口。

1. 外科清创包括以手术方式清创和保守的外科清创两类。外科手术方式清创较为彻底、迅速，但损伤较大，需要在手术室由外科医生执行。保守的外科清创是局部剪裁或刮除坏死组织，损伤小，但不彻底，通常需分多次进行，可在换药室操作。

当坏死组织与伤口床粘连紧密，或难以一次手术将所有坏死组织清除完时，可联合其他清创方法如自溶性清创、机械性清创。如伤口表面形成干硬的黑痂，可先使用保湿性密封敷料如水凝胶敷料加透明薄膜作自溶性清创，待黑痂变软时，再用剪刀或手术刀片清除。

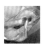

2. 外科清创术优缺点 优点：外科清创是最快速、最有效的清创方法，可快速控制全身性感染来源，缩短伤口愈合时间。缺点：侵犯性操作，容易引起出血，会导致患者疼痛且易损伤健康组织。

3. 注意事项 值得注意的是，并不是所有的坏死组织都适合外科清创。有出血倾向、服用抗凝药物、组织灌注不足、免疫功能低下、全身情况差的患者不宜应用。如伴有微循环障碍，外科手术清创可能会导致微循环障碍加重，引发新的组织坏死，甚至是不可避免的截肢。因此，需在充分的整体评估下谨慎选择。

二、机械性清创

机械性清创需要用一定的力量去除伤口床上的失活组织、碎屑和异物。机械性清创的方法有多种，包括湿到干敷料法（wet-to-dry dressings）、外科刷（scrubbing）、伤口清洗（wound cleansing）、伤口冲洗（wound irrigation）、脉冲式灌洗（pulsatile lavage）、涡流（whirlpool）等。

（一）冲洗法

伤口冲洗是一种广泛应用的治疗手段，在伤口管理中发挥着很重要的作用，可以去除细胞碎屑和表面微生物或残留的伤口敷料。

1. 对平面伤口或没有潜行、窦道，伤口基底充分暴露的伤口，用 30ml 注射器套上 18~19 号针头，距离伤口 2.5~5cm 的上方往下进行冲洗，产生 8~11 磅/平方英寸（PSI）的安全压力，由手的力量控制冲洗速度。对正常肉芽组织应轻轻冲洗；而对黄色腐肉或黑色坏死组织应用力冲洗，也可用手挤压插上 12 号针头的软塑包装生理盐水对伤口进行冲洗。

2. 对有潜行、窦道或外口小而创腔大的难以清洗的伤口，用 30ml 注射器套上头皮针软管（将针头剪去）或吸痰管，放入伤口的潜行、窦道或难以清洗的部位进行冲洗。冲洗后轻轻挤压伤口周围组织，使冲洗液流出，或慢慢地将冲洗管边退出边回抽，将伤口深部的冲洗液一同抽出，直至回流的冲洗液干净为止。

3. 对一些感染的深部伤口，如广泛深部骨科伤口、肠瘘伤口等，以生理盐水持续冲洗，同时以持续低负压吸引冲洗液。

4. 冲洗液 冲洗液的选择应体现不同伤口和患者的要求。理想的伤口冲洗液应当具备以下特点：对人体组织无毒，在生物环境下仍然有效，可减少微生物数量，不引起变态反应，容易获得，成本低等。使用时应考虑冲洗液的细胞毒性，尤其是抗菌消毒剂，如优碘、氯己定溶液（洗必泰）和过氧化氢溶液等，可能对于组织有毒性作用，对急性伤口愈合不利。生理盐水是最理想、最经济、最安全的冲洗液，对于有异味、有感染或污染的伤口可用抗菌消毒剂进行冲洗，但使用后需再用生理盐水冲洗干净，避免伤口的健康细胞受破坏而影响伤口的愈合。但对深部潜行、窦道等感染性伤口不建议使用过氧化氢溶液进行冲洗，以免产生气体栓塞（肺栓塞、脑栓塞）和心脏骤停的危险。

5. 运用冲洗法要注意使用个人防护，使用防护装置如口罩、手套、防护眼镜等。应注意控制冲洗的压力，使用太大冲洗压力可能会损伤伤口床，同时可能会将外源异物和病原体挤压至深部组织。

（二）湿纱浸泡法

1. 湿至湿润敷料的使用　纱布浸泡生理盐水后覆盖伤口上，4~6 小时更换 1 次，以维持纱布湿润度。保持伤口湿润状态可软化黄色腐肉或黑色结痂，当坏死组织软化后，可通过清洗或清创将坏死组织清除，以达到清创的目的。

2. 由湿至干的敷料使用　纱布浸泡生理盐水后覆盖伤口上，因其湿度可以软化伤口床上的坏死组织，当湿纱布的水分蒸发后，纱布会黏附已软化的坏死组织，当移除纱布时可将部分坏死组织除去。

（1）优点：此方法适用于坏死组织较薄的伤口，能清除少量坏死组织，价格低廉。

（2）缺点：清创不能彻底，清除坏死组织的同时容易伤害到健康的肉芽组织或上皮组织，引起组织的继发性损害和患者的疼痛。

为减少更换敷料时患者疼痛或对组织造成的损害，若敷料与伤口床粘连紧密，可用生理盐水冲洗使伤口敷料湿润松动，再揭开伤口敷料。或在敷料还没干燥前，进行下一次的敷料更换，即湿到湿润敷料的更换。

（三）机械性洗刷

机械性洗刷指每次换药时用生理盐水棉球或纱布擦拭伤口，可以将伤口表面的坏死组织清除。一些急性的外伤伤口如有较多的污垢时，在自来水的冲洗下同时可用刷子将污垢刷去，但易导致患者疼痛、伤口出血和伤口正常组织的损伤。故操作时动作轻柔，尽量避免对健康肉芽组织的损伤，降低因操作带来的疼痛。

机械性清创是目前在用的历史最悠久的方法之一，成本低，取材方便，操作简单，效果确切。机械性清创是非选择性清创方法，在去除坏死组织的同时，也会损伤新生成的肉芽组织和上皮组织，且患者疼痛感强烈，并易造成伤口周围皮肤浸渍，有时会扩散感染。因此，此类清创方法不适用于已有肉芽生长或上皮化的伤口。

三、自溶性清创

自溶性清创是指机体利用伤口渗液中的有效成分，包括各种内源性酶、中性粒细胞、生长因子、巨噬细胞等，将坏死组织消化降解的过程。这一过程可以通过应用"保湿"敷料得以加强，例如片状或无定形水凝胶敷料、半通透泡沫敷料、海藻类敷料或水胶体敷料等。伤口渗液在湿性敷料下积聚，将坏死组织软化和液化，为伤口中的生长因子和炎性细胞完成伤口愈合的早期阶段创造条件。此方法适用于年纪大或抵抗力低、慢性伤口或没有细菌感染的伤口清创。

1. 自溶性清创的适应证与禁忌证　自溶性清创的侵害性最小、痛感最轻，因此可用于无法忍受疼痛的患者。自溶性清创适用于年纪大或抵抗力低的患者、慢性病或终末期患者的慢性伤口、非感染坏死或有腐肉伤口的清创。自溶性清创并非适用于所有类型的伤口，不应用于大量坏死组织、感染的进展期、有深腔的伤口及有严重免疫系统问题患者伤口的清创。对于坏死组织较多的复杂创面或急性创面等需要用外科或手术清创的伤口，也不应选择自溶性清创。

2. 自溶性清创的优缺点　优点：自溶性清创以内源性酶作为基础，这一技术较为经济实惠，性价比较高，且不易把具有细胞毒性的物质引入伤口床。自溶性清创不会损害健康的肉芽组织，安全、有效、容易使用，减少了患者的疼痛和不适。缺点：清创速度较慢，有时需要几天的时间才能获得理想效果，而且在治疗过程中无法对伤口床进行观察。可能会浸渍周围皮肤，更换敷料时可能会有臭味。

3. 注意事项　使用自溶性清创前必须向患者及家属做好宣教，解释自溶性清创的结果，防止误解。自溶性清创过程中，伤口渗液可能增加并产生类似感染伤口的颜色和异味。事实上，自溶性清创并没有比其他清创方式的感染风险高，可能是中性粒细胞在湿润伤口床内更容易繁殖。使用自溶性清创一般在3～4天才开始改善。自溶性清创是一个渐进的过程，有时先使用器械或设备将坏死组织去除，再用自溶性清创做最后的伤口床清洁。唯一不适用自溶性清创的情况是伤口需要立即清洁防止蜂窝织炎或脓毒症扩散。

四、生物性清创

蛆虫疗法的历史悠久，可以追溯到拿破仑时期。当时有些士兵的伤口滋生了很多蛆，但人们惊奇地发现生蛆的伤口愈合得更好、更快。但第二次世界大战时抗生素大量使用，使得蛆虫疗法被搁置。然而，现在蛆虫疗法又重新被人们认识。蛆虫清创在国外使用较多，有很多公司提供相关产品，对于一些复杂的创面清创效果很好。

1. 生物性清创的机制　生物性清创是利用实验室培养出灭菌的幼蛆虫进行伤口坏死组织清创的方法。医疗用蛆虫在无菌环境下培养，不以任何活组织为生。昆虫幼体主要以坏死组织为食，蛆通过在伤口处分泌消化酶液化或溶解伤口坏死组织，伤口最终被清洁。此外，蛆虫疗法与传统伤口治疗方法相比性价比高。蛆虫疗法对于一些由耐药微生物引起的感染也有效，如耐甲氧西林金黄色葡萄球菌（MRSA）。医用蛆处于未发育完全状态，不会在伤口处繁殖。将无菌培养的幼蛆虫放在伤口表面，盖上湿生理盐水方纱，外层覆盖密闭性敷料，每2～3天更换1次，直到坏死组织被清除干净。

2. 生物性清创的优缺点　优点：快速有效，可减少伤口细菌数量，促进伤口愈合，无过敏、毒性的报道。缺点：取材困难，需有专门的实验室培育灭菌的幼蛆虫；相对外科清创效果较慢；患者可能会因"厌恶"或觉"恐怖"而不接受；在缺血性伤口会引起疼痛。该清创方法目前在部分国家和地区仍无法采用。

3. 注意事项　伤口接近身体体腔、内脏器官或大血管及患者心理上无法接受时禁用。

五、酶学清创

酶学清创是指用外源性酶将伤口中的坏死组织降解，而不破坏新鲜肉芽组织。三种常用的外源性酶包括蛋白酶（proteolytics）、纤溶酶（fibrinolytics）和胶原酶（collagenases）。酶制剂的使用要遵照厂家使用说明。焦痂区域在用酶清创之前需要在焦痂上交叉画线，以便帮助酶渗入深部。因为大部分酶在湿润环境下活性最佳，伤口在应用酶制剂后，应该予以覆盖。酶学清创过程中，应密切观察是否有感染的迹象和症状出现，必要时给予预防性抗菌治疗。有些酶制剂不可与银离子敷料或碘联合使用，否则酶的活力会丧失或下降。

酶学清创的优点：只溶解坏死组织而不破坏正常的组织，不会造成伤口明显的出血，一般无疼痛感。缺点：酶制剂成本较高，费用较昂贵，且需要经常更换，一般仅用于疑难复杂伤口的清创。

六、超声清创

超声清创刀是利用超声波的空化效应、乳化效应和止血效应开发出来的针对复杂创口处

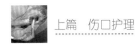

理的清创设备。这一技术相比传统的清创设备，可以提高清创的效率，降低清创过程中相对正常组织的损伤，降低患者的痛苦，是现代世界先进的清创技术。适合各种外科伤口的清创，对于急诊外伤、感染伤口、慢性难愈合伤口处理效果较明显，如糖尿病足、窦道、瘘管、压疮、神经性溃疡、外伤性溃疡，并且防止伤口感染。

超声清创的优点：①操作安全、方便：超声清创利用超声波的空化效应，有针对性地对坏死组织进行空化爆破，而对正常组织和新生组织没有影响。超声清创针对性的清创相比传统方式而言，一方面进行了彻底清创，另一方面保护了正常组织，缩小了创口，有助于创口的愈合，从而增加了安全性，降低了清创手术的难度。②无痛清创：超声清创有效针对性地清创，保护了神经血管，可以进行无痛清创。对于需要多次清创的慢性溃疡、糖尿病难愈创面、压疮外伤性溃疡、感染较严重的伤口，大大降低了患者的痛楚。③深层清创：超声清创手柄采用优化设计技术，可促进清创喷头处超声波的空化作用，增强冲洗液的雾化效果，结合多种类的道具，可以有效地应对普通超声清创无法应对的复杂部位的、创口较深的、感染较严重或溃疡式的伤口。④独特的液体浓度控制器：系统中设置液体浓度发生器，在进行不同部位的清创手术时，控制冲洗液的浓度和流量，为不同程度创口的清创手术提供方便。超声清创刀由于费用成本相对较高，目前仍未能普及。

综上所述，不同的伤口清创方法各有其优缺点和适应证，选择合适的清创方法对促进伤口愈合具有重要的作用。因此，应根据患者全身情况、伤口坏死组织情况和局部血液循环等情况，灵活选择一种或两种清创方式协同进行，优劣互补，以加快清创速度、取得良好治疗效果。患者身体条件差，不宜接受外科清创时，可采用保守的外科清创或机械性清创，再选择水凝胶敷料进行自溶性清创，既可达到快速清创的目的，又能保证彻底清创的效果。在选择清创方式时，还需考虑以下因素：伤口的原因、坏死组织的性质、范围及累及的组织，感染的程度、疼痛程度、伤口渗出液的性质、量等；患者全身情况和意向；医院的条件及可利用的技术；可利用的资源，如伤口敷料的种类、成本费用、患者经济能力等。

（黄漫容　梁明娟）

参 考 文 献

［1］ 于博芮. 最新伤口护理学. 北京：人民军医出版社，2008.

［2］ Ayello EA, Baranoski S, Cuddigan J, et al. Wound Debridement.//Baranoski S, Ayello EA. Wound care essentials：practice principles. 2nd ed. Ambler PA. Lippincott Williams & Wilkins，2008.

［3］ Bryant RA, Nix DP. Acute and chronic wounds. Current management concepts. 3rd ed. St Louis：Mosby Elsevier，2007.

［4］ Atkin L. Understanding methods of wound debridement. British journal of nursing，2014，23（12）：S10-12，s14-15.

［5］ Butcher G, Pinnuck L. Wound bed preparation：ultrasonic-assisted debridement. British journal of nursing，2013，22（6）：S36，s38-43.

［6］ Iuonut AM, Gonganau DN, Precup CG, et al. Current methods for wound debridement. Chirurgia，2011，106（5）：605-612.

［7］ Jorge-Mora A, Rodriguez-Martin J, Pretell-Mazzini J. Timing issue in open fractures debridement：a review article. European journal of orthopaedic surgery & traumatology：orthopedie traumatologie，2013，23（2）：125-129.

［8］Madhok BM，Vowden K，Vowden P. New techniques for wound debridement. International wound journal，2013，10（3）：247-251.

［9］Nazarko L. Advances in wound debridement techniques. British journal of community nursing，2015，Suppl Community Wound Care：S6，s8.

［10］Rusak A，Rybak Z. New directions of research related to chronic wound healing. Polimery w medycynie，2013，43（3）：199-204.

［11］陈丹，陈美红. 清创联合负压封闭引流术在深度压疮中的治疗与护理. 护理与康复，2014，13（10）：970-972.

［12］胡维，王爱民，王建民. 酶清创的研究进展. 创伤外科杂志，2010，12（1）：87-90.

［13］母晓凤，刁勇. 基于生物膜的伤口护理研究进展. 华南国防医学杂志，2015，29（2）：156-158.

［14］孙忠杰，徐强. 慢性溃疡清创手段研究进展. 中医外治杂志，2015，24（6）：44-46.

第七章　敷料的种类与特性

1962 年英国动物学家 Winter 经研究证实，湿性环境下伤口愈合速度比干性环境快 1 倍，从而产生全新的湿性愈合理论。在湿性环境下，伤口局部湿润，不会形成结痂；敷料不与伤口新生肉芽组织粘连；密闭性和半密闭性敷料，减少伤口感染的机会；无需频繁更换敷料，创造接近生理状态的愈合环境，细胞分裂增殖速度快。而干性愈合环境下，创面局部脱水，形成结痂，阻碍上皮细胞的爬行；频繁更换敷料，使创面局部温度下降，细胞分裂增殖速度减慢；敷料与伤口新生肉芽组织粘连，更换敷料时再次损伤；创面与外界无阻隔性屏障，增加伤口感染的机会。随着对湿性愈合理念的理解，市面上出现了各种类型和规格的敷料。目前，湿性愈合敷料广泛应用于临床。

敷料的使用目的是营造一个与皮肤相近的自然环境，让伤口快速自然地愈合。理想的敷料功能：保持伤口周边皮肤的干燥；维持伤口敷料种类的演变；吸收过多的渗液；装填死腔，避免渗液或碎屑的堆积引起感染，或形成溃疡；清除坏死组织及渗液；提供保护环境，避免细菌侵入；提供类似人体正常体温（37℃）的恒定环境；起到固定、镇痛、止血的效果；有清创作用，加速伤口渗液中的酶分解坏死组织；能将药物传导到伤口内；控制气味；提供有效的 pH 值，促进血红蛋白与氧的结合与释放。因此，医务人员要对敷料的分类、基本特性、功能、优缺点、适应证及用法有所了解，才能适当地处理伤口，促进伤口愈合。

目前临床将敷料分为传统性敷料、密闭性和半密闭性敷料及生物活性敷料等。

第一节　传统敷料

传统敷料由天然植物纤维或动物毛类物质构成，如纱布、棉垫、羊毛、各类油纱布等。这类敷料只是暂时性的覆盖材料，均需在一定的时间内更换。

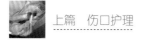
一、纱布

一般要求敷料有较高的吸液能力，且液体能均匀分布于整块敷料当中，以防止局部积液。最常见的传统敷料是纱布。

纱布由棉花、软麻布和亚麻布加工而成，由于对创面的愈合无明显促进作用，也称惰性敷料。这种敷料虽然具有吸收好、保护创面、制作及应用简单、价格便宜、可重复使用，用料来源广泛、质地柔软，可在复杂的致伤部位使用，有较强吸收能力，可防止创面渗液积聚等优点，但其缺点也很突出：通透性太高，容易使创面脱水；黏附在创面上，更换时造成再次性机械性损伤；外界环境微生物容易通过，交叉感染的机会高；用量多，更换频繁、费时且患者痛苦。

传统敷料对创面虽有保护作用，但一般认为其对创面愈合没有促进作用，如更换敷料时损伤肉芽组织反而延迟创面愈合，纱布敷料中局部应用抗生素导致的细菌耐药更使感染创面难以愈合。

二、湿润性不粘纱布

湿润性不粘纱布是由传统纱布经石蜡油、羊毛脂等浸润而成，如凡士林纱布。其优点是减少粘连，湿润环境，有利表皮生长；有的可在湿润纱布中加入各种抗生素、中药、锌剂等，使其具备抗菌作用；湿润性不粘纱布无特殊气味，不粘连伤口，可有效地维持创面的湿性环境并防止感染扩散。缺点是该敷料有时难以固定，特别是术后早期运动时，故建议最好每日更换；无吸收作用；在渗出物较多的伤口使用会导致伤口周围的皮肤浸渍，故只能用于干性伤口。

凡士林纱布常用于肉芽组织伤口的覆盖和感染伤口的引流，临床应用十分广泛。

三、塑料膜性不粘纱布

塑料膜性不粘纱布是在传统敷料的外周再包一层带孔的塑料薄膜，为现今应用较多的敷料。联合应用局部抗生素软膏时就能为伤口提供一个湿性环境。这种敷料的优点是防止敷料纤维脱落、价格便宜、不粘连伤口、减轻换药时的疼痛和组织损伤，并可根据伤口形状剪裁。该敷料有一定的吸收性，若渗液较多则需要外层敷料的辅助。该敷料和密闭性敷料相比，对伤口愈合、感染、疼痛的影响还存在一定的差异。

四、合成纤维纱布

这类敷料具有纱布一样的优点，如经济、具有很好的吸收性能等，而且有些产品还具有自粘性，使用起来很方便。然而，这类产品同样具有纱布一样的缺点，如通透性高、对外界环境颗粒性污染物无阻隔等。主要优点：具有透气，多为自粘性敷料；可吸收少量渗出液，多用于低渗出量伤口或一期愈合的伤口，如大多数外科术后伤口及切割伤和擦伤的伤口；可防止外界污染。主要缺点：不适合高渗出量伤口；对黏胶易过敏。

第二节　封闭性和半封闭性敷料

1981 年，美国加州大学旧金山分校外科系的 Knighton 等 3 人首次发现伤口含氧量与血管增生的关系，在无氧存在下的血管增生速度为有氧时的 6 倍，新血管的增生随伤口氧含量的降低而增加，批驳了"伤口透气"是陈旧的伤口愈合观念。大气氧是不能被伤口直接利用的，伤口的愈合是利用人体内血红蛋白的氧合作用；密闭的环境能保持伤口的湿润。此后，有不少研究跟进，不但证明了此概念的重要性，还发现湿性愈合的其他好处，包括可以保护神经末梢、减少痛楚、减少纤维组织形成。故可使瘢痕减少且支持了自溶性清创。在此后的数十年间，不停地有促进湿性愈合的敷料产生，对伤口的治疗又跨进了一大步。湿性愈合是利用伤口敷料用封闭或半封闭方法保持伤口湿润，增加细胞生长及移行速度，加速伤口愈合，并可防止痂皮形成。

一、封闭和半封闭性敷料的特性

敷料与创面之间存在着多种形式的相互作用，如吸收渗出液及有毒物质、允许气体交换，从而为愈合创造一个理想的环境；阻隔性外层结构，防止环境中微生物侵入，预防创面交叉感染等。

二、封闭和半封闭性敷料的主要产品

薄膜类敷料、水胶体类敷料、水凝胶类敷料和海绵类敷料等。

（一）薄膜类敷料

薄膜类敷料是创伤修复材料中最常见的类型，可以是单一材料的薄膜，也可在生物医用薄膜的一面涂上一层材料。制作薄膜的材料大多是一些透明的弹性体，如聚乙烯、聚丙烯腈、聚乙内酯、聚乳酸、聚四氟乙烯、聚乙烯醇、聚氨酯和硅氧烷弹体等。其中聚氨酯类和硅橡胶类材料最为常用。

1. 产品特性　薄膜类敷料几乎没有吸收性能，对渗出液的控制是靠其对水蒸气的转送蒸发，转送速度取决于分子结构和厚度，理想的薄膜类敷料的呼吸速度与正常人皮肤的呼吸速度相当。

2. 产品优点

（1）阻隔环境微生物入侵创面，防止交叉感染。

（2）保持伤口湿性愈合环境，有助于细胞移行。

（3）促进肉芽组织形成和坏死组织的自我分解。

（4）具有自粘性，使用方便，而且透明，便于观察创面情况。

（5）不需要二级敷料。

3. 适应证　主要应用于固定留置针、导管，保护无感染；用于表浅伤口及少量渗液或无渗液的创面，也可作为其他敷料的辅助性敷料。

4. 注意事项　透明敷料不可用于感染伤口、渗液较多的伤口；使用时注意观察有无伤口浸渍；撕除时注意方式、方法，防止发生撕脱性皮肤损伤。

（二）水胶体类敷料

水胶体类敷料是由聚合的基材和黏接在基材上的水胶体混合物构成。其中，水胶体混合物主要由明胶、果胶和羧甲基纤维素钠混合形成，并在混合的过程中掺入液体石蜡和橡胶黏结剂，使得敷料比较容易黏附在伤口上。但这种敷料比起薄膜敷料要厚得多，水胶体类敷料几乎没有水蒸气的转送能力，它是靠水胶层对渗出物吸收、胶层的厚薄决定吸收能力大小的，但吸收大量渗出物之后可能污染伤口。

1. 安普贴（法国，优格）

（1）产品特性：是一种半渗透水胶敷料，由外层聚氨酯背衬及内层水胶黏性物质组成。当与伤口接触时，安普贴的水胶微粒吸收伤口渗出物并膨胀，形成一层温和湿润的凝胶填充层，从湿度、温度和 pH 值方面为伤口提供了最佳的愈合环境。

（2）产品优点：湿润凝胶填充伤口，更换无痛，加快愈合；防止感染，可淋浴，可防止外界水及细菌侵入；透明，易于随时监测创面愈合情况；使用方便，单片无菌包装。

（3）适应证：适用于慢性难愈合的创面、压疮、小腿溃疡，适用于压疮的早期预防及预防轻度渗出性表皮损伤愈合后期的伤口。

2. 优拓（法国，优格）

（1）产品特性：是一种不粘创面的非闭合性水胶体敷料，水胶微粒（羧甲基纤维素）散布在不粘创面的聚合物及有凡士林覆盖的聚氨酯网上，单片无菌包装。

（2）产品优点：加快愈合。优拓接触创面的渗出物后，水胶微粒与凡士林相互作用形成脂质水胶作用于创面，为创面愈合创造最佳的愈合条件。湿性界面不粘贴伤口表面及周边皮肤，更换无痛，无出血，不会损伤新生的组织。使用方便，创面可 2~3 天更换 1 次。

（3）适应证：与凡士林油纱适应证相同。切割伤、烧伤、表皮擦伤、供皮区、慢性创面的最后愈合阶段。需要二级敷料（需要外敷料包扎固定）。

3. 多爱肤水胶体敷料（美国，施贵宝公司）　多爱肤水胶体敷料包括多爱肤凝胶、多爱肤超薄、多爱肤标准敷料。

（1）产品特性：其主要成分是亲水性颗粒和疏水性聚合物组成，具有双重黏性，可粘贴于干燥和潮湿性创面。具亲水性，可吸收过量伤口渗出液。

（2）产品优点：能粘贴于干燥和潮湿性创面；可吸收过量伤口渗出液，形成潮湿性创面环境，不破坏新生肉芽组织；能促进上皮化与胶原蛋白质合成，能提供无氧环境，以加速新微血管增生，防止细菌侵犯与抑制细菌繁殖。

（3）适应证：可使用于普通创面，诸如一般撕裂伤、供皮部位与烫伤创面，更可用于慢性创面（包括压疮的治疗和预防）和下肢溃疡的治疗。

4. 康惠尔水胶体敷料（中国，康乐保公司）　水胶体敷料类包括康惠尔溃疡贴、康惠尔透明贴、康惠尔减压贴、康惠尔溃疡粉。

（1）产品特性：主要成分是羧甲基纤维素钠（CMC）、合成弹性体、医用粘合剂、合成增塑剂和表层聚氨酯（PU）半透膜。这种敷料与创面渗出液接触后，能吸收渗出物，并形成一种凝胶，避免敷料与创面黏着；同时，表面的半透膜结构可以允许氧气和水蒸气进行交换，但又对外界颗粒性异物如灰尘和细菌具有阻隔性。因此，这类敷料具备与多聚泡膜类敷料很多相似的优点。

（2）产品优点：①能吸收创面渗出物和一些有毒物质；②保持创面湿润，潴留创面本身释放的生物活性物质，在为创面愈合提供一个最佳的微环境外，还可以使创面愈合的过程加速；③具有清创作用；④形成凝胶，保护暴露的神经末梢，减轻疼痛。同时，更换敷料时不会造成再次性机械性损伤；⑤具有自黏性，使用方便。良好的顺应性，使用者感觉舒适，而且外观隐蔽；⑥阻隔外界颗粒性异物如灰尘和细菌的侵入；⑦减少换药次数，一般可

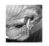

3~7 天更换一次，从而减轻护理人员的劳动强度；⑧能加快创面愈合，节省费用；⑨为创面创造一个低氧、微酸的环境。

（3）适应证：可使用于慢性创面（包括压疮的治疗和预防）和下肢溃疡的治疗。

5. 水胶体类敷料注意事项　吸收渗液后形成凝胶易与感染混淆；可能产生难闻气味；易卷边，易撕伤周围脆弱皮肤；不用于感染、骨和肌腱暴露的伤口；不用于深部潜行和渗液多的伤口。

（三）水凝胶类敷料

1. 产品特性　由水及非黏性的多分子聚合物所组成。有无定型的水凝胶和片状水凝胶两种类型，含水量高，因此，不能吸收大量渗液。各生产厂家生产的敷料所含成分不一，有含高水分、含高盐分及羧甲基纤维素钠颗粒和藻酸钙成分所制成的糊状凝胶或片状敷料。凝胶敷料和片状敷料在现代创伤外科中应用十分广泛。硅酮类凝胶敷料目前应用较广，还有胶原凝胶、芦荟凝胶、壳聚糖凝胶、血小板凝胶、含酶凝胶等各种凝胶敷料。它们常以凝胶和水凝胶、泡沫凝胶或凝胶膜片形式在烧伤、创伤、溃疡等创面中应用。

2. 产品优点

（1）水化伤口，提供湿润环境。

（2）促进自溶清创，用于黑痂清创。

（3）利于上皮移行及肉芽生长。

（4）不粘伤口。

（5）能镇痛。

（6）更换敷料时不会损伤伤口。

（7）糊状凝胶能填满空洞伤口。

3. 适应证　这类敷料适用于中至深度的伤口，有坏死组织的伤口，少至中量渗液的伤口以及烧伤和放射性伤口。

4. 注意事项　不主张用于渗液多、感染的伤口；使用时注意观察有无伤口浸渍。

（四）藻酸盐或藻酸钙敷料

这是一类从天然海藻植物里提炼出来的天然纤维（多聚糖，polysaccharide）敷料，并经过精细的加工程序而成的一种高科技敷料。

1. 产品特性　能吸收高于本身重量 17~20 倍的渗液。当与伤口接触时，与渗液作用形成一种柔软的凝胶，保持一个湿润有效的愈合环境。

2. 产品优点

（1）具有强大而快速吸收渗出液的能力。

（2）形成凝胶，能保持创面湿润且不粘创面，保护暴露的神经末梢，减轻疼痛。

（3）与渗出液接触后发生 Na^+-Ca^{2+} 离子交换，释放出 Ca^{2+} 离子，起到止血和稳定生物膜作用。

（4）可被生物降解，环保性能好。

3. 适应证　适用于中至大量渗液和中至深度的伤口以及有空洞与窦道的伤口或感染性伤口，凝血功能欠佳或术后有出血的伤口、还可用于止血。

4. 注意事项　不适用于干性、有焦痂的伤口；需要外敷料固定；换药时检查有无残留。不可用于窦道，需要完全填塞在伤口内，且无垂直吸收功能，若超过伤口边缘，可造成浸渍。

（五）泡沫类敷料

泡沫类敷料是创伤修复材料中使用较广的一种材料。

1. 泡沫敷料

（1）产品特性：泡沫敷料和海绵敷料属于同一类敷料，具有多孔性，对液体具有较大的吸收容量。氧气和二氧化碳几乎能完全透过。目前泡沫类敷料使用最多的是聚氨酯泡沫和聚乙烯醇泡沫，这种敷料对伤口渗出物的处理是靠海绵型的水蒸气转运和吸收机制来控制渗出物的。泡沫类敷料可制成各种厚度，对伤口有良好的保护功能，促进伤口愈合，还起到减压作用，用于压疮的预防。该敷料有两种类型：有边型和普通无粘边型。无粘边型需要使用辅助绑扎材料来固定。

（2）产品优点：①快速而强大的渗出液吸收能力，减少伤口浸渍；②通透性低，使创面保持湿润，避免更换敷料时再次性机械性损伤；③表面半透膜的阻隔性能，可防止环境颗粒性异物如灰尘和微生物的侵入，预防交叉感染；④轻便、使用方便、顺应性好，可适合身体各个部位；⑤隔热保温、缓冲外界冲力。

（3）适应证：这类敷料的适用范围很宽，主要应用于各种中至大量渗出的创面，肉芽生长期或肉芽过长时的创面。

2. 德湿肤

（1）产品特性：独特的梯度孔径，能快速垂直吸收渗液，防止伤口周围皮肤浸渍；C形亲水泡沫孔，吸收渗液后快速关闭，牢固锁定渗液及坏死碎屑，接触面大孔具微清创功能，并可刺激肉芽生长，不粘连伤口，无痛无损伤更换。

（2）产品优点：具有很高的渗液吸收能力，即使在加压下，泡沫垂直吸收的强大能力也能够有效吸收渗液、污垢和细菌，防止外源性感染。透气性良好，使用舒适，保证周围皮肤和衣物的清洁。

（3）适应证：①中至大量渗出的伤口；②压疮的预防；③各类慢性伤口如下肢溃疡等；④可联合压力治疗；⑤气管切开术后创面及插管周围皮肤的护理。

3. 美皮康（墨尼克）

（1）产品特性：防水透气自粘性多层硅胶泡沫敷料，能够使压力再分布，吸收剪切力并使其再分布，有效控制微环境。

（2）产品优点：①保持伤口的湿润，促进伤口愈合；②更换敷料时，不损伤伤口新生组织，减少出血和疼痛；③有效减少伤口周围皮肤浸渍；④独特的3层结构，吸收量大。

（3）适应证：①中至大量渗出的伤口；②压疮的预防；③可联合压力治疗等。

4. 泡沫敷料使用注意事项　不可用于干性伤口、焦痂伤口。

（六）亲水纤维敷料

1. 产品特性　具有高吸收性，相当于6层纱布的4~5倍，敷料吸收/锁住渗液，形成凝胶，提供伤口湿润愈合环境。

2. 产品优点

（1）可吸收自身重量的 22 倍的渗液。

（2）具有渗液吸附功能，防止渗液向伤口周围正常皮肤扩散和回渗，使正常皮肤免受侵蚀。

（3）形成的凝胶可紧密地附着在各种形状的创面上，避免无效腔的形成，减少细菌滋生；防止伤口粘连，避免换药时伤口疼痛。

3. 适应证　用于中等到重度渗出液伤口。

4. 注意事项　不可用于干性、焦痂伤口；需要外敷料固定。

第三节　生物活性敷料

随着对创面愈合过程的病理生理的深入研究，人们对创面愈合过程的理解也越来越深刻，从而导致了创面敷料的不断改进与发展。现代的创面敷料相对于早期而言，已经发生了革命性的变化，而且多种不同性能的敷料可供临床护理人员选用。随着对敷料的作用机制研究的不断深入，目前敷料分类也越来越困难，有些敷料既可作为封闭和半封闭性敷料，也可作为生物活性敷料，足见其作用机制之复杂。事实上，目前对该敷料的作用并没有完全了解。

一、生物活性型敷料的特性

自身具有活性或能促进有活性物质释放，从而使创面愈合速度加快。

二、生物活性型敷料的主要产品

生物蛋白海绵、壳聚糖敷料、胶原敷料、生长因子类创伤修复敷料、多糖敷料（polysaccharides）等。

（一）FGF 生物蛋白海绵

1. 产品特性　本品是利用胶原蛋白和 FGF 蛋白制成到新型医用活性材料。通过与组织等接触，使胶原蛋白和动物脑组织 FGF 蛋白发生协同生物功效，并以缓释方式作用于机体创面，具有修复神经纤维、促进新生毛细血管生成、促进细胞再生等作用，能够促进组织创伤等主动修复，缩短愈合时间。须在 2~8℃的冰箱内保存。

3. 产品优点

（1）强大而快速地吸收创腔渗液，起到良好的引流作用。

（2）湿润创面的自溶作用，简化清创，促进伤口愈合。

（3）有止血作用。

3. 适应证　适用于中至大量渗液和中至深度的伤口以及有空洞与窦道的伤口、凝血功能欠佳或术后有出血的伤口，还可用于止血。

（二）壳聚糖敷料

1. 产品特性　壳聚糖是从甲壳类动物的壳中提取，并经过脱乙酰化而成的一种多聚糖胺。伤口中存在有溶菌酶，可降解甲壳质及其衍生物，壳聚糖在创面上可降解 N-乙酰氨基葡萄糖，后者能被表皮细胞所吸收，是表皮细胞生长繁殖所必需的营养物质。壳聚糖还能够增加创面组织的网状结构以及胶原合成，从而增加伤口抗拉强度，同时甲壳质的衍生物还能够激活巨噬细胞，促进创面快速愈合。

2. 产品优点

（1）吸水性较好，透气性强，能够促进伤口愈合。

（2）有较强的止血作用，且能够促进创面愈合，并可作为药物的缓释载体。

3. 适应证　有中等渗出的表浅伤口及有空洞与窦道的伤口。

（三）胶原敷料

1. 产品特性　本品指含有胶原的生物活性敷料。在临床可制成多种敷料，如胶原海绵和胶原凝胶等。具有止血快速、生物相容性好、抗原性弱、生物可降解性较好等特点。将壳聚糖与胶原海绵联合制成敷料用于止血。

2. 产品优点

（1）恢复水蒸发的屏障功能，避免创面脱水。

（2）减少蒸发热损失，减少创面渗出液中蛋白质和电解质的丢失。

（3）避免伤口细菌污染，以保护伤口和防止败血症发生。

（4）更换敷料疼痛较轻。

（5）能促进伤口清创。

（6）为深度创面的自体移植创建良好肉芽创面。

（7）减少Ⅱ度烧伤创面的供皮区创面的愈合时间。

（8）改善愈合质量，抑制过度的成纤维细胞生长，并能减少创面瘢痕形成。

3. 适应证　主要用于新鲜缺损创面、供皮区和植皮区创面的保护。

4. 注意事项　胶原是结构蛋白，须在2~8℃的冰箱内保存。

（四）生长因子类创伤修复敷料（重组人表皮生长因子制剂）

1. 产品特性　重组人表皮生长因子（rhEGF）是一种多肽类细胞生长因子，通过与存在于细胞膜的EGF受体结合，激活酪氨酸激酶、蛋白激酶等多种生化酶，通过细胞内信号传递系统，引发一系列生化反应。刺激细胞的趋化作用，促进细胞DNA、RNA和羟脯氨酸的合成，促进细胞有丝分裂，加速细胞分化，调节细胞蛋白质合成、转换及细胞的新陈代谢，完善胶原组织的构建，加速创面肉芽组织的生成和上皮组织的形成，加快创面愈合速度，提高愈合质量。包括外用重组人表皮生长因子（衍生物）喷剂（依济复喷剂）、重组人表皮生长因子外用溶液（Ⅰ）（金因肽）、重组人表皮生长因子凝胶（易孚凝胶）等不同剂型的产品，具有相同的活性成分、作用。

2. 产品优点　促进基因表达产物的有效释放和提高其生物活性，加速创面愈合。

3. 适应证　各种外伤、擦伤、刀割伤创面、供皮创面；各种手术伤口；烧伤烫伤、灼伤（浅Ⅱ度、深Ⅱ度、肉芽创面）；各种残余创面：伤口感染后创面、皮炎后创面、冻伤创面等；急慢性体表溃疡：糖尿病溃疡、血管性溃疡、激光溃疡、药物性溃疡、压疮、瘘管等各种皮肤和黏膜溃疡；放射性皮炎（皮肤溃疡）的预防和治疗。

（五）多糖敷料（Polysaccharides）

1. 产品特性　多磺酸黏多糖，透皮吸收后发挥抗炎作用，促进水、血肿吸收，刺激受

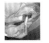

损组织再生。

2. 产品优点

（1）具有良好的生物相容性，无毒、无刺激、无致敏的特性。

（2）具有吸附渗出液不粘连伤口，减少换药时的再损伤。

（2）形成一个有利于成纤维细胞生长和迁移的小环境，加速创面愈合。

（3）加速Ⅲ型胶原蛋白的分泌，从而促进了肉芽组织和上皮组织的形成，减少瘢痕形成。

（4）具有良好的组织相容性，具有天然抗菌活性，对防止感染起良好作用。

（5）止血、镇痛。

3. 适应证　适用于各种手术缝合切口、烧伤、烫伤、擦伤及各种体表的渗出、血肿、水肿；转化皮肤创面与手术后瘢痕；瘢痕修复溃疡创面、外伤性创面感染，新生儿脐部的护理等。

（六）载生物活性玻璃仿生纳米纤维薄膜

1. 产品特性　壳聚糖（CS）-明胶（GEL）复合物（C/G）与生物玻璃纳米粒（BG）结合形成 C/G-nBG 复合纳米纤维薄膜敷料。

2. 产品优点

（1）具有优良的细胞黏附性、生物相容性、生物可降解性，并且具有防粘连的特性。

（2）显著促进肉芽再生、促进创面愈合，同时在创面结痂效率、新血管形成等方面也具有独特的生物效应。

（3）止血。

（4）加快细胞转移和增殖。

（5）提供高气体渗透性，使伤口不脱水。

（6）抑菌、杀菌、抗感染。

（7）载入药物，增强愈合效果。

3. 适应证　适用于难愈性慢性伤口如伴有细菌感染、溃疡、深部组织破坏、坏疽的糖尿病足。

第四节　其他敷料

一、银离子敷料

1. 产品特性　利用银的杀菌作用，与伤口渗出液接触时可以释放银离子，银可以对抗多种细菌（包括金黄色葡萄球菌、铜绿假单胞菌、多重耐药菌）。

2. 产品优点　强效、广谱、持久抗菌，加速伤口愈合；为创面愈合创造良好条件：不粘伤口，更换无痛，减少换药频率，使用方便。

3. 适应证

（1）延迟愈合伤口如压疮、下肢溃疡。

（2）肿瘤伤口、脓肿等。

（3）感染伤口、有感染危险或严重异味性伤口进行伤口。

4. **注意事项**　有指征的情况下使用，在干性伤口上银离子不能释放；大面积使用银离子敷料可能会引起银中毒，可能出现色素沉着。不可用于对银过敏、正在做化疗、X 线、超声及磁共振患者；不可与氧化剂和生理盐水共用。

二、美盐敷料

1. **产品特性**　由吸收性聚酯纤维、28%氯化钠组成。

2. **产品优点**

（1）提供高渗环境，有利于细菌和坏死组织的清除。

（2）减少水肿，促进伤口愈合。

（3）操作方便，无异物残留。

3. **适应证**　大量渗出物的感染或深腔性伤口，如窦道、压疮、下肢溃疡等。

4. **注意事项**　新生健康肉芽组织避免使用高渗盐敷料，以免对其造成损伤，还可能产生疼痛；不可用于干性、焦痂伤口。

三、交互式清创敷料

1. **产品特性**　本品是一种交互式伤口清洁敷料。其外层是一种疏水的人造纤维纺织材料，不粘伤口，核心部分为聚丙烯酸酯（SAP），经林格液激活后，SAP 对蛋白类物质具有极高的亲和力，可主动吸收伤口渗液及坏死组织。适用于Ⅱ度烧伤和小面积Ⅲ度烧伤创面；外科伤口，如脂肪液化、术后坏死皮瓣、感染性伤口等；慢性难愈性伤口，如糖尿病坏疽、深部压疮、难治性溃疡、组织缺损伤口等；用于腐肉创面和陈旧性肉芽创面的清创期。

2. **产品优点**

（1）具有交互式清洁创面的作用，起到"无创"清创的作用。

（2）持续清创，加速坏死组织脱落。

（3）控制感染，促进创面愈合。

（4）防止感染，有效保护受区皮片。

3. **适应证**　适用于Ⅱ度烧伤和小面积Ⅲ度烧伤创面；外科伤口，如脂肪液化、术后坏死皮瓣、感染性伤口的治疗等；慢性难愈性伤口，如糖尿病坏疽、深部压疮、难治性溃疡、组织缺损伤口等；用于腐肉创面和陈旧性肉芽创面的清创期。

4. **注意事项**　使用前需要先使用林格液激活，需要外敷料固定。

四、赛肤润液体敷料

1. **产品特性**　本品是一种含有脂肪酸酯和少量茴香的液体敷料。

2. **产品优点**　可以缓解由于压力引起的皮肤发红，保护危险部位皮肤。可在表面形成脂质保护膜，隔离保护皮肤，防止皮肤干燥。

3. **适应证**　压力性溃疡（如 1 期红斑，2 期未破损的水疱期皮肤）、皮肤干燥症及风险区域皮肤表面。

4. **注意事项**　不可用于皮肤破损处，用于压力性溃疡时，仅需喷洒后轻轻环状涂抹，不可按摩。

五、3M 液体敷料

1. 产品特性 本品是一种多分子聚合溶液，由薄膜剂（丙烯酸盐共聚物）、溶液剂（六甲基二硅醚、异辛烷）和增塑剂（聚乙基苯甲基硅氧烷）组成。分为涂抹式保护膜和喷涂式保护膜两种。

2. 产品优点 不含酒精，无痛，30秒快干，防水，72小时后自然降解无残留，有较好的透气性，无细胞毒性。

3. 适应证 尿便失禁患者、造瘘口周围皮肤，婴幼儿红臀，预防粘胶造成的皮肤损伤。

4. 注意事项 注意皱褶处皮肤是否有效喷涂，使用时要注意将皱褶处皮肤掰开。

由于工艺和原材料不同，各种敷料特点各异，没有一种敷料适合于各种类型的伤口，也没有一种敷料可以一成不变地适合于同一伤口的不同愈合时期。选择敷料应综合考虑患者全身和局部状况，并随着伤口情况来调整敷料，达到最佳愈合效果，缩短愈合时间。

（叶新梅）

参 考 文 献

[1] Winter GD. Formation of the scab and the rate of epithelialisation of superficial wounds in the skin of the domestic pig. Wound Care，1995，4（8）：366-367.

[2] 付小兵，吴志谷. 现代创伤性敷料理论与实践. 北京：化学工业出版社，2007.

[3] 秦益民. 功能性医用敷料. 北京：中国纺织出版社，2007.

[4] Sharon Baranoski，Elizabeth A. Ayello. Wound Care Essentials. Lippincott Williams & Wilkins，2012.

[5] International consensus. Appropriate use of silver dressings in wounds. An expert working group consensus. London：Wounds International，2012. Available to download from：www.Wounds international.com

[6] 马伟宾. 载生物活性玻璃仿生纳米纤维薄膜制备及促进创面愈合研究. 浙江大学，2015.

第八章 创伤护理

创伤有广义和狭义之分，广义的是指机械、物理、化学或生物等因素造成的机体损伤；狭义的是指机械性致伤因子作用于机体所造成的组织结构完整性破坏或功能障碍。平时多见的是机械性致伤因素作用于机体所致的伤害，如工伤事故、交通意外等导致皮肤和软组织破损、出血、脏器破裂、骨折、关节脱位等。手术也是一种特殊性创伤。创伤随着社会发展有增加趋势，已成为现代外科护理的一项重大课题。对于创伤重要的是防患于未然。

第一节 创伤概述

一、定义

创伤指人体受到外界各种创伤性因素作用所引起的皮肤、肌肉组织、骨、脏器等组织结

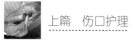

构的破坏，及其所带来的局部和全身的反应。

二、创伤分类

临床根据受伤原因和程度等有不同的分类。

1. **按致伤原因分类**　导致损伤的原因有多种，常见的有钝挫伤、挤压伤、冲击伤、爆震伤、切割伤、撕裂伤、火器伤等。

（1）擦伤：常因皮肤与外界硬物或毛糙摩擦而发生。

（2）刺伤：多由金属、木刺等尖锐物质所致。伤口较小而深，长度不一，有时可伤及深部器官或造成异物存留，易发生厌氧菌感染。

（3）挫伤：多为钝器所致，常为浅表软组织的挫伤。

（4）挤压伤：指机体大范围的皮下组织受巨大暴力捻挫或长时间挤压所造成的损伤。压力解除后即可出现广泛出血、血栓形成、组织坏死和严重的炎症反应。

（5）切割伤：多因锐器或边缘锐利的物体切割所致，易造成血管、神经和肌腱等深组织损伤。

（6）撕裂伤：常由不同方向的力作用于组织而导致浅表和深部组织的撕脱与断裂，伤口多不规则。

（7）火器伤：多发生在战争时，如子弹或弹片等所致。特点是致伤因子可经皮肤或黏膜穿过深层组织，到达体腔、内脏器官或穿通后由对侧穿出。此类伤的伤口虽然较小，但常造成体腔内脏器官的严重损害，并可致体腔开放、大出血、内脏器官破裂、穿孔或异物滞留。

2. **按损伤的部位分类**　可分为颅脑、颌面部、颈部、胸（背）部、腹（腰）部、骨盆、脊柱脊髓和肢体损伤等。

3. **按受伤的组织分类**　可分为软组织、骨骼或内脏器官损伤等。

4. **按损伤的程度分类**　可根据损伤是否影响活动、有无残疾、是否危及生命等分为轻、中、重度。

（1）轻度：主要伤及局部软组织，大多无碍生活、学习和工作，只需局部处理或小手术治疗。

（2）中度：伤及广泛软组织、可伴腹腔脏器损伤、上下肢骨折等复合伤，暂丧失作业能力，需手术治疗，但一般无生命危险。

（3）重度：指危及生命或治愈后可能留有严重残疾的损伤。

三、创伤的临床表现

因损伤的原因、部位、程度等不同，临床表现各异。常见共性表现和常见并发症如下。

1. **症状**

（1）疼痛：依据损伤程度和部位，疼痛程度不一。疼痛于活动时加剧，制动后减轻，常在受伤2~3天后逐渐缓解。严重损伤并发休克时，患者常不能主诉疼痛；内脏器官损伤所致的疼痛常定位不确切。

（2）发热：重度损伤患者常有发热，一般不超过38.5℃，但中枢性高热体温可达到40℃，发热时伴有脉搏和呼吸频率的增加。

（3）全身炎症反应综合征：损伤后，由于交感神经-肾上腺髓质系统兴奋，大量儿茶酚胺及其他炎症介质的释放、疼痛、精神紧张和血容量减少等因素引起体温、心血管、呼吸和血细胞等方面的异常。主要表现为：①体温>38℃或<36℃；②心率>90次/分；③呼吸>20次/分或过度通气，$P_aco_2<4.3kP_a$（32mmHg）；④血白细胞计数>$12×10^9$/L或<$4×10^9$/L或未成熟红细胞>0.1%。

（4）其他：可伴有食欲缺乏、倦怠和失眠等。

2. 体征

（1）生命体征不稳定：重度损伤或伤及大血管者可发生大出血或休克。伤及重要脏器时可致呼吸、循环功能衰竭。

（2）创口和出血：开放性损伤多有创口或创面。擦伤的创口多较浅；刺伤的创口小而深；撕裂伤的创口则多不规则；切割伤的特点为创缘较整齐，周围组织损伤较少，有小动脉破裂时可喷射出血。创口和创面的出血量随受伤部位和程度而异。

（3）压痛和肿胀：损伤部位有压痛，局部组织肿胀，可伴有红、青紫、淤斑或血肿。严重肿胀可致远端组织或肢体血供障碍。

（4）活动和功能障碍：局部疼痛常使患者活动受限，神经、肌肉、骨骼损伤时出现功能障碍。

第二节 创伤评估与护理

一、创伤评估

轻度及表浅的擦伤、刺伤和切割伤可做局部处理，不一定需要手术治疗。较大的开放性损伤或闭合性损伤伴严重内脏器官损伤，大出血者需手术处理。

（一）非手术处理的伤口评估

1. 了解受伤史 了解受伤的时间、地点、部位、受伤的类型：是针刺伤、擦伤、割伤、枪击伤、蚊虫叮伤，还是毒蛇、犬咬伤或冻伤等。

2. 伤口的局部情况 受伤处的伤口大小、深度和污染轻度，是否有血肿或留有异物；有无出血、出血的量等；有无青紫、淤斑、肿胀、疼痛及功能障碍；有无合并骨折及其他器官损伤。

（二）手术处理的伤口评估

1. 术前评估

（1）健康史及相关因素：包括患者的一般情况、受伤史、既往史等。

1）一般情况：年龄、性别、婚姻、文化、职业、饮食及睡眠等。女患者应了解其月经史及月经量等。

2）受伤史：通过简单迅速地询问患者、损伤目击者或现场救护者可初步估计是否有潜在的重大伤害。了解受伤的时间、地点、部位、受伤类型；是刺伤、砍伤、挤压伤、高处坠落伤还是交通事故伤等；有无危及生命的损伤，如有无心跳骤停、气道不畅或阻塞、大出血或活动性出血、胸腹部是否存在伤口，有无闭合性内脏器官损伤和颅脑损伤的迹象，现

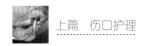

场采取过何种急救措施，创面是否得到妥善处理，输液和用药情况。不要低估任何一个小伤口。

3）既往史：是否存在维生素 D 缺乏、甲状腺功能亢进症、骨质疏松症、肿瘤等易致病理性骨折的疾病，有无高血压、糖尿病、肝硬化、慢性尿毒症、血液病、营养不良等慢性疾病。

（2）身体状况

1）局部：受伤处有无青紫、淤斑、肿胀、疼痛及功能障碍；有无伤口（大小和深度、污染程度），是否有血肿或留有异物；有无出血，出血量；有无合并骨折及其他器官损伤。

2）全身：意识是否清醒，有无烦躁、神志淡漠或昏迷；有无体温升高、呼吸和脉率增快、脉压减少、尿量减少等症状；有无口唇青紫或面色苍白；皮肤温度是否湿冷；患者能否自述病史、行走和活动。

3）辅助检查：血常规和血细胞比容是否降低或升高，尿常规检查是否见红细胞，血或尿淀粉酶水平是否升高，血气分析的结果；诊断性穿刺等是否有阳性发现；心包穿刺是否穿到积液或积血；影像学检查有无异常发现。

（3）心理和社会支持情况：患者及家属对突受损伤打击的心理承受程度以及心理变化，有无紧张、恐惧或焦虑等。同时了解患者对损伤的认知程度及对治疗的信心。

2. 术后评估　有无伤口出血、感染、挤压综合征等并发症。

二、创伤伤口的护理措施

在处理复杂伤情时，优先抢救生命；待生命体征稳定后再实施其他治疗措施，包括恢复机体结构与功能的完整性。

（一）维持有效的循环血量

1. 止血　根据出血部位和性质的不同，选用指压、加压包扎、填塞、止血带或手术等方法迅速控制伤口的出血。止血带是临时控制四肢伤口出血的最有效方法，但拟做断肢再植术者不用止血带；抗休克裤有助控制下肢或骨盆大出血，兼顾固定下肢骨折，但头颈和胸部损伤时禁用抗休克裤，以免加重局部出血。

2. 体位　血压不平稳者平卧或根据受伤部位选择合适的体位，下肢未受伤者可抬高下肢，促进静脉血液的回流。

3. 建立静脉输液通道和输液　迅速建立 2~3 条静脉输液通道；根据医嘱，给予输液、输血或应用血管活性药物等；根据血压，安排输液种类和调整输液、输血速度，以尽快恢复有效循环血量并维持循环的稳定。

4. 监测生命体征　对生命体征不稳定者，定期监测呼吸、血压、脉搏、中心静脉压和尿量等，并认真做好记录。经积极抗休克仍不能有效维持血压时，需在抗休克的同时做好手术的准备。

（二）缓解疼痛

1. 制动　骨与关节损伤时加以固定和制动，可减轻疼痛刺激。

2. 体位　多取平卧位。肢体受伤时应抬高患肢，有利于伤处静脉血回流和减轻肿胀，从而减轻局部疼痛。

3. 镇静、镇痛　根据疼痛强度，遵医嘱合理使用镇静、镇痛药物，同时注意观察病情变化和药物不良反应。

（三）手术治疗

除轻度及表浅的擦伤、刺伤和切割伤仅做局部处理外，较大的开放性损伤或闭合性损伤伴严重内脏器官损伤、出血者均需手术处理。

1. 清创术　指在一定时间内利用局部浸润或全身麻醉方法，通过对一般性污染伤口的处理使之转变为清洁伤口，并争取一期愈合的手术。损伤的局部处理原则应根据伤口的类型和有无污染做相应的处理。通常在伤后 6~8 小时内实施清创术可达 I 期缝合，但在污染轻，或局部血液循环丰富的情况下可延长至 12 小时甚至 24 小时以上。大部分创伤伤口为污染伤口，含有大量污垢、灰尘、细菌，有些伤口已损伤神经组织、肌腱或血管，故应检查血液循环是否良好。清创术包括：

（1）清洗去污：冲洗伤口，同时取出浅层可见异物。如擦伤多为表皮及真皮的损伤，含有大量污垢、尘粒、细菌等，要彻底冲洗，将污垢除去。

（2）麻醉和清创：检查伤口各层组织，清除血块和异物，切除坏死和已游离的组织，彻底止血。

（3）缝合和引流：伤口涉及皮肤全层时应予以缝合。清洁或已彻底清创的污染伤口可做 I 期缝合；污染较重或处理时已超过 8~12 小时的伤口做 II 期缝合（又称延期缝合），较深的伤口或 II 期缝合的伤口内酌情放置合适的引流物，如引流条、引流管等，并予妥善固定。

（4）包扎：清创后创面用敷料覆盖或加以包扎，目的是保护伤口、减少污染，有助于止血和固定敷料。包扎时应注意松紧适度，便于观察局部或肢端末梢血液循环和固定引流物。

（5）创面的观察与处理：①观察伤口，健康肉芽组织色泽新鲜呈粉红、较坚实、表面呈细颗粒状、触之易出血，可用生理盐水冲洗，水胶体类敷料覆盖，3~7 天换药一次。若肉芽生长过快、突出于伤口、阻碍周围上皮生长、应剪平后贴泡沫类敷料；若肉芽水肿，创面淡红、表面光滑、触之不易出血，可用 3%~5% 的氯化钠溶液湿敷或美盐覆盖，促使水肿消退；若肉芽色苍白或暗红、质硬、表面污秽或有纤维素覆盖，可用搔刮、清除部分肉芽等方法处理。②保持引流通畅，注意观察放置引流物的伤口引流是否通畅和有效。

2. 探查术　对严重损伤、复合性损伤、伴有内脏器官损伤或因出血不能控制而出现休克的患者，需在积极抗休克的同时做手术探查。

（四）非手术治疗

1. 抗感染　有开放性伤口者，在伤后 12 小时内注射破伤风抗毒素 1500U，感染严重者剂量加倍，可起到预防破伤风的作用。对伤口严重污染的患者合理应用抗菌药物。

2. 伤口换药　是处理伤口的基本措施。对于清洁伤口，换药的目的是对伤口施以检查和消毒；对于感染伤口是清除分泌物、异物或坏死组织，保持引流通畅、控制伤口感染，促

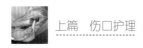

进伤口肉芽生长和伤口愈合。

（1）换药次数：根据伤口情况而定。Ⅰ期缝合的伤口在术后 2~3 天换药 1 次，至伤口愈合时拆线；分泌物不多，肉芽组织生长良好，每日或隔日换药 1 次。若使用水胶体敷料，可 3~7 天换药 1 次；脓性分泌物多、感染重的伤口，每日换药 1 次或数次，为减少换药次数，提高疗效，可选择藻酸盐类敷料或含银敷料。

（2）换药顺序：根据伤口清洁或污染程度，先换清洁伤口，再换污染伤口、感染伤口，最后换特异性感染伤口。

（五）协助患者进行功能锻炼

待患者病情稳定后，鼓励、指导并协助患者早期活动和进行功能锻炼，预防发生关节僵硬和肌萎缩等功能性并发症。

（六）并发症的观察和处理

1. 伤处出血　指意外损伤后 48 小时内发生的继发性出血，也可发生在修复期任何时段。应严密观察：

（1）敷料是否被血液渗透和引流液的性质和量。

（2）患者有无面色苍白、肢端温度发凉、脉搏细速等表现。若发现异常应及时报告医师并立即建立静脉通道，以备快速输液、交叉配血试验等处理。

2. 伤口感染　多见于开放性损伤的患者，若伤口出现红、肿、热或已减轻的疼痛加重，体温升高、脉速，白细胞计数明显增高等，表明伤口已发生感染，应及时报告医师并协助处理。

（1）早期处理：可根据医嘱予以局部理疗和应用有效抗生素，以促进炎症吸收。

（2）若已形成脓肿：则应协助医师做好脓肿切开引流的准备。脓肿切开或协助取脓液做细菌培养和药物敏感试验。

3. 挤压综合征　凡肢体受到重物长时间挤压致局部肌肉缺血、缺氧改变，继而引起肌红蛋白血症、肌红蛋白尿、高血钾和急性肾衰竭为特点的全身性改变，称为挤压综合征。当患者局部压力解除后，出现肢体肿胀、压痛、肢体主动活动及被动牵拉活动引起疼痛、皮温下降、感觉异常、弹性减退，在 24 小时内出现茶褐色尿或血尿等改变时，提示可能并发了挤压综合征，应及时报告医师并协助处理。

（1）早期禁止抬高患肢，严禁按摩和热敷。

（2）协助医师切开减压，清除坏死组织。

（3）遵医嘱应用碳酸氢钠及利尿剂，防止肌红蛋白阻塞肾小管；对行腹膜透析或血液透析治疗的肾衰竭患者做好相应的护理。

（七）健康教育

1. 宣传安全知识，加强安全防范意识。

2. 一旦受伤，无论是开放性还是闭合性损伤，都要及时到医院就诊。开放性损伤时尽早接受清创术并注射破伤风抗毒素。

3. 强调功能锻炼的重要性，督促患者积极进行身体各部分的功能锻炼，防止肌萎缩和关节僵硬等并发症的发生。

第三节 特殊创伤创面的处理

一、撕裂伤

多为工业或交通意外所伤，多发生于上肢，全层皮肤及皮下组织均被撕离，甚至出现部分或全部肢体截断，如发生手指、手、上肢、足部、下肢的截断。因此，要注意做好残肢和断肢的护理。

（一）残肢护理

可采用加压或抬高残肢止血，切勿用止血带止血；采用清水或生理盐水清洗伤口，用温生理盐水纱布湿敷创面，及时转诊骨科。

（二）断肢护理

1. 若断肢仍在机器中，切勿强行拉出或将机器倒转，以免增加损伤。应首先立即停机，再取出断肢。

2. 创面用无菌或清洁敷料包扎，若有大出血，可采用加压或抬高残肢止血。将不完全断肢放在夹板上确实固定，迅速送往医院。力争在伤后 6 小时内进行再植。

3. 将离断的肢体用无菌或清洁敷料包扎后，放入塑料袋，再放入加盖的容器中。再将此容器放入另一大容器内，四周放冰块，以防冻伤，断肢需保持低温，但切勿冰封。如冷藏措施妥善，手、足断离后 36 小时再植仍可获得成功，而指（趾）因肌肉很少，可适当延长，高位离体肢体在常温下如超过 6 小时即不宜再植。所有断肢必须标记清楚，断肢是否可以再续需由骨科医生决定。

二、毒蛇咬伤

蛇毒的吸收量和患者的年龄及健康状况相关，儿童、老年和体弱瘦小者反应较严重。会出现疼痛、烦躁不安、头晕目眩、呼吸困难、语言不清、视物模糊、恶心呕吐、吞咽困难或全身虚弱、口周感觉异常、肢体软瘫或麻木、腱反射消失的症状，可能还伴有寒战发热、血尿、少尿或血压下降。咬伤局部出血、压痛、红肿，并向肢体近端蔓延，周围皮肤有大片淤斑、水疱或血疱，甚至局部组织坏死；淋巴结肿大；部分患者出现皮肤黏膜出血、肺水肿、心律失常和休克体征；最后出现呼吸和循环功能衰竭。因此，应尽早自救或互救，挤出毒素，减少毒素的吸收。

1. 伤口排毒 就地用大量的清水冲洗伤口，挤出毒液；入院后用 0.05% 高锰酸钾溶液或 3% 过氧化氢溶液冲洗伤口，清除残余的毒牙及污物；伤口较深者可用尖刀在伤口周围多处切开、深达皮下，再用拔火罐或吸乳器抽吸，促使部分毒液排出。若伤口流血不止，则忌切开。

2. 局部降温 可以减轻疼痛，减少毒素吸收速度，降低毒素中酶的活力和局部代谢。方法：将伤肢浸于冷水（4~7℃）中 3~4 小时，然后改用冰袋，一般维持 24~36 小时，注意防止冻伤导致局部组织坏死。

3. 破坏蛇毒 胰蛋白酶有直接分解蛇毒作用，可用其在伤口外周或近侧做封闭。

三、犬咬伤

随着生活水平的不断提高，养宠物的人越来越多，犬咬伤的发生率也相应增加。咬伤人的犬若感染狂犬病毒，则被咬伤者可发生狂犬病，又名恐水症。狂夫病是由狂犬病病毒引起的一种以侵犯中枢神经系统为主的急性传染病。被病犬咬伤后狂犬病的平均发生率为15%~20%。受染者是否发病与潜伏期的长短、咬伤部位、伤后处理及机体抵抗力有关。潜伏期短者约10天，平均30~60天，个别可长达数月或数年。咬伤越深、部位越接近头面部，其潜伏期越短，发病率越高。

（一）症状和体征

发病初起，伤口周围麻木、疼痛，逐渐扩散到整个肢体，继之出现发热、烦躁、全身乏力、恐水、怕风、咽喉痉挛、进行性瘫痪，最后可出现昏迷、循环衰竭而死亡等。有利齿造成的深而窄的伤口，出血，伤口周围组织水肿。

（二）伤口的局部处理

1. 清创　犬咬伤后伤口小而浅者，仅用碘酊、酒精进行消毒后包扎即可；其余均应立即行清创术：用大量的生理盐水、0.1%苯扎溴铵溶液及3%的过氧化氢溶液反复冲洗伤口，必要时稍扩大伤口，并用力挤出周围软组织，设法将伤口上的犬的唾液和伤口血液冲洗干净，不予缝合，以利引流。

2. 用狂犬病免疫球蛋白（20U/kg）伤口周围作浸润注射。

3. 伤口的延迟处理　若咬伤1~2天或更长时间，或伤口已经结痂，也必须将结痂去掉后按上述方法处理。

（叶新梅）

参 考 文 献

[1] 曹伟新，李乐之. 外科护理学. 北京：人民卫生出版社，2007.
[2] 饶敏，甘云萍. 早期综合救治毒蛇咬伤52例分析. 人民军医，2013，56（12）：1442-1443.
[3] 叶万丽. 毒蛇咬伤患者局部处理与现状. 中国中医急症，2010，19（140）：1769-1770.
[4] 陈瑞丰，王立秋，黄立嵩，等. 犬咬伤创口清创研究. 中国急救复苏与灾害医学杂志，2010，5（1）：23-24.
[5] 李长春，李明朗，李鹏举，等. 256例严重犬咬伤创口处理体会. 江苏医药，2013，39（7）：830-831.

第九章　烧伤的护理

烧伤是主要由热力引致的身体组织伤害病变。在严重烧烫伤后，因身体组织伤害引致的炎症反应及病变导致的各种脏器功能衰竭及烧伤后遗症，因此烧伤也可列为疾病的一种。

第一节　烧伤伤口概述

烧伤是由热力引致的身体组织伤害，一切由于不正常的能源导入而引致的身体组织伤害的病变都可以列入烧伤类别。

一、病因

烧伤又称灼伤，是指火焰、热水、热气、热油、高温液体、高温固体、闪光或其他的放射能、电能及化学物质（如强酸、强碱）等一切不正常的能源导入身体组织而引致伤害。一般的创伤发生于身体表面及皮肤，但烧伤的病理变化不单局限于皮肤局部组织的改变，大面积及深度烧伤可导致内脏的病理变化。

二、烧伤深度的分级

不同的因素引致不同的烧伤深度，在临床诊治上需根据烧伤深度作出相应的处理，因此必须掌握烧伤深度的分级。按热力损伤组织的不同层次，烧伤分为Ⅰ度、浅Ⅱ度、深Ⅱ度及Ⅲ度（三度四分法，表9-1、图9-1）。

表 9-1 烧伤深度分级

深度	损伤深度	外观特点及临床体征	感觉	拔毛测试	创面温度	创面愈合过程
Ⅰ度（红斑性）	伤及表皮，生发层无损	局部红斑，轻度炎症反应（红、肿、热、痛）无水疱，干燥、无感染	微微过敏，常有烧灼感	痛	微增	2~3天内症状消退，3~5天痊愈，脱屑后无瘢痕
浅Ⅱ度（水疱性）	伤及生发层及真皮	水疱较大，去表皮后创面湿润色艳红，受伤部位有水肿	疼痛感觉过敏	剧痛	温度增高	如无感染1~2周内痊愈，不留瘢痕
深Ⅱ度（水疱性）	伤及深层真皮	表皮下积存小量体液水疱较细，去表皮后创面微湿发白，有时可见许多细血管或红色小点，受伤部位有明显水肿	疼痛感觉迟钝	微痛	局部温度略低	一般3~4周内痊愈，可遗留瘢痕
Ⅲ度（焦痂性）	伤及全皮层、皮下脂肪、肌肉及骨骼	创面苍白或焦黄炭化、干燥，受伤皮肤质如皮革，多数可见粗大表皮静脉支栓塞	疼痛消失感觉迟钝	不痛且易拔除	局部发凉	3~4周后焦痂脱落，须植皮愈合，遗留瘢痕，可引致局部瘢痕牵缩畸形

在烧伤深度的评估中，因伤口被坏死的皮肤所覆盖，估计的深度往往与实际烧伤的深度有出入。在伤后第4、7、14天须重复进行烧伤创面深度的评估，使评估结果更准确，也利于必要时尽快实施治疗计划的修正。

三、烧伤面积的计算（估计）

烧伤的轻重决定于烧伤面积及深度，正确评估烧伤范围和深度对判断病情和制定治疗计划有着重要的意义。烧伤面积的计算应包括Ⅱ度及以上的皮肤烧伤，估算方法主要有中国新九分法和手掌法，后者多用于小面积烧伤，大多情况下两种方法联合使用。新九分法是将人体各部分别定为若干个9%，主要适用于成人；对儿童因头部较大而下肢较小，应稍加修改

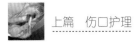

（表9-2）。手掌法是以患者本人的一个手掌（五指并拢）占体表面积1%估计。

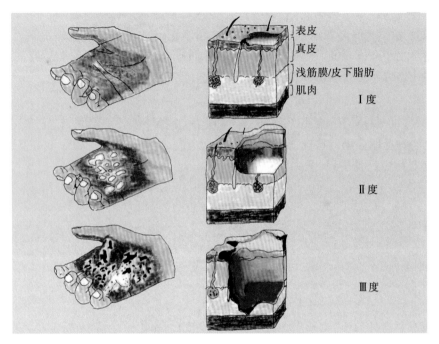

图 9-1　烧伤深度

原图引自：Depth of Burn，ADAM diagram，Healthline. com，2009. http://www.healthline.com/adam-image?Content Id = 1-000030&id = 1078

表 9-2　中国新九分法

部位		占成人体表（%）		占儿童体表（%）
头颈	发　部	3		
	面　部	3	9	9+（12-年龄）
	颈　部	3		
双上肢	双上臂	7		
	双前臂	6	9×2	9×2
	双　手	5		
躯干	躯干前	13		
	躯干后	13	9×3	9×3
	会　阴	1		

续　表

部位		占成人体表（%）	占儿童体表（%）
双下肢	双　腿	5＊	
	双　股	21	
	双小腿	13	9×5+1－（12−年龄）
	双　足	7＊	

注：＊成年女性的臀部和双足各占6%

9×5+1

四、烧伤严重程度的评估

烧伤的严重程度主要由烧伤面积、烧伤深度及患者的年龄三大因素来评估。烧伤深度越深，伤口（局部性）的受创程度越严重。我国常用下列分度法区分烧伤严重程度：

轻度烧伤：Ⅱ度烧伤面积9%以下。

中度烧伤：Ⅱ度烧伤面积10%～29%；或Ⅲ度烧伤面积不足10%。

重度烧伤：总面积30%～49%；或Ⅲ度烧伤面积10%～19%；或Ⅱ度、Ⅲ度烧伤面积虽不达上述百分比，但已发生休克等并发症、呼吸道烧伤或有较重的复合伤。

特重烧伤：总面积50%以上；或Ⅲ度烧伤20%以上；或已有严重并发症。

另外，临床上还常称呼小、中和大面积烧伤，以示其损伤轻重，但区分标准尚欠明确。故病历记载仍应明确面积（%）和深度。

第二节　烧伤创面处理

烧伤治疗的最终目的是消灭创面。创面处理和护理始终贯穿烧伤治疗的整个过程。正确处理和护理烧伤创面，可加速创面的修复、缩短疗程、减少并发症，达到提高治愈率、减少畸形发生的目的。

一、烧伤早期创面处理的基本原则

1. 清洁与保护创面，减少创面疼痛，减少创面渗出液与水肿。

2. 早期清创，除去创面上烧坏的浮皮、毛发及粘在创面上的衣服碎片、泥土、脏物等，使创面清洁干净。大面积烧伤患者不宜马上进行彻底清创。

3. 必要时可根据烧伤部位剃除毛发，如头、会阴部、腋窝及四肢毛发。

4. 定时翻身，避免创面受压、潮湿，预防感染。

5. 预防创面损伤加重，防止创面细菌感染及促进创面早期修复。

6. 防止深度焦痂液化及糜烂。

7. 医护人员要做好保护性隔离，操作前后应洗手及穿戴无菌手套。

二、烧伤创面处理方法

（一）Ⅰ度烧伤

Ⅰ度烧伤主要表现为局部轻度红肿，干燥无水疱，灼烧感疼痛，2～3天红斑消失，3～5天痊愈，脱屑后不留瘢痕。

处理措施：

1. 迅速去除致伤因素，避免创面加深，尽量保护好损伤的表皮。

2. 立即使用冷疗法处理创面（氢氧化钙烧伤除外）。水温宜10～20℃，在可以耐受的情况下，温度越低，疗效越好。冷疗持续时间，以冷源去除后不痛为佳，一般在0.5～1小时。

3. 保持创面清洁，去除污物。Ⅰ度烧伤创面疼痛剧烈，要做好患者及家属的健康宣教。保护烧伤部位，防止表皮脱落。

（二）Ⅱ度烧伤

Ⅱ度烧伤分为浅Ⅱ度和深Ⅱ度。浅Ⅱ度烧伤创面特点是肿胀明显，有水疱，渗液多。水疱皮一般不予移除，小水疱可不予处理。水疱直径超过2cm，可用安多福消毒或生理盐水清洁后，用注射器在水疱低位抽吸渗液，或用剪刀在水疱下缘剪开一小口进行引流。要注意保护疱皮下的创面，减轻疼痛。如水疱已污染、破裂、脱落，则用消毒水冲洗创面，将疱皮去除，以防增加感染的机会。深Ⅱ度创面的特点是局部肿胀，基底呈瓷白色、棕黄色或红白相间，可伴有小水疱。处理创面时注意保护好残留的皮肤附件、上皮组织，防止和减少瘢痕增生。

处理措施：

1. 处理前先剃干净创面及周围皮肤毛发，四肢烧伤应修剪指甲。

2. 进行简单清创　去除黏附在创面上的异物，用大量清水冲洗。污染较明显时，用消毒肥皂水或过氧化氢溶液进行去污清洗。

3. 保持床单位清洁干燥，铺好防水布及无菌单，用生理盐水清洁创面。

4. 清创后根据创面情况采取暴露或包扎疗法。

5. 创面包扎后注意观察肢体末梢血循环情况，如出现指（或趾）甲发绀、发凉、肢体麻木等情况，可能是包扎过紧。可拆开包扎绷带观察症状是否缓解，必要时报告医生处理。

6. 手、脚包扎要注意保持功能位，各指（或趾）间应予敷料分隔包扎，防止粘连。手心垫纱布块，以保持手的功能位，增加舒适度。

7. 表皮大量脱落者，可用人工皮或新鲜猪皮覆盖创面，以减少创面水分的蒸发和保护残存的上皮，利于创面的早期愈合及减少瘢痕的增生。

（三）Ⅲ度烧伤

Ⅲ度烧伤又称焦痂性烧伤，创面特点是干燥、无水疱、发凉、无痛觉，基底呈苍白、黄褐或焦黄色，严重者甚至呈焦痂状或炭化，质韧呈皮革状。处理原则：保持焦痂完整干燥，控制创面感染，为早期切痂、削痂、植皮等处理争取有利条件。小面积Ⅲ度烧伤通过保痂治疗可使其自然脱痂，达到痂下愈合的目的。

处理措施：

1. 及时换药，保持焦痂干燥，防止感染。

2. 做好保护性隔离，所用物品均应消毒。及时更换床单，保持床单位干洁。

3. 使用大型红外线治疗仪或保温仪进行持续干燥治疗。

4. 观察痂下是否有积脓，如有溶痂、积脓，应用安多福消毒后剪开引流，及时清除脓液，防止创面感染。

（四）特殊部位烧伤

特殊部位如颜面部、会阴部的烧伤，一般采用暴露或半暴露治疗，及时做好排泄物的处理，预防感染。

1. 面部　安多福消毒或生理盐水清洁伤口后，外敷皮维碘纱布、银离子敷料预防感染；或予生长因子等液体敷料定时外喷，局部定时使用红外线治疗或红光治疗，以保持创面干燥，促进肉芽生长。同时应做好五官护理，如眼睛、鼻子及耳朵的护理，及时清理分泌物，预防感染。

2. 会阴部　安多福消毒创面后，定时以皮维碘软膏或纳米银软膏外涂，每天 3 次。做好会阴护理，必要时停留尿管。及时清理粪便，保持肛周皮肤清洁，持续进行红外线治疗或定时进行红光治疗，保持创面干燥，预防感染。

（五）烧伤感染创面

烧伤创面感染时应在生理盐水清洁伤口后，外敷皮维碘纱布、银离子敷料等控制感染，加强观察伤口情况，包括伤口渗液的量、性质、颜色等。同时要密切观察患者是否有全身感染的症状，如发热、发冷、神志不清、食欲下降等情况，及时发现脓毒血症的征象，及早诊治。

三、烧伤创面的修复

创面修复所需时间主要与烧伤深度及是否感染有关。Ⅰ度烧伤 3~5 天即可愈合，无瘢痕；浅Ⅱ度烧伤如无感染，可 2 周左右愈合，不留瘢痕，可伴有色素沉着；深Ⅱ度烧伤如无感染，可 3~4 周依靠残存的上皮组织生长爬行，将创面覆盖愈合，也可痂下愈合，往往留有瘢痕；Ⅲ度及发生感染的Ⅱ度烧伤由于无残存的上皮组织，溶痂后均为肉芽组织，不经植皮多难以愈合，因此，在全身情况允许的情况下，及早进行外科手术治疗是处理大面积烧伤及深度烧伤最有效及最理想的方法。

四、康复期患者的健康宣教

深Ⅱ度及Ⅲ度烧伤创面愈合后，由于运动时的疼痛刺激，患者常不愿意进行各关节的功能锻炼，而喜欢保持舒适的屈曲位，导致不同程度的瘢痕增生畸形。瘢痕的形成过程一般从愈合后 3 个月到 2 年不等，大多数在半年左右。因此，在创面愈合后应鼓励患者进行康复治疗，预防或减少瘢痕形成，从而提高患者的生活质量及生活能力，尽快回归社会。目前预防瘢痕增生的方法很多，而且常常联合使用，最常用的方法是压力疗法、关节功能训练。

1. 如果在出院时伤口未完全愈合，应依照医护人员指示，定期到医院门诊换药。

2. 定期复诊 1~2 年，坚持进行抗瘢痕治疗，必要时进行瘢痕整形治疗。

3. 新生皮肤较薄，而且在瘢痕增生期有明显瘙痒感，夏天尤甚。因此应尽量在空调下生活，避免摩擦及抓痒，必要时口服氯苯那敏（扑尔敏）等止痒药或外涂瘢痕止痒软膏。小儿晚上睡前予胶手套套上双手，避免抓破皮肤导致溃疡甚至感染。

4. 出院后，由于压力治疗及运动等原因，新生皮肤可能会反复出现小水疱，可用皮维碘软膏外涂，予小方纱包扎，再穿戴弹力套或弹力衣。如果水疱较大，应到医院处理。

5. 如需要压力治疗，应坚持使用理疗师裁剪好的弹力衣或弹力套，定期换洗，如变形或松垮，应及时回院复诊。

6. 头面部烧伤患者应尽量避免晒太阳，外出时做好防晒工作，以免色素沉着加重。可用补水面膜外敷促进色素消退。

7. 坚持功能锻炼，如张嘴运动、睁眼闭眼运动、手指的对指运动、四肢关节的内收外展及屈伸运动等，每次 30 分钟，每天 3 次，并逐渐增加运动量。

（梁月英　牛明慧）

第三节　护理案例

患者，男，49 岁，诊断：脑血管意外。患者因脑血管意外后出现偏瘫而长期卧床，住院期间私自使用热水袋而导致烧伤，请造口师会诊。

一、整体评估

1. 皮肤受损的原因　评估患者皮肤损伤的内在因素包括偏瘫、活动能力及感觉功能障碍；外在因素包括天气寒冷、私自使用热水袋。

2. 伤口持续时间　约 1 个月，最后伤口愈合。

3. 影响伤口愈合的因素　全身因素包括患者偏瘫、活动能力及感觉功能障碍；局部因素主要是伤口的深度（深Ⅱ度）。

二、伤口局部评估

1. 伤口所在位置　位于右腰部。

2. 烧伤深度　深Ⅱ度。

3. 伤口所处阶段　渗出期。

4. 伤口大小　伤口 5cm×9cm。

5. 伤口基底　黄白 70%，红 30%。

6. 伤口渗出液　伤口渗液较多。

7. 伤口边缘及周围皮肤状况　正常。

8. 伤口有无感染　无感染。

9. 疼痛　中度。

三、伤口护理

1. 清洁伤口　以安多福消毒伤口周围皮肤，生理盐水棉球清洗伤口，去除黏附在伤口上的坏死的皮肤或异物。

2. 伤口渗液管理　由于烧伤后 72 小时内伤口处于渗出期，伤口渗液较多，给予泡沫敷料吸收渗液及促进肉芽生长。

3. 营养支持　建议进食高热量、高蛋白、高维生素饮食。

处理过程见图 9-2。

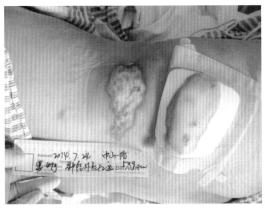

A. 初诊时伤口基底湿润，红白相间，为深Ⅱ度烧伤

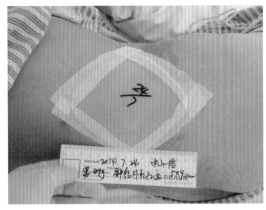

B. 使用泡沫敷料管理渗液

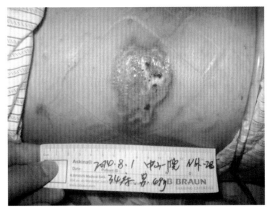

C. 创面肉芽生长良好，渗液减少

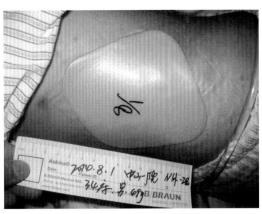

D. 渗液减少，改用标准敷料

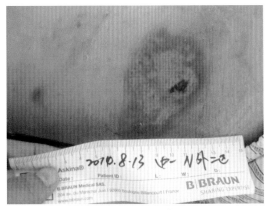

E. 创面基本愈合

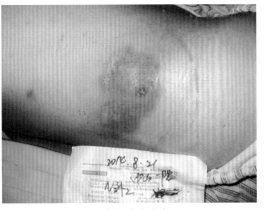

F. 创面完全愈合

图 9-2　烧伤伤口的处理

（梁月英　牛明慧）

参 考 文 献

[1] 胡爱玲，郑美春，李伟娟，等. 现代伤口与肠造口临床护理实践. 北京：中国协和医科大学出版社，2010.

[2] 胡大海，易男，朱雄翔. 实用烧伤康复治疗学. 北京：人民卫生出版社，2015.

[3] 张国安. 烧伤科诊疗常规. 北京：中国医药科技出版社，2012.

[4] 杨宗城. 烧伤治疗学. 北京：人民卫生出版社，2009.

[5] 朱红梅，胡春联. 简易浸浴疗法在四肢烧伤创面中的应用及护理. 内蒙古中医药，2014，33（12）：173.

[6] 郑晓丽. 面部深度烧伤的创面处理原则. 中国医药指南，2015，13（11）：98.

[7] Connor-Ballard PA. Understanding and managing burn pain：part 1. The American journal of nursing，2009，109（4）：48-57.

[8] Elliott C. The effects of silver dressings on chronic and burns wound healing. British journal of nursing（Mark Allen Publishing），2010，19（15）：32-36.

[9] Endorf FW，Ahrenholz D. Burn management. Current opinion in critical care，2011，17（6）：601-605.

[10] den Hollander D. Medical futility and the burns patient. Burns，2013，39（5）：851-855.

[11] 吴芳，袁友荣，王晓燕. 负压封闭引流术在烧伤护理中的应用. 护理学杂志，2011，26（6）：24-25.

[12] 许恩师. 烧伤瘢痕形成的护理. 辽宁医学院学报，2014，35（6）：93-95.

第十章　手术切口感染及切口脂肪液化的护理

第一节　手术切口感染护理

切口感染是病原微生物通过伤口侵入机体，并在体内生长、繁殖，导致机体的正常功能、组织结构受到破坏，引起组织损伤性病变、伤口延迟愈合的病理反应。手术切口感染是外科术后常见的并发症，是外科患者最常见的医院感染之一，占外科医院感染的 13%～40%。手术切口感染可导致切口裂开、延迟愈合，住院时间延长，影响疾病的康复，增加患者的痛苦，同时增加医疗费用。严重者可引起全身性感染、器官功能障碍，甚至死亡。术后切口的顺利恢复可增强患者术后康复的信心，促进其术后生活自理和尽早回归社会。因此，有必要预防术后切口感染，出现切口感染时及早采取适当的处理措施，控制切口感染，根据切口的不同愈合时期应用不同的伤口敷料及处理方法，创造一个有利于切口愈合的环境，促进切口尽早康复。

一、切口愈合的过程

从组织切开开始，机体的修复机制就迅速启动，以恢复组织的完整性和张力强度。组织愈合过程可以分为三个阶段。

1. 炎症反应期（第 1～5 天）　开始几天内，炎症反应引起局部充血、组织渗出、炎症细胞和成纤维细胞聚焦，免疫细胞清除受损的细胞和组织碎片，组织无法获得张力强度，切口对合依赖缝合的材料。

2. 增殖期（第 5~14 天） 局部组织碎片清除，成纤维细胞开始大量合成胶原纤维和基质填充伤口，切口自身的张力强度迅速增加。

3. 重塑期（第 14 天至完全愈合） 胶原纤维量足够填充伤口，在伤口内交织分布，逐渐恢复到最大的张力强度。但这种组织愈合并不是绝对完全的，一般皮肤伤口愈合后的张力强度仅能获得原张力强度的 70%~90%。

二、切口愈合的类型

1. 一期愈合 为最简单的伤口愈合方式。常见于组织损伤少、伤口边缘整齐、无感染和异物，且皮肤组织层能严密对合的伤口。愈合过程中肉芽组织形成较少，完全愈合后仅留下一条线状瘢痕，而且不会导致明显的功能障碍。

2. 延迟一期愈合 因伤口被污染/感染，或者有异物，需要彻底清创。由于伤口组织丢失量不多，经过 3~5 天的伤口开放局部处理，最后进行手术缝合，该伤口仍然可以一期愈合。

3. 二期愈合 由于感染、严重创伤、组织缺损和组织不能准确对合等不能顺利一期愈合时，伤口呈开放性状态，愈合从切口深部向表面逐步进行，通过肉芽增生的成纤维细胞收缩闭合伤口。过程缓慢，形成的肉芽和瘢痕量多。

三、手术切口的分类

不同类型的手术切口有不同的感染发生率，根据伤口内微生物污染情况和可能出现感染概率的高低，可将手术切口可分为 4 类：

1. 清洁切口 无炎症；手术未涉及消化道、呼吸道和泌尿生殖道；完全缝合的切口，或只在需要时才放置闭合性引流的切口及非穿刺性切口。

2. 清洁污染切口 手术涉及消化道、呼吸道和泌尿生殖道，但无内容物溢出的手术切口；或无感染性的胆道、阑尾、阴道、口咽等部位的手术切口；手术过程没有明显的污染。

3. 污染切口 开放性、新形成的意外切口；手术时无菌技术有明显缺陷（如开胸心脏按压），手术过程中有空腔器官内容物溢出污染，手术时患者为急性炎症期但无脓性分泌物。

4. 感染切口 有坏死组织的陈旧外伤切口，内脏穿破或已化脓性病灶的手术切口，感染于手术前就存在手术部位。

四、切口感染的分类

手术切口在术后 1 个月内出现脓性分泌物、脓肿或蜂窝织炎，即被定义为手术切口感染。手术切口按感染的轻重或范围分为浅表手术切口感染、深部手术切口感染和器官或腔隙感染 3 个层次。

1. 切口浅层感染 一般发生在术后 1 个月内，皮肤及皮下组织的感染。表现为切口局部红热、肿胀、疼痛或压痛，切口浅层有脓性分泌物，切口分泌物培养有细菌生长。

2. 切口深层感染 一般发生在术后 1 个月内（如有人工植入物则为术后 1 年），切口深部筋膜或肌层的感染，有时切口深部感染来自腹腔内的感染。表现为切口裂开或由医生打开，切口局部疼痛或压痛，红肿表现可不明显，有脓性分泌物，可有体温升高，经手术或影像学检查显示深部脓肿形成。

3. 器官或体腔感染 一般发生在术后 1 个月内（如有人工植入物则为术后 1 年），手术部位的器官或腔隙感染。表现为放置于器官或腔隙的引流管有脓性引流物，液体或组织培养

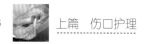

发现致病菌，或手术或病理组织学或影像学诊断器官或腔隙感染。

五、切口感染的细菌来源、传播途径及侵害程度分级

1. 切口感染细菌的来源　可分为内源性和外源性。内源性微生物指来自患者身体部位，如皮肤、鼻腔、胃肠道、阴道的细菌感染，一般为条件致病菌，在发生部位迁移（从正常寄生部位迁徙至切口）或机体抵抗力下降时造成感染；外源性微生物来源于患者身体之外，如手术室人员、环境、医生、仪器、设备、材料等，此类细菌多为致病菌。

引起切口感染的微生物多种多样，最常见的是金黄色葡萄球菌、白色葡萄球菌、链球菌、革兰阴性杆菌、大肠杆菌、铜绿假单胞菌等。此外，厌氧菌已成为手术切口感染的主要致病菌。

2. 手术切口感染的细菌传播途径　细菌传播途径包括直接接触传染、空气传染和自体传染。直接接触传染包括手术人员和患者皮肤上的细菌通过潮湿的衣物直接或间接传入手术区域，使用未经彻底灭菌或术中被污染的器械、敷料及用品，手术时空腔脏器的内容物溢出或经手术者的手、器械等污染手术野。虽然目前没有证据指出，细菌最常经由何种途径进入切口，但术前和术后医护人员及切口护理人员的刷手和洗手是减少切口感染的一个重要因素。

3. 细菌切口侵袭的分期

（1）污染（contamination）：切口内存在微生物，但没有复制。此阶段处于宿主控制阶段，人体通过自身防御机制可以完全抑制细菌数量和毒力。

（2）定植（colonisation）：切口内存在着可复制的细菌黏附在切口床上，但不会对宿主造成细胞性损害。这一阶段仍处于宿主控制中，细菌数量明确，菌群平衡。

（3）严重定植（critical colonisation）：切口中的微生物数量明确，菌群失衡，对宿主的细胞损伤增加，引发局部免疫反应，但不是全身反应，没有临床典型的感染体征。此阶段宿主抵抗力已减弱，如不加以治疗和干预，将很快进入感染阶段。

（4）感染（infection）：细菌大量复制，引起宿主反应，引发机体全身和局部的免疫反应，可出现各种临床症状，严重者可引起毒血症或败血症，导致生命危险。此阶段为细菌控制阶段，必须给予全身和局部的抗菌治疗。

六、导致手术切口感染的因素

（一）手术切口感染的主要因素

切口感染主要归因于两方面，一是切口局部原因，即细菌的沾染和繁殖，并发展为感染；二是机体的全身状况，即抗感染的能力和易感染因素之间的平衡关系。

1. 致病菌的数量　细菌数量的多少和被污染的组织是否发生感染有直接关系。此外，细菌和组织接触的时间越长，定植和繁殖的细菌数量越多，感染的机会就越大。

2. 环境因素　切口的异物、失活和坏死的组织、血凝块等均为细菌的滋生创造良好条件。存留在体内的异物可使切口感染，长时间不愈。即使切口已愈合，异物存留的局部仍可有细菌存在，可能在某种条件下重新化脓。另外，手术室和病房环境因素不可忽视，包括手术器械、物品的无菌控制，环境的卫生管理，严格合格的洗手制度，特殊感染患者的管理等，管理不善容易出现切口感染。

3. 人体的防御机制　机体的免疫防御机制包括天然免疫和获得性免疫，两者互相协调，

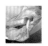

密切配合，共同完成复杂的免疫防御功能。人体的免疫防御机制减弱无疑会增加感染的机会。

（二）手术切口感染的相关因素

1. 患者因素

（1）年龄：老年人与儿童容易发生切口感染。高龄患者组织和器官功能退行性改变，免疫功能减退，常伴有多系统的慢性疾病，手术时间相对延长等增加切口感染机会；儿童自身免疫力功能不完善增加切口感染的可能性。

（2）营养不良：低蛋白血症影响免疫细胞的生成和功能。

（3）肥胖：肥胖者除容易患糖尿病及心血管疾病外，由于脂肪肥厚，脂肪组织血循环不良，容易坏死和液化，同时易影响手术操作，使手术时间延长，感染机会明显增加。

（4）精神压力：紧张、焦虑、忧郁等不良心理可刺激交感神经系统引起血管收缩，导致切口局部缺血、缺氧，使切口愈合困难。

（5）术前全身或局部存在感染性病灶如没能控制，可增加术后切口感染的机会。

（6）住院时间与切口感染率呈正相关，住院时间长，存在交叉感染的可能，增加切口感染的机会。

（7）术前皮肤准备情况：术前无做好手术区域皮肤清洁，特别是脐部清洗、备皮导致局部皮肤微小损伤甚至肉眼可见的划痕，破坏皮肤的解剖屏障，细菌容易入侵。

（8）肠道准备情况：涉及胃肠道的手术如没做好肠道清洁，可大大增加术后切口感染的机会。

2. 术者因素　如手术人员无菌观念不强、切口保护不力，切口受到污染；手术操作不熟练，使用电刀电凝时间过长及面积过大、止血不彻底形成血肿、游离脂肪颗粒未消除，液化后形成切口内积液，术中冲洗不彻底，引流不通畅，切口缝合技术欠缺等因素都影响切口的愈合，增加术后切口感染的机会。

3. 其他因素

（1）手术时间延长1小时，感染率可增加1倍，主要原因是切口暴露时间长，增加了感染机会。此外，长时间的操作，出血量增多，且麻醉时间的相应延长，也导致机体抵抗力下降，感染机会增多。

（2）引流不畅，创腔积血、积液未能及时排出；伤口敷料沾湿或污染没有及时更换，切口脂肪液化未能及时正确处理等均可导致切口感染的发生。

（3）对切口感染的高风险患者如涉及消化道、呼吸道等污染手术、开放性创伤手术、糖尿病、营养不良、免疫功能低下等无预防性应用抗生素。

七、切口感染的临床表现

（一）局部表现

切口感染典型的局部表现为切口红、肿、热、痛、化脓。慢性切口感染表现为切口裂开、疼痛增加、切口渗液增加、有脓性分泌物、渗液有臭味或异味，肉芽组织变色、脆弱、易出血，周围皮肤有湿疹，切口延迟愈合或不愈合，或切口扩大等。准确的判断方法是切口分泌物培养结果 $>10^5$/高倍镜。

（二）全身症状

感染严重或合并全身感染时，可出现发热、不适、乏力等全身症状，可伴有外周血白细胞计数增多、核左移等。

八、切口感染的诊断标准

根据《医院感染诊断标准》，具备下列条件之一即可诊断：①切口有红、肿、热、痛或有脓性分泌物；深部切口引流出脓液或穿刺抽出脓液；自然裂开或由外科医师打开的切口，有脓性分泌物或伴有发热，38℃，局部有压痛；再次手术探查、组织病理学发现涉及切口脓肿或其他感染证据。②临床诊断基础上，伴随病原学诊断依据，即分泌物培养阳性。③排除标准：切口脂肪液化，液体清亮；调查的资料不全者。

九、切口感染的预防

（一）术前预防

1. 进行术前评估及充分的准备　控制基础疾病，改善全身情况，增强机体抵抗力以降低切口感染的机会。在围术期加强患者的营养，饮食多样合理，保证蛋白质、矿物质和维生素的供给，按照其食欲情况，鼓励少量多餐，如果不能进食，可静脉给予营养，如输血、白蛋白、脂肪乳等以纠正患者营养状况。

2. 缩短患者术前住院时间　有资料表明术前住院时间越长，患者切口感染率越高，是切口感染的联合致病因素之一。可在门诊做好术前各项检查和准备工作，既可加快病床周转及使用率，减少切口外源性感染，也可减少患者经济负担。

3. 邹烂辉通过调查，发现未预防性使用抗生素的切口感染的危险是预防性使用抗生素2.552倍。因此术前要根据手术类型、常见致病菌与抗感染药物抗菌谱及手术部位与抗感染药物组织浓度分布特点选择，预防性应用抗生素，使手术过程中血液和组织中有足够抗生素浓度，能杀灭可能污染的细菌，达到预防目的。

4. 做好全身清洁及手术部位皮肤的准备　毛发并不比皮肤含有更多的细菌。因此在毛发稀少的部位或颈部、胸部、上腹部等无需常规剃毛；在毛发浓集的部位如阴部、腋窝等最好以剪毛代替剃毛，以避免皮肤的微小损伤，破坏皮肤的解剖屏障，利于细菌的定植和入侵。细菌在皮肤破损处的定植和入侵随着时间的推移而加重，是否剃毛对感染无统计学意义，应该把备皮的重点放在皮肤清洁上，确需备皮者备皮时间离手术时间愈近愈好。

5. 胃肠道手术患者做好术前肠道准备工作，降低肠腔细菌密度，减少术中肠道内容物污染手术野造成切口感染的概率。

（二）术中预防

1. 提高手术者专业技术水平和手术操作的熟练程度　术中操作轻柔熟练，减轻手术的创伤程度；对脂肪层较厚者尽量不用电刀，或应用电刀时调好电刀的电流强度，缩短电刀与皮下组织接触时间；切开腹壁时止血要彻底；缝合时使切口对齐，不留死腔，缝合间隔适当，缝线松紧适度，必要时行减张缝合。

2. 注意严格执行无菌操作和加强手术室环境管理　加强手术室手术人员、手术器械、物品及环境等管理，注意病室的通风换气及温、湿度调节，定期清洗空调及空气净化机的滤网。

3. 参与手术人员分工明确、与手术者密切配合，使手术有序进行，缩短手术时间，确保手术质量。

4. 手术中用大量的生理盐水及抗生素冲洗创腔，并注意彻底吸引干净，正确选用及放置引流管。

（三）术后预防

1. 对于肥胖患者及手术时间较长有液化倾向者，术后要密切观察切口有无渗液、红肿等情况。

2. 术后保持引流管的通畅、固定，避免脱落与扭曲、受压，注意无菌操作，防止感染。

3. 伤口敷料有浸湿、污染时及时更换，换药时严格执行无菌操作。

4. 合理应用抗生素 根据切口分泌物或引流液细菌培养及药敏结果，合理使用抗生素，预防和控制局部及全身感染。

5. 术后据患者情况补充能量、白蛋白、维生素、保持水电解质平衡，尽量缩短住院时间。

6. 术后早期下床活动能促进全身血液循环，增加局部血流量，利于切口积血、渗液及腹腔渗液的吸收，同时能增加切口局部白细胞数量，从而提高抗菌能力。另外锻炼能促进肠道功能早期恢复，早期进食，增加机体能量，增强机体抵抗力。

十、切口感染的护理

早期发现和处理切口感染是加速切口感染愈合的前提。因此，术后应密切观察切口情况，如出现轻度发热、切口跳痛、局部红肿、渗出应及时处理，以减轻感染造成的局部损害，缩短愈合时间。

（一）切口评估

评估切口的部位、大小、深度、潜行，渗出液性质和量、基底组织和周围组织情况等。

（二）局部切口处理

积极的局部处理是加速感染切口愈合的关键。

1. 若发现切口有感染征兆，应根据具体情况及时拆除部分或全部缝线，充分引流。

2. 局部清洁 清洗可降低细菌浓度，有效控制切口感染。

（1）清洗液的选择：用0.1%安多福消毒液消毒切口周围皮肤；切口一般用生理盐水清洗即可，但当切口有异味或脓性分泌物较多时，可用0.1%安多福等消毒溶液清洗，但需再予生理盐水冲洗干净，以减少消毒液的毒性作用和对组织产生不良的影响。

（2）清洗方法：临床常用的清洗方法有棉球擦洗、冲洗等。对外口较大、基底充分暴露的切口可用棉球擦洗的方法进行局部清洗；但对于外口小基底较深或潜行较深的切口，用棉球擦洗的方法较难清洗深部组织，并容易导致棉纤维残留于切口内，影响切口的愈合，故主张用冲洗的方法进行切口清洗。采用30~50ml注射器连接18~22F针头进行冲洗，产生的压力为8~15psi，可将切口表面的坏死组织与细菌代谢废物移除，并不损伤新生的肉芽组织。如切口外口更小者建议使用30~50ml注射器连接吸痰管或去针头的头皮针软管进行冲洗。注意避免冲洗压力过高，一方面可引起正常组织的损伤，患者疼痛增加；另一方面可将切口内的细菌冲入组织内，影响切口愈合。冲洗后可用手轻轻按压切口周围组织，使冲洗液流出，或将连接冲洗管的注射器边退出边回抽冲洗液，直至冲洗液澄清为止。

3. 彻底清创 清除积脓、积血、坏死组织、异物和死腔，消除细菌繁殖的场所。将有活性的组织暴露于创面，才有利于感染的控制和切口的愈合。常用的清创方法有外科清创、

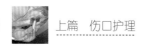

机械性清创和自溶性清创。应根据切口坏死组织的性质、数量、与基底组织粘连情况和患者的具体情况灵活选择一种或两种清创方式协同进行。

（1）如坏死组织与基底组织粘连疏松，可通过外科清创的方法，如手术剪除或搔刮，快速清除坏死组织。

（2）如切口无渗液或少量渗液，坏死组织量多且与基底组织粘连紧密，可用保湿敷料行自溶性清创。方法：切口上涂抹水凝胶，再用湿润的生理盐水纱布覆盖切口，外层贴上透明薄膜敷料以软化坏死组织，便于手术清创。一般一天更换 1 次。

（3）如切口渗出液多且有坏死组织时，可用吸收性较强的敷料如藻酸盐敷料或亲水性纤维敷料或美盐敷料填塞切口，以尽快清除坏死组织，外层可用泡沫敷料或棉垫类敷料，根据伤口敷料的渗液情况决定更换敷料的次数，一般 1~2 天更换 1 次。

当患者身体条件差，不宜接受外科清创时，可采用保守的外科清创或机械性清创，再选择水凝胶敷料进行自溶性清创，既可达到快速清创的目的，又能保证彻底清创的效果。

4. 充分引流　切口感染时应开放切口并充分引流，可留置引流条或引流管，使切口局部减压，促进切口愈合。

（1）引流物的放置原则：引流条应放置于切口的低位，便于充分引流。并注意填塞时松紧适宜，过松容易使切口外口缩小，不利于切口换药处理；过紧会导致引流不畅，并使切口内组织受压，使局部血液供应受阻，影响切口愈合。放置引流条时注意引流条的尾端应留在切口外，便于取出，并注意清点和记录放置引流条的数量，保证安全。

（2）引流物的选择：传统常用的引流物包括胶片、胶管、油纱或碘仿纱等，传统引流物只有引流的作用，但不具有控制切口感染、吸收渗出液、促进肉芽生长等作用。随着湿性愈合理论的推广应用，许多新型的伤口敷料可作为切口引流物用于切口处理中，既能充分引流渗出液，又能促进切口愈合。如切口感染期可应用银离子敷料、美盐等做切口引流；在肉芽生长期但切口渗液较多时可用藻酸盐填充条、亲水性纤维敷料、优拓等填塞引流；有些新型伤口敷料吸收渗液后形成凝胶不易取出而残留于切口内，因此，对于外口狭小的切口宜选用剪裁后无碎屑且吸收渗液后不残留于切口的伤口敷料作引流物，如美盐、优拓、爱银康等。

5. 根据切口情况选择合适的敷料

（1）感染期：首选抗菌敷料如银离子敷料（优拓银、爱银康、爱康肤银等）或局部使用高渗盐敷料（如美盐），也可根据切口情况选用磺胺嘧啶银、聚维酮碘软膏等局部抗菌药物。二级敷料为纱布和棉垫，根据切口外层敷料的浸湿情况决定更换次数，每日或隔日更换 1 次，视渗液情况更换二级敷料；局部抗菌敷料的使用时间视切口情况而定，切口感染控制后应停止应用，改用其他新型伤口敷料。一些报道提出，某些特殊切口可在切口处理时使用磺胺、庆大霉素，但极易产生耐药性，目前已不提倡在切口局部使用抗生素。

（2）增生期：当切口感染情况得到控制时，可改用常规方法（如使用藻酸盐、亲水性纤维等新型保湿敷料）进行换药。如肉芽组织生长但切口渗液多，应用既能吸收较多渗液，又能保持局部切口湿润的敷料，如藻酸盐、亲水性纤维等，以控制切口渗液，防止肉芽水肿，刺激血管再生，促进肉芽组织生长，根据切口外层敷料的浸湿情况决定更换次数，每日或隔日更换 1 次，并应做好切口周围皮肤的保护，防止皮肤浸渍，可使用皮肤保护皮或创口保护膜进行皮肤保护；当肉芽组织生长且切口渗液减少时，选用保持切口湿润、促进肉芽组织生长的敷料，如凹陷切口可局部涂抹水胶体糊剂，外层可用片状水胶体敷料或泡沫敷料，3~5天更换1次；如肉芽组织长满或接近长满切口，可直接粘贴水胶体敷料或泡沫敷料，5~7天更换1次；为缩短切口愈合时间，当切口肉芽组织生长、基底100%红色且渗出液减少时，可用免缝胶布或蝶形胶布将切口拉合或行二期缝合。

对于经久不愈的创面，肉芽组织常过度增生或老化、纤维化，可刮除过度增生、老化的肉芽组织，高渗盐水换药，使肉芽组织转为新鲜；或切除老化、纤维化的创面后缝合。

（3）塑形期：目的是保护新生的上皮组织，促进上皮爬行。可用水胶体薄膜敷料覆盖切口，5~7天更换1次。

（三）全身应用抗生素

一般轻度切口感染无需全身应用抗生素，若严重感染或为防止感染扩散，或当切口出现临床感染体征（如切口周围红肿、蜂窝织炎、疼痛、肉芽水肿、颜色改变等），应全身使用抗生素。使用之前必须进行切口分泌物或引流液的细菌培养。以下情况需特别注意：

（1）溶血性链球菌感染：一定要进行全身治疗。

（2）协同感染：联合应用抗生素治疗。

（3）骨骼和肌腱暴露时：感染的危险性增加，可预防性全身使用抗生素，直到肉芽组织生长，完全覆盖骨骼或肌腱。

（四）去除易感染的诱因或治疗相关疾病

如改善局部血液循环，控制血糖，纠正低蛋白血症等。

综上所述，对感染性切口应正确评估患者全身及切口局部情况，选择有效、安全的清洗液或清洗方法，彻底清除创腔坏死组织，为切口创造良好的愈合环境，充分引流切口分泌物，根据切口不同情况、不同的愈合时期选用不同的伤口新型敷料，根据切口分泌物细菌培养和药敏结果选择抗生素控制感染，提供全身系统支持以促进切口愈合。

（黄漫容　洪　涛）

第二节　切口感染护理案例

一、病史

陈女士，60岁，于入院前5年反复出现腹痛，2017年3月13日突然腹痛加重而入当地医院治疗。经CT检查胰腺肿大，胆囊结石，胆总管扩张，考虑胆源性胰腺炎。行胆囊切开取石、胰腺坏死组织清除、腹腔引流。术后给予亚胺培南+替考拉宁甲硝唑抗感染。但效果欠佳，患者仍然有发热，血象较前升高，为进一步治疗于4月13日转入笔者医院。入院时患者精神欠佳，体温37.5~39.2℃，腹部明显隆起，带入4条胰腺引流管、1条胆囊引流管，引流出少许淡黄色液体，管周流出脓性分泌物，肠鸣音减弱2~3次/分，全腹部有轻压痛。4月27日，腹部切口全层裂开，行血培养、腹腔引流液及切口渗液细菌培养，结果均提示洋葱伯克霍尔德乐菌，药敏试验提示多种抗生素耐药，未见敏感药物，予美罗培南抗生素进行经验性治疗，并行床边隔离。切口局部当时医生予酒精或聚维酮碘溶液湿敷，效果欠

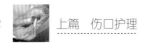
佳。5 月 28 日请造口师处理，白细胞计数为 12.92×10^9/L，血红蛋白（Hb）浓度为 320g/L，白蛋白 19g/L。

二、处理方法

（一）局部处理方法（图 10-1）

1. 清创　予生理盐水清洗切口，切口周边皮肤予聚维酮碘溶液消毒，用外科清创法清

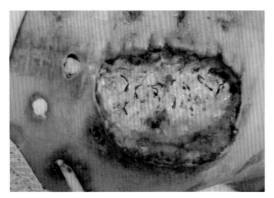

A. 切口感染创面

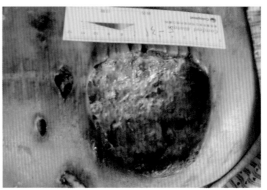

B. 清创后创面

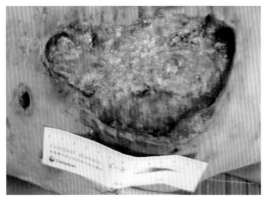

C. 创面基底肉芽组织生长良好

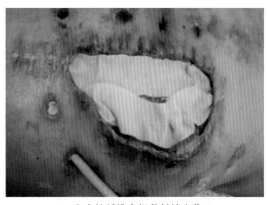

D. 亲水性纤维含银敷料填充伤口

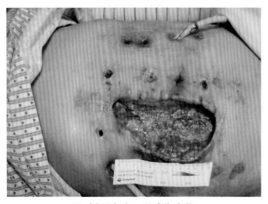

E. 创面清洁，无感染症状

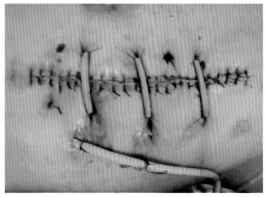

F. 切口进行二次减张缝合

图 10-1　手术切口感染处理

创后，创面填充爱康肤银离子敷料，二级敷料予纱布和棉垫，每天更换 1 次，视渗液情况更换二级敷料。

2. 清创工作至无腐烂组织。

3. 引流管周清洗干净后，管周填塞爱康肤银离子敷料，二级敷料予纱布和棉垫，每天更换 1 次，视渗液情况更换二级敷料。

4. 予弹性腹带包扎腹部。

5. 第 7 天，切口渗液由褐色转为淡黄色，渗液量也减少，爱康肤银离子敷料改为藻酸盐敷料，于 12 天后行切口二期缝合。

（二）全身治疗方法

1. 静脉点滴抗生素。

2. 补充白蛋白或血浆。

3. 请营养师会诊，加强营养。

4. 心理护理。

（三）临床护理提示

1. 出现伤口局部或全身感染的征象时，应立即行伤口细菌培养和药敏。

2. 有条件者局部应用广谱杀菌敷料，如银离子敷料。

3. 清创阶段，充分引流非常重要。

4. 准确评估，及时更改敷料，减轻患者费用。

5. 准确评估伤口，与医生密切联系，及时行二期缝合，缩短住院天数。

6. 与患者沟通，做好心理护理，让患者积极配合治疗，改善营养状况。

（黄漫容　洪　涛）

第三节　切口脂肪液化护理

近年来随着肥胖人群的增加和高频电刀的广泛应用，切口脂肪液化愈来愈多见。手术切口的脂肪液化实质是切口处脂肪细胞无菌性变性坏死过程中细胞破裂后脂滴流出。脂滴的主要成分为甘油三酯，因含有不饱和脂肪酸较多，熔点较低且流动性大，呈液态，造成皮下积液，常伴有巨细胞反应，为无菌性炎症，故先有细胞坏死，后有液化。切口脂肪液化是腹部外科手术创口愈合过程中较为常见的并发症，如处理不当，切口脂肪液化可转化为切口感染，使切口愈合困难，愈合时间延长，增加患者的痛苦，加重患者的经济负担。因此，需根据患者的具体情况做好预防工作，减少切口脂肪液化的发生，及时发现及处理切口脂肪液化，促进患者的顺利康复。

一、病理机制及原因

切口脂肪液化一般多见于肥胖患者，其病理生理机制尚不明确，属于切口愈合不良有关的并发症范畴，严格来说属于是切口感染的领域。其原因可能由于人体脂肪组织血液供应差，手术时损伤破坏大量的脂肪组织及其中的毛细血管，血运更加减少，术后大量脂肪组织发生无菌坏死，导致脂肪液化。我们认为脂肪液化常与下列因素有关：①高频电刀的广泛应

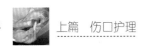

用，使支配脂肪的毛细血管由于热凝固作用而栓塞，使本身血运差的脂肪组织血液供应进一步发生障碍；②术中来回移动拉钩，牵拉挤压脂肪组织，大块钳夹、结扎，止血不彻底，切口暴露时间长，可能导致脂肪组织发生氧化分解反应；③术中使用乙醇，乙醇可进入切口内，导致脂肪组织变性，而后坏死；④术中操作不当，脂肪层与肌鞘层过度分离，缝合过紧或缝线切割脂肪组织过多，影响脂肪组织的血供，导致脂肪液化的发生；⑤合并糖尿病、贫血、低蛋白血症的患者，血糖控制不佳，贫血、低蛋白血症未得到较好的纠正，使血运较差的脂肪组织血供进一步发生障碍。

二、诊断

目前尚无统一的术后切口出现脂肪液化的诊断标准。一般认为具有以下表现者应诊断为切口脂肪液化：①多于术后5~7天出现切口渗液，大部分患者无其他自觉症状，少数有切口处疼痛。挤压切口皮下有较多渗液；②切口愈合不良，皮下组织游离，渗液中可见漂浮的脂肪滴，渗出液镜检出大量的脂肪滴；③切口边缘皮下组织无坏死现象，无脓性分泌物，切口无红肿压痛，临床无炎症反应；④渗液涂片检查可见大量脂肪滴，连续3次培养无细菌生长。

三、临床表现

切口脂肪液化患者表现为术后4~7天出现切口不同程度裂开、游离，切口内有黄色水样渗出物或血性渗出物溢出，或渗出液中有飘浮的脂肪滴，挤压时增多，无臭味，切口无明显红肿、疼痛等炎症表现，切口边缘及皮下组织无坏死现象，渗出液细菌培养阴性。

四、预防

1. 术前治疗原发病　如糖尿病患者应控制血糖，高血压、冠心病患者控制血压、纠正心肌缺血，并改善局部微循环，增强组织的抵抗力。对于低蛋白血症和营养不良的患者，术前应予纠正，术后加强营养支持治疗。

2. 正确使用电刀　将电刀调到合适的电流强度，避免电刀长时间停留或反复切割，拉钩动作轻柔，避免使用暴力和反复移动拉钩，尽可能减少对组织的压榨伤。

3. 缝合切口前用大量生理盐水冲洗，尽可能清除坏死脂肪和彻底止血，忌反复搓擦脂肪组织，缝合时不留无效腔。

4. 缝合、打结时动作轻柔，不宜结扎过紧，减少对脂肪组织的切割伤。

5. 对皮下脂肪过厚、估计有脂肪液化可能的患者，应于皮下放置胶片引流，术后24~48小时拔除。

6. 对肥胖、糖尿病、贫血、低蛋白血症的患者，而血糖控制不佳，贫血、低蛋白血症未得到较好的纠正，术后脂肪液化的可能性越大，术后查房时应每天仔细检查患者切口的情况，注意有无渗液情况，观察渗出液的性质、量，如有液化症状的，要及时处理。

7. 手术后的第1天，应用生理盐水彻底清洗切口的血迹。对肥胖者术后用红外线照射切口保持切口干燥，可预防切口脂肪液化。

8. 指导患者合理进餐，多进食高蛋白、高维生素、高热量等营养丰富的食物，可保证机体充足的营养，增强机体抵抗力和组织修复能力，促进切口愈合。

五、护理

1. 及早处理和充分引流是治疗关键。处理的早晚对切口愈合关系密切。因为液化的脂肪堆积在切口内不易局限，可向周围脂肪组织扩散，加速液化。通畅的引流可防止脂肪液化的加重并促进肉芽组织生长。

（1）渗液较少时，按需要拆去 1~2 针缝线，或从两针缝线之间撑开，排出液化的脂肪，放置胶片引流，或应用新型伤口敷料填塞引流，如优拓或美盐引流条，根据切口渗液情况每天或隔天换药 1 次。通过换药切口一般可以一期愈合，不必敞开全部切口，否则反而使切口愈合时间延长。

（2）如渗液较多，应及时在渗液最明显处拆除部分或全部缝线以充分引流。彻底清除切口内失活的脂肪组织和异物，并应用吸收性较强的伤口敷料如藻酸盐敷料、亲水性纤维填塞引流，可起到吸收及引流渗出液的作用，使切口保持适宜的湿度，促进肉芽组织尽快生长以填充创腔，使切口快速愈合。评估渗液的多少外加纱布、棉垫或泡沫敷料作二级伤口敷料，根据切口的渗液情况决定更换敷料次数，必要时更换二级伤口敷料。

（3）当切口渗液减少，基底 100% 红色、肉芽生长时，可根据切口的情况予免缝拉力胶带拉合切口或行切口二期缝合，以缩短愈合时间。

2. 对切口液化范围大、渗出液多者，按医嘱合理使用抗生素预防切口感染。

随着生活水平的提高，肥胖手术患者的增多，腹部切口脂肪液化在临床上也越来越多见，其发生主要与脂肪厚、血供差、组织受损坏死、渗液引流不畅等有关。提高手术技能、通畅引流可以有效预防切口脂肪液化的发生，切口脂肪液化发生后，应根据具体情况采取针对性处理措施，促进切口愈合。

（黄漫容　洪　涛）

第四节　切口脂肪液化护理案例

患者，女，65 岁，直肠癌行 Dixom 术后第 5 天出现切口脂肪液化，术后第 9 天转介造口治疗师处理。伤口愈合过程见图 10-2。

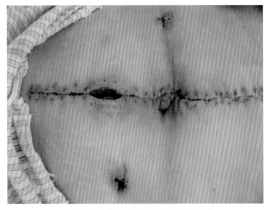 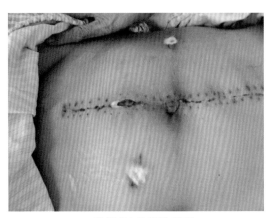

A. 术后第9天，腹部切口脂肪液化　　　　B. 使用亲水性纤维4天后

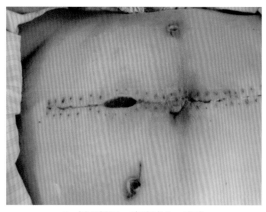

C. 创面鲜红，渗液减少，变浅

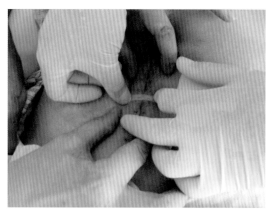

D. 用3M免缝胶带拉合伤口

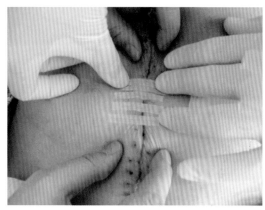

E. 切口用免缝胶带拉合

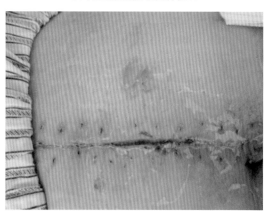

F. 拉合伤口5天后拆开，基本愈合

图 10-2　手术切口脂肪液化处理

（黄漫容　洪　涛）

参 考 文 献

［1］藤野彰子，长谷部佳子. 赵秋利，郭永刚，译. 北京：科学出版社，2007.

［2］李开宗. 腹部手术切口处理学，北京：人民军医出版社，2007.

［3］成守珍，张振路. 临床专科护理技术操作规程. 广州：广东科技出版社，2008.

［4］彭燕飞，黎赛玲. 16 例剖宫产腹部切口感染相关因素分析. 中国社区医师·医学专业（半月刊），2009，11（9）：136.

［5］Dumville JC，McFarlane E，Edwards P，et al. Preoperative skin antiseptics for preventing surgical wound infections after clean surgery. The Cochrane database of systematic reviews，2015，4：Cd003949.

［6］Leaper D，Ousey K. Evidence update on prevention of surgical site infection. Current opinion in infectious diseases，2015，28（2）：158-163.

［7］Ruiz Tovar J，Badia JM. Prevention of surgical site infection in abdominal surgery. A critical review of the evidence. Cirugia espanola，2014，92（4）：223-231.

［8］王平，仕海涛，许梅. 手术切口感染的原因及护理分析. 中国医药指南，2013，11（22）：429-430.

［9］邹烂辉. 腹部外科术后切口感染相关因素及护理对策. 中国医药指南，2009，7（6）：126-128.

［10］蒋雁. 腹部切口脂肪液化 76 例临床分析. 中华实用医药杂志，2007，7（11）：17.

［11］龚志军，任镜清，孔刚，等. 腹部切口脂肪液化危险因素的 Logistic 回归分析. 广东医学，2007，45（3）：429-431.

［12］柳卫华. 68 例腹部切口脂肪液化临床分析. 中外医疗，2009，8：29.

［13］甘丽萍，何炎贞. 预防消化道手术患者切口感染的护理干预研究进展. 当代护士（下旬刊），2013，（4）：7-8.

［14］韩鸿. 腹部切口脂肪液化临床护理体会. 中国实用医药，2014，9（4）：220-221.

第十一章　坏死性筋膜炎护理

第一节　坏死性筋膜炎概述

坏死性筋膜炎（necrotizing fasciitis）是一种不常见但非常严重的急性感染，死亡率高。其症状首先是由一位军队的外科医生 Joseph Jones 描述。涉及的范围包括皮下组织、表浅及深层筋膜。一种特别发生于会阴部的坏死性筋膜炎称为福耳尼埃坏疽（Fournier's gangrene）。福耳尼埃坏疽是坏死性筋膜炎发生于男性及女性的生殖器官，可局限于会阴、阴囊或伸展至阴茎、臀部及腹部。其诱因包括糖尿病、局部创伤、肛周感染或由泌尿生殖道外科手术而引致的感染。

一、诱发因素

患者多有潜在的内科疾病，如糖尿病、慢性肝病、慢性肾衰竭、恶性肿瘤或其他免疫功能低下者，也可发生于身体健康人士。

二、病因

坏死性筋膜炎是一种坏死性的感染，影响浅筋膜和皮下脂肪。其特点是广泛性组织麻木及坏疽。可分为三大类。

第一类多发生于会阴及躯干，多见于免疫功能低下患者，特别是糖尿病患者。通常是多菌性感染，是混合需氧菌、厌氧菌（例如杆菌）和兼性厌氧细菌（例如链球菌、大肠杆菌）。感染常见于已受污染的大面积外科手术部分，或伤口已受肠道菌群污染，例如腹部或盆腔手术。目前，这类型坏死性筋膜炎最常见的形式是福耳尼埃坏疽。

第二类是单一菌株感染，主要由 A 组链球菌（化脓性链球菌）或混合金黄色葡萄球菌引致。此类感染主要发生于健康人群，多发生于四肢。

第三类是由弧菌引致，此类细菌多生长于海水。因此，感染主要是因为受损伤皮肤暴露于海水或伤口是由经海产类生物引起，例如鱼、虾等，此类弧菌具有极高杀伤力。慢性肝病患者均为高危人群。

在大部分病例，细菌经创伤皮肤、脏器穿破裂（尤其是大肠、直肠或肛门）或泌尿生

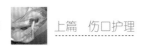
殖器而侵入皮下组织。细菌沿着浅筋膜和皮下组织，制造内毒素和外毒素，而致组织缺氧、液化性坏死而致全身性病症。感染可以每小时扩散3厘米而只有很少皮肤的异常表现。

有些细菌，例如金黄色葡萄球菌、化脓性链球菌、梭状芽胞杆菌及弧菌等会制造毒素。此种毒素可以直接破坏人体细胞，损害内皮层，引致失去微血管完整性及致组织水肿，使微血管血流量减少。广泛性皮下组织炎症会引致穿通动脉（perforating vessels）血栓形成，因穿通动脉是供应皮肤血液，血栓形成会阻塞血管，致皮肤坏死。可是感染范围远比所见的皮肤坏死还要大。

若损伤牵连至神经，会引致感觉减退及皮层麻痹。故外科清创是主要治疗。

三、临床表现

患者可能会呈现轻微蜂窝织炎，但有严重剧痛，受感染部位会有红、肿、热、表面光亮及触摸时有剧痛（图11-1）。皮肤颜色会由最初紫红色转变为蓝灰色（图11-2），软组织气体形成也可触摸到。伤口有大量脓性及恶臭渗液（图11-3），捻发音、水疱等特殊体征比较罕见。

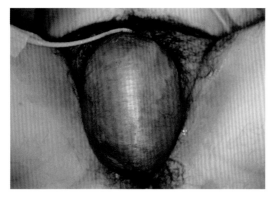

图11-1　轻微蜂窝织炎

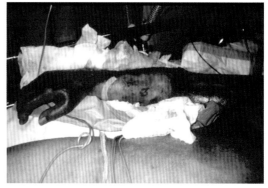

图11-2　皮肤颜色改变

肿胀组织可能会引致踝部筋膜间隔综合征（compartment syndrome）而需要立即切开减压。

感染扩散非常迅速，可能引致严重全身性脓毒血症，多个器官衰竭而死亡，死亡率为15%～50%。因此护士在评估伤口时一定要小心，若发现伤口有异常红肿，患者有异常剧痛，一定要立即通知医生，作出适当诊断。应及早给予大剂量抗生素治疗及外科手术清创，对患者的存活率有很大帮助。

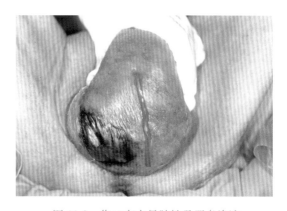

图11-3　伤口有大量脓性及恶臭渗液

第二节　坏死性筋膜炎治疗与护理

处理坏死性筋膜炎是很大的挑战，因评估及治疗均要快速而准确。外科手术清创及抗生素治疗是关键，因此，医护人员在评估及处理伤口时一定要注意，避免因误诊而失去治疗的最好时机，影响患者的存活率。

一、治疗

外科性清创及抗生素应用是最重要的治疗。

1. 手术治疗　清创一定要早，彻底将所有坏死组织清除（图11-4）。有时需要每天清创直至所有感染组织完全除去。当感染控制及伤口清洁后，再用皮片修补覆盖受损组织。

2. 抗生素治疗　在无细菌培养结果前，应选择可消灭需氧菌、厌氧菌及革兰阴性和阳性杆菌的抗生素。但需注意的是伤口表面的细菌培养未必准确，因此，要用手术时所切除的组织做细菌培养。

3. 营养支持　因坏死组织切除后会有一很大创面及渗液量多，因此，患者需要大量营养支持伤口愈合。

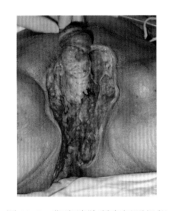

图11-4　彻底清除所有坏死组织

4. 高压氧治疗　高压氧对坏死性筋膜炎伤口的帮助至今尚未明确。但若病原菌是梭菌，有些研究证明有效。

5. 其他处理　例如补液、人工呼吸机及控制糖尿病等。

二、伤口护理

1. 伤口通常较大，因此需要有效地控制疼痛，才可更换敷料。

2. 若伤口范围大且接近会阴，应在患者淋浴后再处理伤口。

3. 若伤口仍有严重感染，可用碘溶液清洗，但若无感染迹象，可用生理盐水清洗。

4. 敷料选择的目的在于控制渗液及控制感染。敷料选择应根据伤口部位及情况而定。若伤口仍有炎症迹象，应选择控制感染的敷料。

5. 处理伤口时要注意死腔、窦道，避免感染组织及渗液积聚而使伤口恶化。

6. 其他护理

（1）若是福耳尼埃坏疽，因位于会阴部，因此尿便控制尤其重要。为避免污染伤口，若患者不清醒，尿液可用尿管收集；如果粪便疏松或呈水样便，可用粪便管理系统来处理；若患者情况稳定，可每天或隔天给予轻泻剂或放泻液，待排便后给予清洁伤口。

（2）若患者情况不稳定或因疼痛导致活动减少，应协助患者移动、转身及用其他减压用品来避免压疮形成。

（3）转介疼痛专科医生协助处理疼痛问题。

（4）转介感染科医生来协助给予最有效抗生素治疗。

（5）因患者伤口范围大，痊愈后可能引致身体形象改变，因此，应给予适应辅导，必要时转介心理医生协助跟进。

（6）因伤口大，因此需转介营养师给予高蛋白、高热量饮食，必要时需要胃肠外营养（TPN）补充。

三、坏死性筋膜炎并发症

坏死性筋膜炎因病情急剧及感染严重，死亡率较高。若患者本身有糖尿病、肾病、肝病或血管疾病，可以致命。由于患者病情严重，合并心肺并发症、呼吸衰竭、多系统衰竭等均影响患者的存活率。

（李伟娟）

参 考 文 献

［1］Baranoski S, Ayello EA. Wound care essentials：practice principles. 4th ed. Philadelphia：Lippincott Williams & Wilkins, 2015.

［2］Bryant RA, Nix DP. Acute & chronic wounds：current management concepts. 4th ed. St. Louis：Mosby Elsevier, 2012.

［3］Goh T, Goh LG, Ang CH, et al. Early diagnosis of necrotizing fasciitis. British Journal of Surgery, 2013, 101（1）：e119-e125.

［4］Hung YC, Yang FS. Necrotizing fasciitis：A rare but severe complication of perforated appendicitis. Radiology of infectious diseases, 2015, 2：81-83.

［5］Misiakos EP, Bagias G, Patapis P, et al. Current concepts in the management of necrotizing fasciitis. Frontiers in Surgery, 2014.

［6］Roje Z, Roje Z, Matić D, et al. Necrotizing fasciitis：literature review of contemporary strategies for diagnosing and management with three case reports：torso, abdominal wall, upper and lower limbs. World Journal of Emergency Surgery, 2011.

［7］Sheffield PJ, Fife CE. Wound care practice. 2nd ed. Arizona：Best Publishing Company, 2007.

［8］Sin FP, Yuen MC, Lam KW, et al. A retrospective review of patients with necrotizing fasciitis presenting to an emergency department in Hong Kong. Hong Kong Journal of Emergency Medicine, 2002, 9（1）：10-17.

［9］Sussman C, Bates-Jensen B. Wound care：a collaborative practice manual for health professionals. 4th ed. Philadelphia：Lippincott Williams & Wilkins, 2012.

［10］Wang JM, Lim HK. Necrotizing fasciitis：eight-year experience and literature review. The Brazilian Journal of Infectious Diseases, 2014, 18（2）：137-143.

［11］陈杰，夏军，王思群，等. 坏死性筋膜炎研究现状. 国际骨科学杂志，2011，32（2）：96-98.

第十二章 体表脓肿切开术后伤口护理

第一节 体表脓肿概述

在感染过程中，组织或器官内组织坏死、液化后，形成局限性脓液积聚，周围有脓腔壁形成，称为脓肿。发生在皮肤及皮下组织的化脓性感染称为体表脓肿。体表脓肿是由于多个相邻的毛囊及其所属皮脂腺或汗腺的急性化脓性感染或皮脂腺囊肿感染而形成，是常见的外科急性感染。

体表脓肿一般表现为局部明显隆起并伴红、肿、热、痛典型的感染症状。隆起处与周围正常组织边界清晰，轻按有波动感，患者常诉疼痛。在波动感最明显处用粗针行穿刺抽液，可抽出脓性液体。深部脓肿局部红肿可不明显，但局部有疼痛或压痛感，经穿刺抽液或 B 超检查可确诊。小而浅表的脓肿一般不引起全身感染症状；大或深部脓肿，由于局部炎症反应和毒素吸收，可出现全身症状，如发热、头痛、血白细胞计数升高等改变。

体表脓肿以局部治疗为主，如出现全身症状则应辅助全身抗感染治疗。早期脓肿尚未局限时，可外敷聚维酮碘软膏或磺胺嘧啶银以及应用各种抗菌药物，促使脓肿局限，防止感染扩散。如脓肿已有波动感或经穿刺、B 超证实脓肿已局限，应立即行脓肿切开引流术，术后辅以伤口换药可使伤口愈合。

（黄漫容　牛明慧）

第二节 体表脓肿切开伤口评估

对伤口局部进行全面的评估，可为选择适合的伤口处理措施和敷料提供依据。从脓肿切开引流后第 1 次处理伤口开始，每次处理前均按"五步法"评估伤口，即"一视二嗅三触四量五摄"。

一视为观察脓肿的部位、伤口基底的颜色（黑色、黄色、红色）、腐肉及肉芽组织所占的比例（25%、50%、75%、100%）、渗液量（干燥、湿润、潮湿、饱和及漏出）及其性质（脓性、血性、血清性等）、伤口组织有无水肿、周围皮肤有潮湿浸渍、伤口周围红肿消退情况等。

二嗅为距离伤口 5~10cm 辨别伤口散发的气味。脓肿切开初期伤口常有臭味，但随着感染的控制，臭味逐渐减轻至消失。如伤口臭味持续，应注意是否感染未得到控制。臭味辨别过程中需注意：使用一些封闭性伤口敷料如泡沫敷料或水胶体敷料等可能产生臭味，但伤口清洗干净后臭味消失并且伤口能按预期进展。

三触为触摸伤口周围皮肤组织有无疼痛、红肿、硬块及其范围。

四量为使用专用标尺测量伤口面积（长×宽）和深度，测量潜行的范围与深度、窦道的长度。

五摄即使用同一数码相机在同一体位、同一角度、同一距离、同一光亮度下摄取伤口照片，动态对比，观察伤口处理的效果。

（黄漫容　牛明慧）

第三节　体表脓肿切开术后护理

一、体表脓肿切开术后换药原则

体表脓肿手术切开引流后，伤口需经过一段时间的换药方能愈合。如何缩短感染伤口的愈合时间，加速脓腔的愈合速度是整个换药过程的关键。脓肿切开术后换药三个原则：感染期以清除坏死组织和通畅引流为主；感染控制后，做好伤口渗液管理，以促进肉芽组织生长为主；上皮移行期，以防止肉芽组织水肿，促进上皮生长为主。

二、体表脓肿切开术后伤口护理

（一）止血

体表脓肿切开引流术后当天，一般会在创腔内填塞油纱及加压包扎进行止血，术后24小时进行伤口换药。换药后密切观察伤口敷料渗血情况，渗血多时及时更换并查找原因，必要时重新填塞止血。

（二）脓腔冲洗

伤口的清洁对于伤口愈合是至关重要的。填塞止血24小时后取出油纱，观察伤口情况，无出血后即清洗伤口。临床常用的清洁伤口方法包括擦拭、冲洗和水疗（漩涡式冲洗）。1992年，Glidc报道采用棉球擦洗伤口易损伤新生的肉芽，同时棉纤维残留于伤口内会引起异物反应，影响伤口愈合，因此宜采用水流冲洗伤口。使用0.5%的安多福溶液消毒伤口周围皮肤，然后用30~50ml注射器连接18~22号针头抽吸生理盐水冲洗脓腔，如伤口外口较小或脓腔较深，可采用8号吸痰管或去掉针头的头皮针连接注射器冲洗伤口。冲洗所产生的压力为8~15psi，水流可将伤口表面的坏死碎屑与细菌代谢废物移除，并且不损伤新生的肉芽组织。冲洗后注意将脓腔内液体全部回抽或用手按压脓腔周围皮肤将冲洗液挤出，直至回流出清澈液体时停止冲洗。一般建议使用生理盐水作为伤口清洗液，生理盐水不含任何防腐添加剂、无毒、符合人体生理性，是最安全的伤口清洗液。临床和实验已经表明生理盐水冲洗伤口在减少伤口细菌、宏观和微观颗粒污染和降低伤口感染是有效的。脓肿切开早期脓性分泌物及坏死组织较多时，可在有限时间内使用含表面活性剂和（或）抗菌药的清洗溶液来清洗，以控制细菌的生物负荷。但注意使用消毒液后需再用生理盐水冲洗干净，因所有消毒液对组织均有细胞毒性作用。深部脓腔，有瘘管、窦道、潜行、腔洞的伤口慎用3%过氧化氢溶液冲洗，因其使用会带来气肿和气栓的风险。

（三）脓腔清创

根据伤口床坏死组织的数量及其与伤口床粘连的程度，选择使用机械清创、手术清创和自溶清创相结合的方式，分次逐步清除脓腔坏死组织和脓性分泌物。坏死组织与伤口床粘连松散时，脓腔深部的坏死组织可用刮匙进行搔刮；坏死组织与伤口床粘连紧密时，选择保湿敷料行自溶性清创。

（四）伤口敷料的应用

根据伤口不同情况和愈合的不同阶段选用相应的伤口敷料，以促进伤口的愈合。

1. 感染期 应用抗菌敷料填塞引流及保持引流通畅是控制感染的关键。对伤口进行彻底清洗和清创后，根据创腔的具体情况，如创腔外口大小及引流液的性状、引流量等选择不同的引流条。

（1）引流条的选择：脓肿切开早期伤口有渗血或脓性液较多时，可选用抗菌敷料如藻酸盐银或亲水性纤维含银敷料填塞引流，外层使用非封闭式敷料如方纱、棉垫覆盖包扎，一般每日更换敷料，如伤口渗液多敷料湿透时可随时更换外层敷料。如创腔较深或外口较小，建议选用优拓银（或优拓）、爱银康或高渗性敷料（如美盐）等填塞引流。银离子敷料是一种广谱抗菌敷料，在潮湿环境下释放银离子，可使细菌的 DNA 凝固和变性，应用过程中组织不易产生耐药性，可加速伤口愈合。目前已有研究表明，相对于碘仿纱等传统敷料，应用阴离子敷料加快脓肿残腔的愈合；美盐是高渗性敷料，钠离子浓度达28%，吸收伤口渗出物后，释放出氯化钠溶液，将坏死组织溶解、吸附，缩短炎症期，加速伤口自然愈合。优拓银（或优拓）、爱银康或美盐等敷料裁剪后不会产生碎屑，防止填塞后碎屑残留，同时吸收渗液后可整体取出，不会残留于创腔而影响伤口愈合，适用于创腔较深或外口较小的情况。

（2）引流条的放置原则：脓肿切开早期或渗液较多时，引流条需放置于创腔的最低位，起到充分引流的目的。随着创腔感染的控制和肉芽组织的生长，伤口渗液性状由脓性或脓血性转变为浆液性或血清样，并且渗液量逐渐减少，放置引流条不应填塞过深过紧，以免影响肉芽组织生长。此外，应记录放置引流条的数量，引流条的尾端应留在伤口外，以便于引流及取出。

2. 肉芽生长期 感染控制后宜采用现代湿性愈合敷料调理伤口环境，保持适度湿润以利于组织生长。伤口渗出液多时选用藻酸盐或亲水性纤维等吸收性强的敷料，待创腔变浅至原来的 40%~50%；渗液减少，改用水胶体糊剂如溃疡糊填充伤口，以片状水胶体或泡沫敷料覆盖。更换频率根据渗液量决定，敷料渗液吸收饱和时及时更换。对红色肉芽但有水肿的伤口选择 28% 的高渗盐敷料（美盐），水肿明显消退、肉芽生长良好伤口选择水胶体糊剂。水胶体糊剂含有羧甲基纤维素钠，吸收渗液后形成凝胶，能促进肉芽组织生长。片状水胶体或泡沫敷料覆盖伤口可使伤口密闭，降低感染的机会，保持伤口低氧状态和恒定的温度及湿度，促进肉芽组织生长，利于伤口的愈合。

3. 上皮移行期 创腔被健康的肉芽组织填平，进入上皮生长期时可应用片状水胶体敷料或泡沫类敷料覆盖，无脱落或渗液吸收饱和时 5~7 天更换 1 次。

目前还没有一种敷料适用于伤口愈合过程中的各个阶段，每一种敷料都有其各自的优缺点和适应证。因此，在伤口护理中必须及时评估伤口，调整伤口处理方法，选用合适的敷

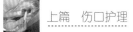

料。治疗初期应加强脓腔引流，控制局部感染，局部不使用抗生素；清创期选择使用机械清创和自溶清创相结合的方式，加速坏死组织的溶解及清除；在肉芽生长期应保持湿润伤口环境，促进各种生长因子的释放，刺激毛细血管再生；上皮移行期应保持伤口恒定的温度与湿度，保护新生的上皮组织，因表皮细胞在湿性环境中移行速度加快，具有修复真皮的作用。总之，在伤口治疗的每个阶段全面评估，正确判断，合理选择敷料和方法，保持伤口湿性愈合环境是促进伤口愈合的关键。

（五）心理护理、健康教育与营养支持

感染伤口愈合是一个非常复杂的过程，受到很多因素如心理因素、感染的严重程度、伤口疼痛及营养因素等方面的影响。感染伤口会给患者的工作和生活带来种种不便与折磨，使患者产生厌倦心理，抵触换药治疗，不按时来门诊换药，不注意伤口的保护，进而加重了伤口感染，延迟了伤口的愈合。应此，应根据患者的年龄、营养状况、感染情况、心理状态以及对疼痛的耐受程度分别制定不同的伤口护理措施。同时重视患者的心理状态，及时发现患者的情绪变化并进行针对性心理护理，使其身心愉快，树立继续治疗的信心，积极配合治疗护理。指导患者注意个人卫生，保持伤口清洁；向患者解释伤口处理的目的、愈合过程及应用伤口敷料的作用；指导提高患肢，促进血液循环，减轻局部肿胀；指导摄入营养丰富的食物，以促进伤口愈合。

（六）伤口的护理记录

记录体表脓肿的位置、手术日期、手术方式。每次换药时测量并记录伤口的大小、深度，有无潜行及其深度，伤口渗出液的性质、颜色、量、气味等，伤口基底情况、患者疼痛程度，周围皮肤红肿消退情况；记录伤口处理过程如清洗溶液、清洗方法，清创方法、应用敷料的种类、填塞引流条的数量等。记录影响伤口愈合的各种因素。

（黄漫容　牛明慧）

第四节　护理案例

患者，女，48岁。无明显诱因出现右臀部肿胀、逐渐加重伴疼痛4天经B超检查示右臀部皮下组织回声增高，血流丰富，未见明显占位病变。拟肛周脓肿于2014年11月24日入院治疗。入院后行脓肿切开并行细菌培养，结果：布拉克柠檬酸杆菌、草绿色链球菌群，应用左氧氟沙星抗感染治疗。25日请造口治疗师会诊协助伤口护理。局部评估：脓肿位于右臀部，创面大小15cm×7cm，基底呈蜂窝状，检查见有6个深达肌层的脓腔，深6~12cm，创腔内未见明显的坏死组织；渗出液大量呈脓性，有恶臭味，呈漏出状态；疼痛评分8分（10分法）；按压创面周边皮肤有硬肿。体温38~39℃，余生命体征平稳，血常规示白细胞计数$16.57×10^9/L$，血糖12.7mmol/L，其余实验室检查指标无异常。经过局部脓腔冲洗、清创、银离子敷料填充引流及负压吸引等局部治疗，同时配合全身抗菌、营养支持及血糖控制等治疗，患者血常规及生化等指标恢复正常，创面感染控制良好，脓液消失，创腔逐渐闭合。后期对创面过度增加肉芽组织实施剪除、联合高渗盐敷料、泡沫敷料及加压包扎等综合处理，创面恢复良好（图12-1~图12-9）。

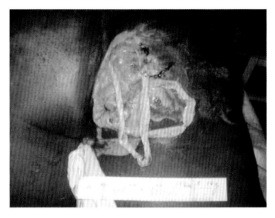

图 12-1 接诊时伤口情形

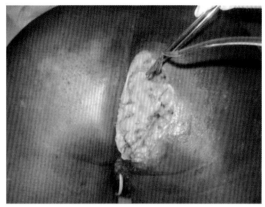

图 12-2 伤口冲洗

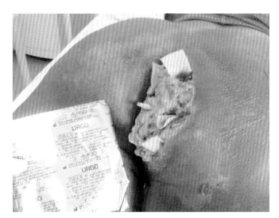

图 12-3 优拓银填塞引流

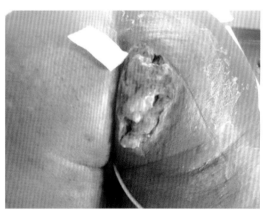

图 12-4 4 天后伤口感染控制

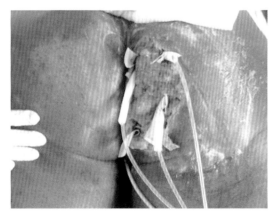

图 12-5 创腔放置引流管

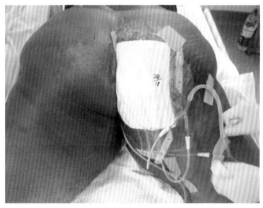

图 12-6 伤口负压吸引

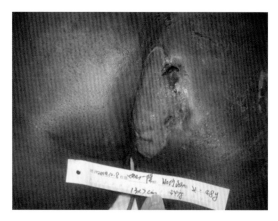

图 12-7 第 9 天脓腔闭合肉芽过度增生

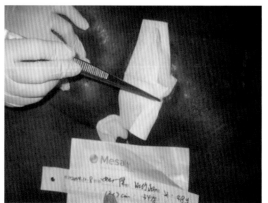

图 12-8 剪除部分过度增生肉芽后，
创面放美盐敷料

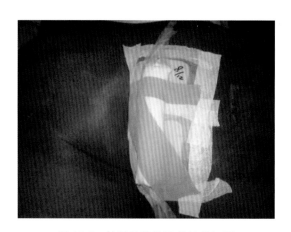

图 12-9 外层粘贴泡沫敷料并加压

（黄漫容 牛明慧）

参 考 文 献

[1] 徐传毅，王百林. 实用外科查房·会诊，北京：化学工业出版社，2008.

[2] 卢瑶，鲁华珍，魏永丹，等. 肛门直肠周围脓肿手术护理配合体会. 结直肠肛门外科，2008，14（4）：278-280.

[3] 孙小梅. 肛周脓肿 280 例围手术期护理. 中华现代临床医学杂志，2008，6（2）：182-183.

[4] 刘世华，方立珍，李国强，等. 去腐生肌活性敷料促进脓肿切开引流术后伤口愈合的临床研究. 护理研究，2007，21（12）：3156-3157.

[5] 阮瑞霞，王改艳，刘小明，等 . 5 例血友病患者四肢肌肉血肿并发溃疡的局部处理. 中华护理杂志，

2008，43（6）：556-557.

［6］蒋琪霞，胡素琴，彭青，等. 改良式湿性疗法处理 89 例下肢浅表脓肿切开引流伤口的效果观察. 实用临床医药杂志（护理版），2008，4（2）：8-10.

［7］刘秋红，蒋琪霞. 湿性疗法在小腿腔洞型感染伤护理中的应用. 护理研究，2007，21（3）：746-747.

［8］成守珍，张振路. 临床专科护理技术操作规程. 广州：广东科技出版社，2008.

［9］宁宁，廖灯彬，刘春娟，主编. 临床伤口护理. 北京：科学出版社，2013.

［10］Talan DA，Singer AJ. Management of skin abscesses. N Engl J Med，2014，370（23）：2245-2246.

［11］陈澜，李锐，陈莉莉，等. 银离子敷料联合凝胶泡棉敷料促进体表脓肿切开引流术后残腔愈合的效果. 中华现代护理杂志，2012，18（36）：4436-4438.

第十三章　肛瘘术后伤口护理

第一节　肛瘘概述

　　肛瘘是肛管或直肠下部与肛门周围皮肤相通的感染性管道，其内口位于齿状线附近，外口位于肛周皮肤。肛瘘是常见病、多发病，在我国占肛肠病发病人数的 1.6%～3.6%，发病高峰年龄为 20～40 岁，但婴幼儿发病亦不少见，男性高于女性，男女性别之比约为 5：1。

一、肛瘘的分类

　　绝大多数肛瘘是由肛管直肠周围脓肿自行破溃或切开引流后，虽然脓肿逐渐缩小，但粪便经常由原发病灶进入脓腔，感染的管道多迂曲，引流不畅，反复流脓。加之脓肿周围的肉芽组织和纤维组织增生组成管壁，形成瘘管，可经久不愈。根据肛瘘部位、外口所在位置和瘘管数量分型。

　　1. 低位肛瘘和高位肛瘘　　低位肛瘘：瘘管位于肛管直肠环以下；高位肛瘘：瘘管位于肛管直肠环以上。

　　2. 内瘘与外瘘　　内瘘：肛瘘的两个出口都在直肠肛管腔内；外瘘：肛瘘外口在肛周皮肤上。

　　3. 单纯性瘘和复杂性瘘　　单纯性瘘：仅有一个内口和一个外口、一个管道者；复杂性瘘：凡是一个内口，多个外口和多个管道者。

二、肛瘘的临床表现

　　肛瘘是慢性疾病，常有疼痛，内裤经常被脓液污染。主要表现是肛周外口反复流脓，脓液刺激肛周皮肤，有瘙痒感。如外口暂时封闭，脓液积聚，局部有红肿、胀痛，全身发热、乏力，待封闭的外口破溃，脓液再次流出，症状才消失。有时脓液从他处皮肤破溃，形成新的外口，可反复形成脓肿。

　　肛门检查时可见肛周外口呈乳头状隆起，瘘管内肉芽组织增生，用手挤压时，有少量脓液流出。直肠指诊时可触及一较硬条索状的瘘管。肛瘘不能治愈，必须手术治疗。

第二节　肛瘘术后伤口护理

术后伤口处理对伤口修复的速度起着重要的作用。肛门部位伤口处理与其他部位不同，常处于隐蔽皱缩闭合状态，易使伤口引流不畅，而且排便会污染创面。肛瘘手术切口属Ⅱ类切口，创面呈开放性生长，即以二期愈合的方式修复。根据以上特点，处理伤口时应做到创面暴露良好，清洗彻底，并根据不同情况进行相应的处理。

一、伤口的评估

对伤口局部进行全面评估，以便确定伤口的分期和伤口的特点，有助于选择适合的伤口处理措施和相应的敷料。从切开引流后第1次处理伤口开始，每次处理前均按"五步法"评估伤口，即"一视二嗅三触四量五摄"。

二、肛瘘术后伤口处理

根据肛瘘术后愈合过程分期换药处理。由于肛瘘手术的特殊环境及创面的奇特性，传统的清除坏死组织的方法，对对口引流的清除往往不彻底。

1. **清创期（炎症期）**　为术后3~5天，伤口以炎性渗出为主，此期的处理原则是祛除创面和残腔的异物和坏死组织，使伤口引流通畅，减少细菌的繁殖和分泌的刺激，防止并发感染。传统多选用碘溶液、过氧化氢溶液、苯扎溴铵溶液等冲洗。现已证实，所有表面消毒剂，如聚烯酮碘以及过氧化氢溶液都具有细胞毒性作用。生理盐水因其不含任何防腐添加剂、无毒、符合人体生理性，是最安全的伤口清洗液。对于脓腔大，脓液较多，尤其是坏死组织，早期选用3%过氧化氢溶液清洗，之后需用生理盐水冲洗干净；当脓性液减少或臭味减轻，应停止应用3%过氧化氢溶液，仅用生理盐水冲洗即可。传统选用黄连水、呋喃西林水纱块湿敷、抗生素引流条填塞创腔或采用1∶5000高锰酸钾溶液坐浴，虽然对伤口的感染控制有一定的疗效，因其引流作用小，达不到引流目的，甚至造成堵塞，且容易导致伤口耐药株的产生和变态反应的发生。该处理方法在消炎的同时没有镇痛，且对伤口细胞生长、伤口愈合有一定的影响，使伤口愈合缓慢，且敷料易与伤口粘连，更换敷料时再次机械损伤而增加患者疼痛感。肛瘘手术当天或第1~2天伤口有渗血时可选用藻酸盐填充条填塞引流，可起到引流及止血的作用；脓腔无渗血，感染未控制时可选用抗菌敷料如银离子敷料或高渗性敷料填塞引流，不但有良好的引流作用，同时还可控制创面感染，促进伤口的愈合。坏死组织与伤口床粘连松散时，可用刮匙搔刮创腔坏死组织；坏死组织与伤口床粘连紧密时，选择保湿敷料自溶性清创。

2. **肉芽生长期**　为术后第5~20天，伤口分泌物减少，以肉芽组织增生为主。由于肉芽组织对外界理化刺激抵抗较弱，易受损伤，故本期应着重保护肉芽组织，以免影响创伤的愈合。传统伤口处理以油膏类药物覆盖创面，以保护新生肉芽，免受外界刺激。此期应尽量少用消毒剂，因其不仅有抑菌作用，同样亦可破坏正常组织，不利于创面生长。目前在感染控制后采用现代湿性愈合敷料调理伤口环境，保持适度湿润，利于组织生长。伤口渗出液多时选用藻酸盐或亲水性纤维等吸收性强的敷料，更换频率根据渗液量决定，一般1~2天更换1次。待创腔变浅，渗液减少，改用水胶体糊剂如伤口护理膏填充伤口，用水胶体或泡沫敷料覆盖，3~7 天更换 1 次至愈合。对红色肉芽但有水肿的伤口选择 50% 的硫酸镁湿敷或 28% 的高渗盐敷料覆盖，水肿明显消退、肉芽生长良好伤口选择水胶体糊剂。

3. 上皮移行期　为术后第 8~25 天。伤口创腔已被肉芽组织填平。创缘上皮细胞向创面中心迁徙，最后覆盖创面，使创口愈合。此期处理原则应减少对创面刺激，保护上皮生长，并防止肉芽过长。伤口处理时应少清洗或不清洗，保护好创面表层，施行间断换药为宜。传统的伤口处理是创面用油纱敷裹，或珍珠散等，以达到减轻炎性水肿、促进伤口愈合的目的。现代的伤口处理方法是使用水胶体或泡沫敷料覆盖创面，可使伤口密闭，降低感染的机会，保持伤口低氧状态和恒定的温度和湿度，促进肉芽组织生长和加速上皮细胞的移行，利于伤口的愈合。使用水胶体敷料或泡沫类敷料，无脱落或渗漏时可 5~7 天更换 1 次。

三、肛瘘伤口处理的注意事项

1. 让患者了解伤口处理的目的和意义、重要性以及伤口处理的操作步骤。

2. 操作轻柔，忌操作粗暴；清洁伤口时动作轻柔，既使创面清洁，又不致新生组织受损；应充分暴露创面，要顺应患者肛门舒缩规律轻柔地探入，使药物到达创面；伤口处理时需沿创底，与切口平行探入。填充物到达创底应自然填入，不松不紧为宜。伤口处理期间一般 1 周内不做指诊，2 周内不做肛镜检查。

3. 伤口的清洗　清洗伤口原则：应按自上而下、先里后外的规律清洗伤口，要把伤口内外分开。术后 1~2 天，创面污染不严重者，清洗后仅更换敷料，创面所覆盖的止血油纱条，不要硬性撕揭，以防损伤出血。对腔道较深较大、分泌物及坏死组织多者，应进行冲洗。冲洗液可用生理盐水、过氧化氢溶液及呋喃西林液等，可起到清洁创面，消炎杀菌作用。

4. 挂线治疗的伤口　做好伤口的清创，防止创面早愈合和假愈合。创面底部或腔道易积留污物，伤口处理时应用生理盐水或甲硝唑溶液冲洗，将污物从创口内彻底清除，并经常检查有无残留死腔或引流不畅等，一旦发现，应及时给予相应的处理。伤口处理时暴露创面，冲洗清洁创面及胶线上下，移动胶线，使分泌物尽量排出，并于创底及胶线上方填充藻酸盐填充条或抗菌敷料如银离子敷料或高渗性敷料填塞引流，使创面不致过早粘合形成桥形愈合。

四、全身抗感染治疗

肛瘘患者在瘘管周围均伴有不同程度的红、肿、热、痛等炎性反应。肛瘘切开、切除或挂线的术后伤口处理时，密切观察患者伤口局部红、肿、热、痛及气味情况。由于湿性敷料无抗感染作用，手术初期应根据细菌培养结果，全身应用抗生素治疗，可防止感染扩散，促进炎症消退，有利于伤口的愈合。

五、伤口愈合评定标准

伤口由肉芽组织充填，伤口的上皮细胞向中间移动，覆盖创面，创面完全愈合，局部炎症症状消失。

六、伤口的护理记录

记录瘘管的部位、大小、麻醉方式、手术过程和填塞引流条的数量等；记录影响伤口愈合的各种因素及相应的治疗措施；每次伤口处理测量并记录伤口的大小、深度，有无潜行及其深度，伤口渗出液的性质、颜色、量、气味等，伤口基底情况、患者疼痛程度、周围皮肤红肿、硬结、疼痛，周围皮肤红肿消退情况；记录伤口处理过程，如清洗溶液、有无清创及应用敷料的种类等。

七、患者的健康教育

肛瘘术后伤口愈合是一个非常复杂的过程，受到很多因素如心理因素、感染的严重程度、伤口疼痛及营养等因素的影响。慢性感染伤口会给患者的工作和生活带来种种不便与折磨，精神伤害大，使患者产生厌倦心理，抵触伤口处理治疗，不按时来门诊换药，不注意伤口的保护，加重了伤口感染，延迟了伤口的愈合。因此，应根据患者的年龄、营养状况、感染情况、心理状态以及对疼痛的耐受程度分别制订不同的伤口护理措施。同时重视患者的心理状态，及时发现患者的情绪变化并进行针对性心理护理，使其身心愉快，树立继续治疗的信心，积极配合治疗护理。指导患者术后养成定时排便的习惯，以每天 1 次为宜，要积极防治腹泻或便秘；便后用温水，或 1：5000 的高锰酸钾溶液，或中药熏洗坐浴，洗净沾在伤口上的粪渣和脓血水；勤换内裤，保持肛门周围干燥、卫生。如果衣裤被水或出汗过多而浸湿，要及时更换；注意被褥温暖适中，保持病床平整、清洁、干燥、无渣屑；注意补充易消化吸收、富有营养的食物，以提高机体的抗病能力，积极预防感冒等疾病的发生，可有效防止细菌乘虚而入，引起伤口感染；应经常到室外走动，多晒太阳，多吸新鲜空气，室内要保持空气流通，禁止吸烟。患者应早睡早起，保证充足的睡眠时间，使机体处于最佳的状态，可帮助伤口的修复和愈合。

（叶新梅）

第三节　护理案例

患者，男性，37 岁，因"反复肛周红肿伴溢液 2 年余"入院，左侧臀部可见两个外瘘口（箭头所示），局部皮温增高，有压痛。诊断为"复杂性肛瘘伴肛周脓肿"（图 13-1）。

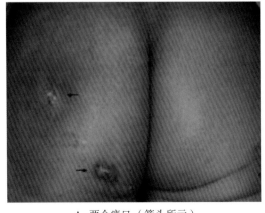

A. 两个瘘口（箭头所示）

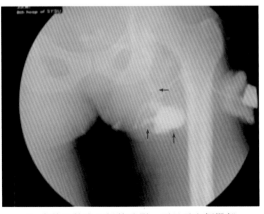

B. 术前经外瘘口插管造影，可显示左侧臀部脓肿及瘘管（箭头所示）

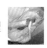 111

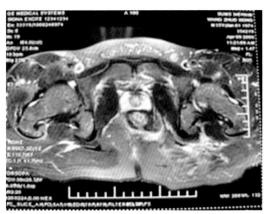

C. 术前磁共振显示肛周脓肿及内瘘口

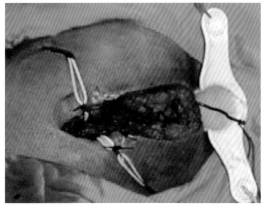

D. 术中发现左侧臀部有3个脓肿，中间的脓肿与内瘘口相通，予切开挂线，其余两个脓肿分别与中间的脓肿做对口引流

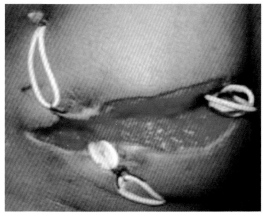

E. 术后第1天开始由造口治疗师处理，生理盐水冲洗，方纱抹干，美盐敷料引流

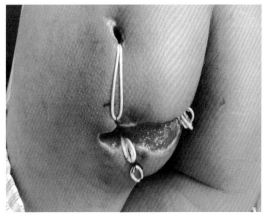

F. 术后第5天，创面基底肉芽组织鲜红

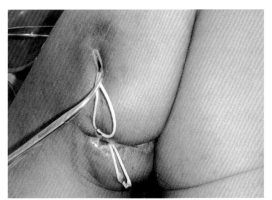

G. 术后第10天，创面基底明显缩小

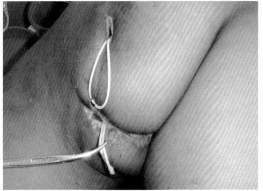

H. 术后20天，生理盐水冲洗清洁创面及胶线上下，移动胶线，未见明显的分泌物排出；臀部周围皮肤无红肿、发热，按压无硬结。伤口基本愈合

图 13-1　肛瘘术后护理

参 考 文 献

[1] 任东林. 有关高位复杂性肛瘘治疗的几个问题. 广东医学, 2001, 22 (12): 1093-1094.

[2] 姜春英, 史学文, 管仲安. 高位肛瘘的手术治疗. 中国中西医结合外科杂志, 2003, (9): 148-149.

[3] 曾穗德, 林锋, 杨增轩. 肛瘘的外科手术治疗评价 (附 259 例报告). 广东医学, 2006, 37 (3): 43-44.

[4] 蒋芳, 胡万乐. 藻酸盐用于肛周疾病术后创口的疗效观察. 海峡药学, 2011, 23 (11): 165-166.

[5] 王冬梅, 周柯, 张新广, 等. 新型敷料用于肛周脓肿术后创口的效果观察. 护理与康复, 2010, 9 (7): 559-560.

[6] 孟凡慧, 王嘉茹, 王丽华, 等. 湿性敷料在脓肿切开引流术后伤口护理中的疗效观察. 中华医院感染学杂志, 2005, 15 (6): 646-647.

[7] 刘世华, 方立珍, 李国强, 等. 去腐生肌活性敷料促进脓肿切开引流术后伤口愈合的临床研究. 护理研究, 2007, 21 (12): 3156-3157.

第十四章　压力性损伤护理

第一节　压力性损伤的概述

　　压力性损伤是活动障碍、慢性病及老年患者常见的严重并发症之一，可能导致患者疾病恢复的延迟、严重感染甚至是死亡。压力性损伤的预防与处理一直是临床护理的难题，已成为普遍关注的健康问题。

一、压力性损伤的概念

　　美国全国压力性损伤顾问小组（National Pressure Ulcer Advisory Panel，NPUAP）于1989 年发表了压力性损伤（pressure ulcer，PU）定义：由于局部组织长期受压，引起血液循环障碍，组织营养缺乏，致使皮肤失去正常功能而引起的组织破损和坏死。2007 年NPUAP 重新给压力性损伤定义：皮肤或深部组织由于压力，或者压力混合剪切力和（或）摩擦力作用引起局部损伤，常发生在骨隆突处。很多与压力性损伤有关因素或混合因素的重要性仍有待说明。2014 年 NPUAP 联合欧洲压力性损伤咨询委员会（European Pressure Ulcer Advisory Panel，EPUAP）及环太平洋压力性损伤组织将压力性损伤定义为"皮肤和皮下组织局限性损伤，常发生在骨隆突处，一般由压力或者压力联合剪切力引起，有很多相关因素与压力性损伤的发生和发展有关，需要进一步证实"。手术压力性损伤的定义尚未统一，但使用较多的是指患者在术中受压部位于术后几小时至 6 天内发生的组织损伤，以术后 1~3 天最多见。

　　压力性损伤（简称压疮），由于压疮与长期卧床有关，以前一直称为"褥疮"。在临床实践中发现压疮不仅发生于卧位也常发生于坐位，同时随着人们对其病理生理及与力学关系的认识不断深入，褥疮这一术语正在被压疮所替代。压力性损伤的英文名称也很多，在不同的文章中可见到"bedsore""decubitus ulcer""decubiti""pressure sore and pressure ulcer"等不同的表述，但"pressure ulcer"是压力性损伤的最准确的描述。

二、压力性损伤的流行病学资料

压力性损伤的易患因素依次为运动性减退、皮肤改变和年龄增加，因此，长期卧床患者、脊髓损伤患者及老年人特别是老年卧床患者成为发生压力性损伤的高危人群。

国外研究结果显示，综合性医院压力性损伤的发生率为 1.9%～9%；脊髓损伤患者压力性损伤的发生率为 0.4%～38%，每年因脊髓损伤所致压力性损伤的发生率为 10.2%～31%；神经疾病患者的压力性损伤发生率为 30%～60%，而且压力性损伤是导致 7%～8%脊髓损伤患者死亡的原因；老年护理机构的压力性损伤发生率 3.6%～59%，现患率 4.1%～32.2%。80 岁以上老人患压力性损伤的可能性是 65～70 岁老人的 4～20 倍。伤口未愈合者比伤口愈合者死亡率增加 6 倍。我国暂无全国流行病学调查研究，现有研究显示发生率较低，为 0.29%～0.94%。

文献报道压力性损伤手术室压力性损伤的发生率为 5%～53.4%。手术患者的压力性损伤发生率随着手术时间的延长而增加，手术时间超过 2.5 小时是压力性损伤发生的危险因素，手术时间超过 2 小时，每延长 30 分钟会使压力性损伤危险性增加约 33%。手术时间超过 2 小时的患者中，压力性损伤发生率为 12.7%；手术时间超过 4 小时的患者中，术后压力性损伤发生率为 21.2%。

三、压力性损伤治疗与护理的花费

从全球范围来看，压力性损伤的发生率与 15 年前比较并没有明显下降，预防和护理在护理领域仍是难题。压力性损伤的发生不仅降低患者的生活质量而且压力性损伤的治疗与护理消耗了巨大的医药资源。

据 Bennettt 等研究表明英国每年用近 20 亿英镑来预防、治疗和监测压力性损伤（英国国家卫生事业局 2000 年数据），其中绝大部分支出用于护理人员对压力性损伤患者的伤口护理、翻身及危险因素的评估；澳大利亚每年用于治疗压力性损伤的费用超过 285 万美元；美国有关部门统计表明老年患者以治疗压力性损伤为主的住院日占到了 532000 个，每年可因压力性损伤并发症导致约 6000 例患者死亡，1999 年，美国每年用于压力性损伤的医疗费用大约为 85 亿美元。到 2010 年每年的成本已增加至 105 亿～178 亿美元。在荷兰，压力性损伤是排在癌症、心血管疾病之后的第 3 位耗费最多的疾病。我国尚无确切的数据报道压力性损伤发生率与压力性损伤治疗护理相关的医疗费用。

四、压力性损伤的好发部位

压力性损伤好发于机体缺乏脂肪组织保护、无肌肉包裹或肌层较薄的骨突部分及受压部位，而且会随患者的卧位不同、受压点不同而有所不同（表 14-1）。各种卧位时，各个骨突处的压力性损伤发生率：枕部（1.3%）、肩胛骨（2.4%）、肘（6.9%）、骶骨（28.3%）、坐骨（8%）、足跟（23.6%）、颌、髂前上棘、股骨转子（5.1%）、膝（3%）、胫前、踝（6.1%）（图 14-1）。美国长期定期的大型调查最新结果：最常发生的部位是骶骨（28.3%），其次是足跟（23.6%）、臀部（17.2%）；排除Ⅰ期后，顺序是骶骨（30.8%）、臀部（19.2%）、足跟（18.3%）。

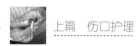

表 14-1　不同体位下压力性损伤的好发部位

体位	与体位相关的压力性损伤好发部位
仰卧位	枕骨粗隆、肩胛部、肘部、脊椎体隆突处、骶尾部、足跟
侧卧位	耳部、肩峰、肘部、髋部、膝关节内外侧、内外踝
俯卧位	耳部、颊部、肩部、女性乳房、男性生殖器、髂嵴、膝部、足趾
坐位	坐骨结节

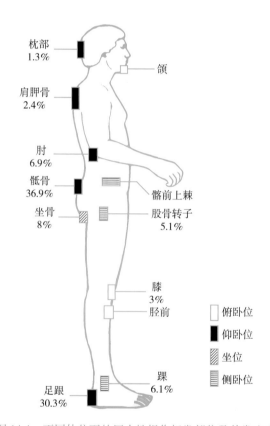

图 14-1　不同体位下的压力性损伤好发部位及其发生率

五、压力性损伤的并发症

压力性损伤的并发症包括感染、败血症、骨髓炎和鳞状上皮细胞癌。压力性损伤创面极易发生感染，尤其是尿便失禁会污染伤口，细菌通过血行传播引起败血症。另外，感染可通过直接蔓延或血行传播而引起骨髓炎，一旦怀疑骨髓炎，必须及早确诊与治疗，否则压力性损伤伤口难以愈合。压力性损伤患者并发鳞状上皮细胞癌的概率为 0.5%。由于危重病患者是压力性损伤的易患人群，通常患者压力性损伤愈合时间较长，由于反复摩擦和刺激，压力性损伤创面并发鳞状上皮细胞癌。

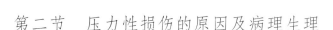

第二节 压力性损伤的原因及病理生理

一、压力性损伤的原因

引起压力性损伤的主要原因是压力。过度的压力作用于皮肤上导致皮肤病理变化与压力的强度、压力持续作用的时间及组织的耐受性与关。Braden 和 Bergstrom（1987 年）构建了压力的强度与持续时间导致压力性损伤的模型，同时结合了组织耐受性的内在及外在因素（图 14-2）。

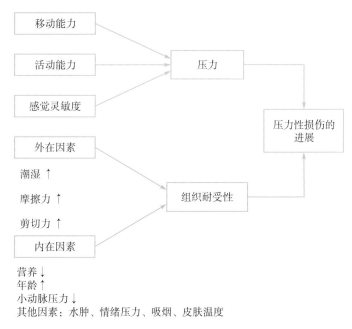

图 14-2 压力性损伤的原因

（一）外在原因

形成压力性损伤的外在因素主要有压力、剪切力、摩擦力与潮湿刺激。压力和剪切力并存时，压力性损伤发生的危险会更大。

1. 压力 压力为来自于身体的体重和附加于身体的力，是引起压力性损伤的第 1 位原因，且与持续时间的长短有关。压力经皮肤由浅入深扩散，呈圆锥样递减分布，最大压力在骨突出部位周围，当外界压力超过毛细血管压力（32mmHg）时，可致毛细血管闭合、萎缩，血液被阻断，导致组织缺血和坏死，造成压力性损伤（图 14-3）。平卧位时，足跟所受压力为 50～94mmHg；侧卧位 90°时，股骨大转子所受压力为 55～95mmHg；坐在没有坐垫的椅子上，坐骨结节所受的压力为 300～500mmHg。因此，这些部位成为了压力性损伤的好发部位。

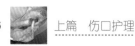

20 世纪 50 年代 Kosiak 首先描述了压力与作用时间的抛物线关系，即高压力引起压力性损伤比低压力所需时间短。对截瘫动物，此抛物线关系同样存在，只是压力的量较小，所需时间较短。而 Sundin 认为压力性损伤不仅由短时间的高压或长时间的低压所造成，反复短时间的低压也可形成压力性损伤，这是由于组织再灌注损伤所致。Daniel 等研究发现，肌肉及脂肪组织比皮肤对压力更为敏感，肌肉因其代谢活跃而最先受累，最早出现变性坏死。而萎缩的瘢痕化及感染组织，增加了对压力的敏感性，更易发生压力性损伤。压力强度与持续时间之间的关系见图 14-4。

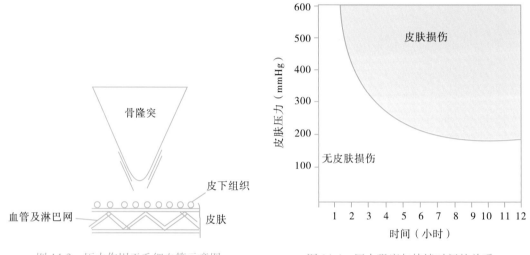

图 14-3　压力作用于毛细血管示意图　　　　图 14-4　压力强度与持续时间的关系

2. 剪切力　剪切力是引起压力性损伤的第 2 位原因。剪切力是施加于相邻物体表面引起相反方向的进行性平行滑动的力量（图 14-5）。由于剪切力往往作用于深部组织，在引起组织相对位移时能阻断相应部位较大区域的血液供应，因此，剪切力比垂直压力更具危害

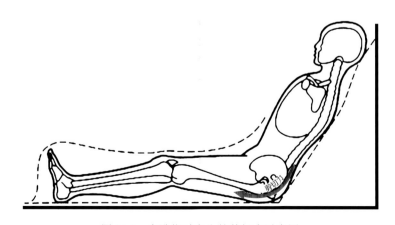

图 14-5　半卧位时产生的剪切力示意图

性。剪切力常常发生于半卧位，当患者的床头摇高 30°以上时，患者骶尾部产生向下滑行的倾向，而患者臀部皮肤表面因受到摩擦阻力产生向上的反作用力。这样，形成皮肤组织与皮肤相脱离并导致组织的变形，产生的组织病理结果是毛细血管的扭曲和撕裂，从而引起血流下降，促使压力性损伤形成。

3. 摩擦力　摩擦力是当两个物体接触时发生向不同方向的移动或相对移动时所形成的力。摩擦力作用于皮肤时容易损伤皮肤的角质层。摩擦力常发生于临床上搬运患者动作不规范而拖拉时，当病人床铺皱褶不平、存有渣屑或皮肤潮湿时，产生的摩擦力增大，患者皮肤更加容易受损。

4. 潮湿　皮肤受潮湿刺激后，皮肤表面弱酸性遭到破坏，削弱皮肤角质层的屏障保护作用，使有害物质易于通过，有利于细菌繁殖。各种引起皮肤潮湿的情况，如尿便失禁及汗液、伤口渗出、出血等情况造成的皮肤潮湿可引起压力性损伤。潮湿是压力性损伤危险因素评估中一个不可缺少的项目，潮湿皮肤比干燥皮肤发生压力性损伤概率高 5 倍。

（二）内在原因

压力性损伤的内在因素包括年龄因素、运动性因素、营养因素、组织灌注等。

1. 年龄增加　压力性损伤的发生率与年龄呈正相关，40 岁以上患者较 40 岁以下患者患病率高出 6~7 倍。因为随着年龄的增加，表皮变得菲薄、皮肤相对干燥、皮下组织减少、组织血供减少、毛细血管更脆弱及感觉迟钝等生理性因素的改变，老年人更易受压力、剪切力和摩擦力的作用，发生压力性损伤的风险增大。此外，随着年龄的增加，老年人的活动能力下降、认知功能减退、保护性反射迟钝等因素使老年人成为压力性损伤的易患人群。

2. 运动性因素　活动能力与移动能力的减退与丧失是导致患者发生压力性损伤的重要原因之一。患者的活动能力与移动能力的障碍往往是神经损伤或创伤、麻醉手术及制动的结果，因此截瘫患者、长时间手术、意识状态改变、镇静药及麻醉药使用、病情危重等患者发生压力性损伤的危险增加。活动能力与移动能力障碍使患者受压部位血液循环障碍，当患者神经损伤时，缺乏对受压刺激的反应，长时间受压后，局部组织坏死，压力性损伤的发生不可避免。

3. 营养因素　当机体因各种原因发生营养不良时，患者常发生负氮平衡、严重贫血、低蛋白血症、肌肉萎缩和皮下脂肪减少，皮肤对外来性压力的感受性减弱。因此，当患者局部皮肤受压时，由于骨突处皮肤缺乏肌肉和脂肪组织的保护，更易发生局部缺血坏死。研究证实，营养不良与压力性损伤的发生密切相关，血白蛋白低于 35g/L 的患者中 75% 发生压力性损伤，而血白蛋白高于 35g/L 患者中只有 16.6% 发生压力性损伤。而营养过度或缺乏运动导致的肥胖患者也因影响血液循环及活动困难而容易发生压力性损伤。

4. 组织灌注　因疾病的原因如动脉硬化造成的血流动力学的改变，使舒张压下降至 8kPa 以下致组织灌注不足，可使皮肤及皮下组织处于缺血缺氧状态而使压力性损伤发生的危险性增大。特别是在足跟发生动脉硬化时，这种压力性损伤发生的可能性会更大。因为动脉硬化将使进入足跟内组织的氧大大减少，从而导致压力性损伤的发生。

各种原因引起的组织水肿主要通过影响血液循环而导致压力性损伤的发生。组织水肿导致组织毛细血管离细胞的距离更远，从而减少水肿组织氧和营养的供给，从而引起压力性损伤的发生。体温过低时，机体末梢血液循环障碍，组织缺血性缺氧，更易造成局部压力性

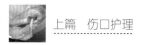

损伤。

5. 其他因素　心理因素与压力性损伤的形成密切相关，如精神压力。当患者处于精神压力之下，肾上腺素水平发生变化，导致皮肤的耐受性下降。吸烟患者压力性损伤发生的机会增加，尤其是脊髓损伤患者。体温的变化与压力性损伤的进展也有关系，可能在体温变化时，缺氧组织对氧的需求增加，加速了压力性损伤的形成。

二、压力性损伤的病理生理

（一）压力性损伤的物理学作用原理

压力性损伤早期皮肤发红，当手指按压发红部位时红色可消退，手指放开时红色重新出现。其病理生理学机制为受压部位的毛细血管及微静脉扩张，并伴有轻微的血管周围淋巴细胞浸润及轻中度的真皮水肿。

当皮肤继续受压，可逆的皮肤发红将发展为指压红色不会改变。此时的病理生理学机制为毛细血管和静脉充血，伴有棘层的局部血小板聚集、出血，常导致毛囊和皮下脂肪组织的退行性改变。继而出现毛细血管及微静脉扩张、水肿及吞噬细胞浸润，继而血小板聚集、组织细胞肿胀及血管周围出血，同时汗腺及皮下脂肪出现坏死，最后表皮坏死脱落。组织细胞对压力的反应见图 14-6。

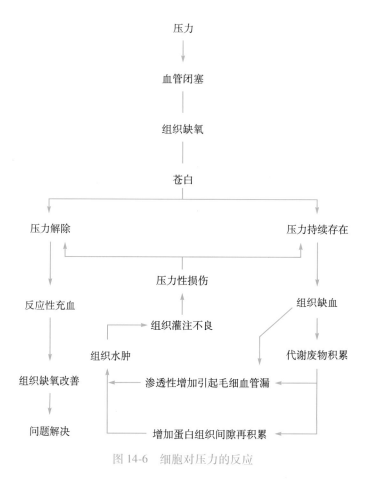

图 14-6　细胞对压力的反应

当压力性损伤发生时，肌肉受损比皮下组织更为严重，这是因为柔软组织（如肌肉）和骨的连接点处所受压力最高（图14-7）。这种锥形压力致使压力性损伤最先在骨和柔软的组织表面形成，而不是在皮肤表面或皮下组织。因此，皮肤表面的损伤往往只是压力性损伤的冰山一角，因为可能在骨和组织有连接处有大面积的坏死组织和缺血改变。在受到压力时，供应肌肉和皮肤血供的交通支首先被阻断，导致肌肉和皮肤缺血，但是皮肤仍然有一部分血供来自皮肤供血支，因此，压力性损伤往往发生深部损伤比较严重。

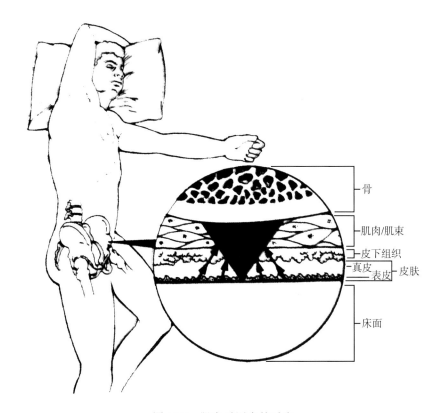

图 14-7　肌肉对压力的反应

（二）压力性损伤的缺血性损伤机制

组织受压后肌肉的缺血性损伤几乎与皮肤的缺血性损伤同时发生，由于肌肉血管比皮肤血管更为丰富，因此肌肉对缺血缺氧更为敏感。因此，压力性损伤可能皮肤、肌肉同时发生，肌肉组织损伤甚至先于皮肤损伤。

（三）缺血再灌注损伤机制

缺血再灌注损伤指组织器官缺血一段时间，当血液重新恢复后，反而导致组织器官进一步加重的现象。缺血再灌注损伤涉及多方面的病理生理和生物化学因素，可引起一连串的组织损伤反应，最终造成细胞不可逆损伤。

（四）细胞变形机制

压力性损伤发生主要原因来源于外部因素，同时皮肤的表皮层无血管分布，能适应无氧环境，因此只依据微循环缺血、缺氧机制难以解释压力性损伤的发生。近年来细胞持续变形对组织损害的作用逐渐成为焦点。

（五）淋巴回流障碍及组织液流动机制

新版的压力性损伤指南中提出了淋巴回流障碍及组织液流动机制在压力性损伤的发生、发展中发挥了重要作用，但确切的机制尚需进一步研究阐明。

第三节 压力性损伤的预防

一、压力性损伤危险因素的评估

应用压力性损伤危险因素评估量表（risk assessment sale，RAS）对患者的状况进行客观评估是压力性损伤预防关键性的一步，目的是使临床护理人员早期筛选患者是否存在发生压力性损伤的危险，特别是对压力性损伤高危人群的预防起到积极作用。

（一）使用危险因素评估表

自 20 世纪 60 年代起，国外不断研制出了多种压力性损伤危险因素评估工具，目前国内临床上最常用的有 Norton 评估表、Braden 评估表、Braden Q 评估表和 Waterlow 评估表。

1. Norton 评估表　Norton 评估表是在 1962 年研究如何预防老年患者压力性损伤时研发的，是一个特别适用于评估老年患者压力性损伤的危险因素预测的工具。Norton 评估表是美国卫生保健与研究组织推荐使用的评估压力性损伤的预测工具，评估表评估了 5 个方面的压力性损伤危险因素：身体状况、精神状况、活动能力、移动能力和失禁情况（表 14-2）。每项分为 4 个等级，即 1~4 分，得分范围在 5~20 分，得分越低，发生压力性损伤的危险性越高。12~14 分表示中度危险，12 分以下则表示高度危险。由于 Norton 评估表欠缺患者的营养评估，因此，在临床使用时，必须增加患者的营养评估。

表 14-2　Norton 评估表中文版

身体状况		精神状况		活动能力		移动能力		失禁	
良好	4	灵活	4	能走动	4	完全自主	4	无	4
尚好	3	冷漠	3	需协助	3	有些限制	3	偶尔	3
瘦弱	2	混乱	2	坐轮椅	2	非常受限	2	经常	2
非常差	1	麻木	1	卧床	1	难以动弹	1	双重失禁	1
Norton 危险评估指引									

身体状况：

良好　　身体状况稳定，看起来很健康，营养状况很好

尚好　　身体状况稳定，看起来健康

瘦弱　　身体状况不稳定，看起来还算健康

非常差　身体状况很差，看起来真的生病了

续　表

精神状况：	
灵活	对人、事、地点方向感非常清楚，对周围事物敏感
冷漠	对人、事、地点认知只有 2~3 项清楚，反应迟钝、被动
混乱	语言反应接近消失，不理解别人语言，无法遵嘱睁眼与伸舌，痛觉反应存在，偶有烦躁或喊叫，与环境失去接触能力，思维活动缺失
麻木	意识丧失，无自主运动，对周围事物及声光刺激无反应
活动能力：	
能走动	户外和室内行走自如
需协助	行走短距离需要帮助
坐轮椅	行走严重受限或无法站立，不能承受身体重量或必须依赖轮椅
卧床	不能下床
移动能力：	
完全自主	不需要协助就能完成较大的和经常的体位改变
有些限制	能经常独立地做微小的四肢或身体移动
非常受限	做微小身体或肢体位置的改变，但不能经常或独立做明显的移动
难以动弹	如果没有协助，身体或四肢不能做任何甚至微小的位置改变
失禁：	
无	指尿便完全自控或尿失禁已留置尿管
偶尔	在过去 24 小时内有 1~2 次尿便失禁之后使用尿套或尿管
经常	在过去 24 小时内有 3~6 次尿失禁或腹泻
双重失禁	无法控制大小便，24 小时内有 7~10 失禁发生

注：评估表总分为 20 分，得分 12~14 分表示中度危险，小于 12 分表示高度危险

2. Braden 评估表　Braden 评估表的评估内容包括感觉、潮湿、活动、移动、营养、摩擦力和剪切力六个部分，每项 1~4 分，总分 6~23 分，得分越低，发生压力性损伤的危险性越高。18 分是发生压力性损伤危险的临界值，15~18 分提示轻度危险，13~14 分提示中度危险，10~12 分提示高度危险，9 分以下提示极度危险。Braden 评估表的修订版在国内使用较为广泛，对压力性损伤的高危人群具有较好的预测效果（表 14-3）。

2003 年香港理工大学的彭美慈、汪国成等以 Braden 量表为基础，修订了 Braden 量表，删除了原量表中"营养状况"评分项目，增加了"体型/身高""皮肤类型"2 项评分内容，共 7 个条目。修订者提供的诊断界值为<19 分，量表见表 14-4。

3. Braden Q 量表　Braden Q 量表是针对儿科患者而在 Braden 量表基础之上改进而来。有 7 个条目，除了 Braden 量表中提到的 6 个条目外还有"组织灌注和氧合"（表 14-5）。总分 7~28 分，得分越低，压力性损伤风险越大。22~25 分轻度危险，17~21 分中度危险，<16 分高度危险。

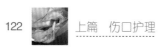
表 14-3　Braden 评估表中文版

感觉	完全受损 1 分	非常受损 2 分	轻微受损 3 分	无受损 4 分	评分
对压力导致的不适感觉的能力	由于知觉减退或服用镇静剂而对疼痛刺激无反应或者是大部分接触床的表面只有很小感觉疼痛的能力	仅仅对疼痛有反应，除了呻吟或烦躁外不能表达不适，或者是身体的 1/2 由于感觉障碍而限制了感觉疼痛或不适的能力	对言语指挥有反应，但不是总能表达不适或需要翻身或者 1~2 个肢体有些感觉障碍从而感觉疼痛或不适的能力受限	对言语指挥反应良好，无感觉障碍，感觉或表达疼痛不适的能力没有受限	
湿度	持续潮湿 1 分	经常潮湿 2 分	偶尔潮湿 3 分	很少潮湿 4 分	
皮肤潮湿的程度	皮肤持续暴露在汗液或尿液等制造的潮湿中，每次翻身或移动时都能发现潮湿	皮肤经常但不是始终潮湿，至少每次移动时必须换床单	皮肤偶尔潮湿，每天需额外更换 1 次床单	皮肤一般是干爽的，只需常规换床单	
运动量	卧床 1 分	坐位 2 分	偶尔行走 3 分	经常行走 4 分	
身体的活动程度	限制卧床	行走能力严重受限或不存在，不能负荷自身重量和（或）必须依赖椅子或轮椅	白天可短距离行走伴或不伴辅助，每次在床上或椅子上移动需耗费大半力气	醒着的时候每天至少可以在室外行走两次，室内每两小时活动 1 次	
控制力	完全不自主 1 分	非常受限 2 分	轻微受限 3 分	不受限 4 分	
改变和控制身体姿势的能力	没有辅助身体或肢体甚至不能够轻微地改变位置	可以偶尔轻微改变身体或肢体位置，但不能独立、经常或明显改变	可以独立、经常、轻微改变身体或肢体位置	没有辅助可以经常进行大的改变	
营养	非常缺乏 1 分	可能缺乏 2 分	充足 3 分	营养丰富 4 分	
日常进食方式	从未吃过完整的一餐，每餐很少吃完 1/3 的食物，每天吃两餐，而且缺少蛋白质（肉或奶制品），摄入液体量少，没有补充每日规定量以外的液体；或者是肠外营养和（或）主要进清流食或超过 5 天是静脉输液	很少吃完一餐，通常每餐只能吃完 1/2 的食物，蛋白质摄入仅仅是每日三餐中的肉或奶制品，偶尔进行每日规定量外的补充；或者少于最适量的液体食物或管饲	能吃完半数餐次以上，每日吃四餐含肉或奶制品的食物，偶尔会拒吃一餐，但通常会接受补充食物；或者管饲或胃肠外营养提供大多数的营养需要	吃完每餐食物，从不拒吃任一餐，通常每日吃四餐或更多次含肉或奶制品的食物，偶尔在两餐之间吃点食物，不需要额外补充营养	
摩擦力和剪切力	有问题 1 分	潜在的问题 2 分	无明显问题 3 分		

| 移动时需要中等到大量的辅助，不能抬起身体避免在床单上滑动，常常需要人帮助才能复位。大脑麻痹、挛缩、激动不安导致不断的摩擦 | 可以虚弱地移动或需要小的辅助，移动时皮肤在某种程度上与床单、椅子、约束物或其他物品发生滑动，大部分时间可以在床上椅子上保持相对较好的姿势，但偶尔也会滑下来 | 可以独自在床上或椅子上移动，肌肉的力量足以在移动时可以完全抬起身体，在任何时候都可在床上或椅子上保持良好姿势 | |

注：15~18 分提示轻度危险，13~14 分提示中度危险，10~12 分提示高度危险，9 分以下提示极度危险

表 14-4　Braden 评估表中文修订版

评分内容	1 分	2 分	3 分	4 分
感觉	完全受损	非常受损	轻微受损	未受损
潮湿	持续潮湿	经常潮湿	偶尔潮湿	很少潮湿
活动度	卧床不起	局限于椅	偶尔行走	经常行走
活动能力	完全不能	非常限制	轻微限制	不受限
摩擦力和剪切力	有	潜在危险	无	
体型/身高	肥胖	消瘦	偏瘦/偏胖	标准
	超过标准体重的 30% 或更多	少于标准体重 20%	标准体重±（10%~20%）	
皮肤类型	水肿	皮肤增厚变粗糙	干燥	正常
	皮下有过多的液体积聚	表皮水分丢失增加且角质增多	皮肤缺乏水分或油脂，有明显皱褶、皮屑或抓痕	

表 14-5　BradenQ 评估表中文版

移动	完全不能移动 1 分	非常受限 2 分	轻度受限 3 分	不受限 4 分
	患儿完全不能自主改变身体或四肢的位置	偶尔能轻微改变身体或四肢的位置	可经常移动且独立改变身体或四肢位置	可独立进行主要的体位改变，能随意改变
活动	卧床 1 分	坐椅子 2 分	偶尔步行 3 分	室外步行 4 分
身体活动的程度	被限制在床上	步行严重受限或不能步行，不能耐受自身的体重和（或）必须借助椅子或轮椅活动	白天偶尔步行但距离很短，大部分时间在床上或椅子上	室外步行每日至少 2 次，室内步行至少每 2 小时 1 次（白天清醒期间）

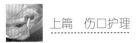

续 表

感知	完全受限 1 分	非常受限 2 分	轻微受限 3 分	无损害 4 分
对压力致疼痛的反应能力	由于意识水平下降或用镇静药后对疼痛刺激无反应	对疼痛有反应，只能有呻吟、烦躁不安表示，不能用语言表达不舒适或痛觉能力受限大于 1/2 体表面积	对指令性语言有反应，但不能总是用语言表达不舒适或有 1~2 个肢体感受疼痛能力受损	对指令性语言有反应，无感受觉受损
潮湿	持续潮湿 1 分	非常潮湿 2 分	有时潮湿 3 分	很少潮湿 4 分
	由于排尿或出汗，皮肤几乎一直处于潮湿状态	皮肤频繁受潮，床单至少每 8 小时更换 1 次	要求每 12 小时更换 1 次床单	皮肤通常是干燥的，按常规更换床单
营养	非常差 1 分	不足 2 分	充足 3 分	很好 4 分
日常进食方式	禁食和或清流质饮食或静脉输液 5 天以上；或白蛋白<25mg/L 或从未吃完一餐；罕见吃完大部分所供食物；蛋白质摄入每天 2 份以下；没有口入补充液体	流质或管饲/TPN 提供年龄所需要的热量和矿物质不足；或白蛋白<30mg/L；或罕见吃完一餐；或仅吃完所供食物的 1/2；蛋白质摄入每天 3 份肉；偶尔吃一次加餐	管饲或 TPN 提供年龄所需要的充足热量和矿物质；或摄入大多数食物的 1/2 以上；或每日摄入 4 份肉类；偶尔拒绝一餐，但常常会加餐	食欲正常摄入年龄所需的充足热量；能吃完每餐的大部分；从不少吃一餐，每天肉类 ≥4 份；偶尔加餐，不总是要加餐
摩擦力和剪切力	明显有问题 1 分	存在问题 2 分	潜在问题 3 分	无问题 4 分
	需要中度或极大的协助才能移动身体，且无法将身体完全抬起，卧床或坐椅子时常会下滑，需极大协助才能调整姿势，或肢体痉挛或烦躁不安，患者皮肤时常受到摩擦	在帮助下才能移动身体，不能完全抬起身体使其在床单表面滑动，在床上或椅子上经常出现下滑；需要最大限度的帮助才能变换体位	能有效，但需要一定的协助，在移动过程中，皮肤可能在床单、椅子、约束带等设备上出现一些滑动，大多数的时候，能在床或椅子上维持相当好的姿势，但偶尔会滑下来	能独立坐床或椅子，改变体位时能完全抬起，在床上或椅子里的所有时间内都能保持良好的体位
组织灌注或氧合作用	非常受限 1 分	受限 2 分	充足 3 分	很好 4 分
	低血压（舒张压 < 50 mmHg，新生儿 < 40 mmHg 或不能耐受生理性体位改变）	血压正常，氧饱和度 < 95%；血红蛋白<100g/L；毛细血管再充盈时间>2 秒；血清 pH<7.40	血压正常，氧饱和度 < 95%；血红蛋白<100g/L；毛细血管再充盈时间>2 秒；血清 pH 正常	血压正常，氧饱和度>95%；血红蛋白水平正常；毛细血管再充盈时间>2 秒

4. Waterlow 评估表　Waterlow 评估表评估内容包括一般情况如体形、体重、身高、皮肤状况、视力危机、失禁情况、移动力、性别/年龄、食欲；特别危险部分：营养不良、感

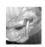

知、特殊药物、吸烟、外科创伤等。得分越高，表示发生压力性损伤的危险性越高（表14-6）。10~14分提示轻度危险，15~19分提示高度危险，大于19分提示极度危险。此评估表评价内容较多，临床应用比较困难，但敏感度较高，特别适用于ICU危重症患者及手术患者的压力性损伤危险预测。

表 14-6 Waterlow 评估表中文版

体形、体重与身高		危险区域的皮肤类型		性别和年龄		组织营养不良	
中等	0	健康	0	男	1	恶病质	8
超过中等	1	Tissue paper	1	女	2	心力衰竭	5
肥胖	2	干燥	1	14~49	1	外周血管病	5
低于中等	3	水肿	1	50~64	2	贫血	2
（参照亚洲人标准体重表）		潮湿	1	65~74	3	吸烟	1
		颜色差	2	75~80	4		
		裂开/红斑	3	≥81	5		
控便能力		运动能力		饮食		神经性障碍	
完全自控	0	完全	0	中等	0	糖尿病/多发性硬化/脑	
偶失禁	1	烦躁不安	1	差	1	血管意外/运动/感觉神	
尿便失禁	2	冷漠的	2	鼻饲	2	经障碍	4~6
尿便失禁	3	限制的	3	流质	2	大手术/创伤	
		迟钝	4	禁食	3	腰以下/脊椎的大手术	
		固定	5	厌食	3	或创伤	5
						手术时间≥2小时	5
						药物治疗	
						使用类固醇、细胞毒性	
						药、抗感染药	4
总评分	10~14分轻度危险，15~19分高度危险，大于20分极度危险						
Waterlow 评估指引							
体形体重与身高	中等 体重在标准体重的±10%范围内						
	超过中等 体重超过标准体重的10%~20%						
	肥胖 体重超过标准体重的20%						
	低于中等 体重比标准体重少于10%~20%为消瘦、少于20%以上为明显消瘦						
皮肤类型	健康 皮肤颜色、湿度、弹性等正常						
	菲薄 皮肤紧张发亮，或由于皮下脂肪减少、肌肉萎缩，皮肤变薄						
	干燥 无汗时皮肤异常干燥						
	水肿 皮下组织的细胞内及组织间隙内液体积聚过多						

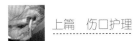

续　表

组织营养 不良	恶病质　极度消瘦 心衰　指伴有临床症状的心功能不全，通常伴有肺循环和（或）体循环淤血 外周血管病　指心脏以外的血管病变 贫血　外周血血红蛋白含量低于正常值下限，成年男性<120g/L，女性<110g/L 吸烟　定义为每天吸烟 1 支且持续 1 年或以上
控便能力	完全自控　指尿便完全自控，或尿失禁已留置尿管 偶失禁　指尿便基本自控，偶尔有尿和（或）大便失禁 尿/大便失禁　指尿或大便失禁或有腹泻 尿便失禁　尿便混合失禁
运动能力	完全　意识清楚，身体活动自如，自主体位 烦躁不安　意识模糊，躁动不安，不自主活动增加 冷漠的　意识淡漠，活动减少 限制的　患者不能随意调整或变换体位 迟钝　存在感觉/运动功能障碍，自主变换体位能力减弱或医疗限制 固定　由于强迫体位或被动体位等不会自主变换体位或者要求变换体位
饮食 食欲	中等　消化功能、进餐次数、用餐时间、进食方式、摄入食物种类和量正常 差　食欲缺乏，摄入食物种类和量减少 鼻饲　将导管经鼻腔插入胃内，从管内注入流质食物、营养液、水和药物 流质　一切食物呈流体，易吞咽、消化、无刺激 禁食　长期禁食超过 2 天以上 厌食　无食欲或其他原因患者不愿（拒绝）进食
神经性障碍	糖尿病　一种常见的代谢内分泌病，分为原发性或继发性两类 多发性硬化　一种青壮年发病的中枢神经系统炎性脱髓鞘病，引起肢体无力或瘫痪 脑血管意外　指由各种原因引起的脑血管病变，导致脑功能缺损的一组疾病总称 运动障碍软　可分为瘫痪、僵硬、不随意运动及共济失调等 感觉障碍　指机体对各种形式的刺激无感知、感知减退或异常的一组综合征
大手术/创伤	所有外科/腰以下/脊椎手术时间>2 小时，评估有效时间为术后 24 小时内
药物治疗	大剂量类固醇　包括糖皮质激素、盐皮质激素、性激素 细胞毒性药　在细胞分裂时能够选择性杀死细胞的药物，如环磷酰胺、甲氨蝶呤等

（二）压力性损伤其他评估方法

　　除了危险因素评估量表以外，国外还应用计算机监测系统监测患者皮肤与床垫或坐垫间的压力大小。此类的计算机监测系统包括充气系统和电动系统两种。常规使用的充气系统由于气囊易受体位的影响而精确度较低，而电动系统由于可以进行实时校正因而精确度较高。

二、压力性损伤的预防措施

通过压力性损伤危险因素评估，可筛选出压力性损伤的高危人群，对压力性损伤高危人群进行预防措施的干预，能有效预防患者的压力性损伤发生。除压力性损伤危险因素评估外，主要的预防措施有体位与体位变换、选择合适的支撑面、皮肤护理、营养支持、健康教育以及预防性使用敷料等其他新兴压力性损伤预防措施。

（一）体位与体位变换

1. 体位

（1）卧床患者：在病情允许的情况下，建议患者选择侧卧30°（图14-8）或俯卧位，避免选择90°侧卧位。此外，患者床头摇高不应超过30°。对于已经存在压力性损伤的患者，避免压力性损伤处再次受压。Guttmann提出与90°侧卧位相比，使用枕头支撑的患者侧卧30°体位能使患者避开身体骨突处部位，且每个受力点的位置的压力均小于毛细血管关闭压，降低了压力性损伤的风险。30°侧卧体位有利于压力分散和血液流动，而90°侧卧体位，由于局部受力面积较小，可导致局部体重的压力超过毛细血管的压力，尤其是骨突处，引起血流阻断和缺氧，导致组织坏死。因此，提倡侧卧30°的侧卧位在临床应用，从而减轻局部压力，避免压力性损伤的发生。

剪切力的发生与体位有关，特别是当抬高卧床患者床头30°时或坐轮椅患者的身体前倾时，骶尾部及坐骨结节处均产生较大的剪切力，导致局部缺血，增加压力性损伤发生的危险性。因此，临床上要尽量避免将卧床患者长时间抬高床头30°，以减少骶尾部的剪切力。如果患者因病情需要取半卧时，要在患者臀下给予必要的支撑，以避免患者因向下滑行而产生剪切力（图14-9）。

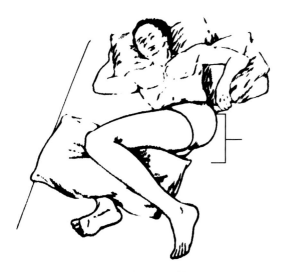

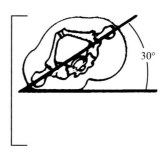

图14-8 侧卧30°体位　　　　　　　　　图14-9 半卧位时减少剪切力

（2）坐位患者：为坐位患者选择体位时应充分考虑到患者活动能力，确保患者能够自

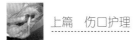

由活动。轮椅或座椅应该选择靠背可以往后调节，有扶手、有脚踏的产品，以最大程度地减轻摩擦力和剪切力。存在压力性损伤高危风险的患者应该限制处于坐位的时间，且确保双脚要落地。

2. 体位变换

（1）体位变换频率：合理的体位变化频率是压力性损伤预防最重要的措施之一。每个患者都是一个独立的个体，因此应针对每个患者不同的情况制订个性化的频率。制订计划时，应综合考虑患者个人的病情及治疗措施、组织耐受性、移动和活动能力、皮肤情况、患者舒适度以及医院或科室可供选择的支撑面等。一般患者翻身时间间隔为 2 小时变换一次体位（表 14-7），但长期卧床患者可通过评估其皮肤及全身情况来调整翻身的间隔时间：2 小时翻身时如皮肤出现可见性充血反应在 15 分钟内能消退则认为皮肤可以承受 2 小时的压力，如 15 分钟内皮肤发红不消退，翻身时间应缩短至 1 小时。

表 14-7 制定翻身的时间与体位

时间	体位
8：00~10：00	仰卧位
10：00~12：00	右侧卧位
12：00~14：00	左侧卧位
14：00~16：00	仰卧位
16：00~18：00	右侧卧位
18：00~20：00	左侧卧位
……	……

（2）体位变换技巧：护士除了需要定时为患者进行体位变换，同时应该检查该体位是否能有效地减轻或重新分配压力。在体位变换的过程中，尽量避免摩擦力和剪切力的产生。例如，应该抬起患者，避免托拉拽；可以选择过床板、床单、吊带等帮助转移患者；不能将患者置于任何医疗器械之上，如引流管、输液管道以及电源线。帮助患者使用便盆后应及时拿出。

（二）支撑面

支撑面是一种用于重新分配压力的特殊设备，可用于管理组织负荷、皮肤微环境以及其他治疗功能。目前临床使用的支撑面根据作用部位分为两种，一种是局部支撑面，另一种是全身性的支撑面。选择支撑面时，应充分评估患者情况及医院自身的设备条件。

1. 局部支撑面 局部支撑面在临床使用较广泛，如轮椅坐垫、手术中使用的局部减压垫主要用于患者局部的某个或某几个骨突处的减压，常使用在枕部、肘部、骶尾部、足跟部。各种不同的局部支撑面材质也不同，常见的有泡沫或海绵减压垫、啫喱垫等（图 14-10~图 14-15）。

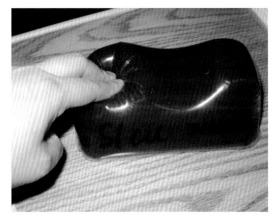

图 14-10　啫喱垫（一）

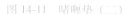

图 14-11　啫喱垫（二）

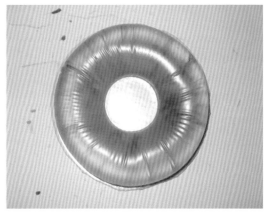

图 14-12　啫喱垫（三）

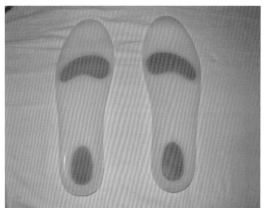

图 14-13　足底减压垫

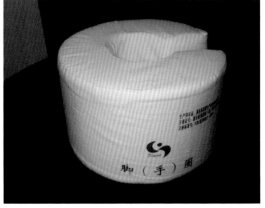

图 14-14　海绵减压垫

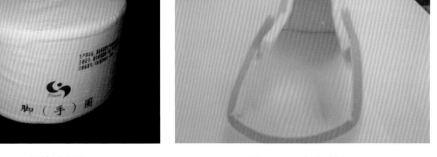

图 14-15　泡沫减压垫

　　值得注意的是以往临床经常使用的气垫圈、充气或充水手套已不建议使用，气垫圈会导致患者局部循环障碍加重，充气或充水手套会导致局部皮肤的潮湿。因此，气垫圈、充气或充水手套不仅不能降低压力性损伤的发生，甚至可能会导致局部压力性损伤的发生。

　　2. 全身性支撑面　全身性支撑面主要是临床使用的记忆泡沫床垫、气垫床和水床，包括各种柔软的静压垫和动压垫。目前电动气垫床应用较多（图14-16、图14-17），水床应用不多。多房性电动充气床垫使小房交替充气、放气，变换承受压力的部位，使每一部位的受压时间不超过几分钟（图14-18）。空气缓慢释放床（空气漂浮）是空气通过床表面的纤维织物缓慢渗出，使患者漂浮于床上（图14-19）。空气射流床使暖热空气通过覆盖有纤维聚酯膜的颗粒状陶瓷串珠，产生类似于流波的串珠运动，变换受压量的大小（图14-20）。

　　（三）皮肤护理

　　皮肤护理对于压力性损伤高危人群非常重要。每天定时检查全身的皮肤状况，尤其是骨突受压处皮肤，避免水肿部位的皮肤受压。保持皮肤清洁和干燥，有条件的患者推荐使用平衡液清洁皮肤。然而当患者皮肤过于干燥时，可适当给予不含香精的温和的皮肤润肤霜。持久排汗，如自主神经紊乱的患者，可使用吸收性强的材料改善湿度，避免使用爽身粉，因为

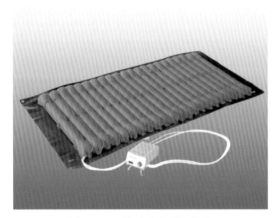

图14-16　普通波浪形气垫床

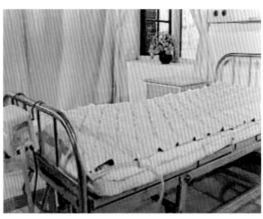

图14-17　普通球形气垫床

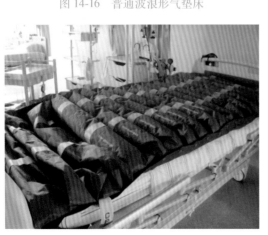

图14-18　多房性电动充气床垫

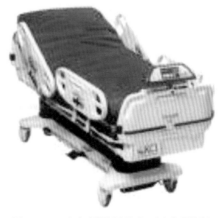

图14-19　空气缓慢释放床（空气漂浮）

粉聚集在皮肤皱襞，可以引起额外的皮肤损伤。及时更换潮湿的衣服与床单、清洁皮肤，保持患者皮肤的清洁干爽，以减轻局部皮肤的摩擦力。当患者发生尿便失禁时，注意保护局部的皮肤免受粪水的刺激。

对于存在压力性损伤高危风险的皮肤禁止按摩。研究表明，按摩可以促进正常皮肤的血液循环，改善营养状况，放松肌肉以及减轻局部水肿；然而，对于存在压力性损伤风险的皮肤，按摩无助于防止压力性损伤，甚至会引起急性炎症反应和局部血管的损伤。因软组织受压变红是正常

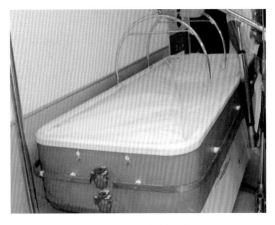

图 14-20　空气射流床

保护反应，是氧供应不足的表现，无需按摩。如果皮肤发红持续 30 分钟以上不能消退，则表明软组织受损，此时按摩将会导致更严重的创伤，甚至使皮肤破溃。

（四）营养支持

营养不良是压力性损伤发生的危险因素之一，因此，改善患者的营养状况对预防压力性损伤的发生十分重要，而临床研究也表明，合适的热量和蛋白质摄入可以预防压力性损伤。在对患者实施营养干预之前，应先使用量表评估患者的营养状况。根据评估结果为患者制定合适的能量、蛋白质、碳水化合物、维生素和微量元素的摄入计划。必要时，请营养师会诊，全面评估患者的营养状况，制定合理的饮食。对于不能由口进食的患者，给予鼻饲注入机体的各种营养物质，以保证患者的营养需要。同时，监测患者的摄入与排出，保持机体营养的动态平衡。

（五）健康教育

对长期卧床患者、脊髓损伤患者及老年人特别是老年卧床患者等压力性损伤的高危人群进行及时、准确的评估是预防压力性损伤的必要条件，根据评估结果制定合理的护理计划，采取有效的预防措施，患者及家属的参与非常重要。因此，对患者及家属的教育是预防长期卧床患者及其他压力性损伤高危人群发生压力性损伤的关键，尤其是社区的居家患者。

1. 指导患者家属定时改变体位　翻身是最为简单且有效的预防措施，采取合理的翻身间隔时间以提高护理质量并节约医疗卫生资源。指导患者间隔一定的时间改变体位，教育正确的翻身，避免发生拖拉等动作，以减轻局部的压力和摩擦力。指导坐轮椅的患者隔 30 分钟臀部抬离轮椅约 30 秒。

2. 根据病情使用合适的支撑面　根据病情及评估情况，指导患者选择合适的支撑面，如局部的减压垫或全身减压的气垫床，并教会患者及家属正确使用。

3. 保护皮肤，避免盲目局部按摩　指导患者及家属观察皮肤情况，尤其是骨突处受压的皮肤状况。每日清洁皮肤，保持清洁干爽，如有潮湿刺激，及时清洁与更换。指导失禁患者正确使用失禁用品，避免皮肤受粪水刺激。同时，指导患者及家属不要盲目行局部皮肤按摩，尤其是水肿部位及红肿皮肤，以免损伤皮肤。

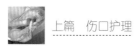

4. 增加营养 让患者和家属理解营养对于压力性损伤的预防的重要性。指导患者进食合适的热量和蛋白质饮食，指导长期鼻饲患者家属为鼻饲注入营养，并说明注入时的注意事项。

5. 发现皮肤问题，及时就诊 指导患者及家属，一旦发现皮肤出现问题，要及时就诊。

（六）新兴预防措施

随着压力性损伤预防研究的不断更新，临床上出现了多种压力性损伤预防的新措施，其中以预防性使用敷料、肌肉电刺激以及纤维织物等措施效果明确。与传统的棉质或棉-聚酯混纺织物相比，选择如丝绸般滑的纺织物可以达到减少局部摩擦力和剪切力的效果。

大量国内外随机对照研究表明，在骨突出处预防性使用聚氨酯泡沫敷料可以有效降低压力性损伤的发生率，尤其适用于医疗器械压力性损伤的预防。选择敷料时，应优先选择能有效管理皮肤微环境、易于粘贴和移除，方便观察以及大小合适的敷料。敷料只是压力性损伤预防的辅助手段，不能代替体位及体位变换等其他预防措施，护士应至少每日评估一次粘贴敷料的局部皮肤。当敷料出现磨损、移位、过度湿润等情况时，应及时更换。

在脊髓损伤患者的压力性损伤高危风险部位使用电刺激可以有效降低压力性损伤发生率。研究表明，电刺激通过刺激肌肉收缩，增加血流供应以及组织供氧，可以有效降低肌肉萎缩的发生率，从而增加肌肉质量，加强对压力的耐受性，有效降低压力性损伤的发生。

第四节 压力性损伤创面的护理

一、伤口评估

（一）整体评估

1. 皮肤受损的原因 评估患者皮肤损伤的内在因素或外在因素。评估患者的年龄、营养及局部血供情况，患者的活动能力、移动能力及感觉是否存在障碍，损伤局部是否存在压力或剪切力或摩擦力或潮湿刺激。

2. 伤口持续时间 在伤口处理过程中，经过2~4周正规伤口处理，伤口如果没有任何进展，则要评估是否存在影响伤口愈合的因素。

3. 影响伤口愈合的因素

（1）全身性因素：包括年龄、营养状况、循环系统功能、神经系统疾病、其他潜在性疾病如糖尿病、自身免疫性疾病及患者心理状态和全身用药情况等。

（2）局部性因素：包括伤口的位置、大小和深度、伤口存在感染、伤口内有异物、伤口干燥或过于潮湿、伤口内组织水肿、伤口表面血纤维蛋白覆盖、伤口及周围皮肤受磨擦、牵拉及压迫等。

（二）伤口局部评估

伤口局部评估包括伤口所在的位置、组织损伤程度、伤口所处阶段、伤口大小、有无潜行、窦道、伤口基底组织、伤口渗出液、伤口边缘及周围皮肤状况、伤口有无感染、疼痛。具体评估见本书伤口部分第四章。

美国全国压力性损伤顾问小组（NPUAP）于是1989年将压力性损伤分为四期。在临床评估中发现有些患者虽然皮肤完整，但深部组织出现损伤。另外，如果伤口覆盖焦痂或坏死组织，伤口则无法分期，深色皮肤患者很难判断是否存在 1 期压力性损伤。因此，美国全国压力性损伤顾问小组于 2007 年对压力性损伤重新分期，在原有的四期基础上增加了可疑深部组织损伤及不可分期阶段。2016 年最新压力性损伤专家共识将压力性损伤分为 4 个分期和 2 个阶段：1 期、2 期、3 期、4 期、不可分期、深部组织损伤（表 14-8、图 14-21 ~ 图 14-32）。

表 14-8　压力性损伤分期

压力性损伤分期	组织损伤及其特点
深部组织损伤 Deep tissue pressure injury	1. 完整或破损的局部皮肤出现持续的指压不变白深红色，栗色或紫色，或表皮分离呈现黑色的伤口床或充血水疱 2. 疼痛和温度变化通常先于颜色改变出现 3. 深色皮肤的患者皮肤颜色表现可能不同 4. 是由于强烈和（或）长期的压力和剪切力作用于骨骼和肌肉交界面所导致的 5. 伤口可迅速发展，暴露组织损失的实际程度，也可能溶解而不出现组织缺失 6. 该分期不可用于描述血管、创伤、神经性伤口或皮肤病
第 1 期 Stage 1	1. 完整的皮肤下局部出现压之不褪色的红色，通常发生在骨突处 2. 深色的皮肤可能看不见皮肤变红的情况，但局部的皮肤颜色也许与周围的皮肤不同，在高风险的患者要进行压力性损伤危险标志 3. 在观察到皮肤出现改变前，指压变白红斑或者感觉、皮温、硬度的改变可能更先出现 4. 这一期的颜色改变不包括紫色或栗色变化，因为这些颜色变化可能存在深部组织损伤
第 2 期 Stage 2	1. 表皮及部分真皮组织缺失，伤口床有活性、呈粉色或红色，湿润，也可表现为完整的或破损的浆液性水疱 2. 脂肪及深部组织未暴露，无肉芽组织、腐肉、焦痂 3. 这一阶段的状况应该与皮肤撕裂、粘贴胶布导致的痕迹、会阴皮炎、浸渍或表皮脱落相区别 4. 该期不能用于描述潮湿相关性皮肤损伤，如失禁性皮炎，皱褶处皮炎，以及使用医疗粘胶导致的皮肤损伤或者其他创伤伤口（皮肤撕脱伤、烧伤、擦伤）
第 3 期 Stage 3	1. 全皮层缺失，常常可见脂肪、肉芽组织和边缘内卷，可见腐肉和（或）焦痂 2. 不同解剖位置的组织损伤的深度存在差异，脂肪丰富的区域会发展成深部伤口 3. 可能存在潜行或窦道，无筋膜、肌肉、肌腱、韧带、软骨和（或）骨暴露
第 4 期 Stage 4	1. 全皮肤缺失，可见或可直接接触到筋膜、肌肉、肌腱、韧带、软骨和（或）骨头。腐肉或焦痂可能在溃疡的某些部位出现。常有边缘内卷、潜行和窦道存在 2. 第 4 期压力性损伤的深度因该部位的解剖结构而不同。鼻梁、耳朵、枕部和足踝等处没有皮下组织，因此溃疡可以是浅层的 3. 第 4 期压力性损伤可能延伸到肌肉和支撑结构如筋膜、肌腱或者结缔组织，有可能发生骨髓炎。创面往往可见或触及骨骼或肌腱 4. 压力性损伤可能需要 1 年以上才能痊愈，痊愈后该处仍是压力性损伤高危部位，愈合后的瘢痕组织抗张力强度只有正常的 40%
不可分期 Unstageable	1. 全层皮肤和组织缺失，由于被腐肉和焦痂掩盖，不能确认组织损伤的程度 2. 直到去除足够的腐肉或焦痂，溃疡的基底真正深度暴露之后才能界定具体分期 3. 缺血肢端或足跟的稳定型焦痂（表现为干燥、紧密黏附，完整无红斑和波动感）不应去除

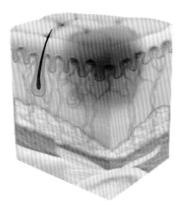

图 14-21　1 期压力性损伤

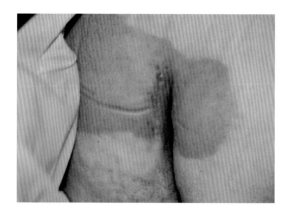

图 14-22　1 期压力性损伤示意图

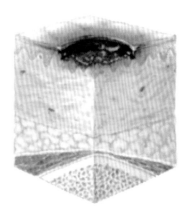

图 14-23　2 期压力性损伤

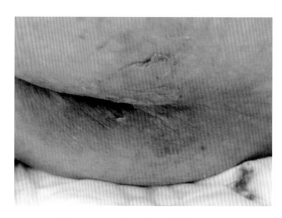

图 14-24　2 期压力性损伤示意图

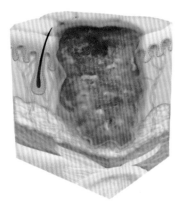

图 14-25　3 期压力性损伤

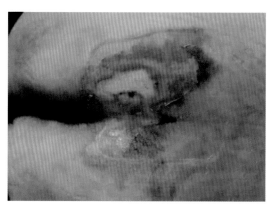

图 14-26　3 期压力性损伤示意图

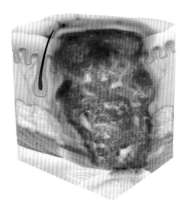

图 14-27　4 期压力性损伤

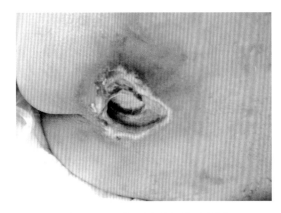

图 14-28　4 期压力性损伤示意图

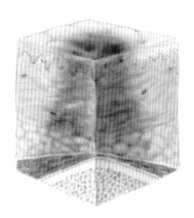

图 14-29　深部组织损伤压力性损伤

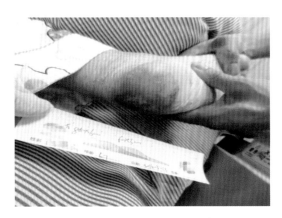

图 14-30　深部组织损伤压力性损伤示意图

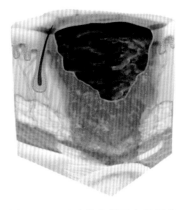

图 14-31　无法界定期压力性损伤

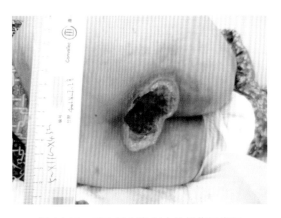

图 14-32　无法界定期压力性损伤示意图

（三）压力性损伤愈合评价量表

传统的压力性损伤发展过程评价主要以文字界定的分期为主，但压力性损伤的发展过程则不能评价。压力性损伤愈合计分量表（pressure ulcers scales for healing，PUSH）是常用的以量化方式为主的压力性损伤愈合评价量表。PUSH 是 1997 年由美国压力性损伤咨询委员会（NPUAP）设计的，用来帮助临床医生常规评价压力性损伤的愈合过程。从分值的动态变化可以评估压力性损伤趋于好转或恶化，分值越高表明压力性损伤程度越重。1997 年，Thomas 等对压力性损伤愈合评价量表的来源及有效性进行分析，表明其具有较高的内容效度、相关效度及敏感性。1998 年 3 月由美国保健财政行政局（Health Care Financing Administration，HCFA）组织实施的 2 个多中心回顾试验及预试验，也证实了压力性损伤愈合评价量表具有较高的信度、效度及临床实用性。

1997 年自 PUSH 被提出后，因其使用简便可靠，在国外临床上被广泛应用。Pompeo 等认为 PUSH 是目前压力性损伤愈合状态的最有效评价工具。PUSH 计分表在国内应用也较为普遍，被用于评价中药湿润烧伤膏治疗压力性损伤的临床效果、评估和监测艾灸配合湿润烧伤膏治疗 2~4 期压力性损伤的疗效、观察气压治疗对骶尾部压力性损伤的效果及安全性、观察短波紫外线联合毫米波治疗压力性损伤的疗效等。

压力性损伤愈合计分量表包括 3 个项目：伤口面积（长乘以宽）、渗液量和组织类型（表 14-9）。总分范围是 0~17 分，17 分表示压力性损伤很严重，分数下降表明伤口正在愈合中，0 分表示伤口愈合。分数上升表明伤口恶化，分数无改变表明治疗无效。伤口面积范围 0~24cm^2（1~10 分）；24 小时渗液量分为无、少量、中量、大量 4 个等级（0~3 分）；伤口床组织类型分为闭合（即完整皮肤）、上皮组织、肉芽组织、腐肉、坏死组织 5 个等级（0~4 分）。

表 14-9　压力性损伤愈合评分表

计分项目	计分内容	得分标准
伤口面积（cm^2）	0	0
	<0.3	1
	0.3~0.6	2
	0.7~1.0	3
	1.1~2.0	4
	2.1~3.0	5
	3.1~4.0	6
	4.1~8.0	7
	8.1~12.0	8
	12.1~24	9
	>24	10

续　表

计分项目	计分内容	得分标准
24 小时渗液量（ml）	干燥无渗液	0
	<5ml 为少量	1
	5~10ml 为中量	2
	>10ml 为大量	3
伤口床组织类型	闭合	0
	表浅并有上皮组织生长	1
	清洁并有肉芽生长	2
	有腐肉但无坏死组织	3
	有坏死组织	4

二、伤口处理

（一）不同时期压力性损伤的处理

1. 深部组织损伤

（1）解除局部皮肤的压力与剪切力，减少局部的摩擦力。同时，密切观察局部皮肤的颜色变化，有无水疱、焦痂形成。

（2）伤口处理：局部皮肤完整时可给予赛肤润外涂，避免大力按摩。如出现水疱，可按 2 期压力性损伤处理；如果局部形成薄的焦痂，可按焦痂伤口处理。如发生较多坏死组织，则进行伤口清创，按 3 期、4 期压力性损伤处理。

2. 1 期压力性损伤

（1）局部可以不用任何敷料。避免再受压，观察局部发红皮肤颜色消退状况，对于深肤色的患者观察局部的皮肤颜色与周围的皮肤颜色的差异变化。

（2）减小局部摩擦力，局部皮肤可给予透明薄膜或薄的水胶体敷料或赛肤润，观察局部皮肤颜色的变化。水胶体敷料和赛肤润可改善局部皮肤的缺血缺氧状况。

3. 2 期压力性损伤

（1）水疱：直径<2cm 的小水疱，可以让其自行吸收，局部粘贴透明薄膜保护皮肤；直径>2cm 的水疱，局部消毒后，在水疱的最下端用 5 号小针头穿刺并抽吸出液体，表面覆盖透明薄膜，观察渗液情况，如果水疱内再次出现较多液体，可在薄膜外消毒后直接穿刺抽液，薄膜 3~7 天更换一次。如果水疱破溃，暴露红色创面，按浅层溃疡原则处理伤口。

（2）浅层溃疡：由于 2 期压力性损伤创面通常是无腐肉的红色或粉红色基底的开放性浅层溃疡，可根据渗液情况使用合适的敷料。渗液较少时，可用薄的水胶体敷料，根据渗液 2~3 天更换一次；渗液中等或较多，可用厚的水胶体敷料或泡沫敷料，3~5 天更换一次（图 14-33、图 14-34）。

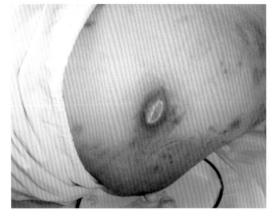
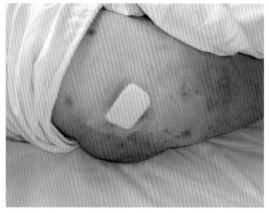

图 14-33　2 期压力性损伤浅层溃疡　　　　　图 14-34　给予水胶体敷料

4. 3 期、4 期压力性损伤

（1）清除坏死组织：3 期、4 期压力性损伤的创面通常覆盖较多坏死组织，因此，首先要进行伤口创面清创处理。评估患者的全身和局部情况后，决定使用何种清创方法。①当伤口内坏死组织比较松软时，可采用外科清创的方法；②当伤口坏死组织比较致密，且与正常组织混合时，首先进行自溶性清创，待坏死组织松软后再配合外科清创的方法；③当黑色焦痂覆盖伤口时，可在焦痂外作一些小切口，再使用自溶性清创的方法进行清创；④当伤口内有较深潜行或窦道时，可采用机械性冲洗的方法清除部分坏死组织；⑤当坏死组织非常致密，采用其他方法无法清除时，可考虑使用化学性清创方法。

（2）控制感染：当伤口存在感染症状时，全身或局部使用抗生素前先行伤口分泌物或组织的细菌培养和药敏试验，根据培养和药敏结果选择合适的抗生素治疗。感染性伤口可选择合适的消毒液清洗伤口，再用生理盐水清洁，伤口可使用银离子抗菌敷料。

（3）伤口渗液处理：根据伤口愈合不同时期渗液的特点，进行伤口渗液的管理，可选择恰当的敷料，也可使用负压治疗（见本书第二十三章），主要目的达到伤口液体平衡，细胞不发生脱水，也不会肿胀。①当黑色焦痂覆盖时，通常伤口很少渗液或无渗出，此时需要给伤口补充一定的水分才能溶解焦痂。因此，可使用水分较多的敷料，如水凝胶或离子持续交换型敷料；②当伤口有较多黄色坏死组织覆盖时，伤口渗液由少到多，可使用既具有吸收能力又具有清创作用的敷料来吸收渗液和清创，如可选择水胶体、藻酸盐、美盐等敷料；③当伤口较多红色肉芽组织生长时，渗液较多，因此可选用吸收能力强的敷料以吸收伤口内过多的渗液，如藻酸类敷料、水性纤维敷料、泡沫塑料类敷料等；④当伤口内肉芽组织填满伤口，部分上皮组织生长时，伤口渗液逐渐减少，可使用水胶体或薄的泡沫敷料以促进伤口愈合。

（4）伤口潜行和窦道的处理：在伤口评估时，如果发现伤口内有潜行或窦道，一定要仔细评估潜行的范围及窦道的深度，在肛门附近的伤口要检查是否有瘘管存在。根据潜行和窦道深度及渗出情况选择合适的敷料填充或引流，填充敷料要接触到潜行或窦道的基底部，但填充时不要太紧而对伤口产生压力。常用的引流和填充的敷料有优拓、美盐、爱康肤、藻酸盐等。

（5）关节处伤口处理：压力性损伤的伤口好发于关节部位，如肘关节处、踝关节处、髋关节处。由于关节处皮下组织比较少，因此，关节处的伤口往往是全皮层损伤，经常可见关节面暴露，由于关节活动多，伤口难以愈合。保护好关节面是护理关节处伤口的关键，除了进行局部减压外，还应保护关节面湿润的环境，避免关节面破坏后骨的直接暴露。必要时，伤口清洁后进行手术治疗以保护关节。

（6）足跟部伤口的处理：由于足跟部组织的特殊性，往往伤口的颜色不够鲜红而误以为是伤口内坏死组织。位于足跟的压力性损伤在处理过程中要注意保护伤口，避免清创，伤口以清洁干燥为主，注意减压。

5. 无法分期

（1）当伤口无法界定属于哪一期时，应记录无法分期，而不猜测记录属于几期。

（2）当伤口因覆盖焦痂或坏死组织无法进行界定时，应先清除伤口内焦痂和坏死组织，再确定分期。

（3）伤口处理与 3 期、4 期压力性损伤方法相同。

（二）护理案例

患者，女性，69 岁，诊断：阿尔茨海默病（老年性痴呆），帕金森综合征。患者因患老年性痴呆而失去生活自理能力及认知能力，伴尿失禁。患者长期卧床后发生骶尾部压力性损伤来就诊。

1. 整体评估

（1）皮肤受损的原因：评估患者皮肤损伤的内在因素包括年龄大、活动能力及移动能力障碍，外在因素包括存在压力及潮湿刺激。

（2）伤口持续时间：患者伤口持续时间有 1 个多月，伤口一直扩大，未有愈合迹象。

（3）影响伤口愈合的因素：全身性因素包括患者年龄大、营养状况较差（有低蛋白血症）、神经系统疾病等；局部性因素包括伤口的位置在骶尾部受压部位、伤口较大且有潜行、伤口存在感染（白细胞计数增高）、伤口过于潮湿及受尿液浸渍。

2. 伤口局部评估

（1）伤口所在的位置：伤口位于骶尾部骨突处。

（2）组织损伤程度：全皮层损伤口，为Ⅳ期压力性损伤。

（3）伤口所处阶段：伤口处于炎症期。

（4）伤口大小：10cm×8cm×2cm。

（5）潜行及窦道：9 点至 2 点的潜行，最深处有 5cm，无窦道。

（6）伤口基底组织：100% 黑色坏死组织。

（7）伤口渗出液：伤口大量渗液伴异味。

（8）伤口边缘及周围皮肤状况：伤口边缘不整齐，周围皮肤红、肿、热、痛明显。

（9）伤口有无感染：伤口有感染症状。

（10）疼痛：患者不能表达，清洗伤口时患者有反应。

3. 伤口护理

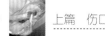

（1）清除坏死组织：采用自溶性清创与外科清创相结合的方法清除坏死组织。对于松软的坏死组织给予外科清创，经过敷料的自溶性清创后，再清除松软的坏死组织。

（2）控制感染：由于患者家属不愿意行细菌培养，白细胞计数稍高，患者不发热。因此伤口局部给予过氧化氢溶液清洁后再用生理盐水清洁，伤口异味去除。患者全身使用抗生素治疗。

（3）伤口渗液处理：由于伤口渗液量较多，给予藻酸盐敷料吸收渗液，同时也可行自溶性清创。伤口肉芽组织生长良好时，渗液仍然较多，但有部分上皮生长，此时改为泡沫类敷料外敷。

（4）伤口潜行的处理：彻底清洁潜行后，填充藻酸盐敷料至潜行的基底。

（5）尿失禁管理：由于患者尿失禁浸渍伤口，暂时留置尿管，同时进行失禁的治疗。

（6）营养支持：由于患者存在低蛋白血症，因此，建议患者行营养支持治疗，如输注白蛋白。

处理过程见图 14-35 ~ 图 14-42。

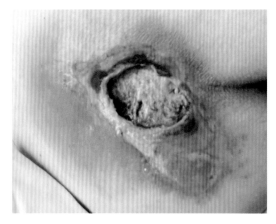

图 14-35　初诊时伤口内较多坏死组织

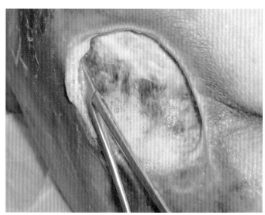

图 14-36　使用过氧化氢溶液清洁

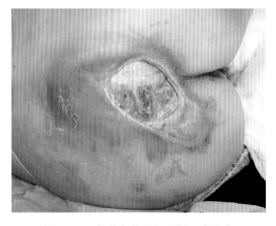

图 14-37　部分肉芽组织生长，渗液多

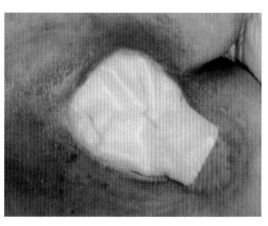

图 14-38　给予藻酸盐敷料填充潜行及伤口

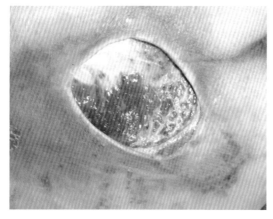

图 14-39　伤口 50% 肉芽组织生长

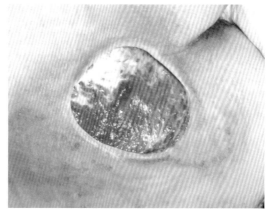

图 14-40　伤口 75% 肉芽组织生长

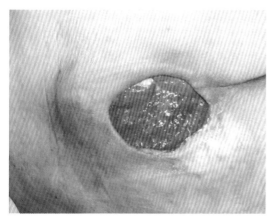

图 14-41　伤口 100% 肉芽组织生长

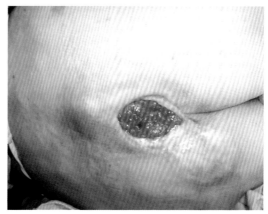

图 14-42　伤口上皮生长良好

第五节　压力性损伤的监控与管理

　　预防及减少压力性损伤发生一直以来都是临床护理质量管理重要的一项，既往的护理管理制度多要求发生压力性损伤后要向上级部门报告。这种管理模式易导致护理管理者信息滞后，而压力性损伤的预防环节未得到重视，因此出现了临床上对压力性损伤监控与管理模式的积极探讨与实践。

一、压力性损伤风险患者预先报告制度的建立

　　根据压力性损伤发生的危险因素，主管护士从科室筛选出高危患者，选择适宜的压力性损伤评估表进行全面评估，分析患者处于哪一危险状态压力性损伤，将评估结果上报护士长及护理部，同时告知患者及家属，做好解释沟通，进而根据患者情况制定详细的护理计划，积极采取有效的护理措施，使压力性损伤发生率降到最低限度。

　　压力性损伤风险患者预先报告制度的建立，可使护理管理者及时得到信息，共同与临床

一线护士商讨护理措施，更有利于压力性损伤的预防，提高护理管理质量。

二、皮肤管理和压力性损伤监控系统的构建

1. 成立伤口小组或压力性损伤项目管理小组　目前国内采用的压疮管理的组织架构以三级监控系统为主。不同的医院规模和等级，具体的组织架构不尽相同，常见的有以下几种。

（1）护理部皮肤管理小组-科护士长-病区护士长、高级责任护士。

（2）护理部-伤口小组/责任组长-病区联络员。

（3）护理部压疮会诊小组-病区护士长-皮肤监控小组。

2. 全院推广压力性损伤危险因素评估量表（risk assessment sale，RAS）。

3. 组织学习压力性损伤的预防及处理相关知识。

4. 制定统一、规范的压力性损伤预防及处理指引。

5. 定期开展压力性损伤发生率调查，进行效果评价。

三、建立和完善压疮上报制度与流程

对于院外带入压疮及院内获得性压疮，应填写压疮上报表，明确规定上报的时间、条件及流程。规定不同风险的住院患者初次风险评估及定期评估的频率。皮肤管理小组成员督促、指导各项预防措施的落实。

四、建立压疮会诊制度和会诊流程

建立护理会诊制度，制定会诊人员的工作职责，制定护理会诊单。院外带入或院内获得性压疮，如需会诊，由 ET 床边查看、处理，给出护理意见。特殊复杂疑难病例可由 ET 组织皮肤管理小组成员进行病例讨论，必要时邀请外科医生、营养学专家等相关人员参加。

五、压疮护理质量持续改进

使用压疮管理模式。常用的管理模式有：

1. PDCA 循环　计划阶段（plan，P）、实施阶段（do，D）、检查阶段（check，C）、处理阶段（action，A）。

2. 根本原因分析（root cause analysis，RCA）。

3. 失效模式与效应分析管理框架（failure mode effects analysis，FMEA）。

4. 集束化干预模式。

（胡爱玲　黄　蕾　周　青）

参 考 文 献

［1］成翼娟，朱明霞，谷波. 压疮易患病人易患因素的评估研究. 华西医学，2005，20（1）：37-39.

［2］Yarkong CM. Decubital theory development in nursing. Arch Phys Med Rehabil，1994：75（8）：908.

［3］Bennett G，Dealey C，Posnett J. The cost of pressure ulcers in the UK. Age and Ageing，2004，33（3），230-235.

［4］何华英，陈丹，李秀丽. 应用 Waterlow 压疮危险因素评估表及分级预防护理法的研究. 中华老年保健医学杂志，2005，3（4）：62-64.

［5］Aronovitch SA. Intraoperatively acquired perssure ulcer pervalence：a national study. J Wound Osotmy Continence Nurs，1999，26（3）：130-136.

［6］Schoonhoven L, Defloor T, van der Tweel I, et al. Risk indicator for perssure ulcers during surgery. Appl Nurs Res, 2002, 15（3）：163-173.

［7］Hoshowsky VM, Schrmma CA. Introaperative perssure sore pervention：annalysis of bedding materials. Res Nurs Heatlh, 1994, 17（5）：333-339.

［8］Schoonhoven L, Defloor T, Grypadonck MH. Incidence of pressure ulcers due to sugrery. J Clin Nurs, 2002, 11（4）：479-487.

［9］Pancorbo-Hidalgo PL, Garcia-Fernaandez PP, Lopez-Medina IM, et al. Risk assessment scales for pressure ulcer prevention：a systematic review. J Advanced Nursing. 2006, 54（1），94-110.

［10］薛小玲，刘慧，景秀深，等. 3种评估表预测压疮效果的比较研究. 中华护理杂志，2004, 39（4）：241-243.

［11］Vennillion C. Operating room acquired pressure ulcers. Decubitus, 1990, 3（1）：26-30.

［12］Schoonhoven L, Haalboom JR, Bousema MT, et al. Prospective cohort study of routine use of risk assessment scales for prediction of pressure ulcers. BMJ, 2002, 325（12）：797-800.

［13］谢小燕，刘雪琴. 护士压疮防治相关知识现状的调查. 中华护理杂志，2005, 40（2）：82-83.

［14］kosiak M. Etiology of decubitus ulcers. Arch Phys Med Rehabil, 1961, 42（7）：191.

［15］王彩凤，巫向前. 3种评估表对住院老年人压疮预测能力的比较研究. 中华护理杂志，2008, 43（1）：15-18.

［16］蔡雪华，易冬娟. 改进压疮报告流程在压疮护理管理中的应用. 护士进修杂志，2008, 23（6）：494-496.

［17］胡宏鸯，冯金娥，叶志弘. 皮肤管理和压疮监控系统的建立和应用. 中华护理杂志，2006, 41（2）：175-177.

［18］Williams, DF. Patients with existing pressure ulcers admitted to acute care. Wound, Ostomy and Continence Nurses, 2007, 27（4）：216-226.

［19］张卉摘，洪军校. 老年住院患者压力性损伤的预防. 国外医学护理学分册，2005, 24（10）：579-580.

［20］European Pressure Ulcer Advisory Panel and National Pressure Ulcer Advisory Panel. Prevention of pressure ulcers：Quick Reference Guide. Washington DC：National Pressure Ulcer Advisory Panel, 2009.

［21］European Pressure Ulcer Advisory Panel and National Pressure Ulcer Advisory Panel. Prevention and treatment of pressure ulcers：clinical practice guideline. Washington DC：National Pressure Ulcer Advisory Panel, European Pressre Ulcer Advisory Panel and Pan Pacific Pressure Injury Alliance, 2014.

［22］徐玲，蒋琪霞. 我国12所医院压疮现患率和医院内获得性压疮发生率调研. 护理学报，2012,（9）：9-13.

［23］陈劲. 痊愈妥结合赛肤润预防晚期肿瘤病人压疮的效果. 中华现代护理杂志，2011, 17（1）：106-108.

［24］Chaiken N. Reduction of sacral pressure ulcers in the intensive care unit using a silicone border foam dressing. J Wound Ostomy Continence Nurs, 2012, 39（2）：143-145.

［25］Mcinnes E, Jammali-Blasi A, Bell-Syer S, et al. Preventing pressure ulcersare pressure-redistributing support surfaces effective? A Cochrane systematic review and meta-analysis. Int J Nurs Stud, 2012, 49（3）：345-359.

［26］Goreck C, Nixon J, Madill A, et al. What influences the impact of pressure ulcer on health-related quality of life? A qualitative patient-focused exploration of contributory factors. Journal of Tissue Viability, 2012, 21（1）：3-12.

［27］ Keys KA，Daniali LN，Warner KJ，et al. Multivariate predictors of failure after flap coverage of pressure ulcers. Plastic and Reconstructive Surgery，2010，125（6）：1725-1734.

［28］ 吕霞. 三级监控模式在压疮护理管理中的应用. 护士进修杂志，2010，25（13）：1175-1177.

［29］ 周晓舟，王丽芳，吴妙莉，等. 医院压疮监控系统的构建与应用. 广东医学，2012，（14）：2193-2194.

［30］ 姚建琴，沈定玉，倪卫燕，等. 持续质量改进在医院压疮管理中的应用. 中华现代护理杂志，2014，49（11）：1249-1251.

［31］ Moore Z，Johanssen E，van Etten M. A review of PU prevalence and incidence across Scandinavia，Iceland and Ireland（Part I）. J Wound Care，2013，22（7）：361-362，364-368.

［32］ Gardiner JC，Reed PL，Bonner JD，et al. Incidence of hospital-acquired pressure ulcers-a population-based cohort study. International Wound Journal，2014：n/a-n/a.

［33］ Lyder CH，Wang Y，Metersky M，et al. Hospital-acquired pressure ulcers：results from the national medicare patient safety monitoring system study. Journal of the American Geriatrics Society，2012，60（9）：1603-1608.

［34］ 林慧，刘义兰，汪炜. 二级医院住院患者压疮患病率横断面调查及相关因素分析. 当代护士（中旬刊），2014，（6）：104-106.

［35］ 刘义兰，段征征，邓先锋，等. 湖北省住院患者压疮现患率的调查研究. 中国护理管理，2015，（2）：209-211.

［36］ 付伟，陆连芳，魏丽丽，等. 医院压疮现患率调查与压疮管理. 解放军护理杂志，2015，32（8）：16-20.

［37］ Margolis D J. The incidence and prevalence of pressure ulcers among elderly patients in general medical pratice. Ann Epidemiol，2002，5（12）：321-325.

［38］ VanGilder C，MacFarlane GD，Meyer S. Results of nine international pressure ulcer prevalence surveys：1989 to 2005. Ostomy Wound Manage，2008，54（2）：40-54.

［39］ Amir Y，Meijers J，Halfens R. Retrospective study of pressure ulcer prevalence in Dutch general hospitals since 2001. Journal of wound care，2011，20（1）：18，20.

［40］ 陈娟，吴小玲. 国外压疮愈合评价量表的研究与展望. 护理学报，2011，18（9A）：38-40.

［41］ 蒋琪霞，王建东，彭青，等. 压疮愈合计分量表的汉化及其信效度研究. 医学研究生学报，2015，（7）：750-754.

［42］ 魏丽丽，闫甜甜，隋伟玉，等. 压疮愈合评价工具的研究进展. 护士进修杂志，2015，30（5）：420-424.

［43］ National Pressure Ulcer Advisory Panel（NPUAP）［DB/OL］. http://www.npuap.org/

［44］ Thomas DR，Rodeheaver GT，Bartolucci AA，et al. Pressure ulcer scale for healing：Derivation and validation of the PUSH tool. The PUSH Task Force. Adv Wound Care，1997，10（5）：96-101.

［45］ Pompeo M. Implementing the push tool in clinical practice：revisions and results. Ostomy Wound Manage，2003，49（8）：32-36.

［46］ Berlowitz DR，Ratliff C，Cuddigan J，et al. The PUSH Tool：a Survey to Determine Its Perceived Usefulness. Adv Skin Wound Care，2005，18（9）：480-483.

［47］ Ratliff CR，Rodeheaver GT. Use of the PUSH Tool to measure venous ulcer healing. Ostomy Wound Manage，2005，51（5）：58-63.

［48］ 谭晓慧，王欢. 艾灸配合湿润烧伤膏治疗压疮疗效观察及护理体会. 新疆医科大学学报，2011，（3）：330-333.

[49] 向英. 气压治疗在压疮病人中的应用. 重庆医科大学学报, 2012, 37 (2)：187-189.

[50] 吴春薇, 方贤成, 吴坚. 临床研究短波紫外线联合毫米波治疗压疮的疗效观察. 中华物理医学与康复杂志, 2013, 35 (1)：60-63.

第十五章　下肢血管性溃疡的护理

第一节　下肢静脉性溃疡的护理

下肢溃疡是普遍的慢性伤口, 存在的问题是需要很长的时间愈合, 复发率很高。静脉性溃疡是最常见的下肢溃疡, 占腿部溃疡70%~90%, 是指由于慢性静脉功能不全导致的慢性皮肤和皮下组织病变。慢性静脉功能不全 (chronic venous insufficiency) 是静脉性溃疡形成的主因。

一、下肢静脉概述

1. 静脉系统　血管分为动脉、静脉和毛细血管三种。在血液循环中, 动脉将血液带出心脏, 静脉将血液带回心脏, 毛细血管则连接动脉及静脉。在静脉系统内, 毛细血管将血液输送至小静脉, 再到大静脉, 然后返回心脏。静脉系统主要分三大组别：浅层静脉、深层静脉及穿孔静脉。

浅层静脉在皮下将静脉血经穿孔静脉流至深层静脉, 静脉曲张便是浅层静脉充血、伸张及扭曲而成。穿孔静脉连接浅层静脉及深层静脉, 其名字的由来是因它穿越深筋膜。深层静脉负责将静脉血液回流至心脏, 下肢的深层静脉有胫前静脉、胫后静脉、腓骨静脉及腘静脉。

2. 静脉壁及瓣膜　静脉壁有三层, 内层为内皮细胞层, 中层为平滑肌, 外层为血管外膜。与动脉相比, 静脉管壁薄而软弱, 弹性小。静脉有一独特系统, 即瓣膜, 尤其在下肢静脉系统中较为发达。瓣膜的开口为向心方向, 其作用是使血液向心脏方向流动, 防止逆流。这些瓣膜在深层静脉较多, 而静脉瓣膜在小腿的数量也比大腿多, 而瓣膜在穿孔静脉的开口向着深层静脉。

二、腓肠肌收缩活动的重要性

腓肠肌对静脉循环是非常重要的, 约有90%静脉血是靠腓肠肌的收缩活动而回流入心脏。在健康的下肢静脉系统, 站立时静脉压约为80mmHg。在仰卧时, 静脉压低, 约10mmHg。高压状态时, 静脉瓣膜开放而血流是单向的；低压状态下, 静脉瓣膜会关闭。行走时, 腓肠肌收缩, 挤压小腿静脉, 深层静脉压增加, 将静脉血向心脏方向推进。当腓肠肌放松时, 深层静脉压下降, 浅层静脉及穿孔静脉的血液便会流至小腿的深层静脉内。因肌肉重复收缩, 故保持适当的静脉血液回流到心脏。因此, 当患者因疾病, 如截瘫或长期卧床, 下肢肌肉失去活动能力, 缺乏正常的腓肠肌泵功能, 便会对静脉回流造成阻碍。

三、慢性静脉功能不全的病理

慢性静脉功能不全的主要原因是静脉瓣膜关闭不全 (valve insufficiency) 及腓肠肌泵

（calf muscle pump）功能受影响。

1. 静脉瓣膜关闭不全　可能由于先天性静脉或瓣膜软弱，后天性如血栓综合征的影响、创伤等原因都可能导致静脉瓣膜功能受损。

2. 腓肠肌泵功能缺失　腓肠肌泵的作用是排空深层静脉血，减少下肢静脉血流量。有效的肌泵取决于正常的腓肠肌运动，因各种原因导致的下肢肌肉失去活动能力、小腿肌肉功能的减退，都会影响到非常肌泵的正常功能。

如果浅层静脉瓣膜受影响，血液回流到浅层静脉系统，引致浅层静脉血管充血肿胀，使致静脉血压高，形成静脉曲张。当深层静脉瓣膜受到影响，腓肠肌泵产生的持续压力，可能会使瓣膜变得无能。这种情况被称为静脉高压（venous hypertension）或静脉功能不全（venous insufficiency）。

四、下肢静脉性溃疡的病因病理

静脉功能不全而引致静脉性溃疡的机制还不是很清楚，一般认为是静脉高压导致的慢性皮肤和皮下组织营养代谢障碍，常见的病因有：

1. 静脉反流性疾病　包括单纯性下肢浅静脉曲张、原发性下肢深静脉瓣膜关闭不全和交通支静脉瓣膜功能不全。先天性因素如静脉壁软弱、静脉瓣膜关闭不全等，后天性因素如长期站立、重体力劳动、妊娠、慢性咳嗽、便秘等因素导致的瓣膜承受过度的压力，关闭不全，产生血液反流，浅静脉压力增高。

在浅层静脉系统内，因持续性高流体静力压（high hydrostatic pressure）而引致毛细血管壁及静脉血管壁薄弱，血管通透性增加，令血清及液体渗漏至周围组织，引致静脉血流停滞及小腿肿胀。初期只是足部及足踝部肿胀，但若不及时治理，则会因高静脉压而使瓣膜损坏加剧，整个小腿肿胀。水肿会增加组织细胞与毛细血管的距离，阻碍氧输送而致组织缺氧，形成溃疡。

2. 静脉回流障碍性疾病　如下肢深静脉血栓后遗症、布加综合征、下腔静脉血栓阻塞综合征等可导致下肢静脉回流受阻，静脉内压力升高。

五、护理评估

1. 一般资料

（1）病史：如外科手术、内科疾病、药物服用等。

（2）诊断：如血管检查、实验室检查、放射学诊断。

（3）身体状况：活动性、下肢活动能力。

（4）心理社会状况：适应能力、经济状况、家庭支持、社交活动、个人卫生、运动量、酒癖、烟癖、药物癖等。

（5）衣物：有无穿着紧身鞋袜。

（6）营养状况：如过胖。

（7）知识水平：关于静脉性溃疡的形成及预防等。

2. 溃疡史　如患者何时有第一次溃疡形成、是否有创伤下肢、溃疡是否复发、复发是否在同一部位、有否接受过治疗、以前是否有静脉曲张史或静脉血栓形成。

3. 下肢检查

（1）形态改变：如湿疹、皮肤绷紧、坚实肿胀、皮肤色素沉着、皮肤萎缩、变薄、瘙痒、溃疡形成（图15-1）。

（2）脉搏：是否正常。

（3）温度：温暖。

（4）颜色：如含铁血黄素沉着（hemosiderin deposition），毛细血管扩张（telangiectasias）（图15-2）。

（5）疼痛：一般较少。

（6）浅静脉曲张：进行性加重的浅静脉曲张、隆起、迂曲成团状，站立时明显。

（7）水肿：下肢水肿，久站后明显，抬高下肢后减轻或消退。

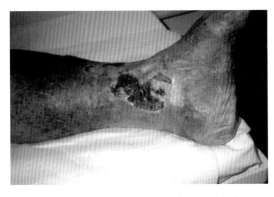

图 15-1　皮肤紧绷、坚实肿胀、色素沉着

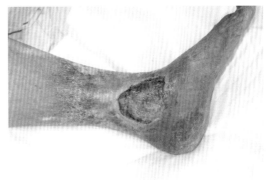

图 15-2　含铁血黄素沉着、毛细血管扩张

4. 溃疡

（1）位置：多在下肢1/3、胫前、内踝（图15-3）。

（2）形状：不规则（图15-4）。

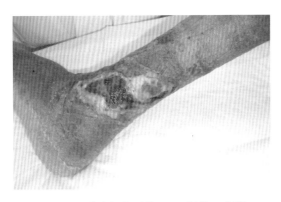

图 15-3　溃疡好发下肢1/3、胫前、内踝

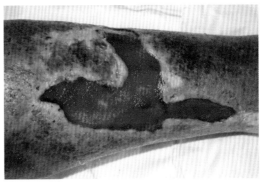

图 15-4　溃疡不规则

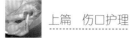

（3）大小：伤口较浅（图 15-5）。

（4）颜色：多为不健康肉芽组织（图 15-6）。

（5）渗液：量多。

（6）疼痛：中度或没有疼痛。

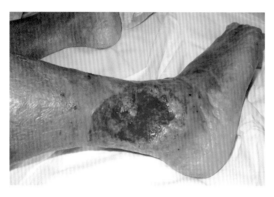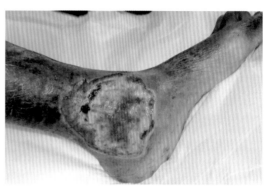

图 15-5　伤口较浅　　　　　　　　　　图 15-6　多为不健康肉芽组织

5. 检查

（1）静脉双面扫描（venous duplex scan）：是测量下肢静脉收缩及释放的压力，继而评估静脉血管是否通畅或有无瓣膜不全及反流情况。

（2）静脉血管显影（venography）：是在静脉血管注入显影剂，然后用放射线检查血流是否通畅及有无血栓形成。

（3）足踝肱指数（ankle brachial index，ABI）：测量患者休息时的肱动脉压及足踝动脉压，足踝动脉压/肱动脉压，然后计算出指数。此方法被用作压力绷带或压力袜的一个指引，而并非诊断患者是否有原发性静脉或动脉血管病变。ABI 的测量方法如下：

1）预备物品（图 15-7）：手持式多普勒、传导性啫喱膏、血压计、薄纱布或保鲜纸用以覆盖伤口。

2）患者预备及步骤：①向患者解释步骤；②患者需平卧休息 10～20 分钟；③置袖带于上臂，触摸肱动脉搏动；④涂传导性啫喱膏；⑤开启多普勒，置探子于 45°～60°，听取动脉血流声音（图 15-8）；⑥加压于血压计直至声音消失；⑦慢慢减压于血压计，直至声音重现；⑧记录此度数；⑨重复此步骤于另一臂并记录度数；⑩采用较高的度数作为肱动脉压；⑪置袖带于足踝之上；⑫置探子于胫后动脉及足背动脉，重复此步骤并记录度数（图 15-9）；⑬采用较高的度数作为足踝动脉压；⑭计算 ABI（足踝动脉压/肱动脉压）。

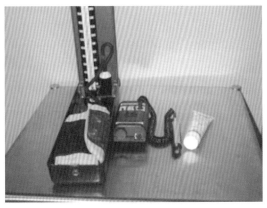

图 15-7　测量 ABI 用物

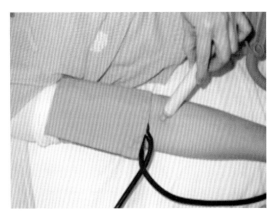

图 15-8　置探子于 45°~60°

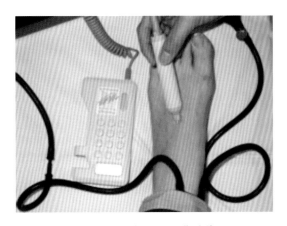

图 15-9　置探子于足背动脉

ABI 值指引：

ABI	临床解释
≥1	正常
<0.9	有轻微动脉血管问题
0.5 ~0.9	有动脉血管病变，有跛行，应进一步评估
<0.5	有严重动脉血管病变，可能有坏疽，溃疡局部缺血或静息痛，紧急转诊血管科

(Vowden & Vowden, 2001)

注：若 ABI<0.8，应转介血管科医生做进一步检查及治疗；若 ABI>1.3，可能由于患者有糖尿病而引致动脉血管硬化所致，要再做进一步检查，不可贸然做压力疗法

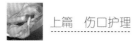

3）测量 ABI 注意点：①若患者怀疑有深静脉血栓形成，不可做此检查，因为会增加患者疼痛及可能会使血栓脱离移位。②患者一定要平卧，以减少因流体静力压所致的误差，若患者因呼吸困难或关节炎而不能平卧，则应该记录下来，以便在下一次测量时再做比较。③血压计袖带尺寸一定要适中，若袖带太细，便不能令动脉血管完全压缩，从而导致 ABI 值增高。④探子角度：45°~60°，不可将探子用力向下压，否则血管会因受压而影响血液流动，以至于难以听取声音。⑤足部冰冷会影响血液流动，可先用衣物覆盖保暖。伤口可先用薄纱布或保鲜纸覆盖做保护。⑥ABI 的读数与患者本身血压有重要关系。若患者有高血压史，ABI 的读数会低；相反，读数会高。

6. 下肢静脉性溃疡的分级

（1）慢性静脉功能不全的 CEAP 分级：根据临床表现（C）、病因学分类（E）、解剖学分布（A）和病理生理功能异常（P）对下肢慢性静脉疾病进行分级（表 15-1）。

表 15-1　CEAP 分级

分　级	表　现
C 临床体征	
C0	无肉眼可见或可触及的静脉疾病征象
C1	网状静脉曲张
C2	静脉曲张，>3mm
C3	静脉曲张，伴水肿
C4A	皮肤改变：色素沉着、湿疹
C4B	皮肤改变：脂性硬皮病、皮肤萎缩斑
C5	已愈合的溃疡
C6	活动性溃疡
E 病因学分类	先天性（c），原发性（p），继发性（s），非特定病因（n）
A 解剖学分布	浅静脉（s），深静脉（d），穿静脉（p），非特定解剖位置（n）
P 病理生理功能异常	反流（r），阻塞（o），反流+阻塞（r，o）

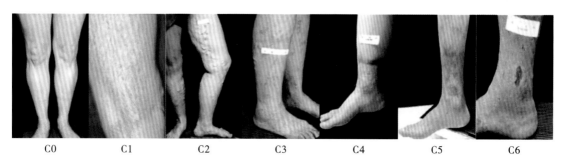

C0　　　　C1　　　　C2　　　　C3　　　　C4　　　　C5　　　　C6

图 15-10　慢性静脉功能不全的 CEAP 分级

（2）下肢慢性静脉疾病 Widmer 分级（表 15-2）。

表 15-2　Widmer 分级

分　级	临床表现
Ⅰ级	慢性静脉功能不全以小静脉扩张（环状静脉扩张）和踝关节周围水肿为特征
Ⅱ级	表现为色素沉着、下肢水肿和皮肤硬化
Ⅲa 级	愈合性溃疡
Ⅲb 级	活动性溃疡

六、静脉性溃疡的护理

1. 压力疗法（Compression therapy）　压力疗法是用外部压力的方式，以促进血液从下肢外周静脉返回至中央循环系统。其基本概念是足踝压力高于膝部压力，故此静脉血液便可由小腿推进至心脏。持续渐变压力的理论可以从拉普拉斯方程式（Laplace equation）来计算。

$$压力（mmHg）=\frac{绷带压力×绷带层数×4620}{肢体周径×绷带宽度}$$

此方程式带出的概念是"施加的绷带的越紧，压力越高；肢体越大，压力越小；肢体越小，压力越大"。压力疗法是治疗静脉性溃疡最有效的方法，一般认为足踝压力要达到 35~40mmHg 才可有效减低静脉性血压高。

压力疗法的作用有：①挤压静脉，使其内部瓣膜加强闭合；②促进静脉血液回流速率，减少静脉及毛细血管充血现象；③减少下肢组织肿胀；④由于静脉压减少，血液流速加快，营养及氧气输送增加，使皮肤状况改善，促进伤口愈合。

压力疗法有不同方式，包括压力绷带、间歇性气体力学压力疗法（intermittent pneumonic pump）及压力袜。

（1）压力绷带（compression bandage）：可分类为弹力性绷带、非弹力性绷带及多层式弹力性绷带。

1）弹力性绷带（elastic/long-stretch bandage）（图 15-11）：弹力性绷带能伸展至多于 140%原有长度，一般有椭圆形或长方形图案指引包扎力度。当患者活动时，腓肠肌收缩，将血管压向外，当腓肠肌放松时，血管便会回弹至原位。弹力性绷带在任何时间均提供压力，故当患者休息时，压力仍然存在，工作压和静息压均高，尤其适合活动量少的患者。

2）非弹力性绷带（inelastic/short-stretch bandage）（图 15-12）：非弹力性绷带的压力只能伸展少许，故此形成一坚实的管腔围在小腿外面，它的作用主要是靠腓肠肌的收缩动作。当患者行走时，因为坚实管腔的阻碍，腓肠肌不能向外扩张，因此收缩力转而压向静脉，从而增加静脉血液回流入心脏。但当患者休息时，腓肠肌不活动便失去此效用。因此，非弹力性绷带的

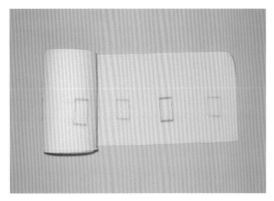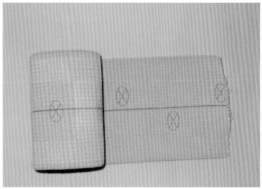

图 15-11　两层式弹力性绷带

工作压很高，但静息压低，适用于活动量高的患者。另一方面，由于此绷带弹力性低，故当患者小腿肿胀减少时，绷带便会松脱而下滑，但当肿胀情况稳定，便不会有松脱发生。

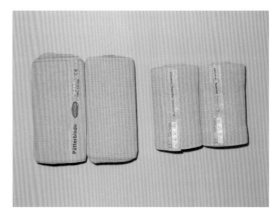

图 15-12　非弹力性绷带

3）层式弹力性绷带（multilayers compression bandage）（图 15-13）：多层式弹力性绷带包括棉垫、棉纱绷带、压力绷带及内聚性绷带（cohesive bandage）。棉垫用以保护下肢皮肤，棉纱绷带用以固定及抚平棉垫，也提供少许压力。压力绷带提供较高压力，而内聚性绷带除了提供较低压力外，也用以固定压力绷带，避免绷带滑下移位。四层绷带加起来的足踝压力可达 40mmHg。

弹力性及非弹力性绷带的包扎方法均需依照厂商的指引及使用棉垫来保护小腿及皮肤，否则容易导致并发症的发生，如压力性损伤。

（2）间歇性气体力学压力疗法（intermittent pneumonic pump）：此为一系统连接一个有拉链装置的长靴，患者将小腿及大腿放进长靴内，当泵开启时，便会有气流由足踝至膝至大腿不停地移动，用以促进静脉血液回流及减少水肿。每天疗程约为 1 小时，治疗后患者仍需

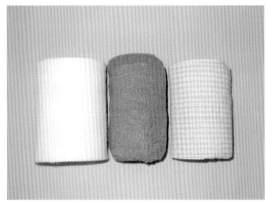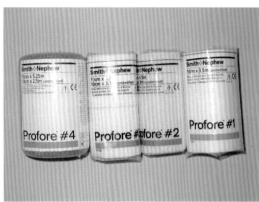

图 15-13　多层式弹力性绷带

要穿压力袜或压力绷带，否则水肿仍会继续。

（3）压力袜（图 15-14）：压力袜同样可以帮助静脉血液回流至心脏，但因难以穿着，故多用于溃疡痊愈后，用以减低静脉高血压及防止溃疡复发。也可用于将近愈合的细小溃疡。压力袜同样可以提供渐进式压力于小腿，各国有不同的分类。美式标准的压力袜可以分为四级：

级　别	压　力　度	足踝压力	描　述
Ⅰ	轻度	20～30mmHg	适合于静脉曲张患者，容易穿着但不足以抵挡静脉性高血压
Ⅱ	中度	30～40mmHg	适合于严重的静脉曲张，可作治疗及预防静脉性溃疡
Ⅲ	强度	40～50mmHg	可作治疗静脉性溃疡
Ⅳ	加强度	50～60mmHg	可作治疗严重的静脉性溃疡

（Cullum，Nelson，Fletcher & Sheldon，2003）

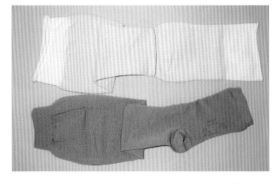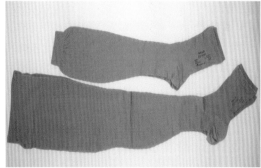

图 15-14　压力袜

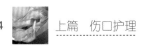

1）压力袜作用：①减低静脉血压高，促进血液回流至心脏；②减少下肢水肿；③帮助静脉溃疡愈合，防止复发；④在静脉曲张患者，可防止静脉溃疡形成；⑤防止深静脉血栓形成；⑥减少淋巴液下肢水肿症状。

2）压力袜禁忌证：①动脉血管性病变，因会阻碍动脉血液流动；②下肢严重水肿，过紧橡皮筋会导致溃疡形成；③心脏病患者，因大量液体会由下肢回流入心脏，增加心脏负荷，引致心室衰竭，故应先征询医生意见方可使用；④糖尿病或患有风湿性关节炎患者，因为可能会有小血管病变，压力会引致小血管闭塞，组织缺氧而坏死。

3）患者评估：①患者要明白若本身下肢有静脉性高血压，需要长期穿着压力袜防止静脉溃疡形成或复发，但压力袜并不能治疗其静脉性高血压；②下肢若有严重水肿，应先用压力绷带，待水肿减退后才穿压力袜；③皮肤状况，若有皮炎、湿疹等，应先治疗；④下肢感觉，若感觉迟钝，可能患者不知道是否过紧，应教育其观察足趾温度及颜色改变；⑤观察下肢及足部是否有畸形异常；⑥患者的手部活动能力，因穿压力袜需要特别技巧。

4）压力袜评估：①压力度；②质量；③长度及尺寸；④颜色。

5）压力袜测量：所有患者均需要测量下肢尺寸以购买适合的压力袜。量度时间最好是早上，因此时下肢水肿消退，测量比较准确。

①测量足踝最窄周径；②腓肠肌最阔周径；③测量足的长度（由跴趾最尖端部位至足跟）；④小腿长度（由足跟至膝下）；⑤若压力袜长及大腿，则患者需站立，测量由足跟至腹股沟长度，并且量度大腿最阔周径。

6）压力袜的穿着及除去注意事项（图 15-15、图 15-16）：①压力袜的穿着及除去均需依照厂家指引，以避免并发症发生；②穿着时间因人而异，一般来说早上起来时穿着，之后才下床，直至晚上沐浴或睡眠时除去；③一般来说，压力袜需要 3~6 个月更换（依厂家指引），但若有破损，则应立即更换；④定期做 ABI 测量及由医护人员评估是否需要减低或加强压力度，患者不可自行改变压力度。

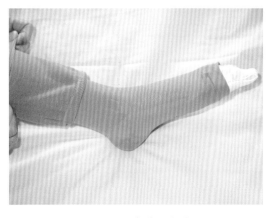

图 15-15　穿着压力袜

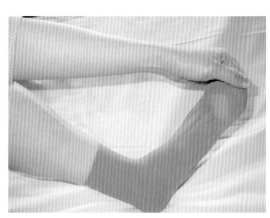

图 15-16　除去压力袜

2. 患者教育　静脉性溃疡因有下肢水肿，伤口渗液量多，复发率高，而外科手术也没有很好的治疗方案，压力疗法是现今处理静脉性溃疡的黄金定律，但需要长期治疗，故患者教育在治疗上占重要地位。

（1）压力疗法是保守性治疗静脉性高血压的最佳方法，它也可以预防静脉性溃疡的复发及减低淋巴性水肿的情况，但需要长期治疗。

（2）保护下肢，避免损失，穿着适当鞋袜。

（3）指导患者腓肠肌收缩运动，以促进静脉回流。

（4）不活动时，需要抬高下肢，高于心脏水平（图 15-17）。

（5）减肥，减少对下肢的负荷。

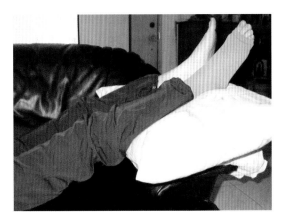

图 15-17　抬高下肢，高于心脏水平

3. 伤口护理　静脉溃疡的特点是伤口较浅，有不健康肉芽组织，溃疡形状不规则，渗液量多，而部位多在下肢 1/3，故多为污染伤口。

（1）渗液管理：①压力绷带不但可以减少渗液量，更可促进静脉血液回流至心脏，减低水肿，故此为常用方法；②负压疗法可处理大量渗液，并可促进肉芽组织生长，但用于静脉溃疡而没有压力治疗，效果并不明显；③其他敷料，包括泡沫敷料、亲水性纤维、藻酸盐等均可处理中至多量的渗液。

（2）严重污染或感染：因溃疡在下肢，故容易引致感染或严重污染而影响伤口愈合。慢性静脉性溃疡的感染有时并不明显，但若渗液突然明显增加，伤口扩大，肉芽组织颜色不健康及疼痛增加，可能发生了感染，故需综合治疗，银离子或含碘敷料均可选用。

（3）其他封闭性或半渗透性敷料则适用于即将愈合的伤口或初期细小的静脉溃疡，因其渗液量较少。

七、护理案例

患者，男性，51 岁，3 个月前下肢无明显诱因出现皮肤溃疡，当地治疗效果不佳，于 2015 年 12 月 7 日到我院伤口造口门诊就诊。接诊时可见左下肢溃疡（图 15-18），大小

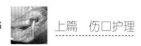

6.7cm×3.4cm，基底100%黄色，周围皮肤色素沉着、干燥、有皮炎，足背动脉搏动正常。伤口分泌物培养提示有化脓性链球菌感染。接诊后伤口处予生理盐水清洗，亲水性纤维银敷料吸收渗液，控制感染，并给予压力疗法（图15-19~图15-21）。

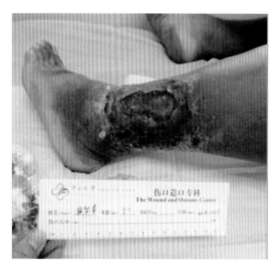

图15-18　左下肢溃疡，6.7cm×3.4cm

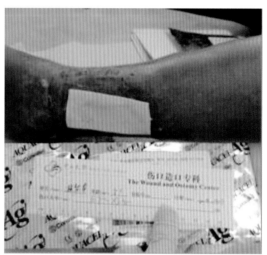

图15-19　使用亲水性纤维银敷料

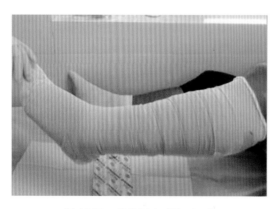

图15-20　实施压力疗法（一）

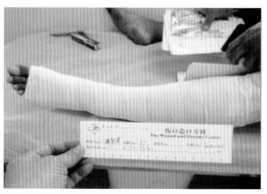

图15-21　实施压力疗法（二）

　　1周后，伤口大小6.5cm×2.8cm，基底100%红色，周围皮肤仍有皮炎，渗液量潮湿，较多脓性分泌物。伤口处清洗后改用优拓SSD敷料，有较好的引流效果，周围皮肤涂卤米松软膏，继续给予压力疗法（图15-22~图15-24）。

　　2周后，伤口大小6.5cm×2.5cm，基底100%红色，周围皮肤皮炎，渗液量潮湿，脓性分泌物。本次换药发现肉芽过长，伤口清洗后，使用优拓SSD及泡沫敷料加压，周围皮肤使用卤米松软膏及伤口保护膜，给予压力治疗（图15-25~图15-28）。

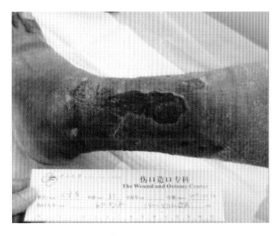

图 15-22　伤口大小 6.5cm×2.8cm

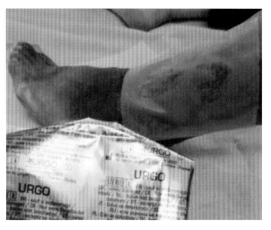

图 15-23　使用优拓 SSD 敷料

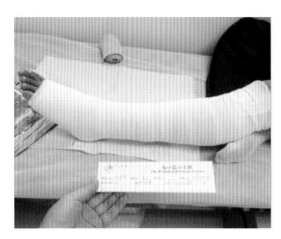

图 15-24　实施压力疗法（三）

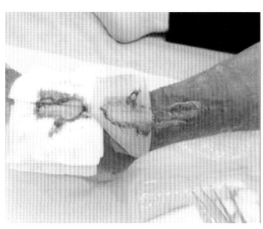

图 15-25　伤口渗液评估

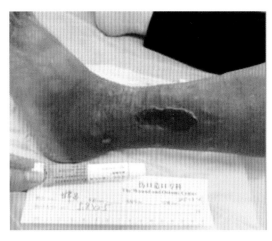

图 15-26　伤口周围皮炎使用卤米松软膏

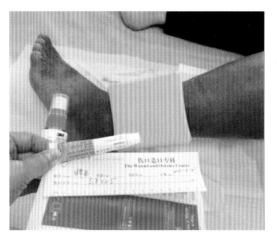

图 15-27　泡沫敷料

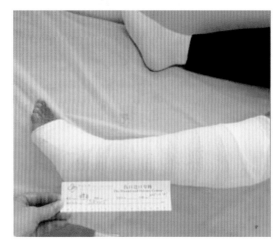

图 15-28　实施压力疗法（四）

　　4 周后，伤口大小 4cm×1.5cm，基底，100% 红色肉芽过长，渗液量湿润，周围皮肤皮炎好转。伤口处予泡沫敷料加压，周围皮肤喷伤口保护膜，继续进行压力疗法（图 15-29～图 15-31）。

　　7 周后，伤口愈合。指导保护下肢皮肤，穿压力袜，预防溃疡复发（图 15-32）。

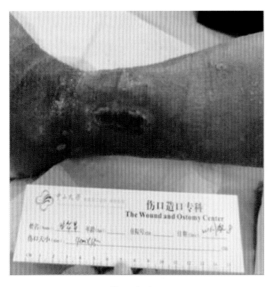

图 15-29　伤口大小 4cm×1.5cm

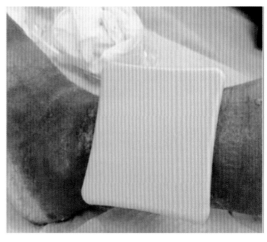

图 15-30　泡沫敷料加压

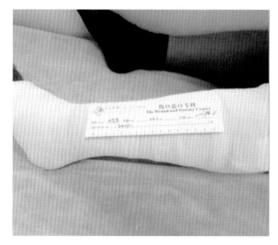

图 15-31 实施压力治疗（五）

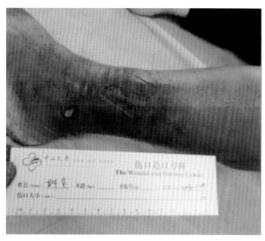

图 15-32 伤口愈合

（李伟娟 刘 媛）

第二节 动脉性溃疡

动脉性下肢溃疡又称缺血性溃疡，主要原因是由于血流供应不足，引致组织缺血、溃烂而致坏死。一般引起缺血的原因是动脉粥样硬化。动脉粥样硬化是一渐进式动脉血管病变，由于脂肪沉积于动脉血管内壁，引致血管腔狭窄，血管壁弹性消失，严重者可引致血流受阻，组织缺血坏死。动脉粥样硬化的高危因素包括吸烟、肥胖、血脂高、血压高及糖尿病。以往多见于老年人，但现在已有年轻化趋势。其他引致阻塞原因包括有血栓形成、栓塞、血管炎及雷诺病。

一、护理评估

1. 一般资料

（1）病史：如外科手术、内科疾病、药物服用等。

（2）诊断：如血管检查、实验室检查、放射学诊断。

（3）身体状况：活动性、下肢活动能力。

（4）心理社会状况：适应能力、经济状况、家庭支持、社交活动、个人卫生、运动量、酒癖、烟癖、药物癖等。

（5）衣物：有无穿着紧束鞋袜。

（6）营养状况：如过胖。

（7）知识水平：关于静脉性溃疡的形成及预防等。

2. 溃疡史 如患者在何时有第一次溃疡形成，是否有下肢创伤，溃疡是否复发，复发是否在同一部位，有否接受过治疗。

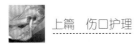
3. 下肢评估

（1）足部冰冷。

（2）下肢毛发消失、萎缩、皮肤光亮。

（3）腓肠肌或股肌消瘦。

（4）足背动脉微弱或消失。

（5）足趾可能有缺血坏死（图 15-33）。

（6）趾甲变厚。

（7）组织灌注差。

（8）Dependent rubor：患者平卧，下肢抬高约 30°或高于心脏位置，下肢颜色会变苍白，当下肢向下垂时，颜色转变为红色。

4. 疼痛评估

（1）间歇性跛行（intermittent claudication）：此现象是由于血流受阻、氧气输送到组织不足，因此，当患者行走或做运动时，腓肠肌、股肌及臀部肌肉会痉挛及疼痛，患者一定要停止活动休息，疼痛才能缓解。

（2）休息痛（rest pain）：多发生于晚上休息时，因双腿放于床上，血流供应不足而产生疼痛。患者需要将双腿向下垂于床边，通过地心引力增加血流量才能减轻疼痛。

5. 伤口评估

（1）位置：可于下肢任何地方形成溃疡，但多于足部外侧、足趾、足跟及足趾之间（图 15-34）。

（2）颜色：较为苍白（图 15-35）。

（3）渗液：渗液量少，伤口较干（图 15-36）。

（4）基底：多有腐肉或坏死组织（图 15-37）。

（5）边缘：多为整齐（图 15-38）。

（6）疼痛：非常疼痛。

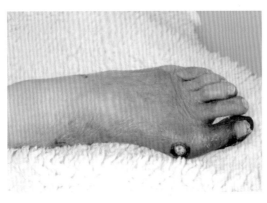

图 15-33　足趾可能有缺血坏死

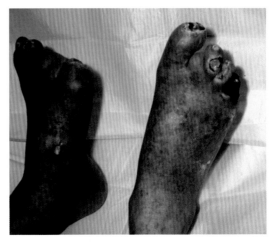

图 15-34　动脉溃疡的好发位置

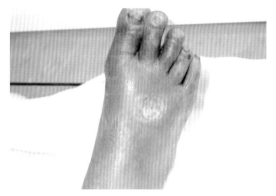

图 15-35　颜色苍白

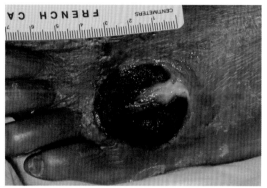

图 15-36　渗液量少，伤口较干

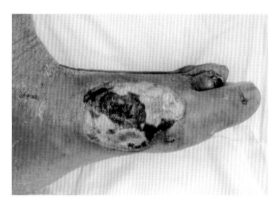

图 15-37　基底多有腐肉或坏死组织

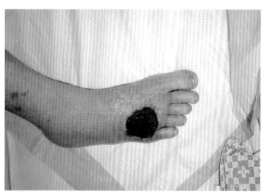

图 15-38　伤口边缘多为整齐

6. 血管阻塞状况评估

（1）脉搏：检查足背动脉、胫后动脉、腘动脉及股动脉。

（2）测量 ABI：参阅静脉性溃疡测量方法。

（3）超声波检查：利用超声波测量血流量，并转成为图表。

（4）血管造影：将导管放置动脉系统内，然后注入造影剂显示动脉血管分布情况，明确动脉血管阻塞部位。

二、手术治疗

对于动脉性溃疡，血液循环非常重要，动脉血管血液流通是伤口痊愈首要条件。因此，血管重整手术是重要的治疗。否则，溃疡极难痊愈，甚至会日趋恶化。而且，除溃疡外，患者下肢亦非常疼痛，因此外科手术解决下肢动脉阻塞是首要治疗原则。恢复动脉血管血液流通是治疗动脉性溃疡的先决条件，手术方式有多种，常见有：

1. 分流手术（arterial bypass）　是常见的手术治疗方法，分流手术的血管可以是自体或

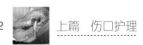

人工合成材料。分流手术的种类及大小是根据患者动脉血管阻塞的部位及严重性而定。

2. 血管成形术（angioplasty）　常用于大血管狭窄，利用一根带气囊的管道放于狭窄的血管内，使血流恢复畅通。

3. 截肢手术　若下肢坏疽严重，需要进行截肢手术以防止坏疽感染至全身性脓毒血症（图15-39）。有必要与分流手术或血管成形术一起操作，使血流恢复畅通，否则，伤口不会愈合。

4. 清创　动脉溃疡伤口多有坏死组织及腐肉，容易引致细菌滋生而感染，若其他清创方法无效，则需要进行手术清创。但有必要与分流手术或血管成形术一起操作，使血流恢复畅通，否则，伤口不会愈合。

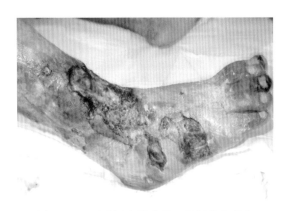

图 15-39　下肢坏疽严重者，需行截肢手术

三、伤口护理

动脉性溃疡的主要原因是因为缺血而致组织缺氧坏死，因此，要加强保护，防止受伤或受压。伤口管理的主要目的是去除坏死组织，防止感染。适当的伤口用品选择取决于溃疡基底、颜色、渗液量和溃疡的位置。敷料需要有效地保留而不会移位。为了固定敷料，有时需要使用绷带，但压力绷带则不应在动脉性溃疡使用。舒适的棉花绷带一般比较合适。轻管状绷带也是非常有用，特别是用在脚趾。无论使用何种绷带，均需确保它不会影响下肢血液循环。

1. 干性坏疽　应保持伤口干燥，切勿用湿敷或用湿性愈合方法，因容易引致感染而致脓毒血症。若需要行截肢，则先行血管手术，使血流畅通后再截肢（图15-40）。

2. 湿性坏疽　显示有感染的坏死组织，为紧急情况，需要做外科清创及抗生素治疗。若失败则需要立即做截肢手术，否则，可能引致脓毒血症。

3. 若伤口清洁无感染，患者已行血管手术，可用各种不同敷料促进伤口愈合（图15-41）。

4. 负压疗法可促进肉芽组织生长，但需使用于分流手术或血管成形术后，使血流恢复畅通。否则，效果可能不明显。

5. 疼痛的处理　动脉性溃疡患者有严重的静息痛，良好的疼痛控制是管理的一个重要部分。寒冷可能会诱发疼痛，肢体应保持温暖。

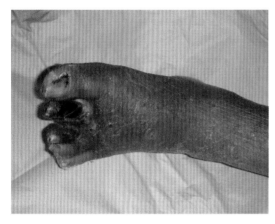

图 15-40　干性坏疽

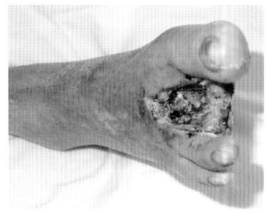

图 15-41　伤口清洁无感染

四、患者教育

　　1. 应当鼓励患者戒烟，否则会进一步危及血液供应。

　　2. 要穿着合适鞋袜，保护足部，避免足部受压及损伤。

　　3. 避免双足浸冷水或热水，防止损伤。

　　4. 避免坐时交叉下肢，以免影响血液循环。

　　5. 每天检查双足，若有新溃疡，应及时就诊。

　　6. 若疼痛加剧或伤口周围红肿，应立即就医，服用抗生素。因感染会加速新陈代谢，增加伤口附近组织的氧气及营养的需求，而加剧缺氧状况。

　　7. 温和的运动，将有助于侧支血液供应，从而改善组织灌注。

（李伟娟）

参 考 文 献

[1] Adeyi A，Muzerengi S，Gupta I. Leg ulcers in older people：a review of management. British Journal of Medical Practitioners，2009，2（3）：21-28.

[2] Burrows C，Miller R，Townsend D，et al. Best practice recommendations for the prevention and treatment of venous leg ulcers：Update 2006. Wound Care Canada，2006，4（1）：45-55.

[3] British Columbia Provincial Nursing Skin and Wound Committee. Guideline：Assessment and Treatment of Lower Leg Ulcers（Arterial，Venous & Mixed）in Adults. 2014. Available from：https：//www.clwk.ca/buddydrive/file/guideline-lower-limb-venous-arterial/Accessed on 20 March 2016.

[4] Baranoski S，Ayello EA. Wound care essentials：practice principles. 4th ed. Philadelphia：Lippincott Williams & Wilkins，2015.

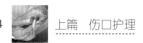

[5] Bryant RA, Nix DP. Acute & chronic wounds: current management concepts. 4th ed. St. Louis: Mosby Elsevier, 2012.

[6] Cullum N, Nelson EA, Fletcher AW, et al. Compression for venous ulcers. Cochrane Review, The Cochrane Library, Issue 2.

[7] Moffatt C. Compression therapy in practice. Wiltshire: Wounds UK, 2007.

[8] Moffatt C, Martin R, Smithdale R. Leg ulcer management. Oxford: Blackwell Publishing, 2007.

[9] Morison MJ, Ovington LG, Wilkie K. Chronic wound care. London: Mosby, 2007.

[10] Schuren J, Mohr K. The efficacy of Laplace's equation in calculating bandage pressure in venous leg ulcers. Wounds UK, 2008, 4 (2): 1-6.

[11] Sheffield PJ, Fife CE. Wound care practice. 2nd ed. Arizona: Best Publishing Company, 2007.

[12] Sussman C, Bates-Jensen B. Wound care: a collaborative practice manual for health professionals. 4th ed. Philadelphia: Lippincott Williams & Wilkins, 2012.

[13] The Australian Wound Management Association, New Zealand Wound Care Society. Australian and New Zealand Clinical Practice Guideline for Prevention and Management of Venous Leg Ulcers. Australia: Cambridge Publishing, 2011.

[14] Thompson G. Wound care. Philadelphia: Lippincott Williams & Wilkins, 2008.

[15] Vowden P, Vowden K. Doppler assessment and ABPI: Interpretation in the management of leg ulceration. World Wide Wounds. 2001. Available from: http://www. worldwidewounds. com/2001/march/Vowden/Doppler-assessment-and-ABPI.html Accessed on 18 March 2016.

[16] WOCN. Guideline for management of wounds in patients with lower-extremity venous disease. USA: Wound Ostomy and Continence Nurses Society, 2011.

[17] Beldon P. Rusling N, Harrington B. Wound essentials. London: Wounds UK, 2006.

第十六章　糖尿病足的护理

糖尿病（diabetes mellitus, DM）是一种多病因的代谢疾病，特点是慢性高血糖，伴随因胰岛（INS）分泌或作用缺陷引起的糖、脂肪和蛋白质代谢紊乱。糖尿病足（diabetic foot）是其严重并发症之一，指与局部神经异常和下肢远端外周血管病变相关的足部感染、溃疡和（或）深层组织破坏，严重者有截肢的危险。

糖尿病已经成为一个世界性的公共卫生问题。据国际糖尿病联盟（International Diabetes Federation, IDF）统计，全球糖尿病患者 2015 年已达 4 亿 1500 万，2040 年全球预计将达 6 亿 4200 万，我国 2015 年糖尿病患者已达 1 亿 960 万，预计 2040 年将达 1 亿 5000 万，糖尿病已成为继肿瘤、心血管病之后第三大威胁人类生命的疾病。

糖尿病足是糖尿病的常见并发症。4%~10% 的糖尿病患者将罹患糖尿病足，病程大于 20 年者有 50% 会发生糖尿病足，80% 糖尿病患者的足部溃疡由外伤引起。在所有的非外伤低位截肢手术中，40%~60% 是糖尿病患者，占非创伤性截肢首位；在糖尿病相关的低位远端截肢中，85% 发生在足部溃疡后。美国每年约 15 万人截肢，其中 50% 为糖尿病患者，我国糖尿病足患者截肢率为 38.1%～75%。

　　同时糖尿病足患者的经济负担也是巨大的，美国因糖尿病足部溃疡和截肢产生的费用是糖尿病其他并发症花费的综合，发达国家糖尿病足部溃疡的治疗费用平均16000～27000 美元，截肢医疗费用更高，美国平均 25000 美元、瑞典 43000 美元，我国糖尿病足平均住院费用 14906.35±7071.72 元人民币。糖尿病足是导致糖尿病患者住院的主要原因，在我国，占所有住院糖尿病患者的 10%～20%，平均住院天数为25.7±19.67 天。

　　多数糖尿病足患者都伴神经系统病变和血管病变。据报道糖尿病患者的动脉粥样硬化速度加快，其冠状动脉病变是非糖尿病患者的 12～62 倍。动脉粥样硬化的结果是易引发肢体远端缺血从而导致溃疡形成，据认为也是截肢的危险因素。

第一节　病　因　学

一、糖尿病对足部的影响

　　糖尿病对下肢特别是足部的影响是多种多样的，其结果虽然都是导致溃疡、感染，甚至截肢，但事实上很难从临床上区分出某一个具体患者的病变是哪种致病因素引起的，通常情况下是多种因素共同作用的结果。

　　（一）与外周神经系统病变有关

　　糖尿病性神经病变是由于神经细胞糖化作用增加以及神经组织受到进行性损害，导致自主神经、感觉神经以及运动神经纤维共同受到影响。周围神经病变最为常见，通常为对称性，下肢较上肢严重。感觉功能受损使患者的感觉特别是痛觉和温度觉丧失或减弱，出现手足麻木，冷热感觉迟钝及对外力损伤不敏感，使得足部经常受到各种轻微外伤困扰，如木刺、烫伤、新鞋磨损、铁钉刺伤及碰撞伤等，趾间或足部皮肤瘙痒而搔抓致皮肤溃破。自主神经受损导致皮肤汗液分泌减少以及皮肤萎缩、干燥、温暖。运动神经受损导致肌力减弱、肌萎缩以及足部运动功能的静态改变和控制缺陷。足部出现弓形足而足趾呈爪形，其结果是跖骨头下、足跟和胼胝部位受到的垂直和水平力增加，同时因皮肤干燥皲裂致弹性下降，长期行走及穿着不合适的鞋子以及其他轻微的损伤，均可使足部受损形成溃疡。

　　（二）与大血管病变有关

　　糖尿病与周围血管病（PAD）的关系是肯定的，其可使周围血管病的发生率增加 2～4 倍，同时间歇性跛行发生的危险性也明显增加，男性为 3.5 倍、女性为 8.6 倍。其主要危害是血管粥样硬化致管腔狭窄甚至阻塞，加之微血管病变，造成足部血液循环不良或闭塞，出现缺血性溃疡或坏死。目前是公认的截肢的危险因素。

　　（三）与微血管视网膜病变有关

　　眼底及视网膜局部微血管病变致使视力减退甚至失明，在日常活动中视物模糊造成足部极易受到外伤，并且受伤后不易发现。

（四）与高血糖状态有关

糖尿病如不进行合理的饮食控制及正确使用降糖药物，持续的高血糖状态将使机体抵抗力下降，足部损伤后易发生感染而形成溃疡、坏疽，乃至截肢。

二、糖尿病足部感染的主要致病菌

糖尿病患者足部皮肤受损或溃疡形成后，伤口中分离出的细菌经常是多种的，最常见的需氧菌是金黄色葡萄球菌，其次是链球菌和大肠杆菌等革兰阴性菌。仔细分离如使用深拭子或伤口刮除术通常也可发现厌氧菌，较常见的是链球菌属或拟杆菌属。而一旦发生感染则经常是多菌种的混合感染，常见的是铜绿假单胞菌、变形杆菌、肠杆菌属、大肠杆菌和克雷伯杆菌属。

第二节　护 理 评 估

随着人们对糖尿病足的认识深入，发现糖尿病足是一种足部的综合征，不是单一症状。它至少应具备如下三个要素：第一是糖尿病患者，第二是应当有足部组织营养障碍（溃疡或坏疽），第三是伴有一定的下肢神经和（或）血管病变，三者缺一不可。

一、糖尿病足临床表现

早期仅出现足部皮肤瘙痒、干燥、无汗、色素沉着，因神经系统病变而发生肢端感觉异常、感觉迟钝、麻木等，行走时有足踩棉花感，有时也可出现间歇性跛行、静息痛甚至刺痛。肢端肌肉因营养不良出现萎缩及关节变形，常见弓形足、锤状趾、夏科式关节等；动脉粥样硬化可致肢端动脉搏动减弱或消失，肢端皮肤干裂、皲裂并失去弹性。一旦合并感染则局部形成红肿、水疱、血疱，较重者出现糜烂、溃疡，也可见广泛蜂窝织炎波及全足；严重者则发生病变局部坏疽，其多为干性坏疽，但有时也见湿性坏疽，全足坏疽甚至可蔓延至小腿；足部皮肤、皮下组织、肌肉肌腱、骨膜均可发生坏疽甚至坏死。

二、糖尿病足的分级与诊断

（一）糖尿病足分级

目前国际上关于糖尿病足部损伤程度的判断一直沿用瓦格纳（Wagner 分级）系统进行评估，也有使用德克萨斯（Texas）大学分类系统、简单分级系统、国际糖尿病足工作组分类等。无论采取哪种分类方法，在临床诊治过程中有两点最为重要，首先是必须确定糖尿病性足部溃疡有无感染，另一点就是伤口判定结果必须准确，而且始终要监测治疗的进展情况。

1. Wagner 分级法（表 16-1）　是糖尿病足的经典分级方法，根据溃疡的深度及坏疽的范围分级，将糖尿病足分为 0~5 级。这种分级方法很好地描述了糖尿病足的范围和程度，但缺点是没有体现糖尿病足的自然病程，无法区分糖尿病足是由缺血造成的还是由感染造成的，这一区别决定了治疗和预后的不同。

2. 得克萨斯（Texas）大学分类系统（表 16-2）　评估了溃疡的深度、感染和缺血的程度，兼顾病因和程度两个方面。

表 16-1　Wagner 分级

等　级	病情描述
0 级	皮肤完整无开放性损伤，可有骨骼畸形
1 级	表皮损伤未涉及皮下组织
2 级	全层皮肤损害涉及皮下组织，可有骨骼、肌腱暴露
3 级	全层皮肤损害，伴有脓肿或骨髓炎
4 级	足部分坏疽（足趾或足前段）
5 级	全部足坏疽

表 16-2　得克萨斯（Texas）大学分类系统

分　级	分　期
1 级：溃疡史	A 期：无感染、缺血
2 级：表浅溃疡	B 期：感染
3 级：溃疡深及肌腱	C 期：缺血
4 级：病变累及骨、关节	D 期：感染并缺血

3. 简单分级系统　由 Edmonds 和 Foster 建立的简单分级系统将糖尿病足分为 6 级。1 级：低危人群，无神经血管病变；2 级：高危人群，有神经或者血管病变，加上危险因素，如胼胝、水肿和足畸形；3 级：溃疡形成；4 级：足感染；5 级：坏疽；6 级：无法挽回的足病。该分级方法有利于根据患者的危险程度制定管理和预防措施，进行分层管理。

4. 国际糖尿病足工作组分类　该分类方法用于评估糖尿病足发生的风险，分为 4 级。0 级：无神经病变，无周围血管病变；1 级：神经病变，无畸形、周围血管病变；2 级：神经病变，畸形和（或）周围血管病变；3 级：足部溃疡史。该风险分级不仅能够预测糖尿病足患者发生足部溃疡和截肢的风险，还能作为一种预防糖尿病下肢静脉并发症的评测量表。

（二）糖尿病足的体格检查

在对糖尿病足的溃疡进行伤口评估后，还要对其病因进一步了解，以便决定治疗方法，也就是区分其潜在原因是神经系统病变抑或是血管病变所致局部缺血。

1. 周围神经病变的检查　主要是评估患者是否存在保护性感觉，最常用的方法是 10g 尼龙单丝及棉絮检查。通过用尼龙单丝或棉絮对糖尿病患者足部检查，以确定足部末梢神经受损情况，足部感觉丧失被认为是溃疡形成的危险状态。10g 尼龙单丝检查方法：在测试前在患者手肘上测试 2~3 次，让患者了解该感觉；然后在患者足部进行检查，不要让患者看

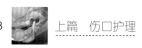

见该过程；将尼龙丝垂直于测试点的表面，用力使尼龙丝弯曲，从尼龙丝靠近、接触皮肤、移去整个过程应大约持续2秒钟；当用力压弯尼龙单丝时，询问患者是否有感觉。建议测试的部位为10个点：第1、3、5足趾第一趾节趾腹，第1、3、5跖趾关节足底部皮肤，足弓左右2点，足跟部一点，足背部第1、2跖骨间皮肤一点，避开胼胝、溃疡、过度角化区，10个点中可触之的≤8个为阳性。

2. 下肢血管检查

（1）动脉搏动：下肢及足部供血情况判断的简单方法是通过触摸足背动脉、胫后动脉、腘动脉搏动来确定，足背动脉搏动减弱或消失，往往提示患者有严重的周围血管病变，患者容易发生足溃疡。

（2）踝肱指数（ABI）：使用多普勒超声探测计测量踝动脉压，与同侧上肢肱动脉压的比值，即踝肱指数（ABI），判断动脉通畅程度以及狭窄或阻塞部位：1.0～1.4正常；<0.9为轻度缺血，会有间歇性跛行；0.5～0.7为中度缺血，会有休息痛；<0.5为重度缺血，可能发生足坏死；如果ABI>1.4，应高度怀疑有下肢动脉钙化。

（3）经皮氧分压测定（$TcPO_2$）：通过测定皮肤组织中氧含量来反映组织血流灌注情况，是一种无创的检查方法，可直接反映血氧供应情况。正常值为>40mmHg，<30mmHg提示周围血氧不足，易发生溃疡或溃疡难以愈合；<20mmHg则提示缺血严重，溃疡几乎没有愈合的可能。

（4）下肢血管彩色多普勒超声检查：是一种无创的检查，可以发现血管的形态和血流动力学的异常。

（5）下肢动脉血管造影检查：是下肢血管检查的"金标准"，能准确反映血管病变情况和部位，但是是有创检查，主要是用于血管外科重建手术的评估选择，对有肾功能损害的患者不适用。有肾功能损害的患者可选用CT、磁共振成像进行检查。

3. 骨、关节的检查　怀疑有骨、关节病变的患者可进行X线检查。

三、糖尿病足部溃疡的分型及相关因素

（一）糖尿病足部溃疡分型

1. 神经性溃疡　因神经系统病变引发局部感觉功能丧失，各种外伤因素致使足部溃疡形成，足病血液循环良好。神经性溃疡位置通常在足底等受压的部位，患者无明显的疼痛，常伴有足部畸形、胼胝的存在，患肢血运良好，足背动脉搏动存在。

2. 缺血性溃疡　下肢及足部血管病变使得局部缺血从而导致组织坏死，进一步出现溃疡形成。单纯缺血性足病而无神经性病变较少见。缺血性溃疡位置通常在足趾或足边缘等处，足部动脉搏动减弱或消失。

3. 神经缺血性溃疡　由于神经系统及血管病变共同影响而引发的溃疡形成，最为常见。神经性溃疡与缺血性溃疡在临床表现上的差异见表16-3。

（二）糖尿病足部溃疡的高发人群及危险信号

糖尿病足的高发人群是40岁以上糖尿病病人或糖尿病史10年以上者，男性患者多见。糖尿病足的危险信号有以下几点：

1. 有溃疡及截肢史，对侧糖尿病足的发病率增高，主要原因是健足承受身体重力加大。

表 16-3　神经性溃疡与缺血性溃疡的差异

症　状	神经性溃疡	缺血性溃疡
溃疡位置	通常在足底	通常发生在足趾及足边缘
足变形	存在爪形趾、锤形趾、夏科足	无
足部颜色	正常	抬高时苍白、发绀
足趾甲	萎缩	萎缩
胼胝形成	存在，特别在足底受压处	无
足部皮温	温暖	冰冷
足部动脉搏动	存在	ABI<0.9（小血管有钙化时该指数会增大，>1.3）
疼痛	无	疼痛，下肢下垂疼痛减轻
间歇性跛行	无	有

2. 神经病变引起感觉运动功能受损，而增加意外伤害的机会。

3. 关节活动受限制、骨刺（突出）、足畸形（骨关节病变而致弓形足、爪形趾等）、胼胝等所造成的生物机械力学性的足部受力不均，跖骨头、足跟、胼胝等部位垂直及水平力增加，从而导致损伤。

4. 周围血管性病变造成双足血液循环不良，乃至局部组织缺血性坏死。

5. 吸烟。

糖尿病足溃疡患者中有 14%~24% 需要截肢，糖尿病足截肢的相关因素有：①危险因素：血小板水平升高；血尿酸水平升高；血浆纤维蛋白原水平升高；伴发外周动脉疾病；溃疡深度较深；Wanger 分级；ABI 指数低；溃疡位于足后部。②保护因素：血红蛋白水平升高。

（三）糖尿病足的常见诱因

1. 鞋袜不合适　新鞋、穿鞋过紧、鞋内异物等。

2. 小创伤　赤足走路、滑倒、意外事故等，引起足部外伤。

3. 冻伤、烫伤。

4. 修脚外伤。

5. 鸡眼、胼胝、足癣。

6. 贫穷无法支付健康护理及治疗费用。

7. 对疾病知识缺乏依从性差。

8. 独居，缺乏照顾。

（四）糖尿病足部溃疡部位和深度

1. 神经性溃疡　一般发生在足底表面或骨突畸形的表面等垂直重力及水平压力部位。

2. 缺血性溃疡　一般发生在细小或末梢动脉供血区域，如足趾尖或足侧面。

3. 神经缺血性溃疡　多出现在足趾尖或足侧面。

4. 有胼胝、黑痂及坏死组织　深度难以预测。

第三节 护理与预防

一、各级糖尿病足护理（Wagner 分级法）

（一）0 级

积极预防，对糖尿病足高风险患者进行专业的足部护理。

（二）1 级

1. 创面水疱未破或破损而渗液少者，使用脂质水胶体敷料、半透明膜敷料或薄的水胶体敷料，根据渗液情况 2~3 天更换一次。

2. 创面渗液较多时，使用藻酸盐或亲水纤维覆盖创面，外用水胶体敷料，或直接覆盖泡沫敷料，根据渗液情况 3~5 天更换一次。

3. 血糖高且创面感染者，清创后用含碘或银离子敷料，外加开放式敷料。换药间隔 1~3 天。含碘制剂不宜长期使用，因碘剂对肝肾功能有损害，同时破坏正常细胞。

4. 使用银敷料的注意事项：

（1）伤口清洗液、消毒剂与银敷料所发生的反应：

银敷料与碘剂/盐水形成络合物：$Ag^+ + I^- = AgI$，$Ag^+ + Cl^- = AgCl$

（2）络合物对人体的影响：在伤口及周边形成黑色素沉着，降低了银的释放浓度。

（3）换药完毕用纱布擦干伤口及周边皮肤。纳米晶体银须用水或水凝胶涂抹激活，30 分钟在组织间释放杀灭细菌。

（4）亲水纤维银吸收大量渗液及细菌，将细菌锁住。泡沫银吸收渗液的同时激活并到组织间逐步释放杀灭细菌。

（5）脂质水胶银吸收渗液的同时激活并到组织间释放杀灭细菌。SD 银盐分子结构与磺胺接近，磺胺过敏史慎用。

（三）2 级

1. 彻底清创去除坏死组织，感染严重或血糖很高难以控制时，可使用含碘敷料，但不能长期使用，1~2 次炎症控制后立即停止。否则影响上皮组织生长及创面的愈合，换药间隔 1~2 天。使用银离子敷料效果更佳，换药间隔 3~5 天。

2. 骨骼、肌腱外露时，应使用水凝胶保护，预防其脱水干性坏死。

（四）3 级

1. 痂下积脓或脓肿形成时，立即切痂或早期彻底切开引流，若多个间隙感染均行多处对口切开引流，将脓肿的每个间隔全部打开，确保引流通畅。避免因脓肿压迫局部动脉而导致循环障碍，最终引起远端足趾及全足坏死。脂质水胶体敷料对口引流，外层用加厚棉垫覆盖，绷带缠绕固定，固定时注意不要加压，以免影响远端血液循环，术后 24 小时换药。同时，行足部 X 线检查或骨扫描，以排除骨髓炎的可能。

2. 切开引流术后换药时，需彻底清创去除坏死组织，用注射器冲洗腔隙或泡脚，常规冲洗液为 0.9%氯化钠溶液，恶臭的伤口用 3%过氧化氢溶液，之后再用 0.9%氯化钠溶液冲洗。用脂质水胶体银敷料对口引流，该敷料表面光滑便于引流通畅，且敷料纤维编织紧密，不易将碎屑脱落于伤口表面，吸收渗液的同时激活并释放银离子到组织间隙杀灭细菌，根据渗液情况 2~3 天更换 1 次，直至炎症控制。

3. 若血糖正常、炎症控制，伤口进入组织修复期，根据腔隙的大小、深度和渗出情况，选择合适的敷料填充或引流，填充敷料要接触到基底部，但不要太紧。骨骼、肌腱外露可用水凝胶，预防干性坏死，保护足部及足趾功能基本恢复正常。

4. 若伤口内的肉芽组织充满填平之后，用藻酸盐或亲水纤维与水胶体敷料或泡沫敷料封闭包扎 7 天，防止在过湿环境下肉芽组织过度增生而高出周围皮缘表面，从而影响上皮组织生长。如果渗液较少，腔内肉芽生长良好，可以不再填充敷料，使用加压包扎加速愈合。

5. 当创面出现大面积皮肤全层及皮下组织坏死时，可首先将坏死组织剪除，然后使用银离子抗菌敷料，根据渗液情况 2~5 天更换。伤口清创及抗感染阶段过后，若骨骼、筋膜、肌腱等外露，则需用水凝胶保护，有腔隙时则用藻酸盐填充条或水胶体膏剂填塞，外用水胶体敷料覆盖，换药间隔 5~7 天，直至骨膜、肌腱等被肉芽组织包裹并且填充。

6. 若肉芽组织水肿或高出周围皮肤，去除高出周围皮缘的肉芽，干纱布压迫止血，改用藻酸盐及比伤口稍大的泡沫类敷料，外用自粘绷带或半透膜敷料局部加压固定，藻酸盐可吸收的渗液是自身重量的 17~20 倍，同时藻酸钙可以参与组织间钙钠离子的交换，参与止血；或用藻酸盐、纱布及自粘绷带，同样局部加压固定。为伤口提供轻度湿润或开放式环境，防止肉芽组织高出创口周围皮缘而影响上皮组织的移行生长。

（五）4 级

1. 当足部感染脓肿形成，压迫动脉影响血运而出现足趾甚至跖骨坏死时，立即行多处切开引流，将脓腔全部打开，确保引流通畅，暂不做死骨摘除。清创后用脂质水胶体银敷料进行多处引流，单次填塞碘伏纱条止血兼抗炎治疗。外层用加厚棉垫覆盖，绷带缠绕固定，固定时注意不要加压，以避免远端循环障碍而致坏死。术后 24 小时换药。

2. 换药时继续清除坏死组织，使用脂质水胶体银敷料引流，控制感染；使用水凝胶保护外露骨膜肌腱以防止其坏死，间隔 2~3 天换药直至炎症控制。

3. 炎症控制后，坏死趾、跖骨与周边正常组织边界清楚并分离，此时可去除死骨，并用咬骨钳多截骨质，直至截骨的断端周围有正常软组织，才能确保创面被肉芽组织和上皮组织包裹。断面要整齐，不要残留碎骨。截骨完毕，用碘伏纱条填塞止血并抗炎，用加厚棉垫覆盖，绷带固定。截骨 24 小时后换药。

4. 截骨创面及外露肌腱涂抹水凝胶，防止其坏死，外层使用水胶体敷料为伤口提供密闭缺氧的湿性伤口愈合环境，减轻伤口粘连和疼痛，加速伤口愈合；若渗液较多可加用藻酸盐或亲水纤维银敷料。7 天后换药，直至腔隙被肉芽组织完全填充。

5. 当伤口内的肉芽组织充满后，用藻酸盐和水胶体敷料封闭包扎或用泡沫敷料直接覆盖创面 7 天，此两种敷料可充分吸收渗液，有效防止肉芽组织过度生长高出周围皮缘表面。

6. 小动脉栓塞导致趾、跖骨坏死时，如果没有合并感染，可以不用处理，等待死骨与周边正常组织边界分离清楚后脱落；若合并感染形成脓肿同样要切开引流。

7. 大动脉栓塞而出现的趾、跖骨坏死时，先用碘伏湿敷，等待血管重建。术后血运恢复，同样死骨与周边正常组织边界分离清楚，用上述方法去除死骨和换药。

8. 合并骨髓炎的患者最佳方法是切除受感染骨，并全身联合使用抗生素 2~4 周。

（六）5 级

1. 发生全足坏死，有大动脉栓塞时，先用碘伏湿敷，或银敷料控制感染，开放式敷料包扎，控制感染，勿加压，等待血管重建后截肢。

2. 血管重建、截肢后，伤口愈合不佳，仍可使用上述方法进行换药处置，直至伤口愈合。

二、健康教育预防复发

（一）指导患者自我护理

事实上患者自我观察和自我护理是预防糖尿病足最关键的措施，特别是已经发生糖尿病性神经系统病变或血管病变以及有糖尿病足部溃疡病史的患者，更应该注意对足部的观察与护理。

1. 每天观察足部有无细小外伤、破损或者感染迹象，包括足趾间，做好足部的保护，包括选用合适的鞋、袜及皮肤清洁护理。如果本人不能进行这种检查，应请他人帮助。

2. 定期洗足，仔细擦干，特别是足趾间；足部皮肤干燥应使用护肤软膏，但是不能使用在足趾间。

3. 平直地修剪趾甲，如果实力不佳，不要自行修剪。

4. 不要自行用化学药物或刀剪修剪角化组织或胼胝。

5. 有条件的患者，可使用非接触性红外线测温仪，监测足温，以及时发现足部尤其是深部组织的病变，减少溃疡复发。

6. 听从医生、护士及营养师的指导，按规定用药及饮食治疗，定时监测血糖，将血糖控制在正常或基本正常的水平。控制血糖是预防糖尿病足及其进一步恶化的前提，根据具体情况选择口服降糖药或者注射胰岛素，使空腹血糖控制在 3.9~7.2mmol/L，餐后血糖控制在 8.0~10.0mmol/L，糖化血红蛋白<7%。

（二）让患者充分了解溃疡发生的原因

1. 穿鞋过紧造成足趾挤压伤。

2. 热水洗足、泡足时间超过 5 分钟或用力过大、水温过高而致伤。

3. 使用热水袋、电热毯、电热煲等致烫伤。

4. 足癣破溃或感染。

5. 鸡眼处理不当损伤。

6. 修脚、剪指甲造成外伤。

7. 小外伤未及时发现或未正规处理而感染。

8. 皮肤营养不良，水疱。

9. 足部干裂未使用润肤露皮肤护理而造成皮肤小裂伤。

10. 神经病变造成足畸形所致摩擦破损，局部胼胝形成而局部受压引起。

11. 吸烟引起血液的含氧量降低。

12. 已有溃疡及截肢史者造成健侧足部受压或摩擦。

（三）选择合适鞋袜

1. 买鞋的注意事项

（1）购买鞋的时间最好是下午至傍晚。

（2）若双脚大小不一样，买鞋时以较大的一只为准。

（3）买鞋时要测量足的准确尺码，以免购买的鞋过大或过小。

（4）选择鞋面的质地要柔软并且透气性能要好，圆头、厚软底，鞋口是系带或尼龙拉扣，禁忌尖头及高跟鞋。

（5）要穿密闭鞋头，不穿凉鞋、拖鞋外出行走。

2. 穿鞋的注意事项

（1）首次穿新鞋的时间不宜过久。

（2）穿新鞋后要仔细检查双足是否起水疱、破损甚至红肿，说明此鞋不合适不宜再穿。

（3）每次穿鞋前要仔细检查鞋底有无钉子、碎玻璃等尖锐异物，并且还要将鞋内杂物清除。

（4）鞋内面若开线或鞋垫有皱褶应及时弄好才能继续穿。

（5）不能赤足穿鞋、走路。

3. 穿袜子的注意事项

（1）穿棉质袜。

（2）选择浅色的袜子，足部有破损能及时发现。

（3）不要穿弹性过强的袜子，以免影响血液循环。

（4）不要穿有破洞或反复修补后的袜子，避免足部的损伤。

（5）每天要更换袜子，保持足部的清洁、干爽。

（6）冷天可穿厚棉袜或毛袜保温，切忌用热水袋、暖炉、电热毯取暖，以免足部烫伤。

（四）减轻压力

1. 减少承重，限制站立和行走的时间。

2. 使用拐杖、助行器、轮椅等安全接触性或其他支具。

3. 个体化的定制鞋垫、定制鞋。

4. 对于有溃疡史或截肢史的高风险患者，推荐使用防护鞋，能够降低溃疡的复发率。

【相关链接】糖尿病足愈合与截肢风险预测

Tardivo Algorithm 用于预测糖尿病足愈合与截肢：总分＝各评分内容得分相乘。研究结果显示：总分＞12 分，截肢风险高 152 倍；总分＜12 分，采取保守的光动力治疗方案，85.5％的患者效果良好无截肢。

外周动脉疾病	Wanger 分级	溃疡位置（多个部位，取最高分）
外周血管状况良好＝1 分	1 级（浅表溃疡）＝1 分	FF1（前足：趾骨区域）＝1 分
局部缺血症状＝2 分	2 级（深部溃疡）＝2 分	FF2（前足：跖骨区域）＝2 分
	3 级（骨髓炎）＝3 分	MF（中足：楔状骨、骰骨、足舟骨区域）＝3 分
	4 级（足前肢坏疽）＝4 分	HF（后足：足跟区域）＝4 分

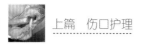

第四节　护理案例

病例 1　患者女性，55 岁，糖尿病 8 年，未接受过正规治疗，未按时监测血糖，双眼视力减退，双足感觉迟钝，足背动脉搏动尚可。

患者左足踩钉子未及时发现，也没有去医院处理伤口。3 天后左足开始红肿、疼痛，7 天患足红肿严重，不能行走，来我院外科门诊就诊，立即行左足间隙脓肿切开引流术，把每个脓腔彻底打开，共 9 个切口，切口下肌腱外露，用注射器抽取 3% 过氧化氢溶液冲洗，再用 0.9% 氯化钠溶液继续冲洗，干纱布擦干切口及周边皮肤，切口内用 8 个脂质水胶体敷料对口引流，并把 9 个切口内分别填充碘伏纱布，尾段甩出，内引流条计数，外用多个大棉垫包扎，自粘绷带固定，勿加压。当天空腹血糖 21mmol/L，马上收入内分泌病房接受治疗，由伤口护理中心的伤口护士换药处置。24 小时后换药。

切开 24 小时后，打开外层敷料，取出上次填充的引流条，创面 100% 黄色组织，渗出量多，左足红肿严重，继续用 3% 过氧化氢溶液及 0.9% 氯化钠溶液冲洗切口，并用干纱布擦干切口及周边皮肤，切口内用脂质水胶体敷料对口引流，并用注射器抽吸水凝胶注入到每个切口内，并分别填充裁剪成条状的纳米晶体银敷料，尾端甩出，外用大棉垫包扎，绷带固定，勿加压。3~4 天换药（图 16-1A）。

2 周后创面一半为红色组织，一半为黄色组织，渗出量中等，臭味缓解，红肿明显消退，用 0.9% 氯化钠冲洗切口，擦干切口及周边皮肤，向切口内注入水凝胶，并分别填充条状纳米晶体银敷料，尾端甩出，外层用水胶体敷料密闭包扎。7 天换药（图 16-1B）。

4 周后创面 100% 为红色组织，渗出量中等，左足出现皱褶，向切口内注入水凝胶，左足底及内踝处 2 个切口稍红，分别向这 2 个切口内填充条状纳米晶体银敷料，尾端甩出，外层继续用水胶体敷料密闭包扎。7 天换药（图 16-1C）。

6 周后左足底 2 个切口未愈合，并且相通，其他 7 个切口均已愈合，继续向这 2 个切口内注入水凝胶，外层使用水胶体敷料密闭包扎。7 天换药（图 16-1D）。

8 周后左足底 2 个切口仍未愈合，仍相通，用剪刀把 2 个切口打开，确保引流通畅，肌腱直接外露，干纱布压迫止血，水凝胶涂抹在肌腱上，藻酸盐填充止血，外用水胶体敷料继续密闭包扎。7 天换药（图 16-1E）。

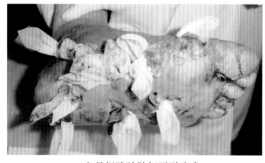

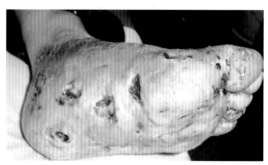

A. 左足间隙脓肿切开引流术　　　　　　　　B. 2 周后创面

9 周后左足底伤口被肉芽组织填充，外露肌腱被肉芽组织包裹，渗液量少，左足无明显红肿，外用裁剪小的泡沫敷料覆盖，半透膜敷料局部加压密闭包扎。7 天换药（图 16-1F）。

　　11 周后左足底伤口愈合（图 16-1G）。

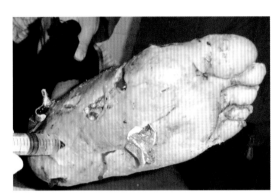

C. 向切口内注入水凝胶，左足底及内踝处2个切口填充条状纳米晶体银敷料

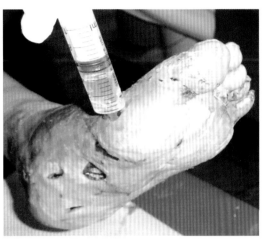

D. 6周后左足底2个切口未愈合，并且相通，其他7个切口均已愈合，继续向这2个切口内注入水凝胶

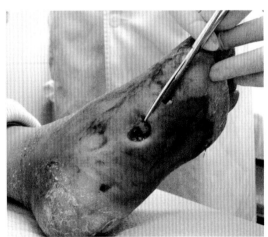

E. 8周后左足底2个切口仍未愈合，仍相通，用剪刀把2个切口打开，确保引流通畅

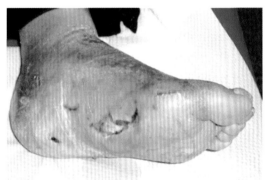

F. 9周后左足底伤口被肉芽组织填充

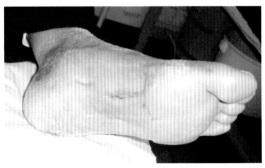

G. 11周后左足底伤口愈合

图 16-1　糖尿病足的处理（病例1）

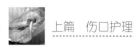

病例2　患者男，43 岁，2 型糖尿病史 10 余年，平日饮食无规律，未按时监测血糖和使用胰岛素治疗，血糖控制不佳，空腹血糖 13.96mmol/L，糖化血红蛋白 10.7%。双足感觉迟钝，动脉搏动正常。

患者入院前 10 余天，无诱因出现左足破口红肿、疼痛、流脓，未重视。几天后出现小趾及周围皮肤发紫，足背皮肤发红，皮温高，压痛明显，足底外侧近小趾处皮肤破溃。就诊于当地医院，查：糖化血红蛋白 11.0%，白细胞 25.3×10⁹/L，ALB 26.9g/L 予控制血糖、抗感染治疗。为进一步诊治求诊于我院，诊断：2 型糖尿病，糖尿病足，收治于内分泌科。入院时血糖 13.96mmol/L，白细胞 17.21×10⁹/L，红细胞 4.55×10¹²/L，血红蛋白 130g/L，ALB 31.9g/L。伤口分泌物培养：酵母样孢子、革兰阳性球菌，左足正斜位示：左足骨质未明显异常。

8 月 3 日接诊时患者左足第 4、5 趾紫黑，第 5 趾足底皮肤坏死，足底窦道，压行十字切开。足背皮肤色素沉着，红肿、压痛明显，皮温高。渗液漏出，恶臭味。给予清洗伤口，留取伤口分泌物送细菌培养。保守锐性清创，清除部分坏死组织，使用高渗盐敷料，棉垫绷带包扎，勿加压。每天换药（图 16-2A）。

8 月 6 日，评估伤口，足底 100% 黄色，足趾 100% 黑色，渗液量渗漏，下肢红肿。由骨科医生摘除坏死的左足第 4、5 趾，足底伤口填塞高渗盐敷料，足趾创面覆盖藻酸盐银敷料，棉垫绷带包扎。24 小时后予简易密闭式负压持续引流，压力由小到大，调节在 50～125 mmHg（图 16-2B）。

8 月 13 日，左足第 4、5 趾跖趾平面，伤口大小 6.5cm×7cm×3cm，基底 75% 黄色，25% 红色，第 4 跖趾关节外露。足背皮肤红肿，皮温高。0.9% 氯化钠溶液清洗伤口，保守锐性清创清除坏死组织后，继续使用简易负压装置，每周换药 1～2 次（图 16-2C）。

8 月 19 日，伤口大小缩小至 4.5cm×5.5cm×2.7cm，基底 50% 黄色，50% 红色，第 4 跖趾关节外露，足背皮肤红肿减轻，周围皮肤略有浸渍。0.9% 氯化钠溶液清洗伤口，保守锐性清创后，使用藻酸盐银敷料，棉垫包扎（图 16-2D）。

8 月 26 日，伤口大小缩小至 4.5cm×5.0cm×2.5cm，基底 25% 黄色，75% 红色，第 4 跖趾关节外露，肉芽水肿，渗液量潮湿。清洗伤口后选用高渗盐敷料，减轻肉芽水肿，每天换药。

9 月 2 日，伤口大小 4cm×4.5cm×1.4cm，基底 100% 红色，第 4 跖趾关节外露，足背红肿消退，使用简易负压治疗。5～7 天换药一次（图 16-2E）。

9 月 29 日，伤口大小 3.5cm×3.5cm，基底 100% 红色，渗液量潮湿。给予伤口清洗后使用藻酸钙敷料，外用泡沫敷料覆盖。患者出院，按同样方法继续换药（图 16-2F）。

11 月 23 日复诊，伤口已愈合（图 16-2G）。

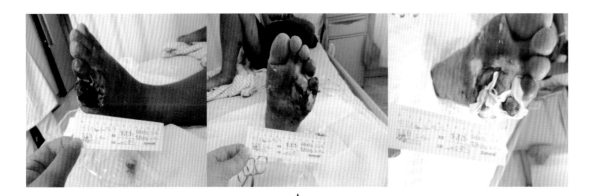

A

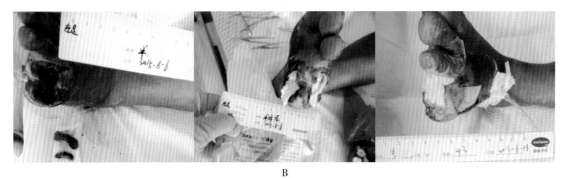

B

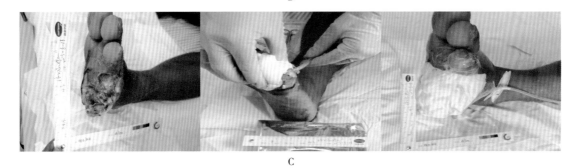

C

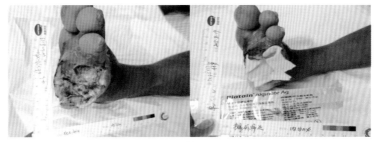

D

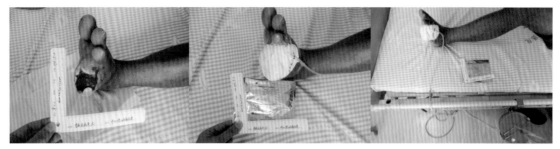

E

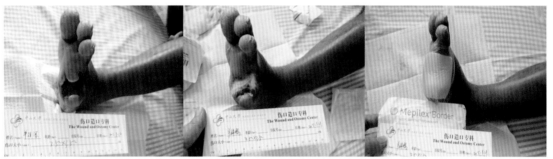

F

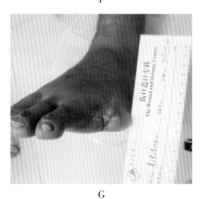

G

图 16-2　糖尿病足的处理（病例 2）

（王　威　刘　媛）

参 考 文 献

［1］许樟荣. 糖尿病足病的病因及流行病学. 中国实用内科杂志，2007，27（7）：485-487.

［2］卞丽香，李善华. 糖尿病足的病因分析与护理. 护士进修杂志，2003，18（11）：1003-1004.

［3］雷国大，唐雄修，何以鉴. 糖尿病足坏疽的细菌学调查及耐药性分析. 实用医学杂志，2006，22（9）：1047-1048.

［4］刘仁贵，赵纪春. 糖尿病并发下肢血管病变的发病机理及治疗进展. 中国普外基础与临床杂志，2006，13（6）：676-679.

［5］张辉，徐凯，郝平. 糖尿病足早期外科干预的临床体会. 临床医药实践杂志，2007，16（1）：71.

［6］ 朱巍，关波. 感染性糖尿病足的临床治疗. 中华医院感染学杂志，2008，18（3）：380-381.

［7］ 张国英，张国安，邓微. 碘伏浸浴方法治疗糖尿病患者肢端感染. 中华医院感染学杂志，2007，17（2）：172-174.

［8］ 刘海英. 康惠尔治疗糖尿病足 14 例疗效观察. 现代医药卫生，2009，25（2）：260-261.

［9］ 谷涌泉，齐立行. 糖尿病性下肢缺血病变的外科治疗. 中国现代手术学杂志，2003，7（2）：101-103.

［10］ 李五洲，荣延姣，徐双迎，等. 糖尿病足部溃疡的外科治疗. 实用医学杂志，2006，22（2）：193-194.

［11］ 胡骁骅，张普柱，孙永华，等. 纳米银抗菌医用敷料银离子吸收和临床应用. 中华医学杂志，2003，83（24）：78-79.

［12］ 沈芃. 银离子消毒与抗菌应用研究现状. 中国消毒学杂志，2007，24（1）：73-75.

［13］ 王威，杨玉萍，石长瑞，等. 12 例 III 级糖尿病足病人的伤口护理体会. 中华护理杂志，2006，41（4）：351-352.

［14］ 张建，谷涌泉，李建新，等. 干细胞移植治疗糖尿病足. 中国实用内科杂志，2007，27（7）：459-460.

［15］ 郭连瑞，谷涌泉，张建，等. 自体骨髓干细胞移植治疗糖尿病足 13 例报告. 中华糖尿病杂志，2004，12（5）：8-11.

［16］ 杨晓凤，吴雁翔，王红梅，等. 自体外周血干细胞移植治疗糖尿病足 26 例临床研究. 中国实用内科杂志，2004，24（11）：676-678.

［17］ 谷涌泉，张建，俞恒锡，等. 下肢远端动脉旁路移植治疗糖尿病足 46 例报告. 中国实用外科杂志，2003，23（8）：44-46.

［18］ 胡素容，胡庆新，吴英，等. 糖尿病足的预防和护理进展. 中国实用护理杂志，2005，21（9）：73-75.

［19］ 徐华，孟霞，周亚洁，等. 糖尿病足的预防与护理. 实用医技杂志，2007，14（29）：4063-4064.

［20］ 范丽凤，张小群，郝建玲，等. 530 例糖尿病患者对选择、穿着合适鞋袜知识了解状况的调查分析. 中国实用护理杂志，2005，21（9）：10-12.

［21］ 陈琼芳. 糖尿病足的预防与护理进展. 中华护理杂志，2002，37（4）：52-54.

［22］ 许樟荣. 糖尿病足病变诊断与治疗的临床思考. 中国实用内科杂志，2005，25（4）：375-377.

［23］ Bakker K，Apelqvist J，Lipsky BA，et al. The 2015 IWGDF guidance documents on prevention and management of foot problems in diabetes：development of an evidence-based global consensus. Diabetes Metab Res Rev，2016，32（Suppl 1）：2-6.

［24］ Zhao Y，Crimmins E M，Hu P，et al. Prevalence，diagnosis，and management of diabetes mellitus among older Chinese：results from the China Health and Retirement Longitudinal Study. Int J Public Health，2016.

［25］ 李菊川. 糖尿病足溃疡诊疗研究新进展. 北方药学，2014，11（3）：58-59.

［26］ Wagner FJ. The dysvascular foot：a system for diagnosis and treatment. Foot Ankle，1981，2（2）：64-122.

［27］ Oyibo SO，Jude EB，Tarawneh I，et al. A comparison of two diabetic foot ulcer classification systems：the Wagner and the University of Texas wound classification systems. Diabetes Care，2001，24（1）：84-88.

［28］ 王红菊，钱莺. 糖尿病足的分类和诊断分级. 全科护理，2009，7（10）：917-918.

［29］ Peters EJ，Lavery LA. Effectiveness of the diabetic foot risk classification system of the International Working Group on the Diabetic Foot. Diabetes Care，2001，24（8）：1442-1447.

［30］ 付艳霞，李锦梅，王丽丽，等. 合适鞋袜对预防糖尿病足溃疡的研究进展. 当代护士（下旬刊），

2016，（2）：18-20.

[31] 刘志国. 糖尿病足溃疡诊治进展. 中华损伤与修复杂志（电子版），2012，7（2）：191-193.

[32] Owings TM, Nicolosi N, Suba JM, et al. Evaluating iatrogenic complications of the total-contact cast an 8-year retrospective review at Cleveland Clinic. J Am Podiatr Med Assoc, 2016, 106（1）：1-6.

[33] de Oliveira A L, Moore Z. Treatment of the diabetic foot by offloading：a systematic review. J Wound Care, 2015, 24（12）：560, 562-570.

[34] Vaseenon T, Thitiboonsuwan S, Cheewawattanachai C, et al. Off-loading total contact cast in combination with hydrogel and foam dressing for management of diabetic plantar ulcer of the foot. J Med Assoc Thai, 2014, 97（12）：1319-1324.

[35] 王涛，曹萌，李拉克，等. 糖尿病足感染多药耐药菌的分布及耐药性与危险因素分析. 中华医院感染学杂志，2015，25（2）：327-329.

[36] Kranke P, Bennett M H, Martyn-St JM, et al. Hyperbaric oxygen therapy for chronic wounds. Cochrane Database Syst Rev, 2015, 6：D4123.

第十七章　癌症伤口护理

癌症伤口（fungating wound）也称恶性皮下伤口，一般定义为上皮组织的完整性被恶性癌细胞破坏。目前，关于癌症伤口流行病学情况，仍未见较为权威的数据发布。1992年，英国学者 Thomas 对2417例在放射治疗科和肿瘤科住院的恶性肿瘤患者进行回顾性分析，发现了295例患者在数月的时间内出现了恶性肿瘤皮肤浸润的表现。瑞典的一项研究则报道了6.6%的发生率。相关研究指出，对于肿瘤患者而言，约有5%的概率会形成恶性肿瘤伤口。癌症伤口最常见的好发部位为乳腺（62%），其次头部和颜面部（24%），生殖器、腹股沟和背部（3%），其他部位约占8%。当恶性肿瘤伤口形成后，患者的生命期限通常较短，文献显示了6~12个月的生存期限。

当有愈合不良的伤口出现时，应高度怀疑是否癌症伤口，转介医生给予局部伤口的组织活检，通过病理检查明确诊断。

恶性肿瘤的治疗仍是当今世界的一大难题，癌症伤口的处理也给医务人员带来了挑战。

第一节　癌症伤口的病理生理和形态学特征

癌症伤口可以是来自皮肤局部的，常是因癌症的皮下转移，即癌症细胞随着淋巴、血液浸润皮肤造成；也可以由局部或远处转移而来。癌症伤口初始可能仅让人觉得不易愈合，其后逐渐产生坚硬的真皮或皮下硬块，并与其下的组织紧紧相连，病灶处最后会浸润侵蚀到供应表皮的淋巴及血管，以致产生界线明显的凹洞。常见损害中，一种是恶性肿瘤穿透上皮形成突出结节状的真菌状损害；另一种是恶性肿瘤浸润皮肤形成凹陷或腔穴的溃疡性损害。

恶性肿瘤的皮肤浸润在临床上仅次于原发或转移肿瘤的局部浸润。局部浸润，通常指肿瘤直接向局部皮肤侵袭，多数表现为局部的硬结、发红、发热。皮肤可出现橘皮样变，并与皮下组织固定。当肿瘤进一步扩散，更多量的组织发生崩解，皮肤最终表现为溃疡。溃疡最初可表现为界限明显的结节，大小为数毫米至数厘米之间，溃疡上可伴有明显的色素沉着，颜色为深红色至褐黑色，总体而言，常不伴有痛感。皮肤浸润的早期亦可表现为红斑、紫红色样丘疹或小囊泡，或局部区域的脱发。随着时间的进展，转移性的丘疹、小结节和斑块会出现破溃、渗出，可伴有明显的痛感。

随着病情的进展，局部浸润和皮肤浸润引起的血管和淋巴循环的改变进一步导致水肿、渗液和组织坏死的出现。随之导致溃疡出现蕈样改变，皮肤表面表现为蕈样或菜花样，或糜烂样，可伴有大量渗液。伤口基底通常为苍白或粉红的脆弱组织，或完全坏死的组织，亦可两种性质的组织皆有。坏死组织的存在为厌氧菌和其他微生物提供了理想的生存环境，因而，癌症伤口通常伴有明显的恶臭。周围皮肤常伴有发红、脆弱，触之可感知皮肤明显柔软。大量渗液常导致周围皮肤浸渍。患者所感知疼痛的程度取决于伤口所在的位置、组织缺损的深度、有无累及神经组织、存活组织中有无神经末梢的暴露和以往疼痛和麻醉的经历。

第二节　癌症伤口的临床特点

癌症伤口使皮肤功能受损，导致局部创面易出血、渗液、有恶臭味等特性。此外癌症伤口患者亦有疼痛的问题。

一、容易出血

由于恶性肿瘤细胞侵蚀至毛细血管或主要血管而引起出血；或由于患者的血小板功能下降而增加出血的危险；此外，因癌细胞不断延伸且增加癌细胞新血管床的结果，亦造成组织受压，增加了组织的易脆性，因而容易出血。癌症伤口往往受到刺激时容易出血，如移除敷料，清洗伤口时即出现出血。出血可引致患者、家属及照顾者精神紧张及恐惧。同时，如果癌细胞侵蚀至主要血管，可能引致大量出血而致贫血或死亡。

二、伤口大量渗液

渗液产生主要是癌症伤口内微血管与淋巴管受侵犯，血管通透性增加；癌症细胞分泌血管通透性因子（vascular permeability factor），使血管内血浆胶质通过血管；同时伤口感染的炎症反应，分泌组胺导致血管扩张，血管通透性增加；此外细菌蛋白酶素分解坏死组织。这些都容易导致伤口渗液增加。癌症伤口的大量渗液是细菌的培养基，容易导致伤口感染；同时癌症伤口的大量渗液如没有及时给予妥善护理，会使伤口周围皮肤经常受到渗液的浸渍，导致周围皮肤发红、糜烂等，加重了患者的痛苦；容易沾湿衣物，经常需要更换敷料，影响了患者参加社交活动。

三、恶臭

癌症伤口由于感染、坏死组织存在或肠瘘造成恶臭。主要因组织中血管阻塞伴随着血管形成的变异性，使血流供给与细胞灌流的起伏不定，导致组织氧的灌流量降低，因而造成组织缺氧坏死。坏死组织为厌氧菌最理想的培养皿，厌氧菌会分泌脂肪酸的代谢产物，也是形成恶臭味的来源。若伤口有瘘管形成，又会加重恶臭的产生。产生恶臭的细菌常有金黄色葡萄球菌、大肠杆菌、铜绿假单胞菌，没有渗液或脓液时也可能存在臭味。若恶臭明显，可考

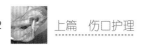

虑对伤口进行灌洗，但是值得注意的是，灌洗液的温度必须考虑患者的主观感受，过冷或过热均有可能引起疼痛。恶臭是癌症伤口最令人烦恼的事，大量的恶臭会刺激嗅觉导致食欲缺乏、恶心，患者及周围的人也难以接受，患者自觉尴尬和自我厌恶，出现社交孤立感。

四、疼痛

疼痛是一种令人不愉快的感觉和情绪上的感受，伴有现存的或潜在的组织损伤。癌症伤口患者常常会出现疼痛不适，主要是肿瘤压迫或侵犯神经与血管，神经的损伤会产生神经痛；若真皮层组织破坏，则可能有针刺痛；也可能由于不恰当的伤口护理技巧而导致，如不适当移除敷料的方式或不适当的伤口清洗技巧而产生创伤相关疼痛。创伤相关疼痛（wound-related pain，WRP）是指为与开放性皮肤溃疡直接相关的有害症状或不愉快经历。慢性持续性不显著 WRP 对日常生活的许多活动产生负面影响，降低患者的生活质量。疼痛的管理应遵循世界卫生组织（WHO）的相关指南，可根据患者情况常规或按需给予镇痛药物，尤其针对敷料更换过程中的疼痛，在选择敷料使用和随后的移除过程中应尽可能谨慎，避免引起疼痛和不必要的痛苦。若敷料更换过程中患者疼痛明显，按需给予的镇痛药不足以缓解疼痛，可考虑联合使用少量、温和的镇静剂使敷料更换过程顺利进行，同时降低患者的疼痛。口服阿片类药物在溃疡性肿瘤伤口的应用目前仍未明确。

第三节　癌症伤口评估

伤口的治疗和护理计划始于病史的完整评估。通过对癌症伤口患者的伤口局部评估及身心的评估，以便制定针对性的伤口治疗和护理计划或评估治疗和护理的效果。

一、伤口的位置

癌症伤口可发生于身体任何一个部位，如头面部、颈部、胸腹部、会阴部、腹股沟及四肢等。不同原发性癌症所对应癌症伤口好发部位不同，如口腔癌引致的癌症伤口好发部位通常在脸部、鼻咽癌引致的癌症伤口好发部位通常在颈部、乳腺癌引致的癌症伤口好发部位在胸部乳腺位置等。

二、伤口的大小

伤口的大小对护理方法的选用起到很大的作用，评估及测量、记录方法见伤口的评估、测量及记录章节。但必须注意的是癌症伤口具有容易出血的特点，因此在测量过程中，测量工具应避免直接接触到创面，以免引起出血。

三、伤口的外观

从伤口的外观中可以直接评估伤口基底的颜色。使用"三色概念"来形容一个开放性伤口，三种颜色分别为红、黄、黑。形容伤口时可以使用单一颜色或是同时合并有两种或三种颜色。在伤口的描述上也可用各种颜色所占的百分比来形容伤口，通常将伤口比喻成派饼画成 4 份来形容，用 4 分之几或 8 分之几描述，说明某种伤口颜色大约占伤口表面积的百分之几，如伤口有 50% 的黄色腐肉、25% 的红色组织、25% 的黑色坏死或伤口有 75% 的红色组织、25% 黄色腐肉等。同时注意评估伤口是否有潜行、瘘管和窦道。

四、伤口气味

在伤口气味的评估中，除了对气味本身的描述外，气味的程度也是评估的重点。气味的程度是指大概是以多少距离可闻到作为客观的描述方式。1995 年 Haughton & Young 对癌症伤口气味的描述分为 4 个等级：强烈恶臭，进入患者单位，离患者 2~3.3m 的距离，伤口覆盖时，就可闻到恶臭的味道；中度恶臭，进入患者单位，离患者 2~3.3m 的距离，伤口敷料打开，就可闻到恶臭的味道；轻微恶臭，靠近患者，伤口敷料打开，才闻到恶臭的味道；无恶臭，靠近患者，伤口敷料打开，未闻到恶臭的味道。而 2001 年 Grocott 对癌症伤口气味的描述分为 6 个等级：0 级，一入屋子/病房/诊室即闻到；1 级，与患者一个手臂的距离即闻到；2 级，与患者少于一个手臂的距离才闻到；3 级，接近患者手臂可闻到；4 级，只有患者自己可闻到；5 级，没有味道。

五、伤口的渗液和伤口的周围皮肤状况

评估方法详见伤口的评估、测量及记录章节。

六、伤口的疼痛

疼痛是一种主观感觉，不是简单的生理应答，是身体和心理的共同体验。目前新观念认为，疼痛是第五生命体征，在临床诊断和治疗过程中，疼痛应与体温、呼吸、脉搏、血压 4 个生命体征受到同等的重视。全面的疼痛评估对确定恰当的治疗至关重要。通过助记性 NOPQRST 可以总结复杂的疼痛评估——疼痛部位数量、疼痛起始（疼痛的起因是什么？）、缓和（或）刺激因子（什么使疼痛减轻或更糟？）、疼痛的性质（您将用什么词语描述疼痛？）、区域/放射性疼痛（到处都能感受到疼痛吗？）、疼痛的严重程度（通常分为 0~10 级）、疼痛的暂时表象（疼痛在晚上变得严重吗？它是持续性还是间歇性的？）。患者的主诉是评估疼痛的标准方法，如果患者无语言交流能力则应采用其他方法来评估疼痛强度和疗效。人们开发了各种有效的工具用于疼痛评估。研究报道可视化模拟分级（VAS）是一个常用的一维工具用于评估疼痛。然而，老年人平常喜欢文字或数字分级量表。对儿童或意识受损害的人群，Wong-Baker 面容分级在临床实践中得到广泛应用。最近面部分级得到修改，更能反映成人的面部表情。

七、伤口出血

了解容易引起伤口出血的原因，如何种敷料在更换中易引起出血、何种伤口清洗方式易出血等；同时要了解出血的量。

八、患者的心理状况

恶性肿瘤伤口改变了患者身体外在形象，也改变了患者原来生活中应有的角色，造成患者抑郁、恐惧，失去自尊心和自信心。在进行伤口局部的护理同时，还要及时评估患者的心理状况，并给予相应的护理。

第四节　癌症伤口护理

一、护理目标

2002 年 Naylor 提到癌症伤口护理目的并非将癌症伤口治愈，而是减少癌症伤口恶化过程中症状的控制。通过护理使患者感到舒服，尽量减少并发症，支持控制患者的症状，维持患者的尊严及自尊，尽最大可能提高患者的生活质量。

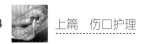

二、护理措施

许多患者都知道他们所患的疾病是逐渐恶化和无法治愈的。除非得到适当的治疗和护理，否则患者将一直承受疼痛、渗出液、恶臭等带来的苦恼。癌症伤口的护理原则是减轻伤口疼痛；预防和控制伤口的流血；减少伤口异味的产生；保护伤口周围的皮肤；选用恰当的内敷料及外层敷料。

（一）出血的处理

1. 换药时预防伤口出血　更换敷料时操作要轻柔，不要用力强行撕除敷料，若敷料粘连宜充分润湿敷料后才取出敷料，以避免或减少出血；癌症伤口的外科清创要慎重，焦痂可以起到保护作用，清除焦痂后可能增加感染、出血的危险；建议患者尽量避免对伤口易出血部位的摩擦和碰撞；清洗伤口时尽量采用冲洗方式，减少组织受到摩擦而出血；擦拭伤口时尽量选用纱布，减少组织受到摩擦而出血。少用棉枝，因棉絮易掉落，会残留在伤口基底造成患者疼痛及出血；选用不粘连伤口基底的敷料，如优拓、美皮贴等；或选用藻酸盐敷料，在出血伤口床形成凝胶。但不建议使用在干燥伤口上，以防止敷料与伤口粘连而导致伤口出血。同时对于容易出血的癌症伤口尽量减少更换敷料的次数。

2. 换药时伤口正在出血处理　轻微出血时可以局部适当加压，或用皮肤保护粉。较大范围的轻微出血时可用皮肤保护粉，既可以止血，又可保护癌症伤口周围的皮肤；也可选用控制出血的藻酸盐敷料，藻酸盐敷料可刺激血小板的黏着/凝集及活化内在血液凝集因子，在 1~2 分钟内可完成止血的效应；硝银棒直接局部烧灼以控制微血管的出血症状；如出血严重时，紧急情况下先用纱布直接压迫出血点，再在出血点上使用 0.1% 肾上腺素或其他局部止血药物；必要时遵医嘱给予止血药物或输血。存在出血时，需要评估出血的原因、量和可能出现的后果，是否导致休克。确实止血后在移除纱布时，不可直接撕除，须先用生理盐水将纱布淋湿后再慢慢地将纱布撕除，不可在纱布尚未湿透时就撕除，以免造成伤口再次流血；清洗伤口时尽量采用冲洗方式，减少组织受到摩擦而再次出血。

（二）伤口渗液的处理

渗液的适当处理可降低恶臭，避免沾湿衣物，避免伤口周围皮肤的损伤，从而增加患者的舒适度及增强自信。因此选择合适的用品和敷料是非常重要的。目前没有适合各种癌症伤口的完美敷料。使用敷料前需要对患者作全身和局部的评估。渗液少，可选用水胶体粉剂敷料、超薄型泡沫敷料等；渗液较多可使用吸收渗液较强的敷料，如泡沫敷料、藻酸盐敷料或亲水性纤维敷料（hydrofiber），使用藻酸盐敷料或亲水性纤维敷料时，外层敷料根据渗液情况可以选用纱布或棉垫。对于创面比较局限，渗液极大量时可运用伤口引流袋或造口袋来收集，这样可以减少更换敷料次数，减少费用，又能准确记录渗液量。当不能运用这些产品时，可以考虑使用尿片、尿垫等来收集，既经济，又能很好地吸收渗液。

（三）恶臭的控制

臭味的产生除了造成患者的困扰外，也不断提醒患者疾病存在的事实。恶臭可能来自坏死组织、感染或饱和的敷料。通过清洗伤口、控制感染、清创、敷料选择、造口用品的使用、清新环境等方法来减轻或去除臭味。

1. 清洗伤口　清洗伤口最重要的是能彻底移除伤口床中的渗液、伤口组织废物，这是臭味移除的首要步骤。一般使用生理盐水清洁或冲洗伤口，清洁或冲洗溶液在使用前最好能加热至体温，不鼓励用镊子或纱布清洁伤口的操作规程，由于这一过程可能引起组织损伤和局部持续性疼痛。

2. 控制感染 局部抗生素治疗可以抑制细菌生长及减低厌氧菌感染的恶臭味。首选甲硝唑（灭滴灵）溶液进行局部创面的湿敷，甲硝唑可杀死厌氧菌，因而阻断挥发性脂肪酸（恶臭的来源）的形成。同时可加服甲硝唑片。或以0.5%醋酸纱布湿敷（只放于伤口基部，勿接触伤口周围皮肤）清洗伤口，待5~10分钟后再用生理盐水清洗伤口，用纱布吸干伤口表面的液体后再使用伤口敷料。

3. 清创 移除蕈状伤口上的坏死组织与细菌是治疗恶臭的主要方法，但需要慎重进行。焦痂往往有助于裹住恶臭，但是，当伤口有愈合可能时，需要进行清创；机械性清创方式容易引起伤口出血，不建议选用；一般选用自溶性清创。对于脱落的坏死组织可选用外科清创方法来加快坏死组织的清除。

4. 敷料和造口用品的选择：含碳敷料通过活性炭吸收臭味；含银敷料能破坏细菌的细胞壁与DNA而抑制细菌的复制，对革兰阴性厌氧菌如铜绿假单胞菌特别有效。造口袋可有效隔绝臭味并收集渗液。

5. 清新环境 护理时要考虑到环境因素，及时清除伤口敷料和渗液，保持衣服床单等的清洁，适当通风，这些有助于环境空气清新，必要时适当运用空气清新剂。也可以在室内放置煮咖啡后残留的咖啡渣作为除臭剂，咖啡渣放置室内可覆盖伤口产生的臭味。或使用干茶包放在外层敷料中，帮助去除臭味。根据局部伤口的范围而摆放茶包的量，一般3~4包。

（四）减轻或避免疼痛

人并非害怕死亡，最怕的是死亡过程带来的痛苦。如果疼痛得不到缓解，将令患者感到不适，并极大影响他们的活动、与家人和朋友的交往，以及整体生活质量。疼痛因人而异，恶性肿瘤引起的疼痛可能由于恶性肿瘤引起或由于敷料更换造成。在换药前、换药中、换药后均要评估患者的疼痛情况。报告医生患者疼痛程度，尽快制定镇痛方案，同时注意观察用药效果。更换敷料时，分散患者的注意力，操作轻柔，不用力撕除敷料，充分润湿敷料后才取出敷料，避免或减轻疼痛。也可选用不粘连伤口基底的敷料如海绵敷料、藻酸盐敷料、油纱敷料等。

（五）心理护理

当人们看到皮肤上的不可治愈的癌症伤口在进展时，如溃疡扩大或结节状肿瘤变大时，确实令人害怕。肉眼可见的肿瘤伤口的形态改变对患者而言是尤为巨大的精神压力，甚至会存在自我形象完整性崩解的体验，从而引起情绪的低落、社会退缩。自我形象的改变、其他问题如疼痛、臭味、行动受限在不同程度上影响患者的情绪，甚至在配偶、其他家庭成员面前存在羞愧感，害怕被遗弃和拒绝，认为别人不可接受的想法，直接导致社会隔离的出现。这种情况在女性乳腺癌患者身上尤为普遍。患病后，与伴侣之间的关系改变常带来巨大的心理压力。乳房作为女性特征的一部分，与性直接相关。患病后形态的改变对伴侣间的关系和性生活的影响不可忽视。反过来，这种影响进一步会加重患者自我无用感。

护士为癌症伤口患者制定护理计划和执行护理时，不仅要考虑到患者的生理需要，也要考虑到患者心理需要。鼓励患者表达自我看法与感受；多关心患者，耐心聆听患者的诉说。同时要考虑患者的美学需求，选用的外层敷料尽量能使患者舒适和美观。可选用接近皮肤颜色、柔软和顺应性好的敷料，这样容易与凹凸不平的伤口形状相吻合，也覆盖得较为平整，有助于维护患者的自尊。同时鼓励患者坚持癌症姑息性治疗（化疗或放疗）。

癌症伤口是一种难以愈合的伤口，往往也象征着癌症患者病情的恶化，因此患者面临生命威胁外，尚要面对伤口所带来的恶臭、大量渗液、出血、疼痛等痛苦和心理问题。护理人员在进行伤口护理时需要详细评估，制订针对性的护理措施，提高患者的舒适感。

（六）健康教育

癌症伤口的健康教育应包括患者及其照顾者。指导居家环境中的手清洁、无菌、敷料的更换、臭味和出血的控制和疼痛的缓解策略。护士通过与患者和照顾者建立相互信任的关系，鼓励内心感受的倾诉，协助他们明确护理的目标，确保居家环境的安全，教会一些减轻臭味、维持自身形象的技巧，如使用质地柔软的敷料和宽松的衣物有助于维持自身形象的完整和提供安全感。作为照顾者或家属，需要承担新的角色任务，参与至患者的日常护理中。通过主动参与治疗计划，如协助敷料的更换，家庭成员可对患者提供精神支持，对其而言，也减少家属的无助感。

第五节　护 理 案 例

患者，女性，56岁，6年前因左乳腺癌行左乳腺癌根治术。3个月前发现左胸部原乳腺部位出现溃疡创面，检查诊断为左乳腺癌复发，无法手术治疗，需要化疗。伤口处理于造口门诊进行。初次换药时伤口大小为12cm×23cm，患者进入诊室时即闻到恶臭味，换药时生理盐水棉球接触伤口很容易出血。

局部伤口处理：生理盐水冲洗伤口，内层敷料使用藻酸盐敷料，外层敷料使用大棉垫，在棉垫内放4包茶包，以去除恶臭味，效果好。患者坚持化疗，经过4个多月，伤口基底红色，无恶臭味（图17-1~图17-3）。

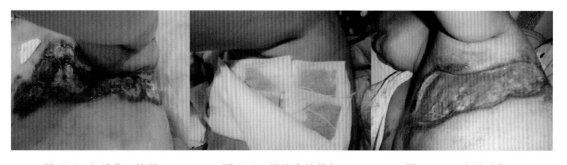

图17-1　初诊伤口情况　　　　　图17-2　棉垫内放茶包　　　　　图17-3　4个月后伤口

（郑美春　罗宝嘉）

参 考 文 献

［1］ 于博芮，蔡新中，蔡新民，等. 最新伤口护理学. 台北：台湾华杏出版股份有限公司，2007，273-290.

［2］ Keryln Carville. Wound Care Manual. 2005，117-118.

［3］ Ng PL, Lee GY. A case report of an innovative strategy using tea leaves in the management of malodourous wounds. Singapore Nursing Journal，2002，29（3）：16-18.

［4］ Haughto W, Young T. Common problem in wound care：Malodorous. Nursing Time，1995，4（16）：959-963.

［5］ Grocott P. Developing a tool for researching fungating wound. 2001，7（2）：304-308.

［6］ Bale S, Johes V. Wound care nursing. 2000，J Emerg Nurs. 2000，12（34）：576-577.

［7］ Gethin G. Specialist care was important for helping patients with cancer to live positively with malignant fungating wounds. Evid Based Nurs，2009，12（3）：94.

［8］ Nao Tamai, Tomoko Akase, Takeo Minematsu, et al. Association between components of exudates and peri-wound moisture-associated dermatitis in breast cancer patients with malignant fungating wounds. Biological Research for Nursing，2016，18（2）：199-206.

［9］ Seamans. Management of malignant fungating wounds in advanced cancer. Seminars in Oncology Nursing，2006，22（3）：185-193.

［10］ Merz T, Klein C, Uebach B, et al. Fungating wounds-multidimensional challenge in palliative care. Breast Care，2011，6（1）：21-24.

［11］ Christine A Chrisman. Care of chronic wounds in palliative care and end-of-life patients，7（4）：214-235.

［12］ Adderley UJ, Holt IGS. Topical agents and dressings for fungating wounds（Review）. Cochrane Database of Symptom Management，2010，2（2）：CD003948.

［13］ Cristina Mame'dio da Costa Santos, Cibele Andrucioli de Mattos Pimenta, Moacyr Roberto Cuce Nobre, et al. A systematic review of topical treatments to control the odor of malignant fungating wounds. J Pain and Symptom Management，2010，39（6）：1065-1076.

［14］ Sebastian Probst, Anne Arber, Sara Faithfull. Malignant fungating wounds：A survey of nurses' clinical practice in Switzerland. European Journal of Oncology Nursing，2009，13（4）：295-298.

［15］ Recka K, Montagnini M, Vitale CA. Management of bleeding in malignant wounds. J Palliat Med，2012，15（8）：952-954.

［16］ Patricia Grocott, Sarah Cowley. The palliative management of fungating malignant wounds-generalising fromm ultiple-case study data using a system of reasoning. International Journal of Nursing Studies，2001，38（5）：533-545.

［17］ Shu-Fen Lo, Wen-Yu Hu, Mark Hayter, et al. Experiences of living with a malignant fungating wound：a qualitative study. Journal of Clinical Nursing，2008，17（20）：2699-2708.

［18］ Probst S, Arber A, Trojan A, et al. Caring for a loved one with a malignant fungating wound. Support Care Cancer，2012，20（12）：3065-3070.

［19］ Sebastian Probst, Anne Arber, Sara Faithfull. Malignant fungating wounds The meaning of living in an unbounded body. European Journal of Oncology Nursing，2013，17（1）：38-45.

［20］ Shu-Fen Lo, Mark Hayter, Wen-Yu Hu. Symptom burden and quality of life in patients with malignant fungating wounds. Journal of Advanced Nursing，2012，68（6）：1312-1321.

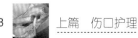
［21］Nao Tamai, Motoko Horii, Kimie Takehara, Morphological characteristics of and factors related to mois-
ture-associated dermatitis surrounding malignant wounds in breast cancer patients. European Journal of
Oncology Nursing, 2013, 17（5）：673-680.

［22］Alexander S. Malignant fungating wounds：epidemiology, aetiology. presentation and assessment. J wound
Care, 2009, 18（7）：273-274, 276-278, 280.

［23］PATRICK MCNEES. Skin and wound assessment and care in oncology. Seminars in Oncology Nursing, 2006,
22（3）：pp 130-143.

第十八章　急性放射性皮炎的护理

第一节　放射性皮炎的概述

从 1895 年伦琴发现 X 射线和 1896 年居里夫妇发现镭开始，放射线便开始用于恶性肿瘤的治疗。肿瘤的放射治疗是利用各种放射线，包括 X 线、γ 线、中子束、电子束、负 π 介子束及其他重粒子照射肿瘤，以抑制或杀灭癌细胞的治疗方法。目前，放射治疗仍是治疗恶性肿瘤的主要手段之一，根据资料统计，大约 70% 的肿瘤患者，在病程的不同时期需要接受放射治疗（放疗）。急性放射性皮炎是肿瘤放疗常见的不良反应，头颈部放疗患者皮肤和黏膜炎发生率为 91.4%，因损伤严重而中断治疗的发生率 38.1%。

急性放射性皮炎严重程度与剂量大小、照射范围、总剂量、射线种类及正常组织或器官耐受程级有密切关系。此外，相关因素还有吸烟，吸烟的患者放疗中细胞的再氧化能力降低，且尼古丁本身可引起表皮血管的收缩，从而影响伤口的愈合；肿瘤分期，肿瘤越大，手术对周围组织损伤越大，伤口愈合越困难；还与血糖水平增高、同期放化疗等多种因素有关。

急性放射性皮炎如果不及时处理，可导致局部或全身感染，有些导致放疗中断，影响疗效。

一、放射性皮炎的发生机制

为了便于理解，通常把正常组织的放射效应分成两种主要类型：早期反应和晚期反应。早期反应多发生于更新快的组织，如口腔黏膜、消化道黏膜组织和造血系统；晚期反应主要发生于更新慢的组织，如肺、肾、心脏、中枢神经系统。值得一提的是有些组织同时存在早期和晚期反应的发生机制，例如皮肤，除了早期的上皮反应还会发生严重的晚期损伤（如纤维化、萎缩和毛细血管扩张）。因此，同一器官，可以顺序地发生不同类型的损伤，其发生机制和靶细胞均不相同。

根据正常组织的不同生物学特性及对照射的不同反应性，一般将正常组织分为早反应组织和晚反应组织两类，早反应组织的特点是细胞更新很快，因此照射以后损伤很快表现出来，这类组织的 α/β 比值通常较高，损伤以后是以活跃增殖来维持组织中细胞数量的稳定，进而组织损伤得到恢复。晚反应组织的特点是组织中细胞群体更新很慢，增殖层次的细胞在数周甚至一年或更长时间也不进行自我更新（如神经组织），因此，损伤很晚才会表现出来。晚反应组织的 α/β 比值通常较低。

二、放射性皮炎的评分标准

1. 按国际抗癌联盟急性放射皮肤反应评分标准

0 度：皮肤无变化。

1 度：轻度红斑、出汗减少、干性脱发、滤泡。通常出现在治疗开始数天至数周内，症状在一个月内缓解。干性脱屑可同时伴随瘙痒、毛发脱落、鱼鳞样变，可能还会有色素改变。患者可能主诉其皮肤感觉发紧（图 18-1）。

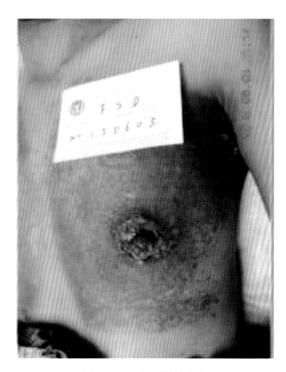

图 18-1　1 度放射性皮炎

2 度：明显红斑、触痛、片状湿性脱皮、中度水肿，但多限于皮肤皱褶处。可能还会出现水疱。很重要一点是要明白湿性脱皮的出现意味着真皮层的完整性已破坏，因此患者感染的风险增加（金黄色葡萄球菌）。因此对于湿性脱皮的患者，应密切观察是否有感染出现，例如脓性渗出和发热（图 18-2）。

3 度：皱褶以外部位融合性湿性脱皮、凹陷性水肿。湿性脱皮的区域扩展至皮肤皱褶之外。湿性脱皮出现融合性提示真皮层的损伤进一步扩大，而皮肤感染的风险和疼痛感也进一步增加（图 18-3）。

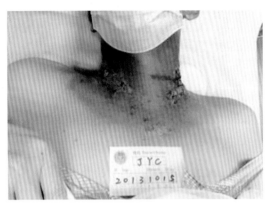

图 18-2　2 度放射性皮炎

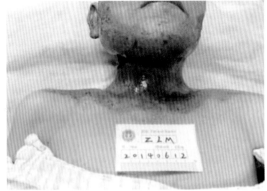

图 18-3　3 度放射性皮炎

4 度：溃疡、出血、坏死。溃疡疼痛且愈合不良。可见全皮层的缺损，伤口床可能存在坏死组织（图 18-4）。

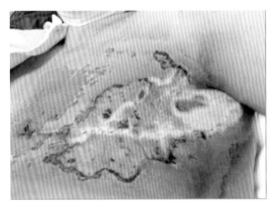

图 18-4　4 度放射性皮炎

2. 按国际抗癌联盟皮肤晚期放射损伤分级方案　0 级：皮肤无变化；1 级：轻度萎缩，色素沉着，些许脱发；2 级：片状萎缩，中级毛细血管扩张，完全脱发；3 级：明显萎缩，显著的毛细血管扩张；4 级：溃疡；5 级：直接死于放射晚期反应。

三、急性放射性皮炎治疗的文献回顾

根据放射生物学原理，上皮细胞是快反应细胞，放射损伤后能自身修复，因此，只要给皮损创造适宜条件，理论上就可以治愈放射性皮炎。目前，临床上用于治疗放射性皮炎的药物较多，有中药单方或组方、皮质类固醇、维生素、矿物质、抗生素、消毒剂等许多类别。这些药物几乎都是制成水剂、油剂、凝胶或乳膏等直接外涂，以期创造适宜条件防止放射性皮炎由低级向高级发展。然而大多数临床研究因样本量太小、评价标准不统一，结论常相互矛盾、缺乏统计意义或没有普遍性，有待进一步的研究。

理想的伤口处理是增加患者舒适、减少换药次数、加速伤口愈合、减少护理工作量，符合卫生经济学。下列通过文献获得放射性皮炎在临床常见的预防和处理方法。

1. **相关药物防治**　李素艳等报道，预防性使用重组人表皮生长因子金因肽喷剂，预防急性放射性皮炎，显示金因肽可降低3、4度放射性皮炎的发生率。罗朝霞等报道，三乙醇胺用于鼻咽癌患者放射性皮炎的预防和治疗，能够有效减轻鼻咽癌患者放射性皮炎的发生程度，效果满意，保证患者放疗计划的顺利实施，提高患者舒适度。李晶等用无菌温生理盐水清洗2~3度急性放射性皮肤损伤创面后，再涂凉血解毒膏，每天3次，治疗后12小时起效，2~3天局部皮肤干燥、光滑、无痂皮，疼痛、瘙痒症状消失，显效率达40.0%。

2. **相关物理防治**　李旭红等用毫米波治疗2~4度放射性皮炎，效果显著占97.67%。而刘秀芳等报道，He-Ne激光照射联合维斯克治疗放射性皮炎188例，2、3度有效率为86.88%。He-Ne激光具有消炎、扩张血管、促进肉芽生长的功能，使损伤组织愈合。而毫米波的生物学作用机制与之不同，相干电振荡理论占有重要位置，该理论认为活的生物组织在新陈代谢过程中可激发产生固有振荡频率为$0.5×10^{10}~3×10^{12}$的相干振荡，即毫米波电磁场振荡范围，机体各系统利用这些振荡作为代谢过程的调控，协调生理功能的作用。毫米波作用于这些生物大分子和生物膜时发生谐振。可使组织的微观结构重新排列，蛋白质、氨基酸、酶的活性改变，从而调节细胞的代谢与功能。

3. **相关湿性疗法**　随着湿性愈合理论在国内推广，湿性愈合敷料在临床不同伤口中广泛运用，取得显著效果。戚晓霞等报道，片状水凝胶敷料预防急性放射性皮炎效果明显，结果显示，研究组出现急性放射性皮炎的时间明显晚于对照组（$P<0.01$），研究组首次出现急性放射性皮炎的分级程度明显轻于对照组（$P<0.01$）。何燕等报道，认为美皮康联合清得佳治疗鼻咽癌患者4度放射性皮炎疗效显著，缩短了愈合时间，减轻了患者痛苦和费用，提高了患者生活质量。蔡蕴敏等报道，自粘性泡沫敷料对因乳腺癌放射治疗引发的放射性皮炎有显著疗，研究组乳腺癌患者发生放射性皮炎后首次就诊换药前、给予自粘性泡沫敷料换药后及换药7天后患处愈合。李健等报道，用亲水性凝胶能使2度及以上急性皮炎的发生率降低60.5%，常规护理组为92.1%，并延缓急性放射性皮炎的发生，对放疗患者的皮肤有一定的保护作用。张三典等报道，在多爱肤敷料形成的湿润环境中，创面的愈合能力明显增强，愈合时间明显缩短，3度放射性皮炎平均9.20天愈合，对照组常规松花粉外涂平均14.4天愈合。运用不同的现代保湿敷料例如康乐保的皮肤保护粉、保赫曼的片状水凝胶德湿舒、施贵宝的多爱肤标准型水胶体、墨尼克的美皮康、施乐辉的海绵痊愈妥、施贵宝的亲水性纤维爱康肤、优格的优拓等敷料，处理3度放射性皮炎，可以明显减轻患者伤口的疼痛，减少换药次数，加速伤口愈合。

第二节　急性放射性皮炎的护理

一、护理评估

（一）局部评估

运用伤口评估表评估记录伤口病因、放疗的频率和次数、放射性皮炎分级，伤口位置，伤口的组织类型，伤口的面积，伤口周围皮肤、潜行、窦道，伤口渗液颜色、气味、量，疼痛分级；运用的敷料种类和更换频级、运用在伤口上的其他产品和辅助设施。

（二）全身评估

患者应接受完整的病史采集和体格检查。

既往病史：创伤史、病史、社会史、手术史。

营养状况：全身营养状况、尿便情况、有无消瘦、乏力、水肿等表现。

辅助检查：应进行常规实验室检查，对活动性感染、贫血、营养状态进行评估。通过了解患者的实验室检查结果，判断有无营养不良及电解质紊乱等。

用药与治疗：肿瘤药物治疗、免疫抑制剂、抗凝剂等。

心理及社会支持情况：心理及社会支持的评估是对患者的心理状态和社会经历的信息资料进行收集，为确认疾病对患者在个人倾向、健康选择及对治疗和管理的依从性的整体反应。评估包括：精神状态、心理症状（焦虑和恐惧）、生活质量、教育情况、疾病认知能力及社会支持等。

二、急性放射性皮炎的护理

（一）放射性皮炎的预防护理

放疗发生放射性皮炎是无法避免的，预防的目的是防止放射性皮炎由低级向高级发展，因此，在放疗开始前，着重做好放疗健康教育，并贯穿放疗过程的始终。健康教育内容包括注意避免机械性损伤，如抓挠、剃毛、摩擦、穿衣、用胶布等带来的伤害，避免化学性损伤，如肥皂、剃毛剂、除臭剂等带来的损伤；避免温度性损伤，如避免太阳晒，避免过冷过热的刺激；避免用金属物质，如氧化锌、铝糊、红汞等，局部不随便用药；保持局部清洁卫生，重视营养摄入。

（二）0~1度放射性皮炎

通常出现在放疗开始后数天至数周，为预防和延缓皮炎进一步发展也可使用医用射线防护剂、壳聚糖喷剂、比亚芬等。

（三）2度放射性皮炎

患者往往还要继续放疗。处理2度放射性皮炎，就目前来说，湿性敷料建议首选，如美皮康、片状水凝胶等，它支持湿润的环境，有自粘性，不易创伤脆弱组织，减轻疼痛，又容易取出，不会有敷料残留，不影响放疗的效果。

（四）3度放射性皮炎

患者通常会停止放疗，可以选用美皮康、保赫曼水凝胶泡沫德湿泰、施贵宝的水胶体多爱肤标准型、康乐保的皮肤保护粉、施乐辉的海绵痊愈妥、施贵宝的亲水性纤维爱康肤、优格的优拓等敷料等。告诉患者不擅自取下敷料或自行用药，避免加重对伤口的损害。

（五）4度放射性皮炎

临床上多数是由于3度放射性皮炎处理不及时或不恰当进展而成。首先做好伤口的评估，控制感染、清除坏死组织、控制渗液、运用功能性敷料促进伤口愈合等处理。对明确感染伤口，报告医生，通过实验室检查结果，除局部运用抗感染敷料，必要时全身抗感染治疗。

三、健康教育

（一）心理支持

解释急性放射性皮炎经过适当处理，会较快愈合，并及时传递愈合进展。用成功案例鼓励患者树立信心，亲人的关心鼓励有利于患者树立信心。

（二）营养支持

放疗引起患者咽喉肿痛，影响进食，可以留置胃管，通过鼻饲，加强营养。

（三）理解所用敷料的作用和处理方法

解释可供选择的不同治疗方法的优缺点。解释选用敷料的作用、目的及更换敷料的意义。

第三节　护 理 案 例

患者，59 岁，诊断为鼻咽癌，放疗结束后两天颈部两侧发生严重放射性皮炎，在当地医院就诊。诉外院"用纱布浸泡抗生素溶液后，覆盖伤口，每天换药 1 次，每次换药时出现出血、疼痛"，同时医生说"有可能要植皮"。患者及家属心理难以接受，返回原来放疗所在的医院就诊，医生转介患者给造口治疗师会诊。在造口门诊就诊时，患者焦急地问"伤口需不需要植皮，伤口能不能好？"当听到造口治疗师准备用多爱肤标准型敷料覆盖伤口时，患者说"最好让伤口暴露"，患者此前两天的血常规提示白细胞 $2.5×10^9$/L，血红蛋白 100g/L（图 18-5、18-6）。

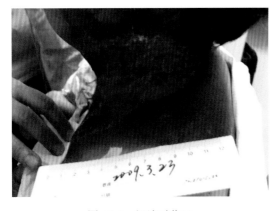
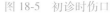

图 18-5　初诊时伤口

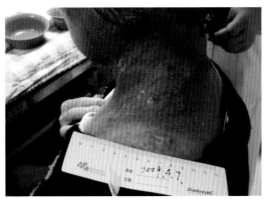

图 18-6　14 天伤口愈合

一、评估

按国际抗癌联盟急性放射皮肤反应评分标准和此患者的临床表现，诊断为 3 度急性放射性皮炎。评估发现该女士主要存在下列护理问题：①有感染的危险；②疼痛；③营养不良；④恐惧；⑤知识缺乏，对伤口湿性愈合原理及多爱肤标准型敷料等方面知识缺乏了解。

二、根据患者的评估情况制定相应的护理计划并执行

1. 对放射性伤口，首先，选用生理盐水湿润旧的纱布敷料，让纱布敷料与脆弱的伤口组织分离，再用生理盐水清洗伤口后，选用施贵宝的多爱肤标准型水胶体敷料。该敷料吸收渗液，促进自溶性清创，促进肉芽生长和上皮爬行，保温，外层防水防菌。开始，伤口渗血较多，需每天更换敷料一次，连续 3 天后，根据伤口渗液情况 5~7 天更换敷料一次，第 14 天伤口愈合。

2. 在伤口护理的过程中，加强护患沟通，及时解决患者的疑问，并作相应的辅导，选用施贵宝的水胶体多爱肤标准型敷料后，伤口疼痛明显减轻。

（张惠芹　蒋　丹）

参 考 文 献

[1] 黄雅丽，刘献祥. 毫米波生物学作用机制及治疗应用研究. 福建中医学院学报，2010，20（4）：63-66.

[2] 赵雪琪. 头颈部肿瘤放疗相关口腔黏膜炎的流行病学调查及诊疗现状研究. 华中科技大学，2014.

[3] Lee AW, Lin JC, Ng WT. Current management of nasopharyngeal cancer. Semin Radiat Oncol, 2012, 22（3）：233-244.

[4] 陈三妹，唐四元，焦迎春. 急性放射性皮炎防治的研究进展. 中华现代护理杂志，2012，18（28）：3456-3458.

[5] 戚晓霞，蔡蕴敏. 片状水凝胶敷料预防急性放射性皮炎的效果观察. 中国临床医学，2014，21（6）：728-729.

[6] 李旭红，唐劲天，廖遇平，等. 毫米波治疗颈部急性放射性皮炎的疗效. 中国肿瘤临床，2008，35（6）：317-322.

[7] 覃海波，胡庆涛，蒋春燕，等. 金因肽预防鼻咽癌患者放疗中放射性皮炎的效果. 医学临床研究，2013，30（1）：179-180.

[8] 李桂生，陈绍俊，黄海欣，等. 调强适形放射治疗与常规放疗联合化疗治疗局部区域晚期鼻咽癌的随机对照临床研究. 肿瘤，2011，31（4）：343-347.

[9] 刘秀芳，罗国仪，孙振权，等. He-Ne 激光照射联合维斯克治疗放射性皮肤损伤的临床疗效观察. 中华放射医学与防护杂志，2000，20（1）：55-56.

[10] 殷蔚伯. 总论. //殷蔚伯，余子豪. 肿瘤放射治疗学. 4 版. 北京：中国协和医科大学出版社，2008：1088.

[11] 罗朝，江华容，陈大春，等. 三乙醇胺防治鼻咽癌患者放射性皮炎的效果观察及护理. 护士进修杂志，2016，31（1）：39-40.

[12] 姚蕴伍. 护理管理与临床护理技术规范. 杭州：浙江大学出版社，2004.

[13] 杨志伟. 正常组织放射损伤//殷蔚伯，余子豪主编. 肿瘤放射治疗学. 4 版. 北京：中国协和医科大学出版社，2008：309-320.

[14] 杨华，龚海英，梁平. 糖代谢紊乱与鼻咽癌放射性皮炎关系的临床观察. 广西医学，2007，19（8）：1175-1176.

[15] 张三典，高耀明，陆妙珍. 多爱肤治疗Ⅲ级放射性皮炎的临床观察. 中国皮肤性病学杂志，2008，22（9）：544-545.

[16] 张惠芹，郑美春，温咏珊. 湿性愈合原理在急性放射性皮炎Ⅲ级中的实践. 护士进修杂志，2009，24（17）：89-90.

[17] 戚晓霞，蔡蕴敏，片状水凝胶敷料预防急性放射性皮炎的效果观察. 中国临床医学，2014，21（6）：728-729.

[18] 何艳，范育英，陈林敏. 美皮康联合清得佳治疗鼻咽癌患者Ⅳ度放射性皮炎护理. 当代护士，2012，5：77-79

[19] 蔡蕴敏，戚晓霞，陆慰英. 自粘性泡沫敷料治疗乳腺癌患者放射性皮炎的疗效观察. 中国临床医学，2015，22（3）：401-405.

第十九章　静脉药物外渗损伤伤口护理

第一节　静脉输液药物外渗的相关因素及预防

一、静脉药物外渗的概述

静脉治疗是临床应用最广泛的有创性护理操作。国内最新数据显示，90%以上的住院患者接受静脉输液治疗，而静脉输液属于高风险的护理操作，与患者安全密切相关。据研究报道，化疗药物外渗损伤发生率为 0.1%~6%，其中儿童 11%，老年患者高达 22%，高浓度电解质、血管活性药经外周静脉的输注外渗的发生率为 1.0%~6%，实际的发生率可能更高。若药物外渗不及时处理，可导致局部组织坏死，功能受损或永久性形态改变，增加患者的痛苦，影响治疗，降低其生活质量，增加经济负担，而且造成临床护理工作中的困难。

（一）药物外渗的定义及分级

根据国家卫生计生委 2014 年实施的《静脉治疗护理技术操作规范中》，药物外渗（extravasation of drug）定义是指静脉输液过程中，腐蚀性药液进入静脉管腔以外的周围组织。美国输液护理学会（Infusion Nurses Society，INS）定义为发疱剂或刺激性药物渗至皮下组织可引起的疼痛、溃疡或坏死（表 19-1）。

表 19-1　INS 标准的药物渗出分级

级别	临床表现
0 级	没有症状
Ⅰ 级	皮肤发白，水肿范围最大直径小于 2.5cm，皮肤发凉，伴有或不伴有疼痛
Ⅱ 级	皮肤发白，水肿范围的最大直径在 2.5~15cm，皮肤发凉，伴有或不伴有疼痛
Ⅲ 级	皮肤发白，水肿范围的最大直径大于 15cm，皮肤发凉，轻到中等程度的疼痛，可能有麻木感
Ⅳ 级	皮肤发白，半透明状，皮肤绷紧，有渗出，皮肤变色，有淤斑、肿胀，水肿范围最小直径大于 15cm，呈凹陷性水肿，循环障碍，轻到中等程度的疼痛，可为任何容量的血制品、发疱性或刺激性液体渗出

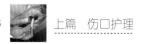

（二）静脉外渗发生的相关因素

1. 生理解剖因素　老年人血管硬化或脆性变大，血液流速减慢，药物起始局部浓度相对高，刺激作用增强。小儿血管壁薄，血管管腔细小，比成人更容易受到药物的化学刺激，发生痉挛致血管壁缺血缺氧，通透性增加，致血管损伤并液体外渗。

2. 疾病因素　肿瘤患者因需长期输液、反复常规化疗和大剂量化疗，反复静脉穿刺对血管内膜有不同程度的损伤，使血管壁变薄，血管脆性增加，弹性下降，容易造成药物外渗，引起局部组织化学性炎症及坏死。患者病情、年龄、体质与静脉外渗有一定关系，昏迷、休克、肺源性心脏病（肺心病）等患者，微循环障碍，血管通透性增加；高龄动脉硬化患者，老年人行为失控，皮肤松弛，静脉脆弱，全身状况衰竭；糖尿病患者，血糖及脂肪代谢障碍，从而导致外周血管病变。静脉血栓、上腔静脉压迫综合征及乳腺癌术后引起静脉压增高，是药物外渗的高危因素。特殊体质，如低蛋白水肿患者等，输注高危药物存有外渗风险。

3. 药物因素　静脉输液用药种类繁多，药物不同性质，发生外渗后的对机体造成的损害不同。主要与药物的酸碱度、渗透压、药物的浓度、药物本身的毒性作用及I型变态反应有关。当药物的酸碱度和渗透压超出正常范围，不合理的稀释，快速输注时血管通透性增加，超出了本身应激能力或在血管受损下堆积，从而对内膜产生不良刺激而造成局部损伤。

（1）药物的pH：正常血浆的pH为7.35~7.45，过酸或过碱药液均会干扰血管内膜的正常代谢和功能，而发生静脉外渗。输注液体或药物的pH应保持在6~8，尽量减少对静脉内膜的破坏。药物的pH<5或>9时，应采用中心静脉给药，以增加血液稀释，防止外周血管损伤（表19-2）。

表 19-2　临床常用的强刺激性药物 pH

药物	pH	药物	pH
氨苄西林	8.0~10.0	多巴酚丁胺	2.5~5.0
环丙沙星	3.5~4.5	多巴胺	2.5~4.5
无环鸟苷	11.0	吗啡	4.68
更昔洛韦	11.0	异丙嗪	4.0~5.5
5-FU	9.0	钾	4.0
哌替啶	10~12	万古霉素	2.5~4.5

（2）药物渗透压：渗透压是指溶液中溶质微粒对水的吸引力。血浆渗透压正常范围为240~340 mmol/L，低于血浆渗透压（<240 mmol/L）为低渗溶液，高于血浆渗透压（>340 mmol/L）为高渗溶液。渗透压影响血管壁细胞水分子的移动。渗透压越高，对血管内膜刺激越大。用高渗溶液作静脉注射时，用量不能太大，输注速度不可太快，否则易造成局部高渗状态而引起红细胞皱缩。药物随着配置溶液的种类不同，出现不

同的渗透压值表 19-3。

表 19-3　常见高渗的药物

药物	渗透压（mmol/L）	药物	渗透压（mmol/L）
10%氯化钠	3400	5%碳酸氢钠	1190
10%氯化钾	2666	25%硫酸镁	4166
TPN	1400	50%葡萄糖	2526
20%甘露醇、甘油果糖	1090	氨基酸注射液	810～2000

（3）药物的不良反应及Ⅰ型变态反应：发疱性药物是指外渗后能引起皮肤黏膜形成水疱并可出现局部组织坏死的药物。处理不当甚至会造成功能障碍。常见的发疱性药物有抗肿瘤药物等（表 19-4）。经外周静脉输注发疱性化疗药物易引起药物外渗，使用发疱性药物时建议使用中心静脉导管。

表 19-4　临床常致外渗的药物种类

常见刺激性药物	常见的发疱性药物	
青霉素	抗肿瘤药物	其他肠外输注药物
头孢菌素	● 长春新碱	● 钙制剂
两性霉素 B	● 多柔比星	● 显影剂
阿昔洛韦	● 紫杉醇	● 钾制剂
苯丙巴比妥	● 柔红霉素	● 多巴胺
地西泮	● 吡柔比星	● 去甲肾上腺素
钾制剂、浓氯化钠	● 丝裂霉素	● 硝化钠制剂
甘露醇、碳酸氢钠		● 10%、20%、50%葡萄糖
TPN、脂肪乳剂		

4. 护士因素　有研究在分析肿瘤药物外渗的危险因素中，总结了与护士操作技能相关的危险因素：①护士操作技术不熟、对患者评估不足、血管选择不当等原因，造成反复静脉穿刺，导致血管破坏，或针头固定位置不当，可加重机械损伤，导致药物外渗的发生。②护士对化疗药物外渗防治知识和方法的掌握相对不足：研究调查有 50%的护士没有意识到化疗药物外渗后果严重性。某研究中发现 85%以上的护士未参加过系统、全面的有关化疗药物外渗防治知识的培训，均未参加过专科资格认证培训。而肿瘤科护士有关化疗药物外渗防治知识主要来源于临床实践、工作经验的总结，与 Verity 等调查发现英国伦敦地区只有 27%的护士接受了应用化疗药物管理相关知识的岗前培训，67%护士的化疗药物管理相关知识来自于临床实践的结果相似。

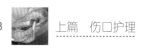

（三）静脉输液药物外渗的预防

《静脉治疗护理技术规范》中明确指出静脉治疗操作前要评估患者的年龄、药物性质、患者病情、外周血管情况如弹性、充盈度等评估外周静脉注射可能发生外渗的风险，并选择合适的输注途径和静脉治疗工具。

1. 输注部位的评估和选择　护士在输注药物前应详细了解药物的不良反应，根据药物的性质制定合理使用静脉的计划，应选择弹性好、粗直的血管，一般不使用下肢静脉注射，宜使用交替注射法。避免选用腕部掌侧、手足背等处静脉，这些部位有关节、神经及细小的肌腱韧带，一旦发生药物外渗造成损伤，将难以处理，重者可致残。评估患者病情，如接受乳腺癌腋窝淋巴结清扫术的患者避免选择患肢输注抗肿瘤药物，乳腺癌腋窝淋巴结清扫后，静脉回流缓慢，血液滞留，易加重肢体水肿，造成外渗。

2. 输注工具的选择　根据输液指南选择合适的输液工具对降低药物外渗发生尤为重要。发疱性药物禁止使用头皮钢针，外周静脉留置针宜用于短期静脉输液治疗，避免用于发疱性药物持续性静脉输注。患者血管弹性好、粗直，可考虑选用外周血管穿刺，输注过程中每小时观察有无静脉炎症，如疼痛、压痛、红斑、发热、肿胀、硬结、化脓或触及静脉条索。外周血管穿刺困难者或需反复多次化疗的患者，可行中心静脉置管（center venous catheter，CVC）、经外周静脉穿刺植入的中心静脉置管（peripherally inserted central catheter，PICC）或输液港（implantable venous access port，PORT）植入，而PICC置管已成为输入发疱性、刺激性化疗药患者容易接受的一种输注方式。

3. 静脉给药方法、浓度及速度　正确使用药物，严格掌握化疗给药的方法、浓度和输入速度。药物稀释宜淡，静脉注射宜缓，注射药后均用生理盐水冲入，以减轻药物刺激。联合用药时，应先了解药物性质、治疗方案，合理安排输液顺序，原则上先输入非发疱剂，如均为发疱剂，应先输入低浓度，两种化疗药物之间用等渗注射液（生理盐水或5%葡萄糖溶液）冲洗。在输注过程中出现药液不滴，局部有外渗发生，切忌此时拔掉输液管，造成局部外渗，很可能是因为血管痉挛造成，可沿血管上方热敷，以解除痉挛。输药完毕后应继续输注生理盐水20 ml以上方可拔针。加强交班、密切观察局部变化重视回访，化疗外渗损伤溃疡一般3~10天发生，出院后继续保持护患联系。

4. 护士的培训与教育　可根据护士自身特点，采取多种在职学习方式，有计划、分阶段、分层次地讲授药物外渗防治知识的新理论、新技术，使专科性和实用性相结合，提高护士对药物外渗防治知识的掌握。从理论知识和专业技能两个方面重点培训。负责化疗输注的护士应进行培训，掌握化疗给药的注意事项，掌握各个化疗药物的特性，特别是一些新药。输注期间按时巡视患者，并观察输注部位是否有肿胀、疼痛、烧灼感等，及时发现药物外渗。专业技能培训，熟练穿刺技术，穿刺前热敷血管，使局部静脉扩张，提高一次性静脉穿刺成功率。如穿刺失败，不能使用同一静脉的远端，以免药物从前一次穿刺口处外渗。对脆性血管采用小力度、小角度，缓慢平行进针，见回血后不再进针的方法。

（胡月云　张惠芹）

第二节 静脉输液药物外渗应急处理和损伤伤口的处理

一、护理评估

（一）伤口局部评估

运用伤口评估表记录伤口病因、伤口位置；伤口的组织类型，伤口的面积，伤口周围皮肤、潜行、窦道，伤口渗液颜色、气味、量、疼痛；运用的敷料种类和更换频度、运用在伤口上的其他产品和辅助设施。

（二）全身评估

评估是否出现发热、呼吸急促、脉速等全身中毒症状；全身营养状况、有无消瘦、乏力、贫血或水肿表现；注意有无基础疾病。

（三）辅助检查

通过了解患者的实验室检查结果，判断有无白细胞计数升高或偏低、营养不良及电解质紊乱，等。

（四）心理及社会支持情况

患者及家人对化疗药物的认识、患者理解化疗药物损伤后的处理过程，患者的经济状况，选用物美价廉的治疗方法。

二、静脉药物外渗损伤的早期处理

（一）药物外渗的处理方案

发生外渗时，停止注入药物，用 10ml 注射器慢慢回抽，尽量回抽药物，拔去针头。用标识笔标记外渗界线范围，拍照，通知医生和质量改进部门。

（二）根据药物性质处理

1. CT 造影药物　冰敷，透明质酸酶 150U 用生理盐水稀释，沿着外渗的范围皮下注射。

2. 高渗药物　热敷，透明质酸酶 15U 用生理盐水稀释，沿着外渗的范围皮下注射。

3. 血管收缩药　在外渗区，用酚妥拉明 5～10mg 用生理盐水稀释，皮下注射，在第一个 12 小时内。如果出现缺血，额外增加治疗。

4. 化疗药物　冰敷或热敷，遵循药物建议指南；如果化疗发疱剂药物造成的皮肤坏死，在第一个 24 小时内，在渗漏区切口，用生理盐水冲洗或引流。

5. 高、低 pH 药物　遵循药物使用指南。在外渗区用透明质酸酶 150U 用生理盐水稀释，沿着外渗的范围皮下注射。

（三）伤口肿胀、疼痛，报告医生

按医嘱定期口服镇痛药，并适当抬高患肢，促进血液回流。伤口症状持续或进一步恶化时，请造口师会诊或整形科医生会诊。

（四）做好相应的医疗处理过程的记录及跟进观察

（五）静脉药物外渗应急处理箱

备有应急的药物外渗包，内有 1ml、2ml、5ml 一次性无菌注射器各 3 个，18 号、24 号针头各 5 个，中纺纱 3 包，冰袋（冰箱 2～8℃）1 个，透明质酸酶 1 袋 1500U（2～8℃），保护性手套 1 对，无菌手套 1 对，胶布 1 卷。

三、化疗药物外渗损伤溃疡阶段的处理

（一）水疱的处理

对多发性小水疱，保持水疱的完整性，并抬高患肢，待自然吸收。对直径大于 2cm 的大水疱，严格消毒后用 5 号细针头在水疱的边缘穿刺抽吸，并使水疱皮肤贴附伤口，可以使用透明敷料、海绵敷料等保护伤口。

（二）当伤口主要呈现坏死时

谨慎清创，保持伤口湿润、促进肉芽生长。

临床效果显示，保湿伤口的愈合速度快，疼痛轻，瘢痕形成少，明显提高患者满意度并降低费用。施贵宝多爱肤标准型敷料属于水胶体类，保持伤口湿润、促进自溶性清创、促进肉芽和上皮的生长、保温、避免外界污染、吸收少到中量渗液。保赫曼德湿舒敷料属片状水凝胶类，含水分丰富，可提供湿性伤口愈合环境，溶解坏死组织、促进肉芽生长、上皮爬行、吸收少量渗液、减轻疼痛，可完整取出敷料，且提供保护伤口的屏障，避免伤口受外源性污染。2007 年有报道用保赫曼德湿舒敷料，成功处理 9 例 3 级化疗药物外渗损伤伤口的案例。这类伤口，一般情况下，前 3 天渗液比较多，需要每天更换敷料，后期可以 5~7 天更换敷料一次，7~21 天愈合，运用这类敷料后，患者疼痛明显减轻。

（三）当伤口主要呈现红色肉芽组织并伴有组织水肿时

给予海绵敷料，如施乐辉痊愈妥敷料、墨尼克美皮康敷料、康惠尔渗液吸收贴等，也可以用施贵宝的水胶体标准型敷料等，吸收渗液，保温，促进肉芽生长。

（四）当伤口转化为感染伤口时

抗感染治疗。做好伤口的评估，明确伤口有无感染，对没有感染的伤口，运用保湿敷料促进愈合。感染伤口，报告医生，局部运用抗感染敷料，必要时作充分引流、全身抗感染治疗。

四、健康教育

（一）心理支持

解释伤口经过适当处理会愈合的，及时传递愈合进展。用成功案例鼓励患者树立信心。亲人的关心鼓励有利于患者树立信心。研究显示，对化疗患者进行心理行为治疗是有效的，争取更多的社会支持，鼓励患者参加癌症患者组织"生命之光"俱乐部。

（二）营养支持

督促患者定时做好相关实验室检查，了解白细胞、红细胞、血小板计数变化，了解血浆蛋白水平，异常时及时报告医生。伤口愈合需要营养，食物应尽量做到多样化，多吃高蛋白、多维生素、低动物脂肪、易消化的食物及新鲜水果、蔬菜，不吃陈旧变质或刺激性的东西，不吃碳酸饮料等产气食物，少吃熏、烤、腌泡、油炸、过咸的食品，主食粗细粮搭配，以保证营养平衡，防止腹胀、腹泻和便秘。

中医饮食建议：高蛋白、高维生素饮食，选择温补之品，如鸡肉、乳制品及蛋类等，中药可选黄芪、党参、红枣、核桃、罗汉果、枸杞子、桂圆、鹿胎盘、黑木耳、猴头菇等。少食生冷瓜菜、腥腻之品。

（三）理解伤口不同治疗的优缺点

解释可供选择的不同治疗方法的优缺点，解释选用敷料的作用、目的，更换敷料的意义；建议病人遵从医嘱按时治疗，定期复查，避免虚假广告影响而乱投医、乱用药、乱检查、以免延误病情，影响伤口愈合。

第三节　护理案例

患者，58 岁，肺癌，行第二疗程化疗时，诺维本静脉点滴完毕时，发现针眼部位发红，即用地塞米松局部封闭，并叮嘱患者第二天回院复查。患者在第五天局部形成大水疱时，才回医院就诊。就诊时发现患者左手背部水疱已经破溃、渗液清、伤口湿润，整个手背红肿、皮温升高，疼痛难忍，WBC 3×10^9/L，Hb 99g/L，白蛋白 29g/L 体温正常，害怕伤口不能愈合（图 19-1、19-2）。

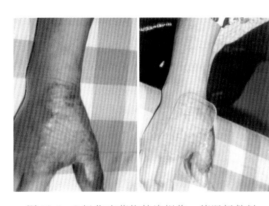
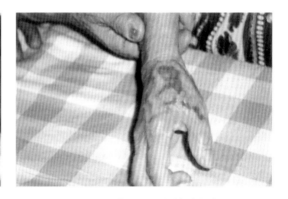

图 19-1　3 级化疗药物外渗损伤，德湿舒敷料　　　图 19-2　伤口明显好转并愈合

一、伤口评估

按美国国家癌症研究所不良事件常用术语评定标准 3.0 版，诊断为 3 级化疗药物外渗损伤，面积 10cm×7cm，100% 松散水疱皮呈灰黄色，伤口湿润，渗液清、橙黄、无臭味，除伤口外的，右手背部到近端第二指关节的伤口周围皮肤都红肿，皮温升高，疼痛。

（一）该患者存在的主要护理问题

1. 有感染的危险　与皮肤溃烂有关。

2. 伤口疼痛　与皮肤肿胀、溃烂有关。

3. 营养失调：低于机体需要量　摄入减少。

4. 恐惧　与担心伤口愈合，影响化疗有关。

（二）根据对患者的评估情况，制定护理计划

1. 促进伤口愈合，避免伤口再次受损伤。

2. 减轻伤口疼痛。

3. 提供饮食指导。

4. 提供心理支持。

（三）实施

处理伤口时，选用生理盐水清洁伤口后，用保赫曼公司的水凝胶片即德湿舒敷料覆盖伤口，开始伤口渗液比较多，每天更换敷料。连续 3 天后，伤口坏死组织基本清除，伤口变得红润，伤口疼痛明显减轻。继续用这种敷料，视伤口渗液情况，可以 5~7 天更换敷料一次，第 14 天伤口愈合。在处理伤口中，重视患者主诉，给患者相应的建议。

（张惠芹）

参 考 文 献

［1］金静芬，王惠琴，赵锐祎. 医院专业化静脉输液团队的建设和实践. 中华医院管理杂志，2011，27（1）：65-68.

［2］Langstein HN，Duman H，Seelig D，et al. Retrospective study of the management of chemotherapeutic extravasation injury. Ann Plast Surg，2002，49（4）：369-374.

［3］国家卫生计生委（政策法规、行业标准）. 静脉治疗护理技术操作规范. 中国护理管理，2014，14（1）：1-4.

［4］胡春梅，钱研，姚华莉. 新生儿药物渗漏致皮肤损伤的原因分析及防治. 实用药物与临床，2007，2（10）：44-45.

［5］黄静，陶媛，陈莉莉. 肿瘤患儿化疗药物外渗相关因素分析及防护进展. 全科护士，2014，12（33）：3077-3079.

［6］张金迎，杜良凤. 化疗药物静脉外渗的预防及护理进展. 国际护理学，2011，30（4）：485-487.

［7］唐美玲，范本芳，王菊如. 7 例化疗后迟发皮肤毒性反应的护理. 中华护理杂志，2012，4（4）：354-355.

［8］陈长英，孙巧枝. 肿瘤科护士应掌握化疗药物外渗防治知识. 中华护理杂志，2010，45（4）：353-354.

［9］Verity R，Wiseman T，Ream E，et al. Exploring the work of nursers who administer chemotherapy. European Journel of Oncology Nursing，2008，12（3）：244-252.

［10］李海洋，黄金，高竹林. 完全植入式静脉输液港应用及护理进展. 中华护理杂志，2012，47（10）：953-956.

［11］姜婷，黄幼含. 肿瘤化疗药物渗漏的预防与处理. 中华实用医药杂志，2004，4（1）：81-83.

［12］石明明. 肿瘤化疗药物渗漏的预防和处理. 中国误诊学杂志，2010，10（5）：1094-1095.

［13］覃峰. 肿瘤内科治疗患者的护理. 肿瘤临床护理质量安全控制规范与现代护理技术标准工作手册. 北京：卫生科技出版社，2007.

［14］徐莉. 肿瘤内科患者的护理安全管理. 护士进修杂志，2014，29（15）：1369-1370.

［15］张亚玲，行永利，张玉梅. 预防化疗药物静脉渗漏系统管理 260 例分析. 中国误诊学杂志，2010，10（2）：491.

［16］孙巧枝，陈长英，李爱敏，等. 化疗药物渗漏性损伤治疗的护理进展. 中华护理杂志，2011，46（5）：521-524.

第二十章 失禁病人的皮肤护理

第一节 概 述

一、失禁及失禁性皮炎的定义

1. 失禁（incontinence） 是指在无意识、无法控制的情况下，在不适当的场所有粪便或尿液排出，可分为大便失禁和尿失禁。

大便失禁（fecal incontinence，FI）是指肛管括约肌失去对粪便和气体排出的控制能力，气体、液体和固体粪渣不由自主地排出肛门，属于排便功能紊乱的一种，可分为完全失禁和不完全失禁。大便完全失禁，指不能随意控制粪便及气体的排出；大便不完全失禁，能控制干便排出，而不能控制稀便和气体排出。

尿失禁（urinary incontinence，UI）是指由于膀胱括约肌损伤或神经功能障碍而丧失排尿自控能力，使尿液不自主地流出。尿失禁按照发病机制可分为急迫性尿失禁、压力性尿失禁、混合性尿失禁、充盈性尿失禁和完全性尿失禁五大类。

（1）急迫性尿失禁：严重的尿频、尿急而膀胱不受意识控制而发生排空，通常继发于膀胱的严重感染，由膀胱的不随意收缩引起。

（2）压力性尿失禁：当腹压突然增高（咳嗽、喷嚏、大笑、屏气等）时，尿液不随意地流出。按照 Gullen 分度标准，压力性尿失禁严重程度分为四度：Ⅰ度，咳嗽等腹压突然增加时，偶尔发生尿失禁；Ⅱ度，每次咳嗽、屏气用力时均发生尿失禁；Ⅲ度，行走、站立时即出现尿失禁；Ⅳ度，卧位时也发生尿失禁。

（3）混合性尿失禁：指急迫性尿失禁与压力性尿失禁混合，常见于老年女性。

（4）充盈性尿失禁：又称假性尿失禁，指膀胱功能完全失代偿，膀胱过度充盈而造成尿液不断溢出。常见于各种原因所致的慢性尿潴留，膀胱内压超过尿道阻力时，尿液持续或间断溢出。

（5）完全性尿失禁：又称真性尿失禁，指尿液连续从膀胱中流出，膀胱呈空虚状态。常见的原因为外伤、手术或先天性疾病引起的膀胱颈和尿道括约肌的损伤，还可见于女性尿道口异位、膀胱阴道瘘、尿道直肠瘘等。

2. 失禁性皮炎（incontinence associated-dermatitis，IAD） 2005 年，欧洲压疮顾问小组（European Pressure Ulcer Advisory Panel，EPUAP）发表了区别压疮和潮湿性皮肤损伤的声明。2007 年，Gray 等发表的 IAD 共识性文件中首次提出 IAD 的概念，指因尿便失禁所引起的局部皮肤炎症，可表现为皮肤表面的红斑、浸渍、水肿，可伴有严重渗出所引起的大疱、糜烂或皮肤的二次感染。发生的部位多集中在会阴部、骶尾部、臀部、腹股沟、男性阴囊、女性阴唇、股内侧及后部。2011 年 Black 等发布了一份共识性文件认同了此定义，并将 IAD 与摩擦损伤性皮炎（intertriginous dermatitis，ITD）进行了分析和鉴别。2015 年全球 IAD 专家组制定颁布了 IAD 最佳实践原则指出，IAD 描述的是暴露于尿液或粪便所造成的皮肤损伤，也被称为接触性刺激性皮炎、会阴部皮炎，属于潮湿环境相关性皮肤损伤（moisture-associated skin damage，MASD）其中一种。当患者存在 IAD 时，容易受到压力和剪切力损伤而增加压疮发生的危险。

二、失禁及失禁性皮炎的流行病学

近 10 年来部分发达国家逐步开始了失禁相关的流行病学研究。但由于缺乏统一的定义及评估系统、纳入人群年龄不同、研究方法不同，各国各地失禁及失禁性皮炎患病率差别较大。

Costilla 等和 Goodman 等报道，美国住院患者大便失禁患病率（现患率）达 45%，男女患病率分别为 7.7% 和 8.9%。随着年龄增加而升高，70 岁以上的老年人中患病率可达 15.3%，多见于进展性痴呆的老年人。Cameron 等报道美国成人尿失禁患病率在 10%~35%，在老年人中可高达 50%~84%，60 岁以上的男性中尿失禁患病率 17%，女性是男性的 2 倍。

最新数据显示全球 IAD 患病率 5.6%~50%，发病率 3.4%~25%。不同人群、不同医疗机构调研获得的 IAD 流行病学结果也不同。

三、失禁易导致皮肤损伤的原因

1. 皮肤潮湿　失禁患者的尿液、汗液或液体粪便的刺激，无及时更换衣物或使用不透气的尿布垫可将湿气储存，潮湿令皮肤失去正常的屏障作用，使皮肤更容易受化学物质的刺激和渗透，同时为微生物提供一个适合生长的环境，容易导致细菌或真菌的感染。

2. 皮肤 pH 改变　正常皮肤表面 pH 在 3.5~6.5，呈弱酸性。酸性环境是帮助抑制微生物在皮肤上生长的一个防御机制。当大小便失禁时，会阴部、肛周及臀部皮肤长期暴露在潮湿的环境中，皮肤 pH 会提高到约 7.1，暴露在尿液或稀烂粪便下会更进一步把 pH 增加到 8 或以上，从而增加刺激性皮炎的风险。若皮肤清洗液选择不当，如碱性的肥皂会使皮肤的 pH 提高，破坏皮肤的酸性环境。随着浸渍时间的延长，皮肤 pH 越偏碱性，皮肤变得易受细菌和真菌的感染和伤害。

3. 粪便消化酶的作用　大便失禁患者由于粪便中含有细菌和损害皮肤的消化酶，所以比尿失禁更容易导致会阴部皮肤的刺激和损害。如患者同时患有大便失禁和尿失禁，长期尿失禁使皮肤呈碱性，而碱性环境使消化酶更具破坏力，皮肤同时遭受消化道细菌的感染和消化酶的破坏，从而大大增加皮肤受损的风险。

4. 微生物感染　失禁患者的皮肤经常处于潮湿、污染状态，这种状态有利于微生物附着于皮肤表面，特别是有部分破损的皮肤表面，更易引起皮肤感染，加剧皮肤破损，尤其是肥胖、抵抗力低下、营养不良、糖尿病、患有风湿免疫性疾病的患者特别容易受到感染。

5. 物理机械性刺激　研究表明，皮肤在潮湿环境中摩擦力成倍增长。当受浸渍皮肤与失禁护理用品、衣服或床褥表面摩擦时，可破坏皮肤的上皮层。另外，对于失禁患者尤其是失禁次数比较多的患者，由于每天反复多次擦拭导致皮肤机械性损伤，特别是使用粗糙的毛巾或抹布用力擦洗皮肤，会增加表皮摩擦力，使受浸渍的皮肤更易损伤。特别是在使用不当的清洁液或用粗暴的擦拭方法进行清洁时对皮肤的损伤作用更大。

四、失禁性皮炎的鉴别诊断

据报道，尽管失禁性皮炎（IAD）在临床普遍存在，但其正确诊断率不高，经常被误诊为压疮（PU）或摩擦损伤性皮炎（intertriginous dermatitis，ITD），最常混淆的是压疮，临床工作者需要从病理生理、位置、相关因素、深度、形态/分布、伴发症状等方面加以鉴别（表20-1），只有正确诊断，明确病因，才能有效进行预防和处理。2014年Beeckman教授发展了压疮分类自评工具（Pressure Ulcer Classification Self-Assessment Tool，PUCLAS）。第三版（PUCLAS3）中包括压疮介绍、压疮分期、失禁性皮炎介绍、压疮与失禁性皮炎的鉴别四个部分，对失禁性皮炎与压疮进行了详细区分（表20-2）。

表20-1　IAD与PU/ITD的鉴别

	压疮（PU）	失禁性皮炎（IAD）	摩擦损伤性皮炎（ITD）
病理生理	缺血性损伤	对粪便/尿液的炎症反应	皱褶部位的炎症反应及线状损伤
位置	骨突处、受压部位	会阴、肛周、股内侧、臀部	臀裂、腹股沟缝隙
相关因素	活动减少、感觉减退	小便和（或）大便失禁	排汗受阻、摩擦力
深度	最初表现为Ⅰ期，最终可发展为全皮层损伤（Ⅲ/Ⅳ期）	通常为部分皮层损伤	通常为部分皮层损伤，至少在最初阶段
形态/分布	通常呈圆形；涉及剪切力时可呈椭圆形或长形；边界清楚	边界不规则、界限不清楚、呈弥散性、镜面性	皮肤的线状裂口
伴发症状	可有坏死组织、潜行、窦道	周围皮肤通常出现浸渍	周围皮肤可能被浸渍

表20-2　IAD与PU的鉴别

	失禁性皮炎（IAD）	压疮（PU）
病史	大小便失禁	暴露于压力、剪切力
症状	疼痛、烧灼、瘙痒、刺痛	疼痛
位置	影响会阴、生殖器周围；臀部；臀沟；大腿上部内侧和后方；下背；可能会延伸到骨突处	通常覆盖骨突处或与医疗设备的位置相关
形状/边缘	受影响区域比较弥散，边缘界限模糊	边缘或边界清晰
表现/深度	伴有红斑（苍白性或非苍白性）的完整皮肤，有或者没有浅表性、部分皮肤层丧失	表现为非苍白性红斑的完整皮肤，或是部分或全部皮肤层丧失等伤口基底可能含有坏死组织
其他	可能出现继发性浅表性皮肤感染（如念珠菌感染）	可能出现继发性软组织感染

（龙小芳　胡爱玲）

第二节　失禁病人的皮肤护理

一、失禁性皮炎的风险评估

1. 失禁性皮炎的危险因素　目前已证实，失禁性皮炎发生的原因主要是大小便失禁，尤其是水样便，以及尿便暴露持续的时间和频率。除了以上原因外，还有很多危险因素会引起失禁性皮炎。Brown 等通过文献分析建立了失禁性皮炎危险因素的框架模型，模型中的三个核心要素是组织耐受力、会阴部环境及个人如厕能力。Gray 等则认为导致失禁性皮炎的六个主要危险因素：①长期暴露于湿性环境；②大小便失禁；③限制装置的使用；④碱性pH；⑤病原体的过度繁殖或感染；⑥摩擦力。其他与失禁性皮炎相关的危险因素还包括皮肤条件差（年龄或使用类固醇）、疼痛、皮肤氧合不足、发热、移动能力差等。

2. 失禁性皮炎的高风险患者

（1）24 小时内出现 3 次以上无法控制水样便的排泄患者。

（2）出现尿失禁和（或）大便失禁的患者。

（3）局部无红斑或局部温度不高于周围皮肤，但既往罹患失禁性皮炎或已愈合压疮所留下的痕迹或颜色改变者。

（4）无法恰当的护理或无法自我照顾及沟通者。

3. 失禁性皮炎的风险评估工具

（1）失禁性皮炎干预工具（incontinence associated-dermatitis intervention tool，IAD-IT）：推荐使用，失禁性皮炎干预工具（IAD-IT）是由美国压疮顾问小组（National Pressure Ulcer Advisory Panel，NPUAP）所发布的实用性诊断工具，通过视诊和触诊评估失禁性皮炎的分级情况，分高危（表 20-3）、早期失禁性皮炎、中度失禁性皮炎、重度失禁性皮炎、合并真菌感染性皮炎。

表 20-3　失禁性皮炎干预工具（IAD-IT）

分级	定义	推荐措施
高危	1. 皮肤无红斑或局部温度不高于周围皮肤，但可表现出既往罹患失禁性皮炎或已愈合压疮所留下的痕迹或颜色改变 2. 无法恰当的护理或无法自我照顾及沟通者 3. 24 小时内出现 3 次以上无法控制的水样便的排泄	1. 使用含有清洁、保湿剂防护作用的一次性防护巾 2. 当缺少上述所提的防护巾时，可使用酸性清洁剂（pH <6.5），无肥皂成分（肥皂碱性过强）；轻柔清洗（泡湿1~2 分钟，勿用力擦洗）；使用皮肤保护剂（硅油、液态皮肤防护剂或凡士林） 3. 如使用内裤或垫巾，皮肤可适当暴露；推荐只在坐位或移动时使用密闭式垫巾，卧位时不用 4. 病因处理：①确定失禁原因，检查是否存在尿路感染；②制定适当的如厕时间或排便计划；③无效时转介失禁专家

（2）会阴皮肤评估工具（perineal assessment tool，PAT）：由 Nix 于 2002 年提出，用来评估导致失禁性皮炎的危险因素。该量表（表 20-4）共有四个部分组成，包括刺激物类型及强度、刺激时间、会阴部皮肤状况以及影响因素。评分标准采用 Likert 3 点计分法，各子量表有 1 分（最差）到 3 分（最佳），总共 4~12 分，分数越高表示发生失禁性皮炎危险性越高。总分在 4~6 分属于低危险；7~12 分属高危险。该工具使用方便，易于掌握，但由于信度不高，且未提供指导性推荐意见，故临床应用受到一定限制。

表 20-4 会阴皮肤评估工具（PAT）

评估项目	1 分	2 分	3 分
刺激物类型及强度	有/无尿液的成形类便	有/无尿液的软便	有/无尿液的水样便
刺激时间	床单、尿布至少或少于每8小时更换一次	床单、尿布至少每4小时更换一次	床单、尿布至少每2小时更换一次
会阴部皮肤状况	皮肤干净、完整	红斑、皮炎合并或不合并念珠菌感染	皮肤剥落、糜烂合并或不合并皮炎
影响因素：低白蛋白、感染、管饲营养或其他	0~1 个影响因素	2 个影响因素	3 个（含）以上影响因素

4. 失禁性皮炎的风险评估时机及频率　高危患者入院 2 小时内进行初次评估，之后每班进行评估。

5. 失禁性皮炎评估部位　失禁性皮炎影响的皮肤区域是多种多样的，可能远远超出会阴（肛门与外阴或阴囊之间的部位），取决于皮肤接触尿液和（或）粪便的程度。在尿失禁中，IAD 往往会影响女性大阴唇或男性阴囊的褶皱，以及腹股沟褶皱。它还会遍及下腹部以及股前部和内部。与大便失禁相关的 IAD 起于肛周部位，其通常涉及臀沟和臀部，并且会向上延伸至骶尾部和背部，以及向下延伸至股后部。2015 失禁性皮炎最佳实践原则专家共识中对于失禁性皮炎有可能受影响的皮肤区域做出了明确的划分，修订为 14 个区域（图20-1），便于医护人员采取统一规范的护理记录和描述。

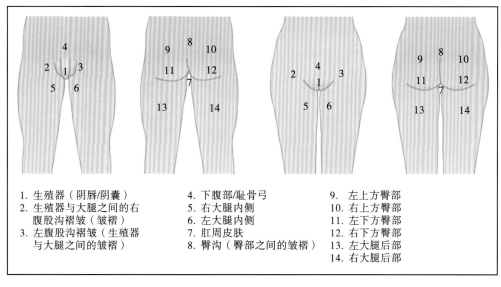

1. 生殖器（阴唇/阴囊）
2. 生殖器与大腿之间的右腹股沟褶皱（皱褶）
3. 左腹股沟褶皱（生殖器与大腿之间的皱褶）
4. 下腹部/耻骨弓
5. 右大腿内侧
6. 左大腿内侧
7. 肛周皮肤
8. 臀沟（臀部之间的皱褶）
9. 左上方臀部
10. 右上方臀部
11. 左下方臀部
12. 右下方臀部
13. 左大腿后部
14. 右大腿后部

图 20-1　失禁性皮炎好发的 14 个区域

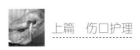

二、失禁性皮炎的预防

对于失禁性皮炎高风险患者，评估是否存在发生失禁性皮炎的风险并采取有针对性的预防措施，以期尽早阻断存在的不利因素及后续影响，有效预防失禁性皮炎的发生。2015 失禁性皮炎最佳实践原则专家共识中指出：预防和处理失禁性皮炎的两大重要干预措施：①处理失禁，以识别和治疗可逆的病因（如尿路感染、便秘、利尿剂），从而最大程度消除皮肤与尿液和（或）粪便的接触。②实施结构化皮肤护理方案，以保护暴露于尿液和（或）粪便中的皮肤，并帮助恢复到一个有效的皮肤屏障功能。

1. 处理失禁

（1）处理失禁需要对患者进行全面评估，以查明失禁病因并建立一个全面的护理计划。治疗可逆的病因通常使用非侵入性行为干预，如营养和液体摄入管理或如厕技巧。

（2）对于尿失禁而言，可能需要使用留置导尿管，但这应被看作是因医院感染的高风险而不得已采取的最后手段。液体粪便处理可以通过大便失禁管理套件（FMS）来实现。如果 FMS 不可用，则可以使用粪便袋（类似造口袋）收集粪便。不建议将大规格导尿管用作肛管，因为会出现肛门结构损伤的风险。

（3）对于失禁问题尚未得到解决的患者，请尽可能向失禁专家顾问寻求建议。

2. 实施结构化皮肤护理方案

（1）清洗皮肤（清洗）：目的是清除尿液和（或）粪便，即失禁性皮炎的刺激物来源。应在涂抹皮肤保护剂之前实施，以作为清除尿液和粪便的例行程序的一部分。

清洗皮肤的原则包括：①每天或在每次大便失禁之后清洗；②力度温和，尽量减少摩擦，避免用力擦洗皮肤；③避免普通（碱性）肥皂；④选择一种温和的 pH 接近正常皮肤的免冲洗皮肤清洗液或含有清洗液的湿巾（专门设计用于失禁护理）；⑤可能的话使用一块柔软的一次性无纺布；⑥清洗之后若有必要则用温和的方式使皮肤变干。

若没有皮肤清洗剂，则可用温和肥皂和水清洗。若没有温和肥皂，可选择用清水。然而，专家组建议这是最低标准，若有可能，建议使用适用于处理失禁的免冲洗皮肤清洗剂。皮肤清洗剂含化合物（表面活性剂），这种物质能减少表面张力，只需在皮肤上使用最小的力气就能清除污物和残留物（如油和皮肤坏死细胞）。按照其化学结构划分，表面活性剂有几个种类（表 20-5），而清洗剂一般含有一种以上表面活性剂。非离子型（即不带电的）表面活性剂由于比较温和而被用于皮肤清洗剂。处理失禁的皮肤清洗剂一般称为"会阴"皮肤清洗剂，被配制成液体溶液或洗液。

（2）滋润皮肤（润肤）：大部分清洗液都会含有保湿剂或润肤剂。保湿剂（如甘油）的作用是锁住角质层的水分，而润肤剂的作用是填补角质层细胞间的脂质，使得皮肤表面更加光滑并能填补皮肤屏障间的小裂缝。润肤剂比保湿剂更加有效。

（3）保护皮肤（保护）：目的是避免或尽量减少暴露于尿液和（或）粪便和摩擦。使用一款合适的护肤产品可支持和维持皮肤屏障功能，这一额外修复步骤可让患者受益。

皮肤保护剂也被称为防水保护层（表 20-6），并根据皮肤保护剂的成分和总体配制情况提供不同防护而使皮肤免受潮湿和刺激物伤害，可配制成乳霜、软膏、洗液或薄膜。

使用皮肤保护剂的原则：①按其保护皮肤的能力所对应频率并按照生产商指示来使用皮

肤保护剂；②确保皮肤保护剂与任何其他皮肤护理产品（如正在使用的皮肤清洗剂）相容；③使用皮肤保护剂于所有跟尿液和（或）粪便接触或可能接触的皮肤上。

表 20-5　表面活性剂种类

表面活性剂种类	例子
非离子型 不带电 一般没有阴离子表面活性剂刺激	聚乙二醇（PEG） 酰基多糖苷（APG） 聚山梨醇酯 辛苯聚醇
阴离子型 负电荷 高 pH	月桂基硫酸钠（SLS） 月桂醇硫酸酯钠 硫琥珀酸钠 硬脂酸钠
两性型 正负电荷 一般没有阴离子表面活性剂刺激	椰油酰胺丙基甜菜碱

表 20-6　常见的皮肤保护剂成分的特点

皮肤保护剂主要成分	描述	注释
凡士林/矿脂	石油加工而得 通常为软膏基质	形成闭合层，增强皮肤水合作用 可能影响失禁护理产品的吸收性 使用量少时呈透明状
氧化锌	与载体混合而成的白色粉末，形成不透明的乳霜、软膏或糊膏	清除比较困难且会感到不适（如浓稠黏性糊膏） 不透明，检查皮肤时需被清除
二甲基硅油	硅酮基质，也称为硅氧烷	非封闭性，少量使用时不影响失禁产品的吸收性 不透明或使用后变得透明
丙烯酸酯三聚物	在皮肤上形成透明薄膜的聚合物	不需要清除 透明，可进行皮肤检查

3. 选择吸收性产品　根据失禁的类型可以选择纸尿片、纸尿裤等吸收性产品，有利于预防失禁性皮炎。

4. 健康宣教　对患者、家属、陪护进行健康宣教，告知风险及预防知识，协助做好预防措施。

5. 做好记录与交接班。

三、失禁性皮炎的分级

据报道，目前适用于评估失禁性皮炎症状及严重程度的工具有四个：①美国压疮顾问小组（NPUAP）所发布的实用性诊断工具失禁性皮炎干预工具（IAD-IT）；②Brown 提出的直肠周围皮肤评估工具（perirectal skin assessment tool，PAST）；③Brown & Sears 根据 PAST 发

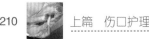

展的会阴部皮炎分级量表（perineal dermatitis grading scale）；④Kennedy & Lutz 提出的皮肤评估工具（skin condition assessment tool）。

其中推荐使用失禁性皮炎干预工具（IAD-IT）（表 20-7），该工具直观、使用方便，只需对症状进行严重程度分级，不需准确测量，且针对各级失禁性皮炎给予了相应的处理指导意见，使用人员无需经过专门培训，适用于各层次人员使用。

表 20-7　失禁性皮炎干预工具（IAD-IT）

分级	图示	定义
早期 IAD	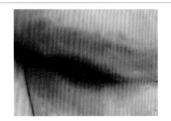	暴露于尿便的皮肤变得干燥但仍完整，无水疱，但呈红色、粉红色并向周围扩展，边界不规则；深色皮肤患者颜色改变较难判别，此时触诊更为有用；触诊可感知局部皮温较没暴露部位高。感知功能及沟通能力正常的患者可诉有烧灼感、针刺感等
中度 IAD	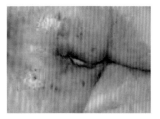	受刺激的局部皮肤发亮或呈明显红色，但在深色部位可表现为发白、发黄或深红、紫色；局部皮肤光亮潮湿，伴有血水渗出或针尖状出血，呈凸起状或有水疱；可伴有皮肤缺损（少量）；疼痛明显
重度 IAD	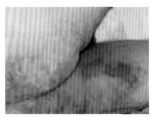	受刺激的部位出现部分皮肤缺损，呈红色伴渗出或出血；深色皮肤患者，可表现为发白、发黄或深红褐色、紫色；渗出液中的蛋白黏附于干燥皮肤表面可引起皮肤层的脱落
合并真菌感染性皮炎	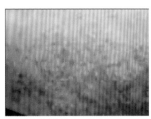	可伴有任何程度的 IAD 皮肤损伤；皮疹通常位于发红部位的边缘；深色皮肤者，可表现为发白、发黄或深红褐色、紫色，可表现为丘疹或仅为平坦的斑点（白/黄）；患者可诉有痒感

四、失禁性皮炎的处理

2015 失禁性皮炎最佳实践原则专家共识中指出：预防和处理失禁性皮炎都包括两大重要干预措施。①处理失禁，以识别和治疗可逆的病因（如尿路感染、便秘、利尿剂），从而最大程度消除皮肤与尿液和（或）粪便的接触。②实施结构化皮肤护理方案，以保护暴露于尿液和（或）粪便中的皮肤，并帮助恢复到一个有效的皮肤屏障功能。在此基础之上根据失禁性皮炎的分级进行相应的处理。

1. 处理失禁 对患者进行全面评估，以识别治疗可逆的病因并建立一个全面的护理计划。

2. 实施结构化皮肤护理方案

（1）清洗皮肤（清洗）。

（2）滋润皮肤（润肤）。

（3）保护皮肤（保护）。

3. 正确评估失禁性皮炎的分级。

4. 失禁性皮炎的分级处理

（1）早期失禁性皮炎：做好病因处理及皮肤清洁外，使用皮肤保护粉+保护膜，或粘贴超薄型水胶体敷料/超薄型泡沫敷料。配合穿着纸尿片、纸尿裤，保持皮肤干爽，避免渗漏。

（2）中度失禁性皮炎：做好病因处理及皮肤清洁外，皮肤破损创面使用生理盐水清洗后抹干，粘贴超薄型水胶体敷料、超薄型泡沫敷料促进愈合，2~3 天更换敷料一次。渗出或出血部位可使用含氧化锌成分的制剂，3 次/天或粪便污染时使用，清洗时无需每次将残留膏洗净，将黏附的粪便洗净覆盖新药膏即可。为了避免尿便的再次刺激，水样便患者可以粘贴一件式造口袋/肛门留置肛管/大便失禁管理套件（FMS）收集粪便。糊状便患者可以粘贴一件式造口袋/大便失禁管理套件（FMS）收集粪便。尿失禁患者使用新生婴儿纸尿裤套入阴茎（阴茎>3cm 者，根据阴茎周径剪好开口，开口周围的散边以胶带包裹固定）/包裹阴囊和尿道（阴茎<3cm 者）收集尿液，此方法需配合使用内裤/弹力袜加以固定。

（3）重度失禁性皮炎：做好病因处理及皮肤清洁外，皮肤破损创面渗液多，大便失禁患者难以粘贴造口袋收集粪便，水样便患者可以肛门留置肛管/大便失禁管理套件（FMS）收集粪便。糊状便患者可以使用大便失禁管理套件（FMS）收集粪便或使用纸尿片/纸尿裤，使用纸尿片/纸尿裤的患者需要密切留意排便情况，一旦排泄，要及时清洁并更换。尿失禁患者应留置导尿管，直至皮肤创面完全愈合。皮肤破损创面内层敷料可以选择藻酸钙/亲水性纤维敷料，外层敷料可以选择超薄型水胶体敷料/超薄型泡沫敷料促进愈合。根据渗液情况及时更换敷料。

（4）合并真菌感染性皮炎：除对失禁性皮炎进行处理外，还需使用抗真菌制剂。注意只有当皮肤出现真菌感染性皮炎时才可以使用抗真菌制剂，不可作为常规使用；类固醇类、抗感染药、局部抗生素也不可作为治疗失禁性皮炎的常规用药；若护理超过两周仍未有明显效果时应重新评估，必要时转介给皮肤科医生进一步诊治。

（龙小芳 胡爱玲）

第三节 护理案例

病例一 患者，女，65 岁，行肠道营养治疗过程中出现大便失禁，肛周破损，经积极治疗后大便失禁次数减少。护理过程见图 20-2。

病例二 患者，女，56 岁，胰头癌术后大便失禁，骶尾部压疮。护理过程见图 20-3。

（龙小芳 胡爱玲）

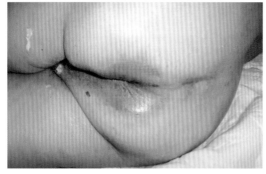

A. 患者肛周皮肤受损情况

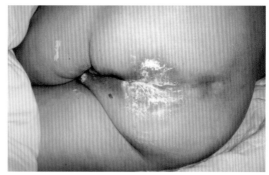

B. 清洁抹干皮肤后使用护肤粉，外喷无痛保护膜

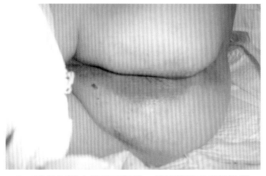

C. 4天后肛周皮损明显好转，继续使用无痛保护膜保护肛周皮肤

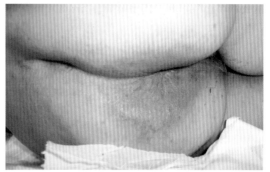

D. 治疗12天，失禁性皮炎完全愈合

图 20-2　失禁病人皮肤护理过程（病例一）

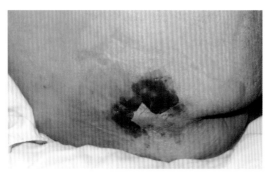

A. 患者大便失禁，骶尾部压疮

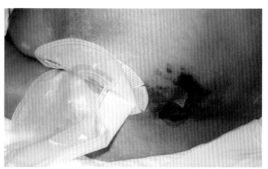

B. 粘贴一件式肠造口袋收集大便，骶尾部压疮使用泡沫敷料

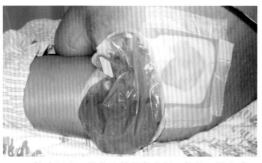

C. 一件式肠造口袋能有效收集大便，保护肛周皮肤，骶尾部压疮使用泡沫敷料减压，促进伤口愈合

图 20-3　失禁病人皮肤护理过程（病例二）

参 考 文 献

［1］ 胡爱玲，郑美春，李伟娟. 现代伤口与肠造口临床护理实践. 北京：中国协和医科大学出版社，2010.

［2］ 蒋琪霞. 压疮护理学. 北京：人民卫生出版社，2014.

［3］ National Pressure Ulcer Advisory Panel，European Pressure Ulcer Advisory Panel and Pan Pacific Pressure Injury Alliance. Prevention and Treatment of Pressure Ulcers：Quick Reference Guide. Emily Haesler（Ed.）. Cambridge Media；Perth，Australia；2014.

［4］ 罗艳，王瑶，Jan Paterson，等. 老年痴呆患者大小便失禁的初级卫生保健研究进展. 中国老年学杂志，2015，19（35）：5650-5652.

［5］ 张蕾. 成年女性粪失禁流行病学调查研究现状. 中国计划生育和妇产科，2014，6（4）：18-25.

［6］ 周润梅. 失禁性皮炎护理进展. 现代医药卫生，2015，31（24）：3757-3775.

［7］ 谢春晓，吴娟. 失禁相关性皮炎皮肤保护的研究进展. 中国全科医学，2013，16（9）：963-966.

［8］ 王飞，杨巧巧，刘黎宏. 失禁相关性皮炎发生现状及其影响因素的研究进展. 解放军护理杂志，2014，31（8）：34-36.

［9］ Beeckman D，Schoonhoven L，Fletcher J，et al. Pressure ulcers and incontinence-associated dermatitis：effectiveness of the Pressure Ulcer Classification education tool on classification by nurses. BMJ Quality &Safety，2010，19（5）：e3.

［10］ Beeckman D，Campbell J，Campbell K，et al. Proceedings of the Global IAD Expert Panel. Incontinence-associated dermatitis：moving prevention forward. Wounds International 2015.

［11］ Gray M，Bliss DZ，Ermer-Sulten J，et al. Incontinence-associated dermatitis：a consensus. J Wound Ostomy Continence Nurs，2007，34（1）：45-54.

第二十一章 伤口敷料粘贴技巧

伤口敷料的粘贴对于伤口愈合非常重要。如何使敷料粘贴稳妥、牢固、持久，无局部组织损伤，既便于患者活动又使其感到舒适、美观，是值得研究的问题。

第一节 胶布粘贴常见的问题及预防

胶布是最常用的粘贴固定材料，主要用于固定伤口外层敷料，避免脱落。但医用胶布种类繁多，如果选择或使用不当会引起病人的皮肤损伤。掌握正确的粘贴技巧有助于预防或减少损伤。

一、张力性机械性损伤

这是胶布使用中最常见的问题。

1. 原因 通常是由于粘贴胶布时牵拉过紧、粘贴方法不正确或粘贴部位出现肿胀、

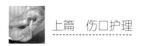
膨隆。

2. 临床表现　皮肤充血、红肿、撕脱或出现水疱，典型病例为胶布两端粘贴的部位出现张力性水疱。

3. 预防措施

（1）评估病人皮肤和全身情况，选用合适的医用胶布。

（2）尽量避免将胶布粘贴于肿胀部位，如局部出现肿胀应重新粘贴。

（3）掌握正确的粘贴方法，避免物理性磨擦或牵拉。粘贴时不可先粘贴一侧，再加拉力粘贴另一侧（图21-1A），以免造成皮肤张力或牵拉力而导致皮肤损伤。应将胶布平放于粘贴处，然后由胶布中央往两边用手指抹压胶布使之与皮肤贴妥，保证胶布与皮肤粘贴处无张力（图21-1B）。

（4）撕除需要的长度后再粘贴，避免将胶布粘贴固定后再从胶布卷上撕除。

（5）避免重叠粘贴胶布（图21-1C）。

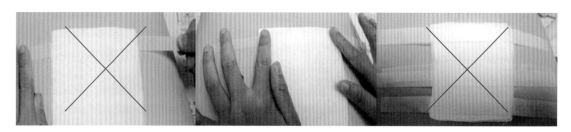

A. 错误的胶布粘贴方法　　　　　B. 正确的胶布粘贴方法　　　　　C. 重叠粘贴胶布

图21-1　胶布粘贴方法

二、非张力性机械性损伤

1. 原因　因胶布选择不恰当（黏性太强）或揭除的方法不正确而导致。

2. 临床表现　局部皮肤红肿、破损、刺痛。

3. 预防措施

（1）了解病人皮肤和全身性情况，选用合适的医用胶布。

（2）揭除胶布时，一手轻按皮肤，另一手缓慢以0°或180°向着伤口方向撕除，避免物理性损伤（图21-2A）。

（3）当胶布粘有毛发时，顺着毛发的生长方向撕除（图21-2B）。

（4）先撕开敷料两侧的胶布，再整个移除，避免由一侧用力移走胶布（图21-2C）。

（5）当胶布与皮肤黏着紧密不易揭除时，不要强行揭下，可先用酒精或乳液涂抹在胶布背衬上降低其黏性。如果患者的情况允许，也可用消毒液或生理盐水或清水浸湿粘胶，粘胶松脱后再移除；或用剥离剂溶解粘胶后再移除。

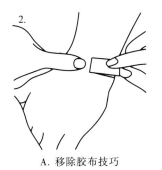
A. 移除胶布技巧

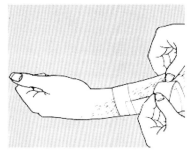
B. 移除胶布技巧

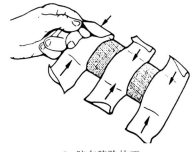
C. 胶布移除技巧

图 21-2　胶布的移除

三、表皮剥脱

1. 原因　主要是由于在同一部位反复使用胶布导致表皮细胞损伤。

2. 临床表现　与损伤程度有关，可表现为皮肤充血、肿胀、破损及疼痛等。

3. 预防措施

（1）老人、小孩等皮肤脆弱者选用透气性佳、黏性适中的低致敏性胶布。

（2）注意更换胶布的粘贴部位，使用正确的揭除方法。

（3）先在局部涂抹或喷洒皮肤保护膜后再粘贴。

（4）先在伤口两侧粘贴水胶体敷料或透明薄膜敷料保护皮肤，再将胶布粘贴于敷料上（图 21-3），避免胶布直接接触皮肤。换药时水胶体敷料或透明薄膜敷料不需每次更换，仅在变湿、弄脏、松脱或引起皮肤问题时才更换。

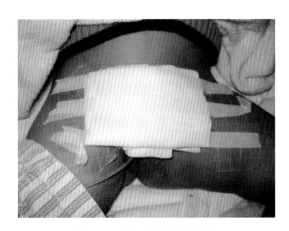

图 21-3　伤口周围皮肤保护

四、化学性损伤

1. 原因　皮肤表面与胶布间有刺激性化学物质残留，覆盖不透气的胶布后对皮肤产生化学性刺激。残留物可能是胶布的粘胶，也可能是酒精或其他消毒剂等。

2. 临床表现　胶布粘贴部位出现红、肿，丘疹，严重时可产生脓疱。

3. 预防措施

（1）粘贴胶布前用生理盐水或清水清洗伤口周围皮肤并抹干净。

（2）选用透气性好的胶布，将其粘贴于干燥、清洁、无化学剂或油脂的皮肤上（化学物质或油脂会影响胶布黏性）。

五、皮肤浸渍

1. 原因　胶布透气性差、皮肤出汗多等因素导致胶布粘贴部位的皮肤长期处于潮湿环境。

2. 临床表现　皮肤发白变软，并出现肿胀和皱褶。

3. 预防措施

（1）选择不妨碍皮肤排汗和呼吸的透气性好、黏性适中的低致敏性胶布。

（2）局部皮肤涂抹或喷洒皮肤保护膜后再粘贴胶布。

（3）及时更换伤口敷料，避免皮肤受伤口渗液刺激。

（4）注意更换胶布粘贴部位。

六、变态反应

1. 原因　对胶布本身的粘胶或材料过敏。

2. 临床表现　红、肿、丘疹及发痒，可能出现在胶布的粘贴部位，也可能出现在胶布周边的广泛部位。并且胶布粘贴的时间越长，反应越严重。

3. 预防措施

（1）更换另一种透气性好、低致敏性的胶布。

（2）使用无粘胶绷带代替胶布进行敷料的固定，如3M自粘绷带。

（3）了解患者的过敏史，避免接触致敏原，必要时进行斑贴试验。

（4）经常观察胶布边缘的皮肤，注意有无发痒或发红的现象。

（5）伤口两侧粘贴水胶体敷料或透明薄膜敷料，避免将胶布直接粘贴于皮肤上。

七、残胶

1. 原因　胶布粘胶与背衬结合不牢固导致粘胶残留。氧化锌胶布较常见。

2. 临床表现　胶布揭除时粘胶残留在皮肤或固定物上。

3. 预防措施

（1）用胶布在残胶处反复粘贴、揭除，以去除残胶。

（2）用沾酒精、汽油或松节油的纱布或棉签轻轻擦拭以去除残胶，使用后需用肥皂和清水将溶剂清洗干净。

（3）用专用的剥离剂去除残胶。

（黄漫容　牛明慧）

第二节 新型伤口敷料粘贴与固定

新型伤口敷料种类繁多，根据其是否可直接粘贴于皮肤，分为自粘性敷料和非自粘性敷料两种。对于有些皮肤条件较差（如水疱、皮肤表面较薄）的患者，通常使用一些非自粘性敷料，这类敷料固定性较差，随着患者体位的变化容易造成移位、脱落等；有些患者虽然皮肤情况允许自粘性敷料直接粘贴于皮肤表面，但对于肘关节、踝关节、足跟等活动频繁的部位，自粘性敷料也很容易发生移位、脱落或卷边，并且脱落后很难再次粘贴使用。频繁地更换敷料既没有充分发挥其作用，也增加了医护人员的工作量和患者的医疗费用。尽管市场上有各种规格和形状的敷料，生产厂家尽力通过改善设计来适应身体的弯曲和突兀表面，但是在身体某些特殊部位应用和固定敷料仍然是医务人员的一大挑战。当现有产品无法满足需求时，常需要对敷料进行裁剪。

一、影响敷料粘贴与固定的因素

1. 所在人体部位　局部轮廓的复杂度、皮肤皱褶、沟壑（如足跟、骶尾、关节）；活动度（如关节部位）；微环境（如腋窝、腹股沟、会阴部）；摩擦力、剪切力（如骶尾部）。

2. 包扎固定技术　包扎固定的效果与伤口所在的人体部位（如腿部容易包扎，骶尾部、躯干包扎难度高）、敷料粘性（非粘性敷料需要额外固定）及个人操作熟练程度等有关。

3. 敷料的粘性　分为常规粘性、硅酮粘性、非粘性。敷料的粘胶涂布范围亦可影响其粘贴稳固性。

4. 敷料顺应性　指敷料顺应人体轮廓或伤口基底轮廓的程度，与敷料的类型、材质和外形有关。敷料的顺应性越好，与人体组织之间的贴合越紧密。薄型敷料柔软性、顺应性比厚型敷料好，且不易卷边，但吸收能力较弱。

5. 患者的配合度　小儿、躁动的患者配合度差，可能会撕扯敷料，固定时要特别注意。选择敷料前，要对患者进行全面、细致的评估，综合考虑患者的需求。

二、敷料裁剪、粘贴与固定的注意事项

（一）敷料剪裁注意事项

1. 注意无菌操作，防止感染和（或）交叉感染。

2. 选用大小合适的伤口敷料，敷料外缘应超出伤口外缘至少2cm。

3. 根据伤口实际情况选用敷料，当现有产品无法满足需要时，可根据需要对敷料进行裁剪。

4. 裁剪敷料时使用锋利、干净的剪刀，防止敷料边缘碎屑脱落或污染。

5. 裁剪粘性敷料时，勿先撕除背衬，以免裁剪时粘胶与剪刀粘连。

6. 裁剪时注意保持敷料的边缘圆滑，避免敷料在接触床单或衣物后卷边。

7. 有些敷料不可以裁剪，例如含有超级吸收颗粒的敷料（如德湿威），或含有纤维素绒毛层的敷料，否则会在伤口中留下颗粒物。

（二）敷料粘贴注意事项

1. 粘帖敷料前需抹干伤口周围皮肤，必要时先将伤口周围皮肤的毛发剃除。

2. 注意保护伤口周围皮肤，可使用皮肤防护产品，如保护膜或软膏。

3. 一般建议将敷料对准伤口的中心位置粘贴，但有时也需要考虑重力作用对渗液引流方向的影响。

4. 粘贴后用手将敷料向四周抚平，尽量避免留下空隙或产生皱褶。

5. 粘贴、固定敷料时不要施加过多的张力，以免使皮肤起水疱或产生止血带效应。

6. 如果想要增加自粘性敷料的粘性，可以在使用前在手中捂一会儿或搓一搓使其温度增高。

（三）敷料固定注意事项

1. 在难贴的部位使用自带粘边的敷料更稳固，或使用透明薄膜敷料作为二级敷料来增加粘贴的稳固性。在容易被磨擦的部位，为避免病人移动时敷料移位，应在敷料的四周边缘用宽胶布或透明薄膜作封边固定（图21-4A）。

2. 在容易被大小便污染的部位，可以用透明薄膜覆盖以减少污染（图21-4B）。

3. 在外层敷料上标上日期，以便清楚地了解敷料的使用时间。

4. 更换敷料时，可一手按住皮肤，另一手由敷料的一角开始慢慢撕除，避免损伤皮肤。

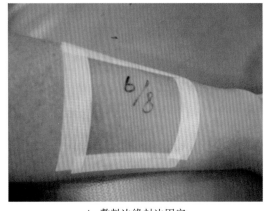

A. 敷料边缘封边固定

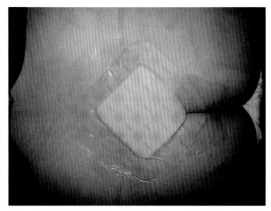

B. 敷料用透明薄膜覆盖

图 21-4　敷料固定

三、特殊部位敷料的粘贴技巧

1. 耳部　耳郭的皮肤损伤，可将自粘性敷料（水胶体）剪成 5cm×7cm 大小，沿敷料的长边对折后，在敷料的一侧每相隔 0.5cm 剪开小切口（图 21-5A）。用法：先将未剪切的一侧敷料固定在耳郭背面，然后将剪切的一侧沿着耳郭的形状顺势粘贴固定（图 21-5B）。如果伤口较湿润，可以先在伤口上放置小片藻酸盐敷料，再粘贴水胶体敷料。

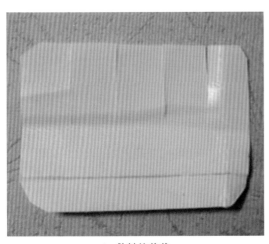
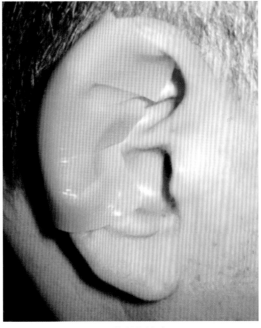

A. 敷料的剪裁   B. 敷料的粘贴

图 21-5　耳郭伤口敷料的剪裁与粘贴

2. 腋窝　由于特殊的弯曲和较大的活动度，加上毛发、汗液较多等原因，在腋窝使用敷料较困难。选择一款柔软、顺应性好的敷料（泡沫敷料），将其辐射状剪开或裁剪成"十"字形，再将敷料的中心对准伤口粘贴。这样既能让敷料与腋窝更好地贴合，又方便患者的活动（图 21-6）。粘贴前最好先剃除腋毛以增加黏附效果。

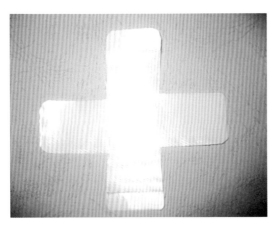
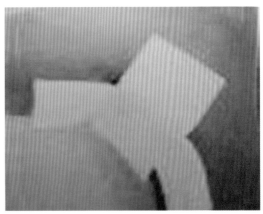

图 21-6　腋窝伤口敷料的剪裁与粘贴

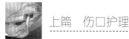
3. 关节　将敷料裁剪出三角形小切口，将关节置于中立位，弯曲 90°，再粘贴敷料，剪开处略作重叠粘贴（图 21-7）。注意粘贴敷料时必须保证关节有足够的活动度，除非有特殊的临床原因限制关节活动。

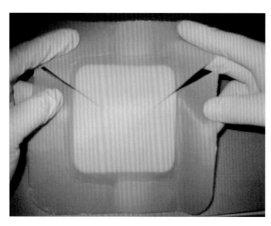
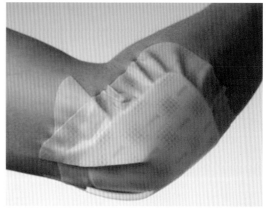

图 21-7　关节部位伤口敷料的剪裁与粘贴

4. 胸骨　这个区域的伤口，当敷料吸收渗液饱和后，渗液会在重力作用下向下流，并沿着乳房下面的皮肤皱褶扩散，从而引起皮肤浸渍。将敷料（如水胶体）裁剪成蝴蝶状能够很好地适应胸骨解剖（图 21-8）。如果伤口渗液量很多，可以用藻酸盐敷料或其他吸收性敷料作为内层敷料，将泡沫敷料剪成蝴蝶状作为外敷料。如果选用非自粘性敷料，可用透气胶带（如欧尼）等进行外固定。

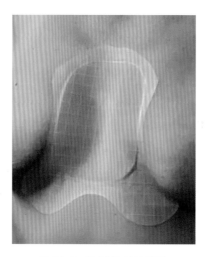

图 21-8　胸骨敷料的粘贴

5. 造口周围 造口附近的伤口应用敷料时敷料剪裁与粘贴注意：将靠近造口方向的敷料剪裁成弧形，以尽量贴近造口黏膜并涂抹防漏膏以阻止排泄物渗入伤口（图 21-9、图 21-10）。

6. 骶尾部 骶尾部承受的摩擦力较大，容易使厚的敷料发生卷边或揉搓在一起。因此对于移动受限、长期卧床或坐轮椅的患者，骶尾部适合选用薄型敷料。很多厂家可提供专门为骶尾部设计的敷料，这些敷料能很好地顺应骶尾部解剖结构；如无条件使用，也可将方形敷料的一角对准臀裂方向倾斜粘贴（图 21-11）。骶尾部敷料在粘贴后需要一些时间来充分贴合，因此尽量让患者在敷料粘贴后的 20~30 分钟内不要以骶尾部着力坐或者躺卧，否则敷料容易松脱。

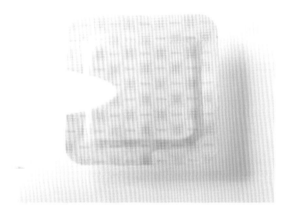

图 21-9 造口周围敷料的剪裁

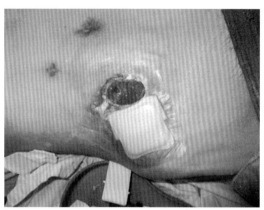

图 21-10 造口周围伤口敷料的粘贴

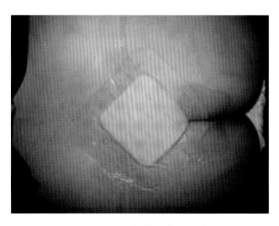

图 21-11 骶尾部伤口敷料的粘贴

7. 足跟 一些厂家专门设计了用于足跟的敷料，这些敷料能够包裹足跟，并且固定稳妥。然而，如果患者的脚因水肿（或淋巴水肿）而变得肿大，或脚太过纤细（小孩或婴儿），现有的产品就未必适用了。此时，可以用方形的敷料自行裁剪制作足跟敷料（图 21-12、图 21-13）。需要注意的是，如果用于成人，至少要使用 15cm×15cm 的产品，否则不足以覆盖足跟，而且面积大的敷料剪出的边可以达到足弓，粘贴更牢靠，更不易卷边。另外，在固定敷料时需要考虑压力面。例如，如果敷料先贴于足底，再向上折叠固定于足踝后，穿鞋时边缘易受压力的影响而卷起；如果先围绕踝后固定，再向下折叠贴于足底，穿鞋时敷料的边缘更容易滑入鞋内而不发生卷边。为防止松脱，足跟部还可用绷带包扎固定或穿上袜子作外固定（图 21-14）。

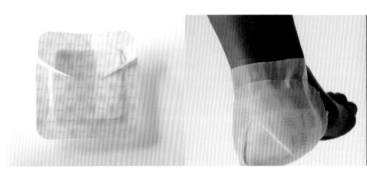
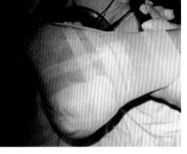

图 21-12　足跟部敷料的剪裁　　　图 21-13　足跟部敷料的粘贴　　　图 21-14　袜子固定足跟部敷料

8. 手指和足趾　手指之间容易互相碰撞，使用一些衬垫会对患者有很大帮助，尤其对于手工工人来说。洗澡或洗涮时戴上塑料手套可以防敷料弄湿。此外，尽量保持其他手指的活动度是必要的。在足趾上应用敷料难度很大，因为脚趾之间空间狭小，如使用厚型敷料不仅难以粘贴，还可能造成额外的压力，尤其在穿鞋时。因此应尽量选择薄型敷料，将敷料裁剪成"十"字形（图 21-15），粘贴固定（图 21-16）。对于指/趾缝间的伤口，敷料剪裁与粘贴如图 21-17、图 21-18 所示。多个指/趾缝间的伤口，敷料裁剪与粘贴如图 21-19、图 21-20 所示。

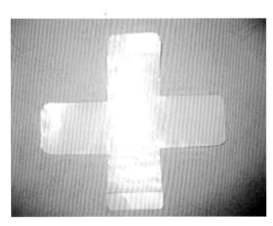
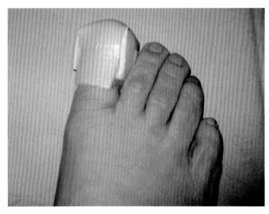

图 21-15　手指/足趾伤口敷料的剪裁　　　　　图 21-16　手指/足趾伤口敷料的粘贴

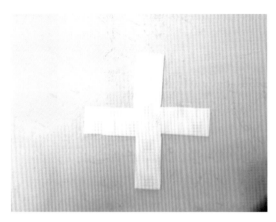

图 21-17 指/趾缝伤口敷料的剪裁

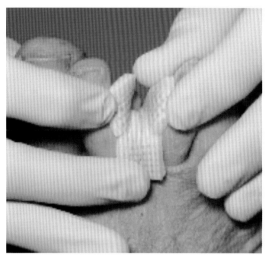

图 21-18 指/趾缝伤口敷料的粘贴

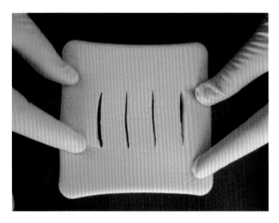

图 21-19 多个指/趾敷料的剪裁

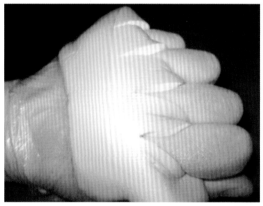

图 21-20 多个指/趾缝敷料的粘贴

四、免缝胶带粘贴技巧

（一）免缝胶带粘贴技巧

1. 以酒精消毒或生理盐水清洁伤口周围 5cm 的皮肤，待干。

2. 遵循无菌技术操作原则从包装袋中取出粘有胶带的卡片（图 21-21A）。

3. 卡片的两端有预切口，移除一侧预切口的纸片（图 21-21B）。

4. 用镊子将胶带从卡片上剥离，以 45° 的角度剥离胶布防止粘连（图 21-21C）。

5. 从伤口的中部开始粘贴第一条免缝胶带，先将免缝胶带的一端无张力粘贴于伤口一侧的皮肤上，用手指按压一遍确保粘贴牢固；再将伤口另外一侧的皮肤与同侧对齐，粘贴免缝胶带的另一端（图 21-21D）。

6. 按照这种方法在整个伤口上粘贴免缝胶带（图 21-21E）。

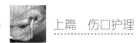

7. 两条免缝胶带的间距在0.3cm左右（图21-21F）。

8. 如果伤口没有对齐，应将免缝胶带揭除并重新粘贴（图21-21G）。

9. 将伤口拉合后，可在伤口两侧2~4cm处，平行于伤口方向粘贴几条免缝胶带以减轻胶带末端的张力，防止引起张力性水疱或皮肤破损（图21-21H）。

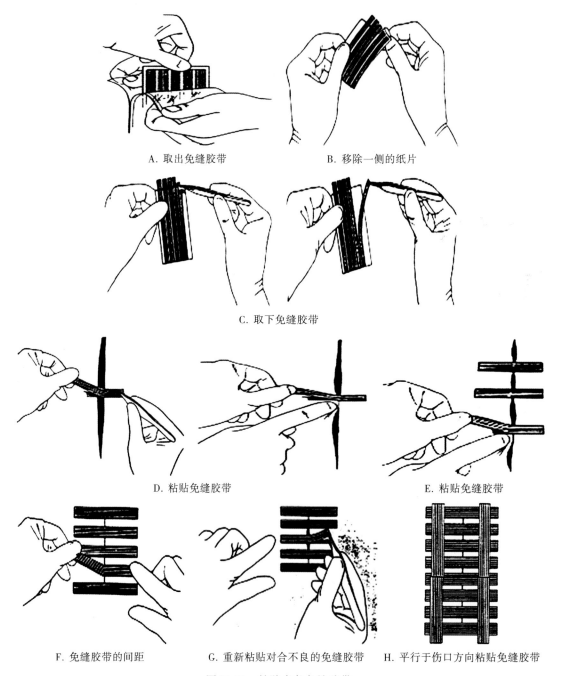

图21-21　粘贴多条免缝胶带

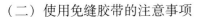

（二）使用免缝胶带的注意事项

1. 粘贴前用生理盐水或酒精擦去皮肤上的油脂和污物，保持伤口周围皮肤的清洁干燥。

2. 确定小血管的出血已被控制才能应用。

3. 避免应用于张力很大的伤口，如果张力较大可使用弹性绷带。

4. 如果胶带的边缘卷起，可以用剪刀将其修剪整齐。

5. 一般来说免缝胶带 5~7 天更换一次。如没有松动也可不更换，持续粘贴直至其脱落。

（黄漫容　牛明慧）

参 考 文 献

[1] 藤野彰子，长谷部佳子. 赵秋利，郭永刚译. 护理技术——临床读本. 北京：科学技术出版社，2007.

[2] 黄漫容，李敏宜. 巧用袜子固定足跟部伤口敷料. 护理实践与研究，2011，7（6）：103-104.

[3] 陈晓琴，范志红，陈志高. 改良包扎法在活动关节伤口包扎中的应用. 中华现代护理杂志，2014，20（35）：4539.

第二十二章　伤口渗液的管理

伤口渗液，顾名思义，是从伤口渗出来的液体分泌物。很多人认为伤口是需要干爽才能愈合，而伤口有渗液分泌即表示伤口有感染，而更有人认为渗液是阻碍伤口愈合的因素。事实上，在现今伤口管理的概念是湿性愈合，除了感染伤口之外，正常的伤口渗液有助于伤口愈合。

一、渗液的形成

在正常的情况下，类似血清的液体会从毛细血管渗出至身体组织内，这些渗出的液体有 90% 会被毛细血管再吸收入血液循环系统内，而约有 10% 被淋巴系统吸收。当有伤口形成时，由于炎症反应而释放出组胺（histamine），组胺能增加毛细血管的渗透压，渗出更多液体，使白细胞能到达伤口，而此等渗出物便形成伤口渗液（图 22-1）。

二、渗液的作用

渗液对支援伤口的愈合占有极重要的角色。

1. 渗液可促进自体溶解（autolytic debridement），帮助分解腐肉或坏死组织。

2. 帮助细胞移行，协助修补受损组织。

3. 提供细胞代谢所需营养。

4. 帮助生长因子及其他促进伤口愈合的因子及酶扩散。

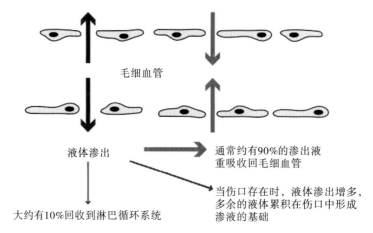

毛细血管

液体渗出　　通常约有90%的渗出液重吸收回毛细血管

当伤口存在时，液体渗出增多，多余的液体累积在伤口中形成渗液的基础

大约有10%回收到淋巴循环系统

图 22-1　渗液的形成

三、渗液的评估

准确的渗液评估有利于敷料的选择和有效的伤口管理，同时对患者与临床医务人员有利。伤口渗液的评估包含渗液颜色、黏稠度、气味及量四个方面。

1. 渗液颜色及形成原因

（1）清澈黄色：正常渗液颜色。

（2）混浊乳白色：内含白细胞及细菌，伤口可能有感染。

（3）红或微红色：内含红细胞，可能由于毛细血管破裂所致。若有大量血红色渗液，应检查患者是否有凝血紊乱，影响血液凝固。

（4）黄褐色：可能由于伤口内有腐肉或坏死组织溶解所致。

（5）绿色：多由于伤口受到铜绿假单胞菌感染所致。

评估时注意：①若伤口有褐色渗液，带有臭味或含有渣滓，则应检查伤口是否有瘘管形成。②若伤口有大量异常浅黄色或清澈渗液，应检查是否有淋巴或泌尿道瘘管形成。③若伤口渗液是灰或蓝色，可能是由于银离子敷料引致。④可能有某些药物会引致渗液颜色有改变，但临床上极为罕见。

2. 渗液稠度及形成原因

（1）高稠度

1）可能由于炎症期内，渗液内有大量白细胞所致。

2）在感染伤口中，渗液内含有大量白细胞及细菌。

3）含有已溶解或半溶解之腐肉或坏死组织。

4）肠瘘，渗液内含消化道物质。

5）可能由于某些伤口敷料的残留物。

（2）低稠度

1）病人营养不良，缺乏白蛋白。

2）多见于静脉性溃疡，由于血液回流受阻，大量渗液由毛细血管渗出至周围组织，从伤口流出。

3）可能由于淋巴系统瘘管或泌尿系统瘘管所致。

3. 渗液异味形成原因

（1）感染

（2）大量细菌污染伤口

（3）泌尿系统瘘管

（4）肠瘘

（5）腐肉或坏死组织溶解

有一些伤口敷料，例如亲水性敷料（Hydrocolloid），因属于密封式敷料，故于移除敷料时，可能会觉得有异味，但异味应在清洗伤口后消失（图9-9）。易被病人误认为是来自渗液，应做好解释工作。

4. 渗液量及形成原因 很多因素均会影响渗液量，包括局部性及全身性。

（1）渗液量增加原因

1）全身性因素：①营养不良，白蛋白低，引致水肿；②因肝、肾衰竭或心脏病变引致水肿；③内分泌系统病变；④药物，如类固醇。

2）局部性因素：①伤口感染或严重污染；②伤口因创伤处于急性炎症期阶段；③足部水肿，多见于静脉性溃疡，由于静脉回流受阻，引致大量渗液由毛细血管渗出到足部组织及伤口；④也见于慢性伤口，因细菌积聚而致伤口长期处于炎症期；⑤伤口有异物，刺激周围组织，引致分泌增加；⑥瘘管：如肠瘘、淋巴瘘、泌尿系统瘘管。

（2）渗液量减少原因

1）全身性因素：病人整体情况差，如休克、缺水、动脉血管病变等。

2）局部性因素：①正常伤口处于表皮细胞生长阶段，显示伤口快将愈合；②伤口有干痂形成；③伤口因动脉、毛细血管病变而致缺血；④敷料使用不正确，例如使用高吸收性敷料于微量渗液伤口。

四、评估

1. 病人整体评估（参阅第四章第一节）。

2. 伤口评估（参阅第四章第二节）。

3. 伤口敷料的评估

（1）渗漏：评估渗液是否已渗出敷料外，例如患者的衣服鞋袜是否已沾染渗液，病者有无采用其他方法防止渗液流出，例如用毛巾包裹伤口等，及渗液有无异味。

（2）外敷料或绷带：外敷料是否已完全湿透或只有少许沾染。

（3）内敷料：内敷料是否已完全湿透或只有少许沾染，内敷料是否容易移除，移除时有无痛楚。

（4）敷料更换次数：敷料是否因为渗液量多而需要经常更换。

（5）敷料的选择是否恰当

-内敷料与外敷料的配搭是否适宜？

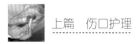

-内敷料是否移位？顺应性是否良好？

-内敷料是否适合处理该伤口？

-敷料的固定是否恰当，有无移位？

4. 渗液的评估（参阅本章"三、渗液的评估"）　伤口渗液与敷料的关系（表22-1）。

表 22-1　伤口渗液与敷料的关系

	伤口表征	旧敷料表观	敷料选择
伤口干涸（dry）	当移除敷料时，伤口表面干涸，没有可见湿润	内敷料没有浸渍	（1）可提供水分给伤口敷料，例如水凝胶 （2）保湿敷料，例如亲水性敷料 （3）减少现有内敷料的更换次数
伤口湿润（moist）	当移除敷料时，伤口表面湿润，可见有微量渗液	内敷料有微量浸渍，但没有渗出至外敷料	（1）现有敷料恰当地保持伤口湿润，继续现有敷料 （2）现有敷料的更换次数也恰当
伤口潮湿（wet）	当移除敷料时，伤口表面可见有微量渗液	内敷料有大量浸渍，但没有渗出至外敷料	（1）现有敷料恰当地保持伤口湿润，继续现有敷料 （2）现有敷料的更换次数也恰当
饱和（saturated）	当移除内敷料，伤口表面仍可见有大量渗液，伤口周围皮肤可能有浸润	内敷料完全湿透及穿透至外敷料	（1）增加现有敷料的更换次数 （2）加强现有外敷料的吸水性能 （3）更换另一种强吸水性内敷料 （4）更换另一种强吸水性外敷料
渗漏（leaking）	当移除内敷料，伤口表面仍可见有大量渗液，伤口周围皮肤可能有浸润	内敷料完全湿透及穿透至患者衣服鞋袜等	（1）增加现有敷料的更换次数 （2）加强现有外敷料的吸水性能 （3）更换另一种强吸水性内敷料 （4）更换另一种强吸水性外敷料 （5）评估伤口引致大量渗液原因可能要更改现有处理方法

注：此表之分类是参考 Wound exudate and the role of dressings-A consensus document，2007

评估时注意：

1. 若伤口有异常大量渗液，应评估伤口有无感染。

2. 对于在足趾或手指的缺血性干性坏疽，应保持伤口干涸。

3. 保持伤口湿润或潮湿是处理渗液的最终目的。

五、伤口敷料吸收渗液的方式

1. 吸收性　伤口敷料借着扩散或毛细血管作用，将渗液直接吸收入敷料内。但当这些敷料受压时，渗液便会由敷料内挤压出，例如纱布及棉垫等，由于水分会有机会被挤压出皮肤，故伤口周围皮肤可能会有浸润。

2. 挥发性　这些敷料的外层有一半透性膜，能让水氧穿透，借此将水分挥发，例如薄膜敷料。

3. 保留水分　此等敷料在吸收渗液后，会形成水凝胶状物于伤口表面，保护伤口及保持湿润，此水凝胶状物在受压下，只会改变形状但不会将水分挤压出，例如藻酸盐、亲水性敷料（Hydro fiber）。

4. 锁住水分　此等敷料在吸收渗液后，会将渗液及细菌查封在敷料内，不能再出敷料以外，例如亲水性组织。

伤口渗液除了影响伤口愈合速度、感染之外，也会影响病人的生活质量，例如大量渗液可能令病人不敢外出，影响社交生活，要经常由医护人员更换敷料，影响他们的日常工作，而且伤口渗液可能引致异味，令病人及其家人感觉不适，影响胃口及家居环境。伤口渗液太多太少也不利于伤口愈合，故此评估伤口及正确敷料的选择是极为重要。

（李伟娟）

参 考 文 献

［1］World Union of Wound Healing Societies（WUWHS）. Principles of best practice：Wound exudate and the role of dressings. A consensus document. London：MEP Ltd，2007.

［2］Spear M. Wound exudate-the good，the bad，and the ugly. Plast Surg Nurs，2012，32（2）：77-79.

［3］Davies P. Exudate assessment and management. Br J Community Nurs，2012，Suppl：S18-S22，S24.

［4］Tickle J. Wound exudate assessment and management：a challenge for clinicans. Br J Nurs，2015，24（Suppl 20）：S38-S43.

第二十三章　高压氧与负压伤口治疗机在伤口护理中的应用

第一节　高压氧概述

一、高压氧的定义

高压氧治疗，简单地说是将患者置于 1.4 大气压（1.4ATA）以上的高压舱内，直接或间接呼吸纯氧达一特定时间的治疗。

首先患者需进入一个完全密闭的压力舱内，多人舱以空气加压或单人舱以氧气加压的方式，将舱内的压力增加到所需的压力。而患者依病情不同所加压的压力亦有所不同，当压力舱内加压到设定的治疗压力后，多人舱患者再经由面罩或头罩开始呼吸百分之百的纯氧，或单人舱患者直接呼吸百分之百的纯氧，这样的治疗方式称为高压氧治疗。通常一天持续 1~2 小时，但有时高压氧治疗有许多治疗期，由于氧量过高会对正常组织尤其是大脑和肺部产生毒性，因此规律的治疗不应该超过 2 小时，治疗时间可能从几周到几个月不等，平均 2~4 周，典型疗程常常包括 15~30 次治疗。

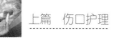

二、高压氧的作用机制与相关概念

高压氧治疗的主要作用机制包括了两种要素：第一是压力，根据波以耳定律（定温时气体的体积与压力成反比），在高压的环境下可让异常存留于体内的气泡迅速消失，减轻血管或组织中气泡所造成的伤害；第二是氧气，根据亨利定律（气体与液体接触时，气体会溶于液体，溶解量与该气体分压成正比），高压氧治疗可提升血液中氧气的溶解输送量，使氧气扩散到受伤组织，加速血管增生，促进伤口愈合。人类血液以两种形式运送氧气至组织：一种是与血红蛋白结合，另一种则是直接溶解于血浆内，以供细胞进行氧合作用。高压氧治疗可使患者血液中溶解于血浆内的氧分压上升，从而提升组织内的氧分压，产生临床的治疗效果。因此，高压氧用来治疗临床疾病，主要是下列的作用机制：①压力效应（波以耳定律）；②提升血液及组织中之氧分压；③减轻组织水肿；④对抗毒素作用；⑤提升白细胞杀菌及抑菌力；⑥促进伤口愈合。

三、高压氧的适应证与禁忌证

1. 根据高压氧治疗的原理与机制，1999 年中国台湾依美国海底暨高压氧医学会（Undersea and Hyperbaric Medical Society，UHMS）认定高压氧治疗的适应证共 13 项。最近 UHMS 认定高压氧治疗适应证共有 14 项：

（1）减压症（decompression sickness）。

（2）空气栓塞症（air or gas embolism）。

（3）气体中毒（一氧化碳、硫化氢、氰化物中毒、烟吸入等）。

（4）气坏疽及厌氧菌感染（gas gangrene；clostridial myonecrosis）。

（5）坏死性软组织感染及混合性细菌感染（necrotizing soft tissue infections-subcutaneous tissue，muscle，fascia）。

（6）伤口愈合不良（enhancement of healing in selected problem wounds），包括糖尿病、静脉淤血性溃疡、压疮、动脉功能不足造成肢体溃疡。

（7）慢性复发性骨髓炎（refractory osteomyelitis）。

（8）放射性组织坏死（radiation tissue damage；osteoradionecrosis），如放射性骨坏死、放射性膀胱炎、放射性大肠炎。

（9）大量出血及贫血（excepitonal blood loss；anemia）。

（10）碾压伤与间隔压迫综合征及其他急性创伤性缺血（crush injury，compartment syndrome，and other acute traumatic ischemia）。

（11）危急性皮肤及皮瓣移植（skin graft and flaps；compromised）。

（12）烧烫伤（thermal burns）。

（13）脑脓肿（brain abscess）。

（14）突发性耳聋（idiopathic sudden sensorineural hearing loss）。

2. 高压氧治疗的禁忌证　有绝对与相对禁止接受高压氧治疗的状况。

（1）绝对禁止接受高压氧治疗：①未经治疗的气胸；②未经治疗的恶性肿瘤。

（2）相对禁止接受高压氧治疗：①上呼吸道感染；②慢性鼻窦炎；③癫痫；④未经治疗的高热超过 38.5℃；⑤气胸；⑥耳部手术史；⑦有心肺功能障碍的老年人；⑧怀孕。

四、高压氧应用于伤口照护的注意事项

高压氧治疗的快速发展，也刺激护理专业的成长，护理人员成为协调患者治疗的重要角色。患者在面对高压氧治疗时，护理人员应对患者进行详细的评估，以宣教方式提供相关的知识，可以减少治疗时发生的意外和伤害，相对提高治疗质量。而护士在协助进行高压氧治疗时，也要注意避免一些危险诱因如脱水、剧烈运动，以免护士患减压病、出现气压伤、动脉气体栓塞。

1. 评估

（1）收集病史：详细询问病史是基本原则，当患者有不适合的疾病史时，护理人员要负责告知高压氧治疗的专科医师，并进一步讨论与评估接受治疗的可行性和危险性。包括心血管系统方面：如有无心脏疾病史、血压控制情况、有无心律失常；有无卒中史；是否植入心律调节器（机型能否承受高压）；呼吸系统方面：有无自发性气胸病史或慢性阻塞性肺疾病，有无感冒、鼻窦炎或鼻塞，胸部是否接受过手术，是否存在呼吸困难等；有无其他疾病史，如是否有糖尿病，血糖控制的情形如何，有无白内障、视神经炎，或是未控制的肿瘤，既往有无抽搐发作，女性有无怀孕等。

（2）身体检查与评估：当患者无法完全告知过去病史时，可通过详细的身体检查与评估，获得更完整的资料。治疗前后测量生命体征，听诊呼吸音左右有无对称，触诊有无皮下气肿，评估患者焦虑的程度，作为治疗的参考。

（3）实验室与诊断检查：需要时可测量血糖，有助于及早发现低血糖；心电图判断有无心律不齐、心肌梗死；使用经皮测氧分压仪（TcPO$_2$），可得知患部的血流状况。

2. 健康教育

（1）心理准备：向患者介绍环境，让患者了解所要接受的治疗设备、治疗的时间与次数、氧气面罩的使用与治疗单位内的医护人员。明白告知患者，治疗前可服用镇痛药物，因为没有控制的疼痛不仅会增加患者的焦虑程度，也会降低高压氧治疗的效果，引发潜在的抽搐发作。治疗开始时，加压气体虽通过消音器进入压力舱内，但仍会有轰轰作响的进气声，是正常的现象，不要害怕；空气加压时会释放热量，患者会感到闷热，但温度不会超过30℃。相反，减压的过程中，会觉得有些凉意，可视需要增加被盖。另外，鼓励患者发问，澄清疑虑，减少焦虑的程度。

（2）生理准备：高压氧治疗过程中，必须在高压环境下呼吸纯氧。由于处于高分压与高浓度的氧气状况，与一般舱外环境有所不同，为了让患者能在最安全舒适的环境下接受治疗，进入高压舱之前，务必配合遵守：接受治疗前请穿着不具备口袋的纯棉衣物，或换上医院所提供的衣服，不可穿着毛料、尼龙纤维、人造纤维、丝袜等衣物，因易产生静电，静电遇氧气会造成火灾。切勿化妆入舱，包括不可擦化妆品、化妆水、指甲油、香水、乳液、发油、发胶、定型液、指甲油、口红、护唇膏等（化妆品内含有大量醇类及油剂，易造成火灾）。不可携带任何物品入舱，特别是打火机、遥控器、火柴、香烟、怀炉、助听器、易燃物品（如汽油）、所有金属物件（如手表、硬币）、油脂类，以免引起爆炸。接受静脉输液治疗者，须停止治疗或将输液瓶取下，注射处以留置针取代，必须注射者，可将输液瓶换为软式输液袋，酒精棉球必须取出，不可留于注射处。治疗前一小时，禁止饮用碳酸饮料，如汽水、啤酒等，因为空气膨胀会造成肠胃不适。治疗前两小时禁止吸烟，吸烟会引起血管收缩，降低氧的递送能力，相对降低治疗效果，也可能造成抽搐的危险。治疗时间长，入舱前先如厕，或携带尿壶。应告知患者治疗加压时，压力的变化会感到耳膜受压迫，应做耳压平衡动作，如吞咽动作、动下颌、打哈欠或 Valsalva 呼吸（先深吸气，闭住嘴巴、捏住鼻子、用力鼓气），这些动作可使压迫感消失；教导后，应让患者演示，确定其了解程度。治疗时若出现氧中毒现象，如面部肌肉痉挛、唇角颤抖、冒冷汗、恶心、耳鸣、头晕、头痛、不安、视野变小，应立即将氧气面罩取下，呼吸舱内空气，并告知医护人员。接受高压氧治疗后，有些人会感到耳朵内轰轰作响，是正常现象，休息可以缓解。

3. 患者出现下列情况，请务必告知医护人员，以决定是否适合接受高压氧治疗。

（1）感冒、鼻窦炎且无法平衡中耳压力者，请务必告知医护人员，以防环境压力变化造成的挤压伤。

（2）体温若超过 38.5℃，请务必告知医护人员，以防发热抽搐等产生。

（3）怀孕者请务必告知医护人员，以确保胎儿及孕妇的安全。

（4）有脑卒中、心血管疾病、糖尿病、气喘、慢性肺部疾病或结核病、自发性气胸、透析患者或其他慢性疾病病史者，请先据实告知，须先评估其身心生理功能，以决定是否适合接受高压氧治疗。

（5）注射胰岛素或口服降血糖药物的糖尿病患者，请勿空腹接受高压氧治疗，避免治疗途中血糖过低。

（6）如有服用特殊药物，例如胰岛素、类固醇、甲状腺素等，请告知工作人员。

（7）曾有接受过耳鼻喉手术或心肺开胸手术病史者。

五、慢性难愈性伤口与高压氧治疗的相关概念

一般皮肤与软组织的伤口愈合是以少部分的组织再生及大部分的组织取代，尽快恢复组织的连续性和强度，以恢复功能。组织的愈合过程是持续连贯的。当软组织受损在常规医疗处置下，无法进行愈合的过程，造成伤口愈合时间延长或无法达到良好的愈合，就称为难愈伤口。即指伤口愈合的过程受阻，造成伤口愈合时间延长。难愈伤口通常来自糖尿病足、血管功能不足引起的皮肤或软组织缺损、压力性损伤和放射性软组织坏死，其中欧美各国的统计资料以静脉性溃疡为主，但在中国台湾仍然是以糖尿病足造成的伤口最常见。

慢性难愈伤口是指在内科抗生素及相关治疗药物、外科清创手术与换药等处理下，仍无法于预期时间内达到良好的伤口愈合，甚至更恶化的情况。慢性难愈伤口以糖尿病足溃疡、糖尿病足溃疡截肢后伤口不愈合、动脉阻塞性溃疡、压力性损伤或静脉淤积性溃疡等较常见，其他如坏死性软组织感染、坏死性筋膜炎、气性坏疽、车祸外伤、碾压伤等都有可能延缓伤口愈合而成为慢性难愈伤口。

患者本身内科疾病、免疫功能不佳或是照护不良等因素阻碍了伤口的愈合，发展成为慢性难愈伤口。影响伤口愈合的因素包括：老年人、肥胖、营养不良、生活习惯（如吸烟）、伤口的部位与大小、潜在性疾病（包括糖尿病、心血管疾病、肝衰竭、肾衰竭、肠胃疾病、血液疾病、恶性肿瘤、自体免疫疾病等）、感觉或运动疾病、药物治疗（如类固醇、免疫抑

制剂、化疗药物等）、不良的精神状态等。

戴维斯（Davis）医师是高压氧应用于糖尿病足溃疡的先驱者，他认为要先评估患者周边血管阻塞的部位及程度，待周边血液循环改善后，再施以高压氧辅助治疗，才能达到事半功倍的成效。我们认为做高压氧前一定要有清创的处置，以减少细菌的保护膜，另一目的在于让慢性伤口因清创手术后，变为急性伤口，可增加治疗效果。

（黄丽娟）

第二节　高压氧治疗伤口的状况和效果

台湾台中医院的多人高压氧舱，治疗项目中主要是伤口的处理。对于血液循环不良的患者在体能不好的情况下详细评估全身状况，包括心脏和肢体血管的检查，接着进行小范围的基本检查（尿蛋白、$TcPO_2$、ABI/TBI、CRP、ESR、肢体的放射性 X 线片），然后做可行的清创处理。根据我们的经验除了清创伤口外，经皮氧分压（$TcPO_2$）或足肘血氧比（ankle-brachial blood pressure index，ABI）测定可以给予客观的评估，就临床而言我们需要 5~8 次的高压氧施行评估，如果没有效就停止治疗，"没效"指的是伤口继续恶化，有效往往需要配合其他的辅助器材，就 HBO 和 NPWT（Negative Pressurs Wound Therapy）的合作而言，我们强调让高压氧带头处理血管的问题，紧接着是 NPWT 的促进肉芽组织工作。

高压氧目前在临床上已经被广泛使用，除了潜水员病、动脉空气栓塞、一氧化碳中毒作为主要治疗外，大部分治疗还是属于辅助性质，究竟高压氧与伤口治疗有何关系，以及哪些伤口可以考虑用高压氧治疗？

伤口使用高压氧治疗的原因主要有下列几点：

（1）超氧合作用：可使伤口组织内氧气浓度增加而加速伤口愈合。

（2）血管收缩：对组织具有消除水肿作用。

（3）增进细胞功能：可活化成纤维细胞、促进微血管新生、使伤口肉芽组织增生。

（4）抑制感染：可以增加白细胞的抑菌或杀菌功能。

根据以上的理由，高压氧可用在下列的伤口治疗：

1. 难愈伤口

（1）糖尿病伤口（diabetic wounds）：高压氧已被证明可减低截肢率，促进伤口愈合，改善生活质量与降低医疗成本。

（2）血液循环障碍伤口（vascular insufficiency ulcers）：高压氧可为血液循环不良的组织提供氧气。

2. 感染性伤口（infective wounds）

（1）气性坏疽（gas gangrene）：高压氧可以拯救病人性命并减低截肢机会。

（2）顽固性骨髓炎（refractory osteomyelitis）。

（3）坏死性软组织感染（necrotizing soft tissue infections）。

3. 外伤性伤口（traumatic wounds）　急性压砸伤（crush injury）、缺血性伤口（acute traumatic ischemia）、腔室综合征（compartment syndrome）。

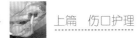

4. 问题植皮与皮瓣（compromised skin grafts and flap）　高压氧可帮助植皮与皮瓣的准备与挽救。

5. 烧烫伤（thermal burns）　大于 20% TBSA 或脸部、手部、会阴等特殊部位的 2～3 度烧烫伤可考虑。

根据台湾台中医院的高压氧中心 2004～2008 年的统计资料，5 年内共有 862 例病人做高压氧治疗，其中又以问题伤口的患者治疗居多（722 例，约 83.8%）。这些问题伤口中急性伤口大约占了一半（369 例，51.11%），包括急性碾压伤、腔室综合征、翻裂伤、问题植皮与皮瓣等，另外一半则是慢性伤口部分（353 例，48.89%），包括有糖尿病足溃疡、压疮、慢性骨髓炎、放射性组织坏死等。

由上可知，目前高压氧在伤口的治疗上已经成为相当重要的一项辅助治疗，而在台湾中大型以上医院皆有设置高压氧中心，不过仍然有许多患者对高压氧治疗一无所知，因此常常错过治疗的黄金时间。再不然就是经别人盲目介绍，可是伤口却感染很严重都还没做清创手术就想做高压氧。有鉴于此，医护人员本身应对高压氧有相当认识并对患者做适当的健康教育与转诊。

（黄丽娟）

第三节　高压氧护理伤口案例

病例一　陈小姐，20 岁，因车祸造成左足踝一个约 12cm×4cm×3cm 严重的翻裂伤（alvusion）。经紧急伤口清创与简单缝合手术后，患者开始接受高压氧治疗，5 次后伤口边缘仍有部分循环不良区。15 次后伤口逐渐好转。最后患者并未接受植皮或皮瓣手术（图 23-1）。

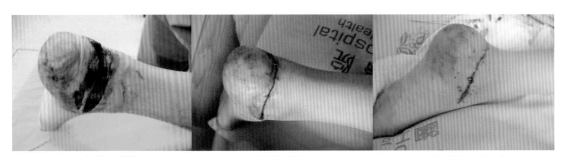

A. 急性翻裂伤　　　　　　B. 高压氧治疗5次　　　　　　C. 高压氧治疗15次

图 23-1　急性翻裂伤高压氧治疗

病例二　刘先生，50 岁，因糖尿病足合并慢性溃疡，不慎引发急性感染。经紧急清创与部分截趾手术后，患者开始接受高压氧治疗。同时并安排血管检查，再以负压伤口治疗加速肉芽组织生长。最后伤口以植皮手术覆盖，患者免于膝下截肢命运（图 23-2）。

（黄丽娟）

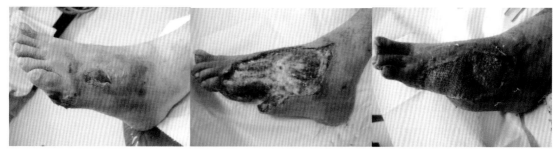

A. 糖尿病足溃疡并急性感染　　B. 高压氧治疗5次并部分截趾手术　　C. 高压氧治疗25次并植皮手术

图 23-2　糖尿病足高压氧治疗

第四节　负压伤口治疗

一、负压伤口治疗的作用机制与使用原则

1. 负压伤口治疗的作用机制　负压伤口治疗（negative pressure wound therapy，NPWT），又称局部负压治疗（topical negative pressure，TNP）或者封闭式负压引流技术（vacuum-assisted closure，VAC），是指将负压输送至伤口处，将伤口的边缘拉近至伤口中心部分，促进伤口愈合的方法。

正常个体通常有能力完成伤口愈合过程中各项生理变化，但有时伤口愈合不能完全依靠个体本身的功能，需要借助技术性处置创造适当的修复环境。负压治疗法的主要功能是提供适宜的环境，增进人体本能以协助伤口修复。主要原理有以下。

（1）移除伤口过多的渗液，降低组织水肿：伤口床细胞在增生的过程中，过多渗液时会出现水肿，组织水肿压迫伤口附近血管影响血液循环。移除过多渗液时，便能减轻伤口水肿，增加局部的血液循环。此外，创面渗液中往往含有大量抑制创面愈合的物质，包括细菌、炎性细胞因子和基质金属蛋白酶等。负压治疗法在移除伤口过多渗液的同时，也能让伤口组织细胞维持在最适宜愈合的湿润环境中生长。

（2）增加局部血流，促进细胞增殖，借此增进血管新生作用，促进肉芽组织成长：感染性伤口在行清创手术后，就像是被放置在干净的环境中，此时细胞开始增生繁殖。此过程会持续数周，其伤口护理目标是促进肉芽组织增生、上皮细胞繁殖以及伤口收缩。此时使用负压伤口治疗法不但能拉长及扭转细胞，将伤口中的细胞拉近，且扭转过程中可促使上皮细胞恢复快速繁殖和形成肉芽组织。Mooney 等在动物实验中，将此法与正常的伤口护理相较，在伤口上使用 125mmHg 负压时，伤口血液量增加 4 倍；当持续性给予 125mmHg 负压时，肉芽组织形成的量增加 63.3%，当间歇性给予 125mmHg 负压时，肉芽组织形成的量增加 103%。有研究认为间歇负压比持续负压更有效，因为使用持续负压会使伤口中的细胞适应持续的物理外力而不再对其作出反应。间歇负压的主要原理有：①通过抑制毛细血管自动调节功能而增加组织灌注（如果不需要高血流量，毛细血管会关闭）；②在细胞分裂期间为增生细胞提供休眠时间，这对新生细胞物质的产生十分重要，而持续负压可能会阻断细胞分裂。

研究成果显示负压伤口治疗法能增加血流量及促进肉芽组织生成，以缩短伤口愈合所需的时间。但是当压力过高时，可能会扭曲毛细血管，相反还会降低血液流速，事实上，压力>400mmHg，会抑制血液流动。

（3）提供一个保护性屏障覆盖在伤口上，可减少伤口细菌的数量以及降低伤口感染的概率：负压治疗法除了能创造一个低氧环境以抑制需氧菌生长，同时也因负压抽吸减轻组织水肿，相对可促进伤口床的血流，增加吞噬细胞、中性粒细胞以及氧气的提供，让厌氧菌无法生存，亦能降低伤口感染的机会。Argenta 等在人体实验中发现，使用负压第 4 天的慢性伤口，与未能使用负压的伤口比较前者细菌量减少 1000 倍。

（4）促进多种细胞因子和酶类的表达：细胞因子是调控细胞增殖分化和代谢的分子信号，各种酶类则对伤口创面胶原的合成与降解具有调节作用。负压在创面产生的微机械应力可激活创面修复的启动信号，引起相关细胞因子和酶类基因表达的变化，有利于创面的愈合。研究发现，VAC 治疗通过调节基质金属蛋白酶（MMP）的表达抑制胶原的降解，负压治疗后创面白细胞介素-8 和血管内皮细胞生长因子的表达均显著增加，可以促进创面的血管生成。

2. 负压伤口治疗法的使用原则　负压伤口治疗法是运用低于大气压力的负压原理，藉由泡沫敷料接引流管将压力平均分布在伤口上，并利用泡沫敷料提供一个保护性屏障覆盖在伤口上，如此是将开放性伤口变成受控制密闭式的环境。是一种利用低压力吸引体液流量的控制真空原理。覆盖在伤口的泡沫敷料成分为聚氨酯，每个细孔大小为 $400 \sim 600 \mu m$，不会阻碍肉芽组织，长出后也不会进入泡沫敷料内。临床使用前先以无菌生理盐水清洁伤口再放置泡沫敷料。泡沫敷料依伤口大小修剪成适当的尺寸放置于伤口，至少要覆盖健康组织 $3.5 \sim 5cm$，在泡沫敷料上需用透明保护膜（op-site）覆盖，最后接引到一个真空吸引机，经过 24 小时不断抽吸，借着低于大气压力的真空吸引力，引流出体液并促进软组织不断生长。负压伤口治疗法临床上常应用在复杂伤口或慢性伤口上，不需要每天换药或因换药造成患者的疼痛不适。因此长期来讲，治疗经费及住院天数相对减少。

一台负压伤口治疗机器可连接多个敷料引流管，故可用于有多处伤口的患者。抽吸压力由计算机控制，分为持续性及间歇性两种模式。间歇性模式被设定为每个循环为 7 分钟（On，5 分钟；Off，2 分钟）。负压的设定范围 $50 \sim 200mmHg$，常用的治疗性负压为 125mmHg。文献中提及不同类型的伤口，所给予负压伤口治疗的压力以及泡沫敷料更换的方式皆有不同。Collier（1997）提出在正常情况下，使用负压伤口治疗的前 48 小时，可设定持续性负压抽吸模式，之后视情形而定可改为间歇性负压抽吸模式。

Mendez-Eastman（1998）根据负压伤口治疗的临床使用手册整理出以下原则：①若为压疮或急性伤口，设定持续性负压 125mmHg，48 小时，之后改为间歇性模式。未感染伤口每周更换 3 次泡沫敷料，感染性伤口每 24 小时更换 1 次，但务必与抗生素合用。②行皮肤移植的伤口可接受持续性负压 $50 \sim 75mmHg$ 抽吸 $4 \sim 5$ 天，要注意仅有在负压伤口治疗机停止时才可将敷料移除。③慢性溃疡性伤口，可使用持续性负压 50~75mmHg 抽吸，未感染伤口敷料可每隔 48 小时更换一次，但感染性伤口需 12 小时更换 1 次。

（1）适应证：慢性开放性伤口，包括糖尿病伤口和Ⅲ期、Ⅳ期压疮；急性或亚急性伤口，包括创伤、切开的伤口、网状植皮和肌肉皮瓣移植，烧伤，术后性纵隔腔炎。文献也显示密闭式抽吸疗法可用在足部截肢伤口、翻裂性伤口（degloving injuries）、妇科慢性伤口，以及儿科软组织缺损等，皆有良好的成效。对于有慢性或长期未愈合伤口，且因病人营养状况差或年龄大而无法接受手术时，可以考虑使用负压伤口治疗法。

（2）禁忌证：包括恶性肿瘤伤口、未治疗的骨髓炎、有坏疽组织的伤口、有瘘管的伤口（除肠瘘）。负压伤口治疗法使用机械性的负压抽吸伤口床，促进组织细胞增生，由于恶性细胞在机械性压力的环境下也会加速繁殖，因此恶性肿瘤造成的伤口，或是伤口附近有恶性肿瘤时勿使用。由于此治疗对于骨炎症无作用，故未治疗的骨髓炎不考虑使用。组织出现坏死或有较厚痂皮时，建议先行清创手术再使用。文献指出当伤口有瘘管通到器官或体腔时，使用负压伤口治疗法易造成器官受伤，故不建议使用。但近年来也有针对肠皮下瘘管（enterocutaneous fistula）患者使用负压伤口治疗法，临床报道显示治疗后有良好成效。另外，当伤口附近有大血管，使用负压伤口治疗法会增加急性出血的机会。所以曾发生急性出血的伤口或使用抗凝血剂、血友病、镰状细胞疾病等血液方面障碍的患者虽不是绝对禁忌，但使用时需严密监测或甚至调降压力。

（3）合并症：Argenta 及 Morykwas（1997）的研究结果显示，负压伤口治疗法的合并症很少，且多与技术操作有关。合并症包括组织疼痛及出血。当引流管被放置于骨或患者直接压迫引流管时，可能会造成伤口边缘与引流管交界处组织出现糜烂，特别容易发生在意识模糊或昏迷的患者。护理上可避开骨突处放置引流管，减少压迫所造成的组织受损。疼痛较常见于外伤性伤口，需使用镇痛剂减轻，对于外伤性伤口的患者，区分疼痛是来自于外伤性伤口或是使用负压伤口治疗法有困难。敷料放置超过 48 小时，会使肉芽组织过度生长而嵌入泡沫敷料中，移除时会导致新生肉芽组织破坏，造成出血，此时轻微加压即可止血。

二、负压伤口治疗法的护理及注意事项

1. 如患者有下列情况，则使用负压伤口治疗法应格外注意：①自主性流血；②伤口止血困难；③服用抗凝血剂。

2. 如伤口有下列特征，则使用负压伤口治疗法应格外注意：①当伤口非常靠近血管、器官及外露肌腱时，务必在使用敷料前做好保护血管、器官及外露肌腱等措施，避免海绵与血管器官等直接接触。②如骨有破碎或断骨呈尖锐状时。③有肠瘘管患者，使用时需特别设定。

与传统式伤口护理的方式比较，负压伤口治疗法由于更换泡沫敷料的次数减少，且泡沫敷料是在潮湿的环境中被取出，因此患者出现疼痛的情形会减轻，且能减少护理时间。若患者有主诉疼痛时，可降低原设定压力到患者可接受及舒适的程度，并给予适当的疼痛处理，原则上治疗过程中的疼痛是可被控制的。护理人员在照护过程中需评估及记录伤口大小、深度、引流液之性状以及伤口生长的情况。更换泡沫敷料与收集引流的负压瓶时应严格遵守无菌技术。当伤口出现发红、肿胀或皮肤温度升高、引流液异常增加或颜色变浊等感染症状

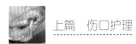

时，要主动报告并详细纪录。伤口在使用负压伤口治疗法治疗后的第 4 天，会出现红润的伤口床以及伤口面积逐渐缩小；更换敷料时出现少量出血，表示伤口新生微血管功能良好；在治疗 4~8 天，若有部分区域出现较苍白的组织，表示纤维组织增生。上述情况皆表示负压伤口治疗法治疗成功。

三、负压伤口治疗机使用规则与装置步骤

1. 负压伤口治疗机（vacuum-assisted closure，VAC）使用基本规则

（1）使用前确定患者伤口是否符合适应证。

（2）如使用 VAC 治疗两周后伤口并无明显改善，则请考虑使用其他设定或其他治疗方式。

（3）使用 VAC 前，务必确定伤口清洗干净。

（4）使用敷料时确定形成真空负压状态，薄膜确定全面密封。

（5）针对不同伤口使用最有效的泡沫敷料（PU 黑色敷料、PVA 白色敷料）。

（6）将泡沫敷料置入伤口时，切勿外力强行塞入，最理想的状态为将泡沫敷料自然置入，并确实记录。

（7）切勿将泡沫敷料直接置于外露器官或血管上。

（8）一次 VAC 疗程应为 24~48 小时，如疗程结束或需中断，切勿将泡沫敷料滞留于伤口上超过 2 小时。

（9）疗程中，定时监视，并注意警示器的显示。

2. 负压伤口治疗机增压/减压的准则（表 23-1）

表 23-1 负压伤口治疗机增加/减压的准则

伤口特征	连续性疗程	连续性或间歇性疗程	压力速度设定
敷料困难性之固定	★		高
皮肤及皮瓣移植	★		低
渗液多	★		高
剧痛之伤口	★		低
窦道或潜行	★		高
伤口结构不稳定	★		高低皆可
渗液少	★	＊	低
大伤口	★	＊	高
小伤口	★	＊	低
伤口愈合进展停止	★	＊	高

注：使用 PVA 敷料时，需将负压伤口治疗机主机的增压速度设定为高，且目标压力≥125mmHg

（1）增压准则（考虑按 25mmHg 的增量进行增压调节）：①伤口流出物过多；②伤口面积大；③选用 PVA 白色敷料时；④密封薄弱。

（2）减压准则（考虑按 25mmHg 的增量进行减压调节）：①当患者觉得过于疼痛或不适时；②面对年纪大或营养摄取有困难的患者时；③有失血过多危险性，如需服用凝血剂患者；④血液循环有困难者，如患有微血管疾病患者；⑤肉芽组织生长过快者；⑥伤口周围皮肤或伤口床出现淤斑时；⑦植皮和皮瓣，以防修剪；⑧需要夹板固定（如胸腹部伤口）。

3. 负压伤口治疗机装置步骤　原则上敷料每隔 48~72 小时应更换一次，但每周不超过 3 次，如伤口有感染现象，则泡沫敷料更换时间应缩短为每 12~24 小时一次。下列 3 步骤为更换敷料之守则：

步骤一：使用敷料及事前准备

（1）使用泡沫敷料前的伤口处理：①用生理盐水或浸泡疗法（Soaking）将伤口彻底清洗干净；②如伤口是软腐痂可给予适度修剪；③伤口有渗血时，需达到完全止血。

（2）使用泡沫敷料前伤口周围皮肤的护理：将伤口周围组织清理干净并保持干燥，如伤口周边皮肤因汗、油或其他体液而潮湿，请使用有去油效果的清洁剂或保护膜。

（3）使用敷料：①注意并记录伤口种类及状况，以选择最适用的敷料。②注意并记录伤口大小，将泡沫敷料裁成能自然置入伤口的大小，切勿用外力强行将泡沫敷料塞入伤口。注意放入伤口前要轻轻揉搓刚剪裁好的敷料边缘，以清除松动的碎屑。③泡沫敷料应完全覆盖伤口并与伤口周围紧密接触，敷料不可大于伤口，以免对伤口周围的皮肤或皮下组织造成伤害。④覆盖整个底部和侧面，瘘道以及剥离的区域。⑤泡沫敷料放置伤口后，切勿将置于伤口中的敷料行裁剪或搓揉等动作。⑥如伤口大于最大的敷料，可使用多块敷料直到完全覆盖伤口为止，请确定每块敷料有直接相互碰触，以确保平均施压。⑦如有特殊使用技巧，请记录以便日后参考比较。

步骤二：用专用薄膜覆盖敷料

（1）覆盖敷料的薄膜应较敷料大，一般伤口大 3~5cm，伤口小于 4cm 时则大 4~6cm。

（2）用薄膜将伤口敷料及伤口周边 3~5cm 皮肤完全覆盖。

（3）用拇指和示指提起薄膜，并修剪一个直径约 4cm 的洞，确保传感孔与敷料相连。

（4）如伤口周边皮肤过于潮湿或油腻且清理有困难，可使用医疗用液态附着剂用薄膜固定。

（5）切勿以外力强行扩张薄膜。

四、难愈伤口与负压伤口治疗机的相关概念

1. 使用黑白泡沫敷料时的选择　多数的伤口选择黑色的泡沫敷料，若为肌腱或骨暴露区的地方，以白色泡沫敷料为佳（表 23-2）。

2. 开始都选择使用连续性模式，默认压力是 125mmHg。根据伤口情况，连续性模式使用时间不同，建议所有创面在最初 48 小时应用连续治疗，48 小时后可应用间歇治疗，一些患者在整个治疗期间用连续治疗效果可能更好（如肠瘘、腹部伤口等）。其目的是为了吸收渗液，当渗液减少时改成间歇式的模式，其目的则是为了促进肉芽组织的生长。

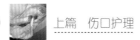

表 23-2　泡沫敷料的选择

伤口型态	PU 敷料	PVA 敷料	PU 含银敷料
存在中度肉芽组织的急性深在创面	◆		◆
3 期（含）以上压疮	◆		◆
皮肤及皮瓣移植	◆		◆
剧痛伤口		★	
伤口浅		★	
窦道/潜行/受到潜在破坏		★	
伤口肉芽生长速度需受控制		★	
组织的外露，如神经、肌肉、肌腱、韧带		★	
糖尿病足并发溃疡性伤口	★	★	★
伤口较干	★	★	★
植皮后治疗	★	★	★
下肢溃疡	★	★	★
需要屏障防止细菌侵入			★

注：此表格仅为一般建议，实际状况仍以临床主治医师的判断为最终标准。PU 敷料：黑色敷料是使用 polyvinyl 聚氨酯所制之敷料，PU 敷料是被公认为刺激肉芽生长最有效率并能加强伤口愈合，PU 敷料有抗潮特性，帮助伤口移除渗液。PVA 敷料：此白色敷料是使用 polyvinyl alcohol 聚乙烯醇所制之敷料，PVA 敷料适用于下列两种情形：伤口肉芽生长速度需受控制；患者无法忍受 PU 敷料所带来的疼痛及不适。（资料来源：KCI 公司 VAC 操作手册中文说明书）

　　3. 使用的压力基本上 50mmHg 起调即可。

　　4. 最新的引流管处理方式，引流管不必类似三明治的包裹在里面，而是将第一片的泡沫敷料先盖好后，外切一刀，将管子置于其上再盖上第二片泡沫敷料。

　　5. 对于某些伤口（如感染性），可以加入溶液的冲刷系统，可以得到很好的疗效（图23-3）。

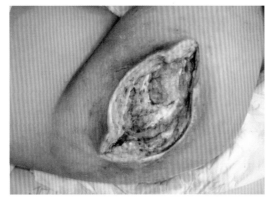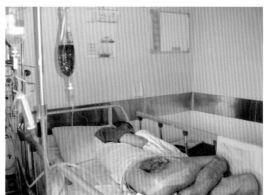

压疮伤口，经清创手术一次

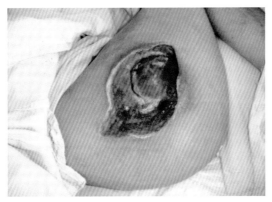

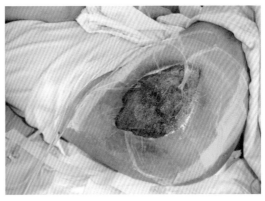

图 23-3　冲水式装置法

6. 提供另一替代式方法，采用 DIY 配件（普通泡沫敷料或者纱布）来使用，在某些程度上也有不错的效果（表 23-3、图 23-4）。

表 23-3　装置负压抽吸系统备品参考表

VAC 备品	备注	NPWT 备品	备注
主机	KCI	抽吸瓶组	接中央负压系统
海绵敷料	尺寸（L/M/S）	普通海绵	需包装消毒
渗液收集盒	抛弃式	抽痰管	16 号或 18 号
OP site	原厂内附	OP site	
无菌手套		无菌手套	
伤口护理包	生理盐水 棉枝、纱布	伤口护理包	生理盐水 棉枝、纱布
刀片、剪刀	裁敷料用	刀片、剪刀	裁敷料用
人工皮（厚片）	伤口非平坦区，可垫高	人工皮（厚片）	伤口非平坦区，可垫高
油性笔	测量伤口用	油性笔	测量伤口用
		生理盐水	软袋包 1000ml
		Ⅳ set	1 附

注：此表格仅为一般建议，以台湾台中医院为例

7. 目前台湾台中医院临床上常见 VAC 疗法的适应证：
（1）撕脱伤皮瓣合并血液循环不良。

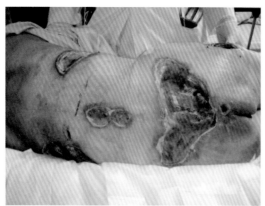

装置冲水式治疗，12天的伤口状况

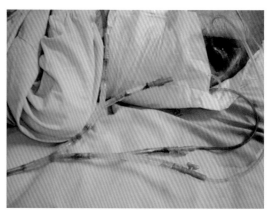

普通泡棉+一组冲水（Ⅳ set+生理盐水1000ml）另一条管子将生理盐水引流出

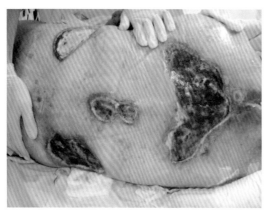

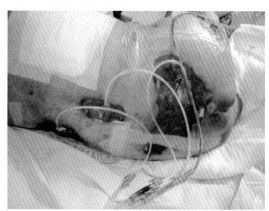

优碘纱布+4条抽痰管+3个Y管

图23-4　纱布+多管装置法

（2）创伤性伤口，如重要组织的外露（如神经、肌肉、肌腱、韧带等）。

（3）伤口愈合不良、肉芽组织增生较差者。

（4）慢性骨髓炎，合并伤口愈合不良。

（5）压疮：任何部位的压疮皆适用。特别是高龄、无法自行翻身照顾伤口的患者（如脊椎损伤）、不宜多次麻醉及手术的患者。

（6）其他慢性伤口：糖尿病足、坏死性筋膜炎、动（静）脉性溃疡。

五、机器发出警示声及建议处理方式（图23-5）

1. 敷料或管子漏气，无法达到稳定压力时　此时LED上压力指示箭头会跳动，不会稳定于设定的压力值，荧幕下方原来显示"CONTINOUS THERAPY"的字样将变成"CHECK TUBING AND DRESSING FOR LEAKING"。

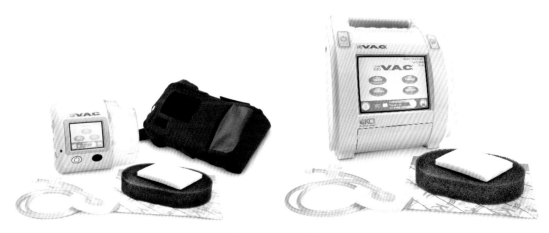

图 23-5　VAC 主机

解决方法：检查管子及敷料粘贴处是否漏气（会有嘶嘶声），除了用透明保护膜加强补贴漏气处外，请将管子部分拉高浮贴，否则一定会再漏气。

2. 负压瓶（引流盒）没装好　解决方法：荧幕下方原来显示"CONTINOUS THERAPY"的字样将变成"CANISTER IS OUT"，此时按治疗开关无法开启治疗模式，先将负压瓶确定装好，再按治疗开关即可将机器正常运作。

3. 负压瓶满了　解决方法：荧幕下方原来显示"CONTINOUS THERAPY"的字样将变成"CANISTER IS FULL"，因所有的耗材均属于用后即抛式，这时将负压瓶拔出（先将黑色把手拉出，再拔负压瓶），将敷料与负压瓶的接头分开，再换上一组新的负压瓶，开启治疗开关，可让机器再正常运作。

4. 机器倾斜或翻倒或可能的任何原因　解决方法：会发出 Alarm 声，此时可将左下键按下有 30 秒钟让医护人员找出 Alarm 原因，而荧幕将显示倒数读秒字样，待 30 秒钟后会重新自动启动治疗开关。

第五节　负压伤口治疗护理案例

谢先生，36 岁，未婚，大学毕业，现职为机械工程师，不知自己患有糖尿病。此次受伤原因是由于穿新布鞋，造成左足底出现水疱，之后形成小溃疡伤口久久不愈。又因伤口浸到雨水，导致左足底有局部红肿且畏寒、发热即到地区医院求治。于当日经该院医师评估后，急入手术室截肢左足第 3 趾，因伤口仍未改善，该院医师告知可能有截肢的可能，故转台湾台中医院求治。

急诊，查体：体温 38.6℃，心率 108 次/分，血压 136/82mmHg。左足第 3 趾截肢，局部红肿且有灼热感，足背及足底有两道开放性伤口，约 7.5cm×4cm×2cm 大小，且伤口有脓及坏死组织，见肌腱及骨头暴露，依糖尿病伤口严重度 Wagner's 分类为第三级（深部溃疡

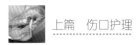
合并急性感染和骨髓炎）。WBC 17.7×10^9/L，N 0.813，CRP 17.30mg/dl，餐前血糖（AC sugar）：259mg/dl，HbA1C 11.2%、ALB 2.3 g/dl。诊断为糖尿病足合并感染。随即安排进一步血管造影；血管检测（ABI）：右足 1.23，左足 1.35；周围经皮血氧测试（TcPO$_2$）38mmHg，伤口细菌培养为铜绿假单胞菌。

　　与患者及家属沟通后，启动整合性糖尿病足医疗团队（内分泌科、骨科、心脏血管内外科、整形外科、感染科、复健科）共同评估伤口严重度、外围血管阻塞状况、感染情形，拟订治疗计划：需要时则进一步运用经皮血管造形术或足部的下肢动脉绕道手术以便重建外围血管阻塞改善血液循环。整形外科进行切除引流、清创以去除坏死组织及控制局部伤口感染，并针对细菌培养结果给予抗生素治疗，同时提供良好的血糖控制，适当缓解受伤部位的受压如卧床休息、支架固定患肢、穿着专用的软鞋垫硬鞋底鞋子等，亦可运用高压氧治疗促进循环，增加溃疡的痊愈机会，待感染控制后，进一步的重建手术可行部分植皮或皮瓣移植手术等，而避免大截肢（图 23-6）。

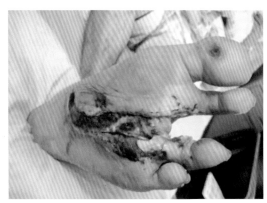
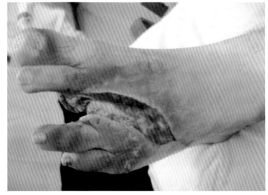

入院伤口左足第3趾截肢，足背及足底伤口大小约7.5cm×4cm×2cm

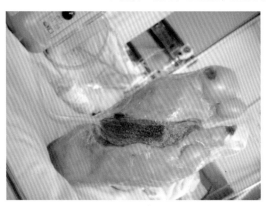
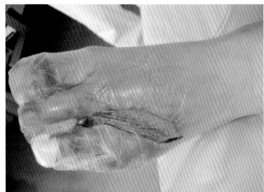

高压氧10次；配合装置负压治疗机（VAC）疗程20天

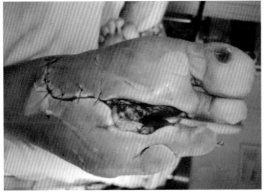
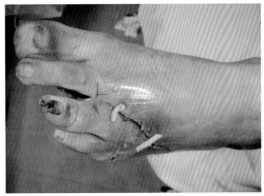

伤口处置：清创手术共4次＋部分伤口缝合

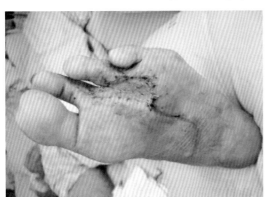
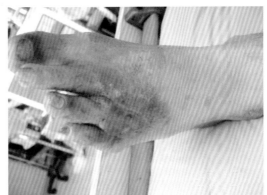

植皮手术

图 23-6　负压伤口机护理实例

结论

负压伤口治疗法治疗有加快伤口愈合的速度、减轻病人在治疗过程中疼痛、缩短住院天数、降低医疗费用以及减少护理时间等优点，这对病人与家属、医护人员都有益处。此外负压伤口治疗法治疗还可运用在病人身上有多处伤口及各种不同科别伤口的病人，其多元的优点不容忽视。在未来伤口照护领域中，当慢性及复杂性伤口的照护出现瓶颈时，负压伤口治疗法能提供另一项选择。同时针对负压伤口治疗的发展上，需要着重训练伤口治疗师推广慢性伤口的负压治疗，希望未来除了目前人工敷料在临床普遍使用外，负压伤口治疗法将能成为伤口治疗师另一武器。

（黄丽娟　冯尘尘）

参 考 文 献

［1］ Schreml S, Szeimies RM, Prantl L, et al. Oxygen in acute and chronic wound healing. Br J Dermatol, 2010, 163（2）：257-268.

［2］ Feldman-Idov Y, Melamed Y, Ore L. Improvement of ischemic non-healing wounds following

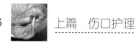
hyperoxygenation：the experience at Rambam-Elisha Hyperbaric Center in Israel，1998~2007. Isr Med Assoc J，2011，13（9）：524-529.

[3] Fife CE，Hopf H. Discussion. Hyperbaric oxygen：its mechanisms and efficacy. Plast Reconstr Surg，2011，127（Suppl 1）：142S-143S.

[4] Kulikovsky M，Gil T，Mettanes I，et al. Hyperbaric oxygen therapy for non-healing wounds. Isr Med Assoc J，2009，11（8）：480-485.

[5] Undersea & Hyperbaric Medical Society. Indications for hyperbaric oxygentherapy. https：//www.uhms.org/resources/hbo-indications.html. Accessed 2016.

[6] Hunter S，Langemo DK，Anderson J，et al. Hyperbaric oxygen therapy for chronic wounds. Adv Skin Wound Care，2010，23（3）：116-119.

[7] Carney AY. Hyperbaric Oxygen Therapy. Critical Care Nursing Quarterly，2013，36（3）：274-279.

[8] Schreml S，Szeimies RM，Prantl L，et al. Wound healing in the 21st century. J Am Acad Dermatol，2010，63（5）：866-881.

[9] Bishop AJ，Mudge E. Diabetic foot ulcers treated with hyperbaric oxygen therapy：a review of the literature. Int Wound J，2014，11（1）：28-34.

[10] 曾银贞，洪至正. 密闭式抽吸疗法-伤口照护的新选择. 护理杂志，2004，51（2），79-82.

[11] JC，Hunt TK. Problem wounds-the role of oxygen. New York：Elsevier，1988.

[12] Wagner FW. The dysvascular foot：A system for diagnosis and treatment. Foot Ankle，1981，2（2）：64-122.

[13] Cianci P. Adjunctive hyperbaric oxygen therapy in the treatment ofthe diabetic foot. J Am Podiatr Med Assoc，1994，84（9）：448-455.

[14] Cianci P，Hunt TK. Adjunctive hyperbaric oxygen therapy in treatment of diabetic foot wounds. //Levin ME，O'Neal LW，Bowker JH. The Diabetic Foot. St Louis：Mosby-Year Book Inc，1993：305-319.

[15] Department of Health & Human Services USA. Hyperbaric oxygen therapy. //Medicare Coverage Issues Manual，2002.

[16] Docfor N，Pandya S，Supe A. Hyperbaric oxygen therapy in diabetic foot. J Postgrad Med，1992，38（3）：112-114.

[17] Faglia E，F. Favales，A. Aldeghi，et al. Adjunctive systemic hyperbaric oxygen therapy in treatment of severe prevalently ischemic diabetic foot ulcer. Diabetes Care，1996，19（12）：1338-1343.

[18] Cristalli G，Oriani M，Micheal，et al. Change in major amputation rate in a center dedicated to diabetic foot care during the 1980's：prognostic determin-ants for major amputation. J Diab Comp，1998，12（2）：96-102.

[19] Orgill DP，Bayer LR. Negative pressure wound therapy：past，present and future. Int Wound J，2013，10（Suppl 1）：15-19.

[20] 马焕芝，曾炳芳. 负压辅助创面关闭技术原理及应用. 国际骨科学杂志，2011，32（1）：1-3.

[21] Greene AK，Puder M，Roy R，et al. Ann Plast Surg，2006，56（4）：418-422.

[22] Labler L，Rancan M，Mica L，et al. J Trauma，2009，66（3）：749-757.

[23] V. A. C. therapy clinical guidelines：a reference source for clinicians. San Antonio：Kinetic Concepts，Inc. URL http：//www.kci1.com/KCI1/vactherapyformsandbrochures［accessed on 24 March 2016］.

[24] Blume PA，Walters J，Payne W，et al. Comparison of negative pressure wound therapy using vacuum-assisted closure with advanced moist wound therapy in the treatment of diabetic foot ulcers：a multicenter ran-

domized controlled trial. Diabetes Care，2008，31（10）：631-636.

［25］Jiménez-Rodríguez RM，Ciuró FP，Cruzado VDM，et al. A new technique to close open abdomen using negative pressure therapy and elastic gums. Injury，2016，47（4）：979-982.

［26］Ruiz-Lopez M，Titos A，Gonzalez-Poveda I，et al. Negative pressure therapy as palliative treatment for a colonic fistula. Int Wound J，2014，11（2）：228-229.

［27］Rekstad LC，Wasmuth HH，Ystgaard B，et al. Topical negative-pressure therapy for small bowel leakage in a frozen abdomen. Journal of Trauma and Acute Care Surgery，2013，75（3）：487-491.

［28］Alvarez AA，Maxwell GL，Rodriguez GC. Vacuum-assisted closure for cutaneous gastrointestinal fistula management. Gynecologic Oncology，2001，80（3），413-416.

［29］Argenta PA.，Rahaman J，Gretz HF，et al. Vacuum-assisted closure device. Annals of Plastic Surgery，2002，47（5），552-554.

［30］Ballard K，Baxter H. Developments in wound care for difficult to manage wounds. British Journal of Nursing，2000，9（7），405-406，408，410.

［31］Ballard K，Baxter H. Vacuum-assisted closure. Nursing Time，2001，97（35），51-52.

［32］Ballard K，McGregor F. Vacuum-assisted closure in the treatment of complex gynecologic wound failure. Obstetrics & Gynecology，2001，99（3），497-501.

［33］Catarino PA，Chamberlain MH，Wright NC，et al. Highpressure suction drainage via a polyurethane foam in the management of poststernotomy mediastinitis. Annals of Thoracic Surgery，2000，70（6），1891-1895.

［34］DeFranzo AJ，Marks MW，Argenta LC，Genecov DG：Vacuum-assisted closure for the treatment of degloving injuries. Plast Reconstr Surg，1999，104（7）：2145-2148

第二十四章　临床伤口换药护理程序指引

第一节　操 作 流 程

一、操作目的

评估伤口情况，清洁创面，去除坏死组织，更换伤口敷料，保持伤口清洁，预防和控制感染，促进伤口愈合。

二、伤口换药程序

（一）评估

1. 患者评估

（1）评估影响伤口愈合的相关因素（具体评估见本书第四章）。

（2）评估患者的心理状态：了解患者的心理状态及合作程度。

（3）评估患者的知识：了解患者对伤口愈合的认识程度。

2. 环境评估　评估环境是否清洁、安静，利于伤口换药。

（二）实施

1. 准备

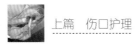

（1）操作者准备：仪表符合要求，洗手、戴口罩。

（2）用物准备：按需备齐用物（无菌换药碗、弯盘、适量无菌方纱、棉球、胶布、棉枝、无菌剪刀、无菌止血钳、无菌镊子、无菌手套、测量工具，根据评估情况备清洗液、亲水敷料，必要时备培养管），放置合理。

（3）患者准备：核对患者，向患者解释目的及换药过程。询问患者是否需要镇痛药。

（4）环境准备：保持环境整洁、安静、通风、采光，符合无菌操作。

2. 操作步骤

（1）清除敷料：充分暴露伤口，铺治疗巾，揭开外层敷料，并观察渗液的颜色、形状和量。内层敷料用镊子揭开，如遇内层敷料粘紧伤口，需用生理盐水浸湿后再揭开。

（2）伤口评估：评估伤口类型、部位、大小、伤口基底颜色、渗液量，伤口周围皮肤状况等。

（3）清洗伤口：非感染伤口清洁由内向外清洗；感染性伤口，先根据细菌培养结果选择合适的消毒、抗菌清洗液，由外向内清洗，再用生理盐水清洗干净伤口；有坏死组织的伤口，根据伤口情况，可采用保守锐器清创或自溶清创等方法清除坏死组织后，用生理盐水清洗干净，再用无菌方纱抹干（由内向外）。

（4）观察：伤口周围皮肤有无浸渍，伤口进展情况等。

（5）选择敷料：根据伤口评估情况，选择合适的敷料。

（6）根据伤口位置以及所选敷料的黏性，妥善固定与包扎。

3. 整理

（1）患者：询问患者感觉，协助整理衣服及床单位。

（2）用物：整理用物，分类、清洁、浸泡、消毒用具，有传染的分类包装。

（3）洗手，记录。

4. 指导患者

（1）日常活动指导：指导患者保护伤口。

（2）饮食与营养指导：强调充足营养摄入及平衡膳食的重要性。

（3）告知患者注意保持伤口敷料清洁干燥，潮湿时应及时更换。

（三）评价

1. 患者感觉　良好，无疼痛。

2. 严守三查七对，无菌观念强，准确评估伤口选择敷料。

三、操作注意事项

1. 严格执行无菌操作技术。

2. 揭开污染敷料应从上至下，不可从敷料中间揭开。

3. 评估时，要观察伤口有无感染症状，一定要探查清楚伤口内有无潜行、窦道及瘘管等存在。

4. 根据伤口类型选择不同的清洗消毒液，无菌伤口清洗消毒应从里向外，感染伤口则相反。感染伤口按要求进行细菌培养及药敏试验。

5. 冲洗伤口时保持适当的压力，避免损伤组织。

6. 需清创处理的伤口，根据伤口的分类和病情选择适宜的清创方法，注意保护重要的肌腱及血管，避免损伤。特殊伤口如肿瘤伤口及特殊部位的伤口如足跟，清创要谨慎。

7. 选择敷料要在全面评估伤口的基础上根据伤口愈合的阶段和渗液等情况下进行。

8. 肢体伤口在包扎时，注意松紧适宜，以免影响血液循环，需使用绷带包扎时应从肢体远端向近端包扎，促进静脉回流。

9. 腹部伤口应以腹带保护，减少患者因咳嗽等动作造成伤口张力过大，使病人舒适。

10. 记录要准确。准确记录伤口愈合阶段、伤口内各种组织的比例、使用的敷料及需注意事项。

（胡爱玲　胡　辉）

参 考 文 献

[1] Hampton S. Accurate documentation and wound measurement. Nurs Times，2015，111（48）：16-19.

第二节　伤口护理记录指引表格

一、一般伤口护理记录单

姓名：		年龄：		性别：		病区：		床号：		住院号：	
入院日期：				接诊日期：		医疗诊断：					
影响伤口愈合全身性因素：□血液循环功能障碍　□高龄　□低蛋白血症　□体温异常　□糖尿病　□肾衰竭　□免疫力低下　□神经系统障碍　□特殊药物使用　□凝血功能障碍　□吸烟　□嗜酒　□依从性差　□疼痛　□大小便污染　□其他：											
伤口类型/组织损伤程度（①怀疑深部组织损伤；②皮肤不褪色红印；③损伤至表皮/真皮层；④损伤至皮下组织；⑤损伤至肌肉层；⑥损伤至骨骼；⑦无法界定的分期）				位置/伤口类型/组织损伤程度/发生时间（天）							
				（1）							
				（2）							
				（3）							

	伤口编号/评估及处理日期						
大小	长（cm）						
	宽（cm）						
	深（cm）						
潜行	范围						
	深度（cm）						
窦道	方向						
	深度（cm）						
瘘管	方向						

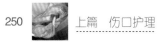
续　表

基底情况	粉红（%）								
	红色（%）								
	黄色（%）								
	黑色（%）								
	1. 骨骼 2. 筋膜 3. 筋腱外露								
	肉芽 1. 苍白 2. 过长 3. 水肿								
	未能评估								
渗出液情况	颜色与性状	血性							
		血清性							
		浆液性							
		脓性/脓血性							
		黄色							
		绿色							
		1. 灰色 2. 蓝色							
		1. 高稠度 2. 低稠度							
		其他							
	与敷料关系	干燥							
		湿润							
		潮湿							
		饱和							
		漏出							
	气味	1. 异味 2. 臭味							
周围皮肤情况	颜色	正常							
		红斑							
		色素沉着							
	质地	正常							
		1. 肿胀 2. 硬块							
		1. 角质化 2. 胼胝							
	完整性	正常							
		1. 浸渍 2. 破损							
		1. 皮炎 2. 湿疹							
		1. 干燥 2. 脱屑							
	皮温	温暖							
		升高							
		降低							

续 表

疼痛（10 分法）							
体温升高：1. 有 2. 无							
清创方法	机械清创						
	自溶清创						
	外科清创						
	其他清创						
皮肤消毒液	碘溶液						
	其他						
伤口清洗液	生理盐水						
	其他						
清洗方法	棉球抹洗						
	注射器冲洗						
伤口敷料及引流物	透明薄膜敷料						
	片状水凝胶						
	膏状水凝胶						
	水胶体片状敷料						
	水胶体糊剂						
	水胶体粉剂						
	藻酸盐敷料						
	泡沫类敷料						
	亲水性纤维敷料						
	高渗盐敷料						
	银离子敷料						
	油纱类敷料						
	胶原蛋白敷料						
	含碘药膏						
	方纱/棉垫						
	其他						
其他处理							
特殊情况记录							
执行者签名							

二、血管性溃疡伤口护理记录单

| 姓名： | | 年龄： | | 性别： | | 病区： | | 床号： | | 住院号： | |

| 入院日期： | | 接诊日期： | 医疗诊断： | |

影响伤口愈合全身性因素：□血液循环功能障碍　□高龄　□低蛋白血症　□体温异常　□糖尿病　□肾衰竭　□免疫力低下　□神经系统障碍　□特殊药物使用　□凝血功能障碍　□吸烟　□嗜酒　□依从性差　□疼痛　□职业　□其他：

伤口类型/组织损伤程度（①溃疡前症状；②损伤至表皮及真皮层；③损伤至皮下组织；④损伤至肌肉、骨骼；⑤伴有骨髓炎及脓肿；⑥足趾缺血坏死；⑦广泛足部坏死；⑧未能分级）	位置/伤口类型/组织损伤程度/发生时间（天）
	（1）
	（2）
	（3）

	伤口编号/评估及处理日期									
大小	长（cm）									
	宽（cm）									
	深（cm）									
潜行	范围									
	深度（cm）									
窦道	方向									
	深度（cm）									
基底情况	粉红（%）									
	红色（%）									
	黄色（%）									
	黑色（%）									
	1. 骨骼 2. 筋膜 3. 筋腱外露									
	肉芽 1. 苍白 2. 过长 3. 水肿									
	未能评估									
渗出液情况	颜色与性状	血清性									
		血性									
		浆液性									
		脓性									
		黄色									
		绿色									
		1. 灰色 2. 蓝色									
		1. 高稠度 2. 低稠度									
		其他									
	与敷料关系	干燥									
		湿润									
		潮湿									
		饱和									
		漏出									
	气味	1. 异味 2. 臭味									

续　表

周围皮肤情况	颜色	正常							
		红斑							
		色素沉着							
	质地	正常							
		1. 肿胀 2. 硬块							
		1. 角质化 2. 胼胝							
	完整性	正常							
		1. 浸渍 2. 破损							
		1. 皮炎 2. 湿疹							
		1. 干燥 2. 脱屑							
	皮温	温暖							
		升高							
		降低							
动脉搏动		正常							
		减弱							
		消失							
疼痛（10分法）									
清创方法		自溶清创							
		外科清创							
		其他清创							
皮肤消毒液		碘溶液							
		其他							
伤口清洗液		生理盐水							
		其他							
清洗方法		棉球抹洗							
		注射器冲洗							

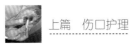

续　表

伤口敷料及引流物	透明薄膜敷料							
	片状水凝胶							
	膏状水凝胶							
	水胶体片状敷料							
	水胶体糊剂							
	水胶体粉剂							
	藻酸盐敷料							
	泡沫类敷料							
	亲水性纤维敷料							
	高渗盐敷料							
	银离子敷料							
	油纱类敷料							
	胶原蛋白 G 料							
	含碘药膏							
	方纱/棉垫							
	其他							
1. 弹性绷带　2. 压力袜								
小腿运动								
其他处理								
特殊情况记录								
执行者签名								

注：下肢动、静脉溃疡及糖尿病足溃疡使用血管性溃疡伤口护理记录单，其余类型伤口均可使用一般伤口护理记录单

（黄漫容　牛明慧）

下 篇

肠造口护理

第二十五章　肠造口护理的发展

第一节　世界造口治疗师协会发展的历史

一、世界造口治疗师协会成立的背景

诺玛·基尔（Norma Gill Thompson）和罗培·坦波（Rupert Beach Turnbull）医生在1961年创办了世界上第一所造口治疗师学校。这在肠造口护理发展史上具有里程碑意义。

20世纪70年代，肠造口护理在澳大利亚、加拿大、英国、新西兰和南非等国家迅速普及。特别是70年代中期，随着人们对肠造口护理兴趣的急剧提高，大量来自瑞典、挪威、德国、芬兰及其他欧洲国家的护士前往美国克里夫兰医院接受培训。这激发诺玛·基尔产生了联合所有有志于肠造口护理的专业人员建立世界性专业协会的想法。诺玛·基尔与澳大利亚、加拿大、英国、南非等国家的肠造口专业护理人员进行了联系，邀请他们到英国商讨成立世界造口治疗师协会（World Council of Enterostomal Therapists，WCET）的相关事宜。1976年2月，11位来自世界各地的造口治疗师汇聚英国伦敦圣玛丽医院，举行了一次正式会议。会议决定成立世界造口治疗师协会作为造口专业的正式机构。1978年5月18日，WCET正式成立，来自15个国家的30位造口治疗师及20家造口产品厂家代表参加了在意大利米兰举行为期2天的首届大会［与国际造口人协会（International Ostomy Association，IOA）大会同时举行］，会议决定由诺玛·基尔任首任主席。

二、WCET发展的里程碑

1. 1976年首届国际造口会议在英国伦敦的圣玛丽医院召开。

2. 1976年国际造口人协会（IOA）成立。

3. 1978年第一届WCET正式会议在意大利米兰召开。

4. 1979年WCET得到世界卫生组织和世界康复协会的认可。

5. 1980年第一版简讯发行。

6. 1980年NNGF基金会成立。

7. 1982年WCET的标志面世。

8. 1984年准会员投票选举制度终止。

9. 1986年制定造口护理临床实践准则。

10. 1986年WCET的名字增加"专科护士协会"。

11. 1988年WCET年会提出拒绝南非护士参加，但随后会议指南中加入了"反歧视"条款。

12. 1990年公布肠造口护理的标准。

13. 1990年公布WCET的使命。

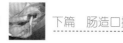

14. 1994 年成立 WCET 中心办公室。

15. 1996 年 8 月 26 日，WCET 在英国注册成慈善团体（编号：1057749）。

16. 2000 年在新加坡大会上 5 名造口护理先驱者被授予 WCET "终身会员（life member）"。

17. 2002 年执行委员会主席由任命制改为选举制。

18. 2004 年正式认定紧急时刻通过电话网络等安排事务的合法性。

19. 2006 年变更会员种类，允许有执照的健康相关专业的人员入会。

20. 2007 年提出了 WCET 的使命、愿景和价值观。

21. 2008 年加拿大多伦多的世界创伤愈合学会联合会（World Union of Wound Healing Societies，WUWHS）会议上，WCET 被认定为官方支持的组织。

三、WCET 的使命、愿景和核心价值观

一个独特的全球性组织，引领着造口、伤口和失禁专科护理的发展。

四、WCET 的执行委员会

（一）组织架构

WCET 成立于 1978 年，是一个全球性的专科护士协会。WCET 的执行委员会成员有主席、副主席、秘书、财务、教育委员会主席、杂志编辑、出版委员会主席、章程委员会主席等（表 25-1）。协会中心办公室设在加拿大。

表 25-1　WCET 的执行委员会（2016—2018 年）组织架构及成员

职务	姓名	国籍	邮箱地址
主席	Susan Stelton	美国	president@ wcetn. org
副主席	Elizabeth A Ayello	美国	Elizabeth_ ayello@ yahoo.com

续　表

职务	姓名	国籍	邮箱地址
财务委员会主席	Alison Crawshaw	英国	Crawshawalison@ hotmail.com
教育委员会主席	Denise Hibbert	沙特阿拉伯	education@ wcetn.org
NNGF 基金会主席	Arum Ratna Pratiwi	印度尼西亚	Arum_ biru@ yahoo. com
出版及通讯委员会主席	Laurent Chabal	瑞士	laurentchabal@ ehc.vd.ch

（二）WCET 的国际代表（WCET International Delegates）

　　WCET 目前拥有来自 55 个国家的 3000 多名会员，为了更好地联络并了解各国专科发展情况，每个国家或地区设有 1 名代表，作为 WCET 在该区域的联络员。担任代表的条件为必

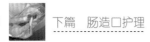

须是 WCET 正式会员，且由本国 WCET 所有会员共同选举产生，每人最多只能任期 2 届，2 年/届。国际代表的主要职责包括及时与 WCET 报道本国 ET 护理的动态；参加 WCET 双年会的内部会议及提交议程；每两年向 WCET 提交一份关于本国造口发展的报告；在本国推动 ET 护理的发展，呼吁更多符合条件的人员加入 WCET 组织。

五、WCET 的学术会议

WCET 属下有两个分支：欧洲造口治疗师协会（UETNA）和亚太区造口治疗师协会（APETNA），为加强各地区的学术和文化交流，WCET 及两个分支每两年错开举行学术会议（表 25-2、表 25-3）。

表 25-2　历届 WCET 双年会会议时间和地点

届 数	时 间	举行地点	届 数	时 间	举行地点
第 1 届	1978	Milan，Italy	第 12 届	1998	Brighton，England
第 2 届	1979	Dusseldorf，Germany	第 13 届	2000	Singapore
第 3 届	1980	Cleveland，Ohio，USA	第 14 届	2002	Florence，Italy
第 4 届	1982	Munich，Germany	第 15 届	2004	Florianopolis，Brazi
第 5 届	1984	Transkei，Southern Africa	第 16 届	2006	Hong Kong，China
第 6 届	1986	Perth，Australia	第 17 届	2008	Ljubljana，Slovenia
第 7 届	1988	Gothenburg，Sweden	第 18 届	2010	Phoenix，Arizona，USA
第 8 届	1990	Toronto，Canada	第 19 届	2012	Adelaide，Australia
第 9 届	1992	Lyon，France	第 20 届	2014	Gothenburg，Sweden
第 10 届	1994	Yokohama，Japan	第 21 届	2016	Capetown，South Africa
第 11 届	1996	Jerusalem，Israel	第 22 届	2018	Kuala Lumpur，Malaysia

表 25-3　历届 APETNA 会议时间和地点

届 数	时 间	地点
第 1 届	2005	Kuala Lumpur，Malaysia
第 2 届	2007	Mumbai，India
第 3 届	2009	Guangzhou，China
第 4 届	2011	Bangkok，Thailand
第 5 届	2013	Seoul，Korea
第 6 届	2015	Singapore
第 7 届	2017	Jakarta，Indonesia

六、WCET 杂志及简讯

1978 年 WCET 设立了出版委员会，1981 年协会简讯改名为"WCET 杂志"（*World Council of Enterostomal Therapists Journal*），WCET 期刊每季度出版一期。内容主要包括造口、伤口、失禁的护理研究；临床护理经验分享；该专业的最新护理动态；最新造口、伤口、护理产品介绍；各国造口、伤口、失禁护理进展；WCET 最新信息等。

七、WCET 设立的奖学金

（一）NNGF 奖学金（Norma N Gill Foundation Scholarship）

NNGF 奖学金于 1980 年设立，基金会的使命是在世界范围内为造口教育提供护理奖学金而筹集基金。目的帮助一些国家发展独立的 ET 教育事业，从而提升国际造口护理技术和令发展中国家的学生能够在 WCET 认可的学校接受培训。1980 年，全世界仅有 24 项 ET 教育项目，到 2006 年已经超过 35 个认可的教育项目。1999 年 NNGF 基金会发起了"结对工程"项目，即一个发达国家志愿帮助一个发展中国家建立和发展 ET 事业。

（二）布赖恩·布鲁克教授奖学金（Bryan Brooke Scholarship）

1990 年为了纪念布赖恩·布鲁克教授为造口护理事业做出的贡献，设立了布赖恩·布鲁克教授奖学金。布鲁克教授以创立发展了防止肠造口狭窄的布鲁克回肠造口而闻名于世。此项奖学金主要用于赞助东欧造口护理教育和发展造口护理服务。1990—2000 年的 10 年间，此项奖学金资助了 20 多名东欧国家的护士完成了造口治疗师文凭课程的学习。

（三）WCET 后段毕业生奖学金

设于 1988 年，目的是协助 WCET 的成员提升造口护理知识和临床实践能力。

八、诺玛·基尔纪念日（Norma N Gill Day）

2012 年 WCET 将 6 月 26 日设立为诺玛·基尔纪念日，每年此日各地会举行一些庆祝活动，目的为纪念并授誉此专科的创立人诺玛·基尔。

九、申请 WCET 会员程序

（一）入会程序

1. 登录 WCET 的网页　"www.wcetn.org."。

2. 点击" membership-Join now"。

3. 填写会员资料　点击" Click here to join"设置会员登陆账号及密码。

4. 缴纳会员费　可以使用 Visa 或 Master 信用卡，也可以使用银联标识的信用卡或借记卡支付，非常便捷。会员费 25 英镑/年。

十、会员的权益

（一）WCET 会员种类

WCET 会员包括会员、准会员、商业会员、名誉会员、终身会员，各种类型的会员均应遵守世界护理实践理事会的守则。

1. 会员　会员应该是取得执照并从事造口、伤口、失禁护理或对其感兴趣的健康专家。会员须向 WCET 缴纳会费并有权在 WCET 会议上提案、表决。每位会员都保留在执行委员会任相应职位或作为国际代表的权利。

2. 准会员　准会员应该是支持 WCET，但是未达到会员标准的人。准会员同样须向

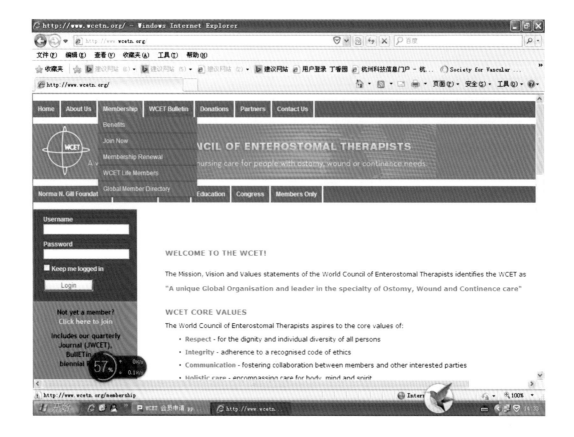

WCET 缴纳会费并应具有所有会员的特权，但提案、表决除外，每位准会员都保留在执行委员会任相应职位或作为国际代表的权利。

3. 商业会员　商业会员应该是对 WCET 的目标感兴趣并支持其商务机构工作的个人。商业会员须缴纳会费并具有所有会员的特权，除提案、表决、任职和佩戴会员徽章的权利外。

4. 名誉会员　名誉会员是被执行委员会承认的在造口护理领域有突出贡献的个人。名誉会员不需要缴纳会费但具有所有会员的特权，除提案、表决、任职的权利外。

5. 终身会员　终身会员是被执行委员会推荐和批准的在造口治疗护理领域有突出贡献的会员。终身会员不需要缴纳会费并具有所有会员的特权。

（二）WCET 会员的权益

WCET 的会员将获赠 WCET 的每一期杂志（每年 4 册）；有资格申请 WCET 设立的奖学金，奖学金用途包括基本造口护理教育项目，会员费，教育资料如书、海报、录像等，对教育者的帮助，参加 Biennial 会议等；参加 WCET 每 2 年举行的学术大会会议费用将获得优惠；有选举本国 WCET 代表的权利。

（三）造口治疗师的护理实践守则

造口治疗师有义务遵循世界理事会制定的护理实践准则。造口治疗师将会为不同种族、肤色、信仰、性别、年龄或者政治、社会地位的个人提供所需要的服务。

1. 造口治疗师应尊重患者的信仰、价值观和风俗，同时对每位患者的信息保密，不同他人共享关于患者护理方面的信息。

2. 造口治疗师进行临床实践时须遵循国际护理伦理原则的标准。

3. 造口治疗师必须掌握关于造口护理及其相关领域理论与实践，以保持发展的能力。

4. 造口治疗师必须在任何时候都保持最高专业标准。

5. 造口治疗师应积极参与专业的、专业间的交流，以满足最高的专业标准。

WCET 是一个全球性的专科护士协会，到目前为止全球已有 55 个国家加入。每年各国均有造口治疗师及热心于造口、伤口、失禁治疗和护理的医护人员踊跃加入该组织，为促进该事业发展做贡献。

（郑美春　王玲燕　彭泽厚）

第二节　肠造口康复治疗发展史

肠造口（intestinal stoma）最常见的类型是回肠造口或结肠造口，俗称人工肛门。全球每年由于结直肠癌、外伤、炎症、先天性畸形而需行肠造口者达数十万人之多。

肠造口已有悠久历史。早期肠造口多因病、伤所造成，称为自然性肠造口，早在《圣经》中就已提及古代战士腹部被刺伤，有的带着肠瘘幸存下来。有目的、有计划的肠造口术仅有二三百年历史。

一、结肠造口

公元前 4 世纪 Praxagoras 首次尝试了肠管减压术，他将结肠切开，排空内容物封闭。

1710 年法国 Alexis Littre 医生提出了在左髂窝经腹行结肠造口治疗先天性肛门闭锁的设想。后来，他在一具先天性肛门闭锁的 6 天男婴尸体上试行了手术，可惜当时未获得皇家科学基金支持，试验中止。1776 年法国 H. Pillore 医生为一例直肠癌所致的完全性肠梗阻患者施行选择性盲肠造口术。术后发生腹胀，他用一套针行远端肠管减压，术后又发生粪性腹膜炎。更不幸的是，插套针之前，他让患者口服水银。术后 28 天，患者死亡，尸解发现骨盆深部有一段小肠因水银重力挤压致坏疽。这就是外科造口治疗的起源。

1793 年法国 Duret，一名在海军和陆军医院工作过的医生，为一个出生 3 天的先天性肛门闭锁婴儿成功地施行了选择性腰部结肠造口术。术后患儿带着人工肛门生存了 45 年。Duret 医生术前对手术没有十分把握，他从一位贫民家里要来一具 15 天的死婴，在尸体上操练一遍手术，获得足够信心后才给出生 3 天的婴儿行结肠造口术。

结肠造口手术成功了，但可用于收集粪便的工具和方法却不多。最先提到使用"人工肛袋"（其实是一个"小皮囊"）的人是 Daguesceau 医生（1795）。他为一位被木板车刺伤的农夫做了左腹股沟部的结肠造口术。农夫自制了一个收集装置，能方便地将粪便收集到一个"小皮囊"中，患者带着"小皮囊"活到 81 岁。

1797 年 Finit 医生为 1 例乙状结肠癌伴完全性肠梗阻患者于脐上正中行横结肠造口术，

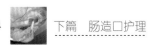

术后肠梗阻缓解，但患者已有肝转移，术后 28 天死于恶病质。1839 年法国 Amussat 医生报道结肠造口 29 例，其中 21 例为先天性肛门闭锁，8 例是成人恶性肿瘤。术后 4 例婴儿、5 例成人存活。Amussat 认为手术死亡主要原因是腹膜炎，因此他主张在左腰部腹膜外行降结肠造口术。1850 年英国 Luke 医生首先施行左侧切口行乙状结肠造口术。1855 年德国 Thiersch 医生为了保护远端吻合口，给患者做了预防性横结肠造口术，但患者不幸死于腹膜炎。1879 年德国 Schede 医生为结肠肿瘤患者行双管腹膜外结肠造口术。当时结肠造口都是"袢式"、双口的，容易发生肠造口脱垂，而且不能完全使粪便改道。

1881 年 Schitsinger 和 Madelung 医生发明了单腔肠造口术，即将近端结肠做人工肛门，远端结肠缝闭后送回腹腔。这就是末端结肠造口术的开始。

肠造口术有助于保护结肠吻合口。19 世纪后期一些外科医生行一期肠吻合，术后发生许多并发症。J. von Mikulicz 医生观察到吻合口漏是导致死亡的主要原因，他提出了分期吻合的方法，后来称为"Mikulicz"手术（其实，此方法早在一个世纪前已有人应用）。第一步是将患病肠段切除，做一个袢式造口。第二步是在切除成功 2 周后用一个夹（称为 Mikulicz 夹）将肠远近切缘夹紧，使之慢慢形成一个瘘管或"吻合"，上下两段肠管相通，恢复连贯性，形成的瘘管自然愈合或仅简单缝合即可。用 Mikulicz 方法手术，肠切除术死亡率由 50% 降至 12.5%。Mikulicz 开创了肠切除吻合的先河，并赢得了崇高的声誉，他提到的基本原则直到今天亦适用于左半结肠癌伴梗阻的患者。

由于肠造口术的成功促进了直肠切除术的发展。1793 年 Faget 为一例直肠坐骨窝广泛化脓的患者施行直肠切除术，这是第一例直肠切除术。1826 年 Lisfranc 报道了其第一例直肠癌切除术，5 年后他又报道施行 9 例直肠癌切除手术，6 例获得成功。1883 年 Vincent Czermy 施行了第一例联合直肠癌切除术，对高位直肠癌不能经骶部完成切除，必须把患者转过来经腹部完成直肠切除。直肠癌手术切除后肿瘤复发是一个大问题，Allingham 报道 18 例手术 100% 复发；Kriptz 报道 85 例手术生存率只有 38%。Vogel 收集 1900 年以前由 12 位知名的外科医生手术的 1500 例直肠癌患者资料后发现术后复发率竟达 80%。

Charles Mayo 和 Sir Ernest Miles 两位著名的外科医生有相似的经验，他们认为肿瘤复发皆因没有切除直肠周围淋巴结组织所致。Mayo（1904）和 Miles（1908）分别介绍了他们行腹会阴联合切除直肠的体会，早期死亡率非常高，但远期死亡率有所下降。这些进展更证实了结肠造口在治疗直肠癌中的地位。Miles 将腹部会阴部两个手术融于一期完成直肠癌治疗，癌肿切除后做永久性乙状结肠末端造口，该手术原则一直沿用至今。

除直肠癌根治外，结肠造口术也被应用于其他疾病，例如肠憩室炎。1907 年 Mayo 第一个用右横结肠造口来治疗乙状结肠憩室炎。结肠造口亦可用于解决急腹症。在 20 世纪 30 年代，Mayo、Rankin 和 Braun 分别介绍了乙状结肠切除三步走的方法：第一步，横结肠造口，转流粪便，解决梗阻；第二步，乙状结肠切除并吻合；第三步，结肠造口关闭。但这种手术方式现在被"哈特曼（Hartmann）手术"代替。Henry Hartmann（1860—1952）出生于法国，1877 年毕业于巴黎大学医学院，他做了 3 万多例手术。1909—1932 年他创立了现在的"哈特曼手术"。手术详细方法发表在 1931 年出版的教科书 *Chirurgie du Rectum*。他将乙状结肠和直肠上段切除，缝合直肠远段的残端，并做降结肠造口。他积极地提议用这种方法治疗伴有梗阻的乙状结肠癌，他甚至提出二期吻合的方法，但强调这是十分困难的。在 20 世纪 30 年代，一位不知名的外科医生首先用这种方法治疗"憩室炎"，并称这种手术为"哈特曼手术"。

1917 年英国 Lockhart Mummery 医生总结了他做的 50 例结肠造口术，并提出"肠造口护理"，在 1927 年他提出了结肠造口灌洗。

1958 年英国 Sames 医生和 Goligher 医生分别各自报道了通过腹膜外肠造口技术来预防乙状结肠造口并发内疝。

19 世纪至 20 世纪，虽经过外科医生种种改进，结肠造口术基本上改变不大。乙状结肠和降结肠末端造口仍然用来治疗直肠癌，严重的憩室炎、放射性直肠炎、大便失禁和广泛的肛周炎。肠造口适应证有了小小改变，但手术技术基本保持不变。医生试图研究可控性结肠造口、造口栓和皮下装置，然而没有取得重大突破。但是肠造口患者的生活却发生了巨大变化，肠造口治疗和造口用品的日渐发展，使肠造口患者的生活已经变得和正常人没有什么区别。

二、回肠造口

当结肠造口技术逐步走向成熟和稳定的时候，回肠造口术才开始萌芽。早在 1776 年 Pillore 医生首次施行盲肠造口术，回肠造口术在一个世纪以后才施行。1879 年 Baum 医生（德国）为一例右半结肠癌伴梗阻的患者施行了回肠造口术，他把这个肠造口术作为癌肿切除手术的第一步。不幸的是，因发生吻合口漏，患者在术后第 9 天死亡。1883 年维也纳医生 Maydl 在联合结肠切除吻合术中，首次成功地行了回肠造口术。6 年后，Finney 医生报道在治疗 1 例阑尾脓肿伴小肠梗阻患者的手术中做了一个回肠袢式造口术。这些早期回肠造口虽然具有创造性，但技术粗糙，而且缺少合适的造口用品，所以导致许多皮肤并发症发生，回肠造口手术继而没能被广泛应用。直到 1912 年 Brown 医生介绍了 10 例回肠造口术的经验，其通过腹部切口把回肠肠袢提到腹壁外造口，这个肠造口凸出腹壁 2~3 英寸，其下方放置 1 条支架管。待肠造口与腹壁皮肤愈合后拔除支架，肠造口自己成型。Brown 医生创立的以回肠造口术治疗溃疡性结肠炎的方式被广泛应用 40 年之久。虽然回肠造口难于护理，但却是溃疡性结肠炎最好的治疗方法。历史上曾经有几种方法试图提高回肠造口患者的生活质量，但收获甚微。Mayo 医院的 Rakin 医生提出不在腹部切口处行回肠造口，而在右下腹另开切口行回肠造口；Drasted 医生建议做一个有皮瓣的回肠造口来阻止回肠液溢出，这种方法在短时间内广为接受。但是，最后由于皮瓣缩窄导致回肠造口梗阻，这种方法被放弃了。

直到 20 世纪 50 年代，回肠造口术仍未有突出进展。Crile 和 Turnbull 医生一起研究了回肠造口的缺点，认为回肠浆膜炎是由回肠液中具有腐蚀性的物质引起的，浆膜炎导致肠造口水肿和狭窄，这主要通过再水化、肠道休息和导管插入肠造口来处理。

伦敦伯明翰大学的 Bryan Brooke 医生在回肠造口手术方面取得了举世瞩目的成就，其手术方法被人们称为"Brooke 回肠造口术"。1952 年他发表一篇题为"回肠造口及其并发症的处理"的文章，他用一句简单的话来高度概括回肠造口的手术治疗理念："在手术时把回肠末端翻转出来，将黏膜与皮肤缝合，这样就避免了并发症。"这句话，连同一个简图，就将回肠造口从慢性炎症和常常发生溃疡的无功能的肠造口变为今天看到的有功能的"玫瑰蕾"

（回肠造口）。1942 年 Crile 也提出将黏膜与皮肤缝合的回肠造口术，他当时还不知道 Brooke 在伦敦已使用这种方法。

如何收集回肠造口引出的粪便？Nils Kock 发明了"Kock 储存袋"，William Barnnet 发明了"Barnnet 储存袋"，他们都力图使回肠造口成为可控性肠造口，但事实上很难达到目的。20 世纪 70 年代，德国专家提出用磁环和磁帽控制结肠造口的节制功能。后来又有专家设计了电子肛门，意欲提高人工肛门的排便能力，但均未达到理想效果而未推广。

三、肠造口康复治疗发展史

从上述内容可以了解到肠造口术的产生和完善过程。除了关注肠造口手术技术外，Rupert Beach Turnbull（罗培·坦波）提出肠造口治疗是一种特别的护理，应格外注意肠造口患者的腹部肠造口护理、预防和治疗肠造口及其周围的并发症，开展肠造口患者及家属的心理咨询，为患者提供各种康复护理。1954 年，坦波医生为一位患溃疡性结肠炎的家庭妇女行了永久性回肠造口术。这名女患者名叫 Norma Gill（诺玛·基尔），她非常热衷于帮助其他肠造口患者。1958 年罗培·坦波医生特邀她到克里夫兰医学中心协助工作，使她成为世界首位造口治疗师（ET）。造口治疗师是从事指导术前、术后如何进行肠造口护理，给予患者良好的心理支持，帮助患者选择和佩戴合适的造口材料，制定出院计划及随访等护理工作的专业卫生人员。1961 年，在罗培·坦波医生策划下，世界上第一个造口治疗师学校诞生了。1968 年在坦波医生的建议下成立了美国造口治疗师协会，随后此协会改为国际造口治疗师协会（IAET）。1975 年 IAET 规定其会员必须具有护士资格才能参加，已加入的会员虽不是护士，仍能维持其会员资格。1978 年诺玛·基尔与其他人士商议另组一个协会，使非专业护理人士但热衷于推广造口护理、治疗的人员能参加，于是诞生了世界造口治疗师协会（WCET）。目前 WCET 有 48 个国家参加，正式会员是造口治疗师，副会员是医生和造口材料公司人员，每 2 年召开一次世界性会议。国际造口人协会（IOA）会员主要是肠造口患者，但医生及护士也可参加，它由 58 个正式协会和 4 个非正式协会组成，协会分布在非洲、欧洲、拉丁美洲、南太平洋、北美、中美、加勒比海等地。亚洲造口协会成立于 1993 年 9 月，由中国、日本、印度、泰国、马来西亚和中国香港组成。此外，各个国家也都有自己的协会，如美国造口协会、英国造口协会、日本造口协会等。中国造口协会于 1996 年 4 月在沈阳成立，喻德洪教授为主席，协会挂靠在上海长海医院。其实，在此之前，上海已率先成立上海肠造口协会（1988），随后相继在兰州、天津、北京、杭州、贵阳、南昌、上海浦东新区、广州、沈阳、潍坊、大连、湖北、广西、重庆、南京、桂林、河南、浙江、十堰、辽宁、山东、佛山、扬州、江苏、石家庄、西安、青岛和温州等 38 个城市及地区成立了造口联谊会。造口联谊会的工作，得到广大造口患者支持。

肠造口患者的康复问题越来越受到社会的重视，除上述外，世界上有不少公司致力于为肠造口患者研制造口材料、出版专门杂志，世界卫生组织还将 1993 年 10 月 2 日定为第一个"世界造口日"，此后每 3 年庆祝一次，每次都在 10 月份第一个星期六。1996 年 10 月 5 日是第二个"世界造口日"，1999 年 10 月 2 日是第三个"世界造口日"，2002 年 10 月 5 日是第四个"世界造口日"。因为"非典"（SARS）的缘故，第五个"世界造口日"庆典延到 2006 年 10 月 7 日举行，第六个"世界造口日"是在 2009 年 10 月 3 日，2012 年 10 月 6 日和 2015 年 10 月 3 日分别是第七个和第八个世界造口日。"世界造口日"是为肠造口患者的社会环境与生活质量提供帮助的世界性活动，全球许多国家和地区在这一天举办各种有益的活动以呼唤社会关心造口患者，给他们最大的关怀和支持。

随着造口护理理念的发展，造口器材亦不断改进，各种造口辅助用品应运而生。自从 1935 年美国首次研制出肠造口袋以来，造口器材经历了很大的发展，由非黏性→黏性；腰带式→非腰带式；固定式→裁剪式；一次性→非一次性；不可引流→可引流；无适透膜式→适透模式；一件装→两件装或三件装。目前世界上有十几家大公司专营造口器材，为肠造口患者提供各式各样造口用具，给患者带来了方便、舒适。

世界上第一位造口治疗师（enterostomal therapist，ET）是诺玛·基尔（Norma Gill）（1958）；第一所造口治疗师学校是 Rupert Beach Turnbull（罗培·坦波）医生倡议和策划成立的（1961 年）。据不完全统计，全世界已有 6000 多名造口治疗师。WCET 注册的造口治疗师学校（或称造口治疗师培训课程）共有 55 家，分布在 20 个国家和地区。中国大陆就有 12 家（分布在广州、北京、南京、上海、温州、湖南、西安、安徽、天津、沈阳、山东和郑州），中国台湾和中国香港各一家。WCET 设置的课程分为 ETNEP（Enterostomal Therapy Nursing Education Program，ETNEP）和 REP（Recognised Education Program，REP）课程。ETNEP 文凭课程培训内容包括造口、伤口、失禁护理三大部分，REP 文凭课程培训内容为造口护理/造口伤口护理/造口、失禁护理。肠造口护理课程长短不一，最短 4 周（如南斯拉夫），最长一年（如沙特阿拉伯），国内一般为 8～12 周。形式多样，可以全职学习（Full time）或兼职学习（Part time），可以现场授课或者远程授课；有些每年办一期，有些每年办 2 期或者 2 年办 1 期；学费一般为 2000 美元左右，最多需 6800 欧元。

1988 年喻德洪教授率先在上海举办了面向全国招生的第一期造口治疗师培训班，至 1997 年共办 7 期，培训了医生护士共 400 余名。广东省于 1996 年举办了首期省级的肠造口治疗师培训班，随后于 1998—2016 年连续举办了 19 期国家级的造口治疗师培训班（属国家级继续教育项目），培训医护人员将近 2000 名。1994 年上海选派 2 名护士到澳大利亚造口治疗师学校学习，并获得正式造口治疗师文凭；1998 年笔者专门到澳大利亚考察造口康复治疗和造口治疗师培养情况，考察归来后与香港造瘘治疗师学会商讨并筹备在内地建立造口治疗师学校。2000 年广州中山医科大学附属肿瘤医院派出 3 名护士到香港造口治疗师学校学习，3 名护士均获得正式造口治疗师文凭。为了加快培养造口专科护理人才，提高我国造口护理水平，进一步推动中国造口专科护理事业的发展，促进造口专科护理事业与国际接轨，中山大学肿瘤防治中心、中山大学护理学院、香港大学专业进修学院和香港造瘘治疗师学会于 2001 年 2 月 4 日在广州联合主办"中山大学造口治疗师学校"，学校至今招收了十五批正式学员共 275 人，其中来自台湾的学员有 6 名，香港 1 名，澳门 1 名，这也是我国第一所受国际认可的造口治疗师学校，学员结业后可获得 WCET 认可的造口治疗师证书。此后，北京、南京、上海、温州、湖南、西安、安徽、天津、沈阳、山东和郑州相继建立起类似的造口治疗师学校。迄今中国经正规培训并获得 WCET 认可的造口治疗师有 1000 多名，分布在全国 22 个省市和地区，并成为当地造口康复治疗的骨干。

随着造口治疗师队伍的扩大，相应的学术团体和学术会议不断增加。2001 年 7 月，北

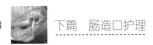

京 17 家三级医院的护理部主任参加了由中华护理学会召开的"造口治疗专科进展"研讨会，与会者一致认为造口护理属于专科护理范畴，造口治疗师的培养对确立中国专科护士的地位起到了良好的推动作用。2003 年 11 月中华护理学会组织成立造口、伤口、尿失禁专业委员会，2004 年广东省护理学会也成立了造口专业委员会。

除办学外，国内还建立了享有盛名的造口图书馆（上海）、造口博物馆（上海）和造口报纸（"造口之友"专版，广州）。尹伯约主编的《人工肛门》（1983，2007），喻德洪主编的《肠造口治疗》（2004），万德森、朱建华、周志伟、潘志忠主编的《造口康复治疗——理论与实践》（2006），张清、魏力主编的《造口伤口临床护理实践》（2009），胡爱玲、郑美春、李伟娟主编的《现代伤口与肠造口临床护理实践》（2010）相继出版发行，对我国造口康复治疗起了积极推动作用。2000 年喻德洪教授得到国际造口人协会（IOA）授予的最高奖励——职业奉献奖，奖励他在推动中国造口事业中做出的伟大贡献。

综上所述，虽然肠造口康复治疗已经经历了一段很长的历史，但是造口治疗学仍是一门新兴的学科，随着肠造口术的发展和人们对生活质量要求的水平越来越高，肯定有广阔的发展前景。造口治疗师的需求也越来越多，职责包括造口护理、大小便失禁护理和复杂伤口的护理，涉及多学科的知识；又由于造口治疗师肩负着临床护理、会诊、教学、科研和心理咨询等工作，这个专科可能会更加专业化，要求会更高。

（万德森）

参 考 文 献

［1］　JS Wu. Intestinal stomas：historical overview. Atlas of Intestinal Stomas，2012.

［2］　万德森. 促进我国造口康复治疗的发展. 中华胃肠外科杂志，2003，6（3）：144-145.

［3］　万德森. 中国造口治疗师的培养：现状和将来. 中国肿瘤，2007，16（1）：23-25.

［4］　Gemmill R，Kravits K，Ortiz M，et al. What do surgical oncology staff nurses know about colorectal cancer ostomy care? J Contin Educ Nurs，2011，42（2）：81-88.

［5］　喻德洪. 肠造口治疗. 北京：人民卫生出版社，2003.

［6］　万德森，朱建华，周志伟，等. 造口康复治疗——理论与实践. 北京：中国医药科技出版社，2006.

［7］　WCET 资料来源于 WCET 网站（http：/www.wcetn.org/）和 WCET 杂志（1999—2016 年）.

第二十六章　肠造口的类型和手术方式

肠造口（intestinal stoma）术已经成为外科手术中最常施行的术式之一，它是腹部外科急症临时性或疾病永久性根治的治疗措施。目前肠造口术在世界各地都得到广泛应用：美国每年行结肠造口者约 10 万人，至今已有肠造口者 75 万人；英国每年行结肠造口者约有 10 万人，行回肠造口者约 1 万人；中国香港每年有 7 000~8 000 例结肠造口患者；估计我国至今累计有 100 万例永久性肠造口患者，而且每年新增 10 万例左右。需要进行肠造口手术的疾病：低位直肠癌、肠外伤、肠坏死、肠梗阻、炎性肠病、吻合口瘘、家族性腺瘤性息肉病、膀胱肿瘤以及小儿先天性肛门闭锁、巨结肠和其他先天畸形等。

　　肠造口是指因治疗需要，把一段肠管拉出腹腔，并将开口缝合于腹壁切口上以排泄粪便或尿液。肠造口术根据目的分为排泄粪便的肠造口术（即人工肛门）和排泄尿液的肠造口术（即尿路造口）；根据造口控制性分为节制性肠造口术和非节制性肠造口术；根据造口位置分为经腹腔内肠造口术和经腹腔外肠造口术；根据用途分为永久性肠造口术和暂时性肠造口术；根据造口形式分为单腔造口术、双腔（袢式）造口术和分离造口术；根据造口肠段分为回肠造口术和结肠造口术（盲肠造瘘术、升结肠造口术、横结肠造口术、降结肠造口术和乙状结肠造口术）。

第一节　结肠造口手术

　　根据结肠的生理解剖位置，结肠造口术分为盲肠造瘘术、升结肠造口术、横结肠造口术、降结肠造口术和乙状结肠造口术。盲肠最接近前腹壁，横结肠和乙状结肠具有系膜且活动性大，临床上常用它们作结肠造口（图26-1）。

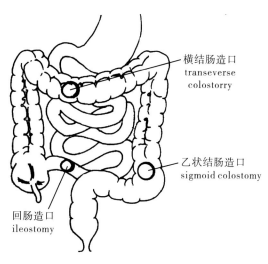

图 26-1　造口的部位选择

一、乙状结肠造口术

根据造口的用途及放置的位置可分为单腔造口术和双腔（袢式）造口术。

（一）单腔造口术

1.适应证

（1）直肠恶性肿瘤拟行直肠经腹会阴联合切除+永久性乙状结肠造口术（Miles术），或直肠经腹切除+永久性乙状结肠造口术（Hartmann术）。

（2）直肠病变需暂时性肠道转流。

（3）放射性肠炎或直肠瘘管须行永久性肠道转流。

2. **禁忌证** 乙状结肠或近端结肠有梗阻性病变者。

3. **手术方法和操作步骤**

（1）肠造口位置：常选择的肠造口部位，可于脐与左侧髂前上棘连线的内 1/3 处，也可于脐水平下 3~5cm、腹中线左侧 3cm 的腹直肌内（图 26-2）。

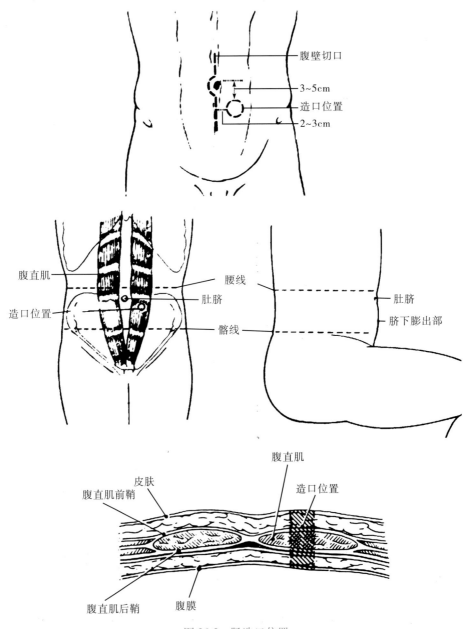

图 26-2 肠造口位置

（2）切口选择：取下腹正中右侧绕脐切口，或依据原发疾病确定切口。

（3）游离关闭肠管：游离左半结肠，切除或切断直肠及部分乙状结肠（据具体术式而定）并关闭近端结肠。结肠游离程度应以近端乙状结肠可提至切口外而无张力为限，首先在腹腔内于预定造口处的高度提起乙状结肠，剪开外侧腹膜作潜行游离，上下约10cm，直绕过前腹壁，大约达腹直肌中线水平；关闭近端结肠应切实可靠，以防止其拉出造口处时污染腹腔或切口，可使用Kocher钳钳夹断端，并用橡胶手套包裹，或者使用闭合器再加橡胶手套包裹。

（4）制作造口隧道：术者以左手示指探入腹腔造口位置的腹壁处做引导，然后于预定造口处消毒后，由助手用止血钳提起预定造口处皮肤的中点，约1.5cm为半径圆形切开皮肤，再以电刀垂直切除皮下脂肪，切除深度达腹直肌前鞘，注意切除范围应与皮肤相当。十字形切开腹直肌前鞘，沿肌纤维方向分开腹直肌，显露出腹直肌后鞘，将其十字切开，切开长度要充分，但也不宜过大，以容纳两指为宜（图26-3A），同时注意不要损伤已游离的侧腹膜。

（5）造口形成：用4把血管钳将腹直肌后鞘提起，经已游离的侧腹膜外将拟行造口的乙状结肠拉出腹壁之外（图26-3B），注意牵拉时不可用力过猛，且应使乙状结肠系膜对准耻骨联合以免乙状结肠扭曲，拉出肠管断端长度一般以切除末端闭合肠管约1cm后高出皮肤2~3cm为宜（图26-3C）。随后，将乙状结肠相应水平的浆肌层与腹直肌后鞘做一圈缝合固定，注意勿损伤乙状结肠的血管，以免影响造口肠管的血运。待关腹后再将肠管断端的黏膜、浆肌层与皮肤的真皮层做一周环形外翻缝合，针距不宜过大，缝合12~16针为宜（图26-3D）。

（6）关闭腹膜：缝合固定侧腹膜与拉出的乙状结肠，封闭肠管外侧的孔隙以免造成内疝。先将剪开的乙状结肠外侧的侧腹膜上部斜行盖于乙状结肠上，做间断缝合固定，再将其下方的切缘与乙状结肠系膜缝合固定（图26-3E）。注意盖于乙状结肠上面的腹膜一定要松弛，不可勒住乙状结肠。

（7）早期护理：肠管断端周围沿皮肤切缘捆绑一圈碘仿纱（术后3天可拆除碘仿纱），并用消毒的透明人工肛门袋封闭肠造口，可防止出血、渗漏及伤口感染，且便于术后观察肠造口血运及愈合情况。

4. 注意事项

（1）皮下层切除范围应与皮肤切除范围相当，以免造口狭窄。

（2）十字切开腹直肌后鞘时注意切开长度，以容纳两指为宜，切开不充分，会使肠道内容物通过受阻，切开过大则易造成切口旁疝，但肥胖、肠管扩张及肠系膜肥厚者可适当扩大。

（3）拉出肠段应无张力以免回缩。

（4）拉出结肠断端时要注意乙状结肠不可扭曲，同时避免游离腹膜缘向外翻卷，以免术后形成半环形索状瘢痕条，引起排便不畅。

（5）注意结肠断端血运，特别是缝合固定造口肠管时应注意保护系膜血管，同时造腹壁孔时一定要剪除部分肌筋膜，以免形成狭窄环影响造口的血供。

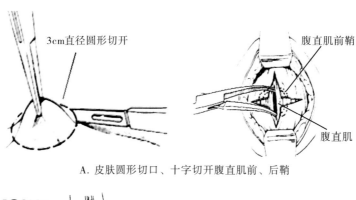

A. 皮肤圆形切口、十字切开腹直肌前、后鞘

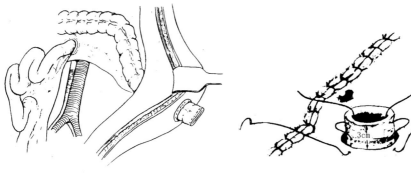

B. 肠造口肠管经腹膜后拉出

C. 缝合肠造口肠管

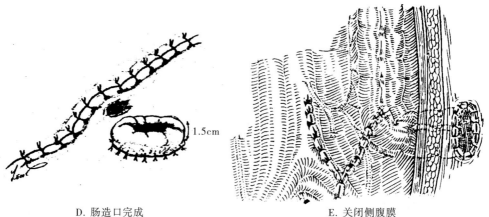

D. 肠造口完成

E. 关闭侧腹膜

图 26-3　单腔造口术

（6）肠造口完成后一定要细致检查有无出血，如有出血可以电灼、压迫或结扎止血，注意肠造口黏膜颜色，如打开肠造口肠管时见到腺瘤，应即时处理，可摘除或电灼切除。

（7）提倡早期肠造口护理，结肠造口尽可能一期开放。术后要用透明的人工肛门袋，以便观察肠造口，特别是血运情况。同时早期袋内要留有少部分气体，以减少肠造口受压，同时不妨碍肠造口的早期排气排便。

常用的腹膜外乙状结肠单腔造口术，其相对传统腹膜内肠造口术有如下优点：①操作简单，缝合少，缩短手术时间；②消除乙状结肠与侧腹膜的间隙，降低小肠内疝的发生率；③无需切开壁层腹膜，有效减少了腹内压力对肠造口的直接作用，使切口旁疝发生率减少；④发生肠造口坏死感染时，炎症受腹膜的屏障作用不会立即向腹腔内扩散。以下简单介绍传统乙状结肠单腔造口术。

5. 腹膜内乙状结肠单腔造口术 切除肠造口部位皮肤、皮下组织，切口直径约 2.5 cm，不宜过大或过小，十字切开或切除部分腹直肌前鞘，沿肌纤维方向分开腹直肌纤维，剪开腹直肌后鞘，扩大分离。从腹腔内用示指将腹膜顶起，剪开腹膜，并用手指钝性扩大腹膜孔，使其可容 2 指通过，将腹膜外翻与皮下缝合。引出乙状结肠断端，使之高出皮肤表面约3cm，将皮下层和乙状结肠浆肌层与腹膜缝合，使之固定（若腹壁厚、皮下脂肪多，可分别将腹膜、肌筋膜、皮下与肠管壁缝合）。随后，在腹腔内将乙状结肠旁沟关闭，即将腹腔内乙状结肠与侧腹膜缝合，特别注意从肠造口端起缝 8~10 针，然后才做荷包缝合封闭，目的是防止术后肠造口脱垂（如果一开始就用荷包缝合关闭侧沟，手术虽然快，但术后会增加内疝和膨出或脱垂的机会）。待关腹后，将造口端结肠打开，黏膜外翻，与皮肤间断缝合8针，外绕碘仿纱条（术后 3 天可拆除碘仿纱），以防止出血及感染，外敷凡士林纱或即时装上人工肛袋。

（二）双腔（袢式）造口术

1. 适应证

（1）直肠恶性肿瘤伴急性梗阻时作为先期减压术。

（2）直肠外伤或病变致穿孔时暂时性肠道转流。

（3）晚期直肠恶性肿瘤无法切除时永久性肠道转流。

2. 禁忌证 乙状结肠或近端结肠有梗阻性病变者。

3. 手术方法和操作步骤

（1）肠造口位置：左下腹，常选择髂前上棘与脐连线同左腹直肌外缘交点的外上处。

（2）切口选择：如为单纯肠造口术，可取肠造口处 5~7cm 切口，或依据原发疾病取下腹正中右侧绕脐切口，或原位探查切口及其他切口。切开皮肤、皮下层及腹外斜肌腱膜，分离腹外斜肌、腹内斜肌、腹横肌，切开腹横筋膜、腹膜外组织及腹膜进入腹腔。

（3）游离乙状结肠：分开乙状结肠外侧腹膜，游离乙状结肠至可提出切口外而无张力。

（4）固定肠管：紧贴结肠壁系膜缘用血管钳戳一小口（图 26-4A），穿过一根直径3~5mm 的玻璃棒或硬塑料管作为支架（术后 1~2 周内拔除），注意避开血管。切口两端腹膜稍加缝合（图 26-4B），至可于结肠旁插入一指为宜。将切口周围腹膜与肠壁浆肌层及提至切口外之系膜做一圈缝合固定，同样缝合切口两端的皮下层及皮肤。

（5）肠造口形成：用电刀沿系膜对侧结肠带纵行切开肠管约5cm，排尽肠内容物，检查黏膜情况。

（6）早期护理。

4. 注意事项

（1）拉出肠段应无张力以免回缩。

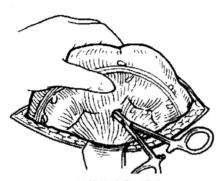

A. 于结肠系膜上戳孔　　　　　　　　　　　B. 缝合切口两端腹膜

图 26-4　双腔（袢式）造口术

（2）固定肠管前注意肠管是否扭转，缝合腹膜与肠壁时勿穿透肠壁全层。

（3）关闭腹壁切口两端时注意大小适宜，以可在结肠旁插入一指为宜。切口切开不充分，关闭过多会影响肠造口血运，并使肠道内容物通过受阻，关闭过少则易造成切口旁疝。

（4）切开肠管应沿系膜对侧结肠带纵行切开，以免造成部分肠壁缺血坏死。

（5）结肠造口尽可能一期开放，提倡早期肠造口护理。

二、横结肠袢式造口术

横结肠由于处于结肠中段，在肠造口的应用中多为袢式造口，除非肠造口以下肠段全部切除才行单腔造口。

（一）适应证

1. 左侧结肠或直肠恶性肿瘤伴急性梗阻时做先期减压，待适当时机行二期切除，或一期切除时暂时性肠道转流。

2. 晚期左侧结肠或直肠恶性肿瘤无法切除时作为永久性肠道转流。

3. 左侧结肠或直肠外伤或病变致穿孔、瘘道行修补术时暂时性肠道转流。

4. 左侧结肠或直肠手术多为预防吻合口漏而做暂时性肠造口。

5. 结肠肛管吻合术（Parks 术）或直肠低位吻合术后暂时性肠道转流。

（二）禁忌证

近端结肠有梗阻性病变者。

（三）手术方法和操作步骤

1. 肠造口位置　右上腹腹直肌处。

2. 切口选择　如单纯肠造口术，可于剑突与脐连线中点右侧腹直肌做一 7~8cm 横切口；或依据原发疾病取下腹正中左侧绕脐切口及其他切口。切开皮肤、皮下层和腹直肌前鞘，横断腹直肌，切开腹直肌后鞘、腹膜外组织及腹膜进入腹腔。

3. 游离横结肠　显露横结肠，将拟肠造口的横结肠提出切口外，分离附着于横结肠上的大网膜，并将游离的大网膜回纳入腹腔。

4. 固定肠管　紧贴结肠后壁系膜用血管钳戳一小口，穿过一根直径3~5mm的玻璃棒或硬塑料管作为支架（术后1~2周内拔除），注意避开血管。切口两端腹膜稍加缝合，缝合紧密度以可于结肠旁插入一指为宜，将切口周围腹膜与肠壁浆肌层及提至切口外的系膜做一圈缝合固定，同样缝合切口两端之皮下及皮肤。

5. 肠造口形成　如结肠明显扩张，先予减压，可于结肠壁上做一荷包缝合，直径1.5~2.5cm，于荷包中央处切开肠壁，置入一橡皮导管至近端结肠，结扎荷包缝线，妥善固定橡皮导管，术后接引流袋，3~4天拔除，切开结肠。也可术中直接先行结肠灌洗，清理肠道聚集的内容物。如为直接肠道转流，用电刀沿系膜对侧结肠带纵行切开肠管3~4cm。

6. 早期护理。

（四）注意事项

1. 拉出肠段应无张力以免回缩。

2. 关闭腹壁切口两端时注意大小适宜，以可在结肠旁插入一指为宜。切开过少或关闭过多会影响肠造口血运，并使肠道内容物通过受阻，关闭过少则易造成切口旁疝。

3. 固定肠管前注意肠管是否扭转，缝合腹膜与肠壁时勿穿透肠壁全层。

4. 切开肠管应沿系膜对侧结肠带纵行切开，以免造成部分肠壁缺血坏死。

5. 结肠造口尽可能一期开放，提倡早期行肠造口护理。

6. 若提出肠段无任何张力，可移去用来支撑造口的玻璃棒或硬塑料管，直接将结肠切缘的肠壁黏膜翻转与皮肤直接做全层间断缝合。

三、盲肠造口（瘘）术

盲肠造口（瘘）术在临床中已相对较少使用，且由于肠管直径较大，不管拉出肠管为双腔还是单腔，创伤都较大。一般临床中遇到需要盲肠造口的病例时，通常采用盲肠造瘘术，以便为肠道临时减压和使患者顺利排便，不必将肠管拖出腹壁，待病情缓解后再行下一步的治疗。

（一）适应证

1. 升结肠或横结肠急性梗阻无法一期切除时。

2. 需行肠道转流但因年老、一般情况差、心肺肝肾脑等脏器病变或其他原因无法耐受其他经腹减压手术时。

3. 预期行横结肠手术，术中吻合不甚满意时。

（二）禁忌证

盲肠造瘘术减压效果较差，凡可选作其他结肠造瘘术或内转流术者均不宜行盲肠造瘘。

（三）手术方法和操作步骤

1. 造瘘位置　右下腹。

2. 切口选择　取右下腹麦氏切口，切开皮肤、皮下层及腹外斜肌腱膜，分离腹外斜肌、腹内斜肌、腹横肌，切开腹横筋膜、腹膜外组织及腹膜进入腹腔。

3. 置管　将盲肠提至切口外，4号丝线于盲肠前壁中段前结肠带处做一荷包缝合，直径1.5~2.5cm，于荷包中央处电刀切开肠壁，用吸管吸尽肠内容物后，置入一蕈状导尿管

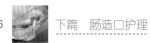

（图 26-5A），结扎荷包缝线。于第一道荷包缝合线外约 1cm 处做第二道荷包缝合，结扎荷包使肠壁内翻，妥善固定导尿管。

4. 固定　造瘘管自切口中央引出，将造瘘管上下盲肠壁与切口相应腹膜 2 针固定缝合，逐层关闭腹腔，常规方法将造瘘管固定于皮肤上并接上引流袋（图 26-5B）。

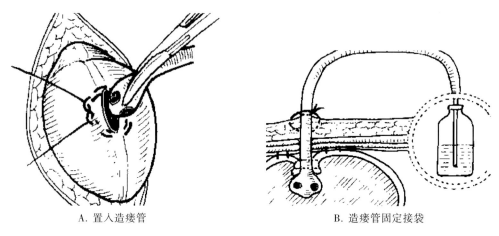

A. 置入造瘘管　　　　　　　　　B. 造瘘管固定接袋

图 26-5　盲肠造口术

（四）注意事项

1. 造瘘管应妥善固定。

2. 做荷包缝合及缝合腹膜与肠壁时勿穿透肠壁全层。

3. 如引流不通畅时可予生理盐水冲洗造瘘管。

4. 造瘘管于术后 1~2 周拔除。

（伍小军　林俊忠）

第二节　回肠造口术

回肠造口术根据造口的用途及放置的位置可分为单腔造口术和双腔（袢式）造口术。

一、回肠单腔造口术

（一）适应证

1. 溃疡性结肠炎、家族性腺瘤性息肉病或多发性大肠癌患者行全结肠直肠切除术作为永久性肠道转流。

2. 溃疡性结肠炎患者需要暂时性肠道转流以利于病变愈合。

3. 结直肠吻合、回直肠吻合或回肛贮袋术后需行暂时性肠道转流以利于吻合口愈合。

（二）禁忌证

因其有较多并发症，除非有明确适应证，一般不建议采用本术式。近端小肠有梗阻性病变者为绝对禁忌证。

（三）手术方法和操作步骤

1. 造口位置　右下腹腹直肌处。

2. 切口选择　取下腹正中左侧绕脐切口或依据原发疾病确定切口。

3. 游离切断肠管　分离末端回肠系膜，切断、结扎系膜中的动脉弓，用两把 Kocher 钳钳夹肠管，于钳中间切断肠管，术中注意保持断端两侧肠管仍有充分的血供。

4. 制作造口隧道　于右下腹腹直肌预定造口处消毒后，由助手用止血钳提起预定造口处皮肤的中点，做一圆形切口（切口直径应与回肠造口端肠管直径相仿），再以电刀垂直切除相应皮肤、皮下层、腹直肌前鞘，沿肌纤维方向分开肌层，切开腹直肌后鞘、腹膜外组织及腹膜，注意肠造口隧道大小以能通过两指为宜。

5. 造口形成　用 4 把血管钳将腹直肌后鞘提起，将拟行肠造口的回肠拉出腹壁外，拉出肠管断端长度约 6cm，注意牵拉时不可用力过猛，并避免肠管扭曲。先用丝线将回肠相应水平的浆肌层与腹直肌前鞘、皮下做一圈间断缝合固定，注意固定时勿损伤回肠的血管，以免影响造口肠管的血运。再将肠管断端的黏膜层外翻，使其反折成高度 3cm 的乳头（图 26-6），用细丝线将肠管断端的黏膜层、浆肌层与皮肤的真皮层做一周环形间断外翻缝合，针距不宜过大。

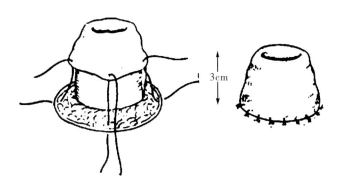

图 26-6　回肠造口术

6. 早期护理。

（四）注意事项

1. 皮肤切口宜以利刀切开，以利伤口愈合；同时皮下层切除范围应与皮肤切除范围相当，避免造口狭窄。

2. 腹壁肠造口隧道以能通过两指为宜，肠造口隧道过小，会使肠道内容物通过受阻，过大则易造成切口旁疝。

3. 拉出肠段应无张力以免回缩，同时注意肠管不可扭曲。

4. 注意回肠断端血运，特别是缝合固定肠造口肠管时，造腹壁孔时一定要剪除部分肌筋膜，以免形成狭窄环影响肠造口的血供。

5. 确保回肠造口高度 3cm 为宜，过长易引起肠壁水肿，过短则护理不方便，易造成造口旁皮肤溃烂。

6. 肠造口完成后一定要细致检查有无出血，提倡早期行肠造口护理。

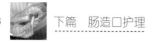

7. 施行本术式患者大多有免疫力低下或伴发疾病，应加强相应围术期处理。

二、回肠袢式造口术

（一）适应证

1. 肠坏死无法一期切除作为暂时性肠道转流。

2. 同回肠单腔造口术，用于溃疡性结肠炎患者暂时性肠道转流以利于病变愈合，及结直肠吻合、回直肠吻合或回肛贮袋术后暂时性肠道转流以利于吻合口愈合。

（二）禁忌证

同回肠单腔造口术，肠坏死累及空肠或结肠者为绝对禁忌证。

（三）手术方法和操作步骤

1. 造口位置　右下腹腹直肌内。

2. 切口选择　造口处 3~4cm 纵切口，或依据原发疾病取腹正中切口及其他切口。切开皮肤、皮下层、腹直肌前鞘，沿肌纤维方向分开腹直肌，切开腹直肌后鞘、腹膜外组织及腹膜进入腹腔。

3. 外置固定肠管：将距回盲瓣 15~20cm 末端回肠或坏死肠管近端血供良好的回肠提出切口外。紧贴回肠后壁系膜用血管钳戳一小口，穿过一根直径 3~5mm 的玻璃棒或硬塑料管作为支架（术后 1~2 周内拔除），注意避开血管。切口两端腹膜稍缝合，缝合密度可于回肠旁插入一指尖为宜，将切口周围腹膜与肠壁浆肌层及提至切口外之系膜做一圈缝合固定，同样缝合切口两端的皮下组织及皮肤。

4. 造口形成　用电刀横行切开远端肠袢，排尽肠内容物，检查黏膜情况。随后将肠管切缘的黏膜层外翻，用细丝线将肠管断端与皮肤做一周环形间断外翻缝合。

5. 早期护理。

（四）注意事项

1. 戳开系膜时注意勿损伤系膜终末血管支。

2. 固定肠管前注意肠管是否扭转，缝合腹膜与肠壁时勿穿透肠壁全层。

3. 关闭腹壁切口两端时注意大小适宜，以可于回肠旁插入一指为宜。切口切开不充分，关闭过多会影响肠造口血运，并使肠道内容物通过受阻，关闭过少则易造成切口旁疝。

4. 电刀横行切开的肠管应为偏远端的肠袢。

（伍小军　林俊忠）

第三节　肠造口术的改良

在临床工作中，肠造口并不都严格按照前述的步骤来完成，手术方式取决于患者的具体情况和手术者的习惯。

一、单腔造口形成术的改良

传统的单腔造口术要将腹壁的腹膜及腹直肌后鞘层、腹直肌前鞘、皮下组织、皮肤分别和肠管缝合，这样的造口回缩、脱垂、造口隧道的积液感染等并发症发生最少，只是手术费时较多。

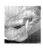

改变方法有缝合层次的改变：可将腹直肌前后鞘和腹膜用 1 号丝线缝合，或直接将腹膜后鞘用 1 号丝线缝合在皮下后不剪断，然后将丝线穿针再和肠管浆膜缝合。这样只需单次过针，减少过两边组织时视野小、不清可能造成的意外损伤；同时肠造口的缝合也由 4 层减至 3 层或 2 层，减少缝合时间；将腹膜后鞘层拉至皮下使肠管通过的皮下隧道浆膜化，可减少瘢痕形成所致的肠造口狭窄。

一般肠造口成形后距皮肤的高度 1.5~2cm，呈"玫瑰花样"，但也有与皮肤平齐的"平型肠造口"，特别在西方国家常见。其优点是受腰带的限制较少，不易被压迫；缺点是存在排泄物易漏出、皮炎和肠造口回缩的问题。

不管是结肠造口还是回肠造口，单腔造口的成形要根据患者的实际情况来定。如对于肥胖患者，腹壁过于肥厚而肠管直径较小时，腹壁造口的隧道就不能开得过大，以免造成回缩或疝形成。但术中操作空间小，要将腹直肌前、后鞘与肠管缝合也较困难，可直接将肠管与皮下和皮肤缝合两层即可。不可强行将腹膜后鞘拉至皮下，这样肠造口回缩的机会较大。因此建议，不管是单腔还是袢式造口，从腹腔内再将肠管浆膜同腹膜加固 4~8 针，对预防术后肠造口回缩和脱垂有益。

二、双腔（袢式）肠造口形成术的改良

双腔（袢式）肠造口形成术的改良方式及注意点同单腔造口术的大同小异。传统的袢式肠造口一般是直接沿肠管的纵轴切开后即可，也可将翻出的肠壁同单腔造口一样与皮肤缝合，这时可用支架，也可以不用支架。强调的是为防术后肠造口回缩和脱垂，从腹腔内再将肠管浆膜同腹膜加固 4~8 针仍有必要。

在肿瘤（如肠道淋巴瘤）切除后不宜做一期吻合的患者，可行不连续的肠管袢式肠造口，即"双管造口"，可并排也可分离（图 26-7）。

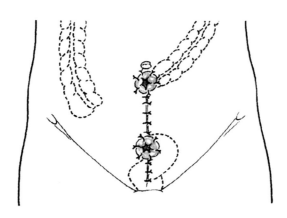

图 26-7　乙状结肠原位切口双管造口

图 26-8 显示的是另外一种改良的单、双腔结合的肠造口，多在行预防性的肠造口时采用。主要特点是先将远端肠管与近端肠管行端侧吻合（注意顺序勿颠倒），再将近端肠管拉出腹壁行单腔造口。

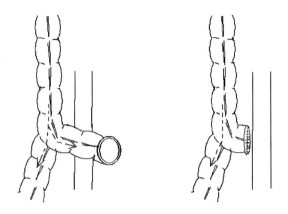

图 26-8　单口双腔造口及回纳

优点是在肠造口成形和回纳时腹壁的创伤小，肠造口回纳后吻合口漏的可能性小，值得临床推广。此外还可用后面提到的吻合器来辅助完成肠造口的成形和回纳，操作方便。

总之，不管是结肠造口还是回肠造口，也不管是单腔造口还是袢式造口，要根据患者实际情况选择肠造口的类型及缝合方式。

三、肠造口手术的其他改良

Miles 手术的腹壁切口，下段切口可在绕脐后直接垂直向下走旁正中切口，可使伤口与造口的距离增加 2cm，方便贴牢造口袋，减少渗漏及伤口污染的发生。而 Miles 术后引流管由传统的从会阴部引流，改良为从腹壁戳口引出双腔或三腔引流管，缓解了患者原有的会阴疼痛不适感，方便患者早日下地活动，促进肠蠕动恢复。同时双腔或三腔引流管，可进行加药冲洗和持续负压引流，减少了会阴部伤口的感染发生率，促进伤口愈合（图 26-9，图 26-10）。另外，平时我们经常会遇到伤口液化，但自从伤口皮下脂肪层不用缝合改良为放置持续负压吸引管后，伤口的液化发生率就明显减少（图 26-11）。

另外对于肠梗阻患者，肠道含较多黏稠或干结内容物时，可通过在阑尾处插入带球囊的尿

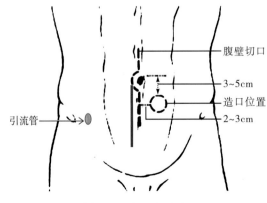

图 26-9　切口的改良

管或与阑尾直径相仿的输液管，用于灌洗液的持续滴入，远端结肠用麻醉的螺纹管套入，7号四线双重结扎后，螺纹管套扎脑科手术收集袋，收集袋远端再结扎，可做到术中无菌灌洗和避免肠道内容物气味散发，灌洗同时可进行其他手术的操作，缩短全程手术时间（图26-12）。

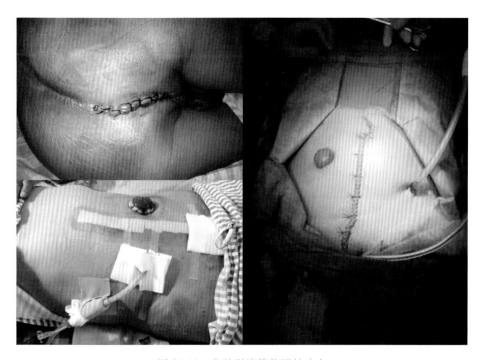

图 26-10　盆腔引流管位置的改良

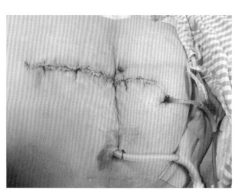
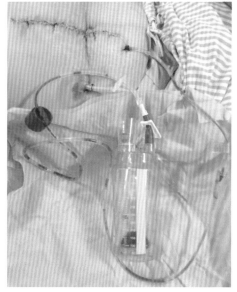

图 26-11　伤口皮下持续负压引流

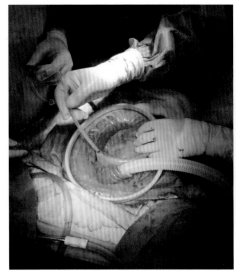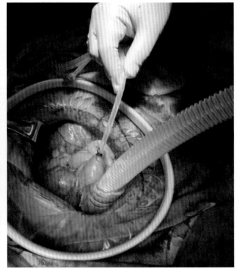

图 26-12　术中结肠灌洗的改良

（伍小军）

第四节　特殊肠造口术

一、节制性肠造口术

由于人工肛门的排便不受意识控制，给患者的工作及生活带来极大的不便。因此，人们希望通过外科手段或外部装置来控制排便，使患者可以少用或不用造口袋，减少患者心理负担、改善生活质量，这种有控制排便功能的肠造口称为节制性肠造口。

（一）自体平滑肌移植型肠造口术

研究证明，平滑肌比横纹肌的收缩力强而持久，且移植的平滑肌不因去神经而作用消失。Schmidt 于 1979 年首次报道在人工肛门周围移植正常结肠的平滑肌作为"新括约肌"来减少粪便外溢，手术有效率达 80%，但部分患者术后有移植物感染、坏死或结肠梗阻等并发症发生。

手术方法：切除远段结肠后，于近端正常结肠末端切取约 10cm 肠段，分开为游离的条带状，去除肠壁外脂肪、系膜和黏膜层，制成结肠浆肌层的片状移植物。用抗生素溶液浸泡 5 分钟，拉长延伸 100%环绕包裹一圈，缝合固定在结肠带上，使移植物呈袖套状皱缩的环状肌束，固定于结肠造口末端 2cm 处。随后包裹段结肠与腹壁固定，肠造口一期开放。

李光华等于 1998 年报道 90 例直肠癌 Miles 术并 Schmidt 或改良 Schmidt 术，结果满意，无手术死亡，无远期并发症，也无功能丧失。该作者认为，为提高手术成功率及减少并发症，需注意：合适的病例选择；充分的肠道准备；无菌技术和抗生素的应用；精细的操作技巧；注意远端结肠和移植物的血供。

由于游离自体平滑肌移植型肠造口有移植物坏死可能，有人尝试采用带血管蒂肠肌移植节制性结肠造口，取得一定效果。

（二）异物植入型肠造口术

包括磁圈植入节制型肠造口术及硅环植入节制型肠造口术。

1. 磁圈植入节制型肠造口术 由 Feustel 和 Hennig 于 1975 年首创。术中在肠造口周围皮下植入一磁圈，如欲关闭肠造口，可从造口处插入异极磁性闭孔塞，磁圈与磁塞互相吸引造成肠造口关闭，阻止粪便外溢。虽然该肠造口方法在开始时备受称赞，但远期观察，其效果并不乐观，因此，临床上应用不多。

2. 硅环植入节制型肠造口术 由 Plager 于 1983 首先应用于 Miles 术后肠造口患者身上。术中将硅环埋入腹腔并缝合于腹壁肠造口处，造口肠段从环内引出，引出时注意避免角度。术后一周开始用可容纳 30ml 液体的硅气球作为栓子堵塞肠造口而阻止粪便溢出。常见并发症为硅环包裹及肠坏死、肠瘘，其安全性及有效性需待进一步评估。

二、腹腔镜辅助的肠造口术

腹腔镜技术因其微创、安全、简便的优点，逐渐成为外科领域中重要的诊疗方法。但由于人体肠道的特殊性，直到 1991 年，才由美国医生 Jacob 等施行了第一例腹腔镜右半结肠切除手术，开创了腹腔镜下进行结直肠手术的历史。随后，腹腔镜辅助的胃肠道手术逐渐得到发展，其中就包括腹腔镜辅助的肠造口术。

（一）适应证

腹腔镜辅助的肠造口术适用于大多数患者，但在恶性肿瘤患者中的应用仍有争论。

（二）禁忌证

绝对禁忌证包括腹腔严重粘连的"困难腹"，晚期慢性阻塞性肺疾患，无法耐受全身麻醉、一般情况差或远端肠段有梗阻性病变者。腹腔紧密粘连，病态肥胖，妊娠及凝血机制异常为相对禁忌证。

（三）手术方法和操作步骤

1. 腹腔镜置入 常规完成气腹，腹内 CO_2 压力 1.6~1.87kPa，高流量的气腹机有利于维持稳定的腹内压。摄像头通道可选择造口位置对侧的脐外 4~6cm 处，因传统的脐部位置过于靠近手术部位而不建议选择。

2. 全面评价 腹腔镜进入腹腔后，应首先对腹腔内情况进行全面的评价，系统了解解剖及病变情况，再决定手术方案，然后在直视下选择手术操作通道置入器械，可将肠造口位置作为操作通道以减少切口。

3. 游离肠造口肠管 用电凝剪或超声刀分离侧腹膜，将结肠从周围组织游离。可用 Babcock 抓钳将肠造口肠管提起以判定游离程度，游离程度以气腹条件下将肠管提至腹壁肠造口位置而无明显张力为宜。于肠造口处系膜分离开一小孔，穿过一粗布条，操作过程中注意避开血管。

4. 制作肠造口隧道 消除气腹，用 Babcock 抓钳将肠造口肠管提起，以便腹外定位。随后在肠造口处以 3cm 直径环状切开皮肤、皮下及筋膜，沿肌纤维方向钝性分离肌肉，撑开腹膜。

5. 肠造口形成 小心拉出粗布条，将肠造口肠管提至切口外，按前述袢式造口方法完成肠造口。

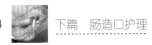

6. 固定肠管　重建气腹，腹腔镜检查肠管及系膜，确保定位正确，腹腔内无出血，且肠管无张力、无扭转，用缝线将肠管与腹膜做一周固定。腹腔冲洗后消除气腹，关闭切口。

7. 早期护理。

（四）注意事项

1. 肠管应充分游离，避免术后肠管回缩。

2. 制作肠造口隧道前，应消除气腹，以防止血液、烟雾及组织碎屑外渗。

3. 将肠造口肠管提出时，注意不可过分牵拉，以免血管撕裂影响血供，同时注意肠管是否扭转。

4. 肠造口完成后重建气腹，再次检查对于减少并发症的发生是必要的。

（五）手术相关并发症

剖腹手术中可见的出血、感染、肠造口狭窄、坏死、回缩、旁疝及肠管梗阻等，在腹腔镜辅助的肠造口术中的发生率大致相同。除此之外，腹腔镜辅助的肠造口术还可能出现术中气腹引起的并发症，包括 Veress 针或套管穿刺引起的器官损伤和血管损伤，腹内压增加引起的心排血量降低，甚至低血压、气胸或皮下气肿、气体栓塞等。

三、吻合器辅助的肠造口术

吻合器辅助的肠造口术指使用管型吻合器将拟肠造口的肠管与腹壁皮肤吻合建造人工肛门的手术方法。

（一）手术方法和操作步骤

1. 游离肠造口肠管　充分游离用于肠造口的肠管及其系膜，至可提至切口外而无张力为宜，肠管断端上下 2cm 范围内肠壁脂肪垂必须清除，但注意保持良好的血运。

2. 插入抵钉座　根据肠造口肠管的大小，选择合适口径的吻合器（一般使用 SDH29、SDH33），将拟肠造口肠管断端做荷包缝合，插入管形吻合器抵钉座，并牢固结扎。

3. 制作肠造口隧道　正确选择肠造口位置（方法同传统肠造口术），于腹腔内从肠造口位置相应的腹膜处逆向"十"字切开腹壁各层，仅留下全层皮肤。注意腹壁切口比吻合器直径大 5mm 左右，尽量将皮下层切除干净，因组织过厚会影响吻合器击发。

4. 肠造口肠管与皮肤吻合　将吻合器身的中心杆从腹壁肠造口皮肤的中点刺入，与肠造口肠管断端的抵钉座接合。顺时针方向旋转尾端螺丝，使钉座与抵钉座靠近，夹紧两端，调节间距至 2～3mm。注意中间不能夹入其他组织，然后持续、逐渐多次加力后，击发吻合器。至此吻合与切割已同步完成，注意击发时需要比胃肠吻合强几倍的力量。随后，逆时针方向旋转尾端螺丝使钉座与抵钉座分离，取出吻合器。检查吻合口是否完整，吻合器的环形切刀圈内两个切除的环形组织是否完整（图 26-13）。

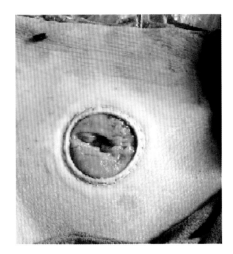

图 26-13　吻合器辅助的造口

5. 固定肠造口肠管　将肠造口周围腹膜与肠造口肠管浆肌层做一周缝合固定。

6. 关闭切口　缝合侧腹壁与肠造口肠管之间的间隙，逐层关闭腹壁切口。

（二）注意事项

1. 肠造口肠管应充分游离，以免肠造口回缩。

2. 尽量选择大小与肠造口肠管匹配的吻合器。

3. 腹壁"十"字切开的隧道与吻合器口径要适当，比吻合器直径大 5mm 即可，以免出现肠造口狭窄或旁疝，同时吻合处皮下层应彻底切除，避免其妨碍皮肤与肠管吻合。

4. 肠造口肠管与皮肤吻合时，注意两者中间不能夹入其他组织。

5. 完成吻合时，需持续、多次加力后，再击发吻合器，使刀片完整切割皮肤，注意击发时需要比胃肠吻合强几倍的力量。

6. 皮肤较厚、吻合器刀片不能切开皮肤者，可先收拢吻合器，压出切割圆圈标记，以手术刀切开半层皮肤后，再作吻合。

7. 取出吻合器后，应检查吻合口是否完整，吻合器的环形切刀圈内两个切除的环形组织是否完整。

需要强调的是，应用吻合器行肠造口手术，由于应用时间较短，远期效果和并发症尚不清楚，临床观察到皮炎发生的机会较多、皮钉也不易拆除，目前应慎用。

（伍小军）

第五节　泌尿造口手术

泌尿系统某一器官发生病变，不能正常从尿道排尿，可将尿路直接或间接开口于腹壁、结肠与尿道等部位，取新的途径将尿液排出体外，称为尿流改道。其中需在腹壁造口，通过导管或者佩戴集尿袋引流尿液的称为泌尿造口。尿流改道可分为暂时性尿流改道和永久性尿流改道。以下系统介绍尿流改道的相关内容，侧重介绍泌尿造口的适应证及手术方式。

一、暂时性尿流改道

暂时性尿流改道是指在原发病变或手术部位的近侧做尿路造瘘，留置造瘘管引流尿液，达到治疗的目的后拔除造瘘管，恢复从原来通道排尿。

（一）适应证

1. 尿路急、慢性梗阻所致的肾衰竭或尿路严重梗阻合并急性感染，不能经尿管插管至梗阻上方引流尿液，应立即实行梗阻近侧的尿路造瘘手术。

2. 尿路慢性梗阻合并梗阻以上严重扩张及肾功能损害，不宜一期施行原发病手术者，先做尿流改道，持续引流 2 周到 2 个月，对肾功能做进一步评估后再确定手术方案。

3. 施行某种尿路手术如成形、吻合、病变切除及缝合，为减少并发症确保手术成功，在近侧尿路做暂时性造瘘。

（二）方法

1. 肾造瘘术　经皮肾造瘘术是在 B 超或者 X 线辅助下，于腋后线穿刺肾盏，扩大瘘道后放置肾造瘘管，也可在开放手术时放置肾造瘘管。

2. 肾盂造瘘术　施行肾手术时经肾盂插入造瘘管引流尿液。此法不损伤肾组织，但造瘘管脱出后难再放置，只适用于短期应用。

3. 输尿管造瘘术　在输尿管梗阻或手术部位上方较高处做小切口，插入 8~12F 硅胶管或导尿管至肾盂，持续引流。

4. 膀胱造瘘术　膀胱造瘘术常用的方法有开放性耻骨上膀胱造瘘术和耻骨上穿刺膀胱造瘘术。暂时性尿流改道尽可能采用耻骨上膀胱穿刺造瘘术。经皮膀胱造瘘是用套管针在耻骨上穿刺膀胱，插入造瘘管。

5. 尿道造瘘术　将套接弯头金属探子导尿管从尿道插入膀胱，当探子尖端抵达尿道球部时，翻转探子将会阴部顶起，并在此处做小切口，直达尿道腔。固定导尿管，退出金属探子，将导尿管提出切口外做尿道造瘘。此法简单易行，创伤小。

二、永久性尿流改道

永久性尿流改道是指泌尿道某一器官发生严重病变，不能用尿路成形方法恢复从尿道排尿，可将尿路直接或间接开口于腹壁或结肠，取新的途径将尿液排出体外。永久性尿流改道可分为不可控性和可控性两大类。不可控性尿流改道是将输尿管直接或者通过一段肠管开口于皮肤，手术相对简单，很少发生尿液成分的重吸收，对上尿路的损害也比较小，但膀胱以上的尿流改道需插置导管或佩戴集尿袋持续收集尿液。可控性尿流改道有以下三类：①将输尿管与乙状结肠或者直肠吻合，利用肛门括约肌控制排尿；②利用一段肠管建成可控腹壁输出道，术后由患者自行间歇导尿，称为异位可控膀胱或者可控腹壁尿流改道术；③保留尿道外括约肌，将肠管制作的新膀胱与尿道直接吻合，利用腹压排尿，此类手术叫新膀胱术或正位可控膀胱术。

（一）非可控性尿流改道

将输尿管末端直接或并腔后腹壁造口，或取一段带系膜的游离肠管，双侧输尿管与其吻合，近端封闭，远端行腹壁造口，尿液即经此造口排出体外。这种手术方式适合于患者全身状况差、不能耐受或尿道有肿瘤、狭窄等病变不能施行其他手术者。

1. 输尿管皮肤造口术　两侧输尿管并腔后或者分别直接在腹壁皮肤造口，手术操作简便（图 26-14）。无吸收性电解质紊乱，但术后可发生输尿管末端坏死、狭窄、回缩、逆行感染等并发症，且需终生置导尿管或佩戴集尿袋。为了方便收集尿液，造口部位可行输尿管外翻法形成乳头。该手术用于全身情况差、预期寿命短的患者。

2. 回肠导管术（Bricker 术）1950 年 Bricker 应用一段游离回肠作为导管，行远端腹壁造口，Rutzen 集尿袋收集尿液获得成功。

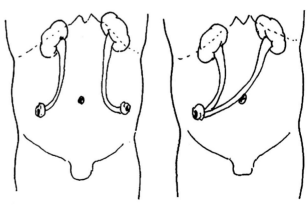

图 26-14　输尿管皮肤造口术

该术式操作简单、安全，并发症发生率低，肾功能保护好，曾一度是应用最普遍的尿流改道方式，至今仍为成人永久性尿流改道的常用术式。但患者需行腹壁造口，终生佩戴集尿袋。方法为游离双侧输尿管并于下端切断，左侧输尿管经骶岬前腹膜后通道拉至右侧，在距回盲瓣 10~15cm 处切取长 15~20cm 带系膜的游离回肠肠袢，两侧输尿管分别于回肠肠袢近心侧或近心端行直接吻合，回肠肠袢远心端于右腹壁造口（图 26-15）。

3. 乙状结肠膀胱术　类似回肠膀胱术，但乙状结肠管腔大、壁厚，输尿管易与其行黏膜下隧道法抗反流吻合，可减少造瘘口狭窄及吻合口反流所致逆行感染和肾功能损害。同样需腹壁造口，终生佩戴集尿袋（图 26-16）。

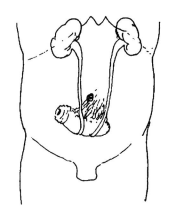 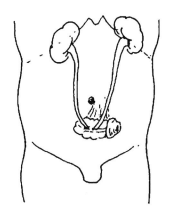

图 26-15　回肠膀胱术　　　　　　　　　　图 26-16　乙状结肠膀胱术

（二）可控性尿流改道

因泌尿生殖系或肠道恶性肿瘤施行盆腔脏器清除术的患者，不能矫治的膀胱先天性畸形、膀胱尿道阴道瘘、神经源性膀胱功能障碍，均可选择施行可控性回结肠膀胱术。患者需具备下列条件：预期寿命较长，一般情况良好，能耐受复杂手术者；双侧肾脏功能良好；无上尿路感染者；肠道未发现病变者；能培养良好的卫生习惯，可掌握自我导尿技术者。适宜手术的年龄由青少年至 70 岁的老人。可控尿流改道常见的方法主要有如下几种。

1. 利用肛门括约肌控尿

（1）输尿管乙状结肠吻合术：1852 年 Simon 首先报道，采用输尿管直接与乙状结肠吻合，手术简便（图 26-17）。但尿粪混流，术后易出现逆行感染、肾功能损害、高氯性酸中毒，易发生结肠癌等并发症，现在已基本被放弃。

（2）直肠膀胱、乙状结肠会阴造口术：输尿管与直肠吻合，将乙状结肠从直肠后方直肠黏膜下和肛门内外括约肌之间拖至会阴部造口（图 26-18）。利用肛门括约肌控制尿、粪排出。该术式操作复杂，尤其是控制尿、粪的效果并不理想，现在较少应用。

（3）直肠膀胱、乙状结肠腹壁造口术：在直肠前壁腹膜反折上 10~15cm 切断乙状结肠，输尿管与直肠吻合，利用肛门括约肌控制排尿，乙状结肠腹壁造口（图 26-19）。尿、

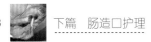

粪完全分流。该术式操作简便，但术后可发生上行感染、高氯性酸中毒、遗尿等并发症，且乙状结肠腹壁造口患者生活质量差，目前也较少采用。

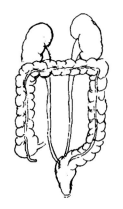
图26-17　输尿管乙状结肠吻合术

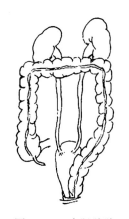
图26-18　直肠膀胱、乙状结肠会阴造口术

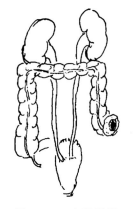
图26-19　直肠膀胱、乙状结肠腹壁造口术

2. 可控膀胱腹壁造口术　用肠管做成可控性膀胱，由患者定期经腹壁输出道导尿，是尿流改道一种重要改良方法。可控膀胱腹壁造口术主要由贮尿囊、输入道及输出道组成。手术的基本原则：①用最短的肠段制作高容量、低内压、高顺应性的贮尿囊；②抗反流的贮尿囊输尿管吻合，保护肾功能；③良好的可控性贮尿囊输出道，输出道是可控性尿流改道术中要求最高的技术，决定了可控性尿流改道术的成败。在各种术式中，使用回肠套叠乳头瓣、缩窄的回肠末段及原位阑尾作输出道较多，目前最简单可靠的可控性输出道是阑尾输出道。

（1）回肠可控膀胱术：其基本方法为距回盲瓣15cm处取一段长约75cm的回肠，其近侧16cm及远端12cm留作输出道及抗反流之用，中间的回肠去管道重建作为贮尿袋，两端回肠套叠形成乳头瓣起抗反流和抗溢流作用，肠管近端关闭后与输尿管吻合，远端腹壁造口（图26-20）。术后患者定期插尿管排尿，不需佩戴集尿袋，提高了生活质量。因切除回肠段

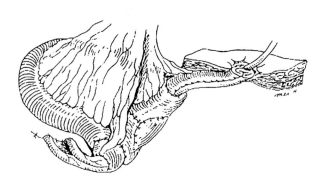
图26-20　可控回肠膀胱术

较长，影响术后维生素 B_1 吸收，套叠固定不牢时易发生肠管脱套、插管困难等。该术式曾广泛被使用，目前较少应用。

（2）回肠或阑尾输出道的可控回结肠膀胱术：贮尿囊有以下两种制作方法，一种于距回盲瓣 8~10cm 处切断回肠，截取长 25~30cm 的盲升结肠及部分横结肠，结肠对系膜缘切开肠管去管道化后对拆 "U" 形缝合成贮尿囊（图 26-21）；另一种方法截取盲升结肠及与之等长的末段回肠，对系膜缘切开回肠及结肠，将回肠瓣与结肠瓣侧侧缝合建成贮尿囊（图 26-22）。输尿管与贮尿囊抗反流吻合于贮尿囊后半部。输出道采用回肠或者阑尾输出道，输出道于右下腹或者脐部皮肤造口，术后控尿功能良好，不需佩戴尿袋，但需定期自行导尿。

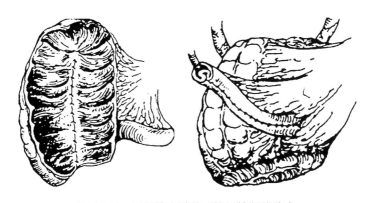

图 26-21　回肠输出道的可控回结肠膀胱术

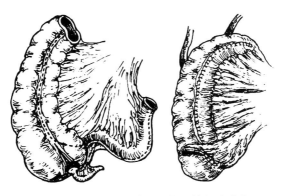

图 26-22　阑尾输出道的可控回结肠膀胱术

（3）去带盲结肠膀胱、阑尾脐部开口术：利用盲升结肠的肠腔大、肠壁平滑肌松弛的特点，采用多处切断或剔除结肠带的方法，制成盲升结肠贮尿袋。方法是游离带系膜的盲、升结肠 12.0~15.0cm，在充盈状态下将盲、结肠的前结肠带和系膜结肠带，每隔 0.5~1.0cm 横断或剔除，使结肠袋消失，肠腔扩大，肠段伸长。输尿管与盲结肠做黏膜下隧道式

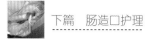
吻合，关闭结肠残端。如阑尾长度>7.0cm，无炎症和梗阻，腔内能插入 10～12F 导尿管，则以阑尾作输出道，在脐部造口；如阑尾已切除或条件不足，则用末段回肠纵行折叠作输出道。阑尾及贮尿囊与右下腹后壁缝合固定（图 26-23）。该术式具有操作简单、易行、腹壁造口隐蔽、并发症少的优点。

3. 新膀胱术　新膀胱术的基本手术方法是用肠、胃等制作的新膀胱与输尿管和尿道近端吻合（图 26-24），利用腹压排尿，由于更接近于生理性膀胱，因此被广泛采用。该手术不需要行尿路造口。

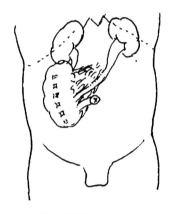
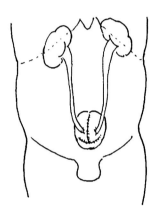

图 26-23　去带盲结肠膀胱、阑尾脐部开口术　　　　图 26-24　新膀胱术

（李永红　周芳坚）

第六节　临时性肠造口关闭术

由于各种原因有些患者需要接受临时性肠造口术，而临时性肠造口关闭术则是患者接下来又需面对的另外一个手术。作为患者，通常希望这是一个很简单的手术，而事实上有时候事与愿违。肠造口关闭术不应该简单对待。而且目前大部分此类手术恰恰得不到应有的重视。几乎每一项肠道手术的并发症都可能出现在肠造口关闭术中，出血、周围组织损伤、切口及腹腔内感染、吻合口漏和狭窄等，医生需重视此类手术。

实际上，肠造口关闭术有时候甚至比原肠造口术更困难，手术往往在粘连、组织结构改变等复杂的情况下进行，特别是 Hartmann 术后的肠造口关闭术，这需要外科医生有更高的手术技巧。当然，并不是每一台肠造口关闭术都是复杂的，临时性横结肠袢式造口关闭术是比较简单的。

一、术前准备

选择肠造口关闭术的手术时间相当重要，手术前需确认上次肠造口术所引起的炎症反应已经消退。在肠造口术是比较顺利且不复杂的情况下，手术可以在肠造口术后数周进行；如果是复杂的肠造口术，例如 Hartmann 术合并腹腔脓肿，其关闭术的时间可适当延长到 6 个月。大部分关闭术的手术时间为肠造口术后 3 个月左右。术前准备是非常重要的，外科医生不能因为患者的要求而放弃进行关闭术所必须的准备。

患者的身体情况是一个非常重要的因素，肠造口术时患者往往接受了例如肿瘤切除等复杂的大手术，体内组织的恢复对肠造口关闭术的成功起到至关重要的作用。不过在通常情况下，严重的合并症、患者的意愿和非常短的预期寿命才是肠造口关闭术的手术禁忌证。

在进行肠造口关闭术前，医生需要检查吻合的远端肠段是否正常。从直肠进行钡灌肠检查是最容易且有效的方法，结肠纤维内镜检查并不能代替钡灌肠的作用，这对于在肠造口术时曾经出现过远端肠段损伤或吻合口漏的患者尤其重要。如果出现远端肠段狭窄或梗阻，关闭术后的吻合口漏发生率将大大升高。如果关闭术后吻合口部位涉及乙状结肠或 Hartmann 术后时，泌尿造影可以显示输尿管的部位，从而减少手术误伤的发生率。

术前肠道准备一直以来都是争论的热点。肠道准备的目的是减少肠道吻合的感染合并症，其中包括粪便的机械性排空及术前抗生素的使用。术前 3 天的机械性肠道冲洗目前基本被术前一天口服聚乙烯乙二醇联合肠道灌洗代替，除此准备外还要求术前一天的流质饮食，由于术前准备导致电解质流失，因而需要额外补充电解质液体。袢式肠造口患者远端肠袢可能有粪便残留，需要灌肠，而 Hartmann 术后的储袋或远端结肠黏膜瘘的患者尽量减少或不做肠道机械准备。

由于术前灌肠只减少粪便的总量而不减少细菌在粪便中的浓度，所以抗生素的使用是必要的。目前外科医生倾向于新霉素和红霉素结合使用。术中是否使用抗生素存在争议，大部分外科医生主张手术开始后立刻应用，继续使用不应超过术后 24 小时，而部分医生认为没有必要使用抗生素。

二、手术技巧

肠造口关闭术包含手术操作简单的横结肠袢式造口到复杂的 Hartmann 术后消化道重建手术。目前大部分外科医生主张分离肠段后进入腹腔操作，少部分医生则认为在腹膜外关闭更好，他们认为缝合的微小漏能局限在腹膜外，能有效减少腹腔感染。由于目前业界认为腹膜内外关闭的肠瘘发生率是一致的，故目前腹膜外关闭已较少应用。

充足的健康肠段是手术成功的前提，没有充分证据表明两层关闭更好，而同样也没有证据支持究竟横行关闭或纵行关闭哪种方式更好。吻合器可以应用在肠造口关闭术中，但基本原则和手工吻合是一致的，例如保证肠管有足够的血供、没有吻合口张力和保持肠腔通畅。

许多外科医生倾向于游离肠段至腹腔，将原袢式肠造口段切除，然后进行端端吻合。这是由于简单的关闭吻合与上述操作的手术并发症是相似的。最近，有学者尝试使用腹腔镜行肠造口关闭术，与开放手术相比，两者术后并发症发生率无明显差异。目前，手术方式的选择没有一致定论。

Hartmann 术后的关闭术是最困难的，在剖腹和游离盆腔小肠时就需要额外小心，寻找残留的肠端显得特别困难，若残留肠端在腹膜反折以上或长度有 10cm 以上操作就会相对容易手术。有外科医生为了更好地进行关闭术，在第一次肠造口术时于残留肠端留置非吸收缝线，有医生在关闭术时应用直肠硬镜辅助定位。为了减少张力需要游离降结肠和脾曲，残留肠端可以稍作分离，切不可过分游离，以免引起缺血。Hartmann关闭术最严重的并发症是吻合口漏和盆腔感染，狭窄相对少见。

三、适应证

暂时性肠道转流术后6~12周，最长可至6个月，患者一般情况好转，病情稳定，肠造口远端肠道通畅，即可进行肠造口关闭术。

四、禁忌证

患者一般情况差或者肠造口远端有梗阻性病变者不宜关闭。

五、手术方法和操作步骤

1. 切口选择　距肠造口周围1~2cm行梭形切口，切开皮肤和皮下组织。

2. 分离肠管　用剪刀显露、剪除黏膜边缘和其上附着的皮肤和瘢痕组织（图26-25A）。

3. 封闭肠管　用3-0号可吸收缝线做横行全层连续内翻缝合，关闭肠造口，再用1号丝线做一排浆肌层间断缝合加固（图26-25B）。

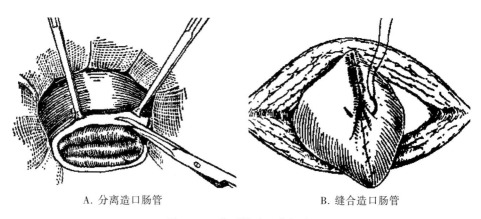

A. 分离造口肠管　　　　　　　　　B. 缝合造口肠管

图26-25　临时性造口关闭术

4. 回纳肠管　术者更换手套，重新消毒手术野皮肤，更换手术巾及污染器械，避免污染腹腔和切口。继续仔细分离肠管与腹壁的粘连，包括腹直肌、腹直肌鞘和腹膜，直达腹腔，使肠管与腹壁完全分开，然后将肠段送回腹腔，注意肠管不能扭曲。

5. 关闭切口　以1号可吸收缝线连续缝合腹膜后，用安多福冲洗创面，再以丝线按层间断缝合腹壁切口，于腹直肌前鞘放置橡皮条引流后逐层缝合关闭，引流条由切口下方引出，术后1~2天拔除。

六、注意事项

1. 术前应常规行钡灌肠或纤维肠镜检查，了解肠造口远端肠道是否有炎症、梗阻、狭窄或肿瘤复发，并充分清洁肠道，当术中发现有远端梗阻时，如肠结核、克罗恩病及异物等情况，应同时对上述病变进行妥当处理。

2. 切除皮肤皮下层，分离肠管时，应注意避免切破肠壁。

3. 缝合肠造口肠管时，注意彻底封闭缝合口两端，游离肠壁与腹膜应充分，不能有张力和粘连。

4. 术中注意无菌操作，缝合肠管后更换手套、器械，消毒皮肤，关闭切口时冲洗切口，对避免腹腔及腹壁切口感染是必要的。

七、手术相关并发症

临时性肠造口关闭术与肠造口术一样，都存在一些潜在的外科合并症风险。最好在第一次手术后 3 个月再行关闭术，这样可以给患者足够的时间恢复。许多文献报道等待 12 周可以减少合并症的发生和关闭术的难度。然而，等待似乎并没有坏处。在术后 8 周，横或单腔结肠造口边缘的血流持续增加并达到平台期。在关闭术前，远段结肠应该通过结肠镜或钡灌肠检查吻合口或残端漏、憩室性疾病的范围、远端的狭窄和其他难以预测的病灶，例如同时性癌或息肉、结肠炎等。目前，业界一致比较肯定的建议是术前需要进行机械性和抗生素的肠道准备，以减少合并症的产生。

与肠造口术一样，关闭术术前的肠道准备同样重要。无论是否闭合或缝合肠管，产生漏的概率都是一样的。对于回肠祥式造口的患者，远端肠管经常因为废用而变小，故侧侧吻合是很好的解决办法。一些横结肠祥式造口的患者往往通过简单修理造口边缘，如果看到肠管血运状态好时便直接关闭。有学者发现若只单纯关闭造口而不行切除后再吻合，便会增加合并症的发生风险，但另外一些学者却得到相反的结论。目前大部分学者发现两者的并发症发生率是相当的。一些学者发现切口的感染可以通过皮肤的二期缝合代替一期缝合来避免。通过认真的肠道准备和抗生素使用，很可能使这些差异被忽视。一条切口皮下引流是无害的，但没有资料支持这样做可以减少切口感染。

Hartmann 结肠单腔造口关闭术比单纯祥式或双口式造口关闭术更困难。如果直肠断端很短或在切除时有盆腔感染时，术前的尿管停留有助于引导手术。在粘连较多的骨盆里，有时难以辨别直肠残端，特别是残端短于 10~12cm 时，可以通过肛门插入扩张器或乙状结肠镜来透视直肠。通常利用吻合器进行手术最容易。将附有吻合头的吻合支架插入直肠，刺穿直肠顶端，可以避免远端的荷包缝合。直肠顶端需要有一定的活动性以利于吻合器与近端直肠吻合。另外，可以在直肠前壁刚好顶端下进行吻合。有时如果瘢痕和狭窄吻合器的通过或者保留的直乙状结肠憩室形成，必须切除残端顶段的一小部分。如果开始切除是因为憩室炎，最好一直切除到直肠，以减少复发的可能。左半结肠应该充分活动以避免张力形成，这时可能要松解脾曲或游离左侧结肠血管。

正如上述，结肠关闭术外科合并症的发生和关闭时的清理、关闭技术和伤口处理方法有关。其他有意义的相关因素包括患者的年龄、肠道疾病病理类型和肠造口的定位和类型。要统一文献的结果相当困难，因为各自在变量、合并症的定义和随访时间的长短上有很大的差别。最近的一些报道指出现代外科处理可以得到较好的结果。一位学者发现老年患者合并症发生率高，但大部分不认同。有一个较一致的观点就是无论开始是做什么手术，例如肿瘤、憩室炎或创伤，手术的合并症发生率都是一样的。一些人发现创伤患者效果好，这有可能是因为他们比较年轻和健康。毫无疑问，大部分报道认为左侧的、单腔的、Hartmann 的结肠造口相对于右侧的、横结肠的祥式造口或回肠祥式造口关闭术有更高的外科合并症，这是由于前者需要更大的手术操作。然而，其他一些学者并没有得出这样的结论，故两者并发症发

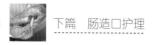

生风险的差别应该是较少的。

对于结肠造口关闭术，伤口感染发生率1%～25%，大部分为5%～15%。回肠造口关闭术切口感染的发生率是0.5%～6%。结肠造口关闭术后漏、瘘或腹腔内脓肿的发生率是0～15%，大部分报道在2%～10%。相应的回肠造口关闭术是0～10%。分离式和袢式结肠造口术在伤口感染和漏发生率上似乎没有明显差别。1%～7%的结肠造口关闭在位置上产生严重的狭窄或梗阻。而袢式结肠造口关闭术是1%～5%，单腔结肠造口关闭术是4%～9%。回肠袢式造口关闭术后的狭窄没有文献报道。虽然差异较大，大部分报道认为任何类型的关闭术术后小肠梗阻发生率是1%～5%。而对于单腔或袢式结肠造口关闭术后切口疝的发生率是1%～15%，大部分在5%～10%。只有两篇报道显示回肠袢式造口关闭术后未发生切口疝。结肠造口关闭术后死亡率是0～3%。回肠袢式造口关闭术后死亡率没有报道。

1. 切口感染　切口感染较常见，注意术中无菌操作，出现切口感染时应加强局部护理和抗感染治疗。

2. 吻合口漏　不常见，但一旦出现则性质严重，甚至会危及生命。注意术中无菌操作，肠管切缘应缝合紧密，尤其缝合口两端应彻底封闭。出现吻合口漏应按常规予以积极治疗，同时须注意是否存在远端肠管梗阻。袢式结肠造口闭合术后发生的吻合口漏多为单纯性肠瘘，半数患者可以自愈。久治不愈的瘘管多为复杂性肠瘘，或提示远端肠道有梗阻。少数患者因伴发粪性腹膜炎而死亡。

3. 肠梗阻　术后早期出现原因主要是肠壁水肿及肠管的机械性狭窄，后期出现主要是由于肠管粘连分离不彻底等技术性原因致使肠管发生扭转，小肠梗阻多由肠粘连引起，部分肠梗阻患者经保守治疗仍无效时，需要剖腹手术解除梗阻。

4. 腹壁切口裂开　多见于全身情况较差的重症患者，若缝合不理想，日后容易出现切口疝。若出现切口全层裂开，应急诊行腹壁修补术。

（卢震海　彭健宏）

参 考 文 献

［1］张有生，李春雨. 实用肛肠外科学. 北京：人民军医出版社，2009，23-52.

［2］喻德洪. 肠造口治疗. 北京：人民卫生出版社，2004，70-92.

［3］万德森. 促进我国造口康复治疗的发展. 中华胃肠外科杂志，2003，6（3）：144-145

［4］万德森，潘志忠. 大肠癌. 北京：中国医药科技出版社，2004，77-82.

［5］喻德洪主编. 肠造口治疗. 北京：人民卫生出版社，2004，115-139.

［6］成军，吴咏梅，李晓云，等. 腹腔镜Miles术腹膜外造口体会. 海南医学，2012，23（23）：72-73.

［7］陈震宏，张苏展. 经腹膜内和经腹膜外腹壁结肠造口比较分析. 实用肿瘤杂志，2004，19（3）：236-239.

［8］万德森，陈功，郑美春，等. 永久性乙状结肠造口的手术方法及并发症的防治. 中华胃肠外科杂志，2003，6（3）：154-156.

［9］Goéré D，Bonnet S，Pocard M，et al. Oncologic and functional results after abdominoperineal resection plus pseudocontinent perineal colostomy for epidermoid carcinoma of the anus. Dis Colon Rectum，2009，52（5）：958-963.

［10］ 施维锦，韩峰. 实用手术图解. 南京：江苏科学技术出版社，2003，251-253.

［11］ 刘琴远，胡阶林，俞冠东，等. 自体结肠平滑肌片在腹膜外结肠造口的应用. 中华胃肠外科杂志，2006，9（2）：171-172.

［12］ 施维锦，韩峰. 实用手术图解. 江苏：江苏科学技术出版社，2003，258.

［13］ 李灿辉. 心理护理对直肠癌结肠造口患者的影响. 中国实用医药，2010，5（13）：184-186.

［14］ 杨立荣. 直肠癌根治术患者的心理护理分析. 中国医药指南，2013，11（18）：313-314.

［15］ 吴玲玲. 结直肠癌患者围手术期的心理护理. 中国实用医药，2010，5（15）：221-222.

［16］ 王红霞. 心理护理在直肠癌手术患者术前准备中的应用分析. 中国农村卫生，2015，（16）：58-59.

［17］ 徐翠宝，张荷琴，尹时红. 健康教育在肠造口患者中的应用进展. 当代护士（中旬刊），2013，（05）：11-13.

［18］ 王春菊，安丹. 健康教育路径干预对肠造口术患者自我护理能力和健康行为的影响. 华西医学，2015，30（4）：736-739.

［19］ 覃惠英，郑美春，温咏珊，等. 结肠造口患者生活质量的影响因素分析. 癌症，2004，S1：1589-1592.

［20］ 崔刚. 癌症病人家属心理分析. 包头医学，2000，24（2）：42-43.

［21］ Wu Wei Qin，Yu Bao Min. The relationship between site selection and complications in stomas. The World Council of Enterostomol Therapists Journal. 2001，21（2）：10-12.

［22］ Mishra A，Keeler B D，Maxwell-Armstrong C，et al. The influence of laparoscopy on incisional hernia rates：a retrospective analysis of 1057 colorectal cancer resections. Colorectal Dis，2014，16（10）：815-821.

［23］ 蔡玉莲. 结肠造口术前定位护理新进展. 吉林医学，2016：37（4）952-953.

［24］ NagasawaY. Mind and Body. Australasian Journal of Philosophy. 2004，82（82）：368-369.

［25］ Sohngen D，Balzer C，Fuchs M，et al.［Rehabilitation of patients with acid-base and fluid balance disorders with short bowel syndrome after ileostomies］. Rehabilitation（Stuttg），2015，54（2）：86-91.

［26］ Mishra A，Keeler B D，Maxwell-Armstrong C，et al. The influence of laparoscopy on incisional hernia rates：a retrospective analysis of 1057 colorectal cancer resections. Colorectal Dis，2014，16（10）：815-821.

［27］ 王淑红，丁世娟，王岩. 直肠癌术后患者造口并发症的预防与护理. 护理学杂志，2013，28（06）：35-36.

［28］ Zheng Y，Liu B，Lin X，et al. Prevention and treatment of complications of abdominal stoma after surgery for rectal cancer：a report of 299 cases. Chin J General Surgery，2010，19（4）：346-349.

［29］ 甄莉. 2例结肠造口坏死病人的护理. 全科护理，2012，10（36）：3429.

［30］ 喻德洪. 肠造口治疗. 北京：人民卫生出版社，2004，193-194.

［31］ 左秀君. 膀胱癌术后尿路造口并发症的护理. 当代护士（中旬刊），2015（12）：122-123.

［32］ Ayise Karadag. Frequency of stoma complications in Ankara，Turkey. JWCET，2004，24（2）：41-43.

［33］ 李叶红，亓文静，杨洁，等. 回肠造口周围粪水性皮炎的护理. 实用医药杂志，2013，30（10）：933.

［34］ Khader KE，Karmouni T，Tazi K，et al. Continent urostomies：Indications and results regarding nine cases. Annales D Urologie，2000，34（2）：112-116.

［35］ 喻德洪. 肠造口治疗. 北京：人民卫生出版社，2004，197-198.

［36］ Lyons et al. The spectrum of skin disorders in abdominal stoma patients. Br J Derm，2000，143（6）：1248-1260

［37］ Duchesne JC，Wang YZ，Weintraub SL，et al. Stoma complications：a multivariate analysis. Am Surg，2002，68（11）：961-966.

［38］Geng HZ，Nasier D，Liu B，et al. Meta-analysis of elective surgical complications related to defunctioning loop ileostomy compared with loop colostomy after low anterior resection for rectal carcinoma. Ann R Coll Surg Engl，2015，97（7）：494-501.

［39］喻德洪. 肠造口治疗. 北京：人民卫生出版社，2004，179-184.

［40］程芳，戴晓冬，许勤. 肠造口病人生活质量研究. 护理研究，2009，23（29）：2642-2644.

［41］Person B，Ifargan R，Lachter J，et al. The impact of preoperative stoma site marking on the incidence of complications，quality of life，and patient's independence. Dis Colon Rectum，2012，55（7）：783-787.

［42］Chaumier D.［Nursing care of the stoma patient］. Rev Infirm，2014，202：37-38.

［43］周祥福，梅骅. 尿流改道与膀胱替代//吴阶平. 吴阶平泌尿外科学. 济南：山东科学技术出版社，2004：2057-2081.

［44］张心如，徐月敏. 经腹壁可控尿流改道的新认识. 国际泌尿系统杂志，2006，26（3）：370-373.

［45］周芳坚，刘卓炜，余绍龙，等. 改良全膀胱切除原位新膀胱术96例报告. 中华泌尿外科杂志，2006，27（8）：549-551.

［46］万德森，朱建华，周志伟，等. 造口康复治疗——理论与实践. 北京：中国医药科技出版社，2006.

［47］喻德洪. 肠道口治疗. 北京：人民卫生出版社，2004，135-139.

［48］Alves A，Panis Y，Lelong B，et al. Randomized clinical trial of early versus delayed temporary stoma closure after proctectomy. British Journal of Surgery，2008，95（6）：693-698.

［49］Studer P，Schnüriger B，Umer M，et al. Laparoscopic versus open end colostomy closure：a single-center experience. Am Surg，2014，80（4）：361-365.

［50］Aliev SA，Aliev ES.［Development of methods of the end colostomy formation as a real way to the prevention of paracolostomal complications］. Vestn Khir Im I I Grek，2015，174（4）：117-122.

第二十七章　造口用品的种类和特性

　　近年来，随着直肠吻合器的出现以及早期诊断质量的提高，肠造口手术逐年减少。尽管如此，每年仍有成千上万的患者需要接受肠造口手术。肠造口没有控制能力，手术后患者能否得到合适的造口用品直接影响其生活质量。

　　自世界上实施首例肠造口术之日起，造口用品便有了需求。20世纪早期，没有专门厂家生产的造口用品可供使用。患者多是自行设计制作造口用品。随着社会的进步，造口用品得到了迅速改进与发展，造口用品的种类越来越多，质量得到不断的改善，如造口袋由无黏性优化到有黏性；从无皮肤保护的粘贴粘胶优化到有保护皮肤的梧桐膏等；造口袋的防臭、防过敏、隐蔽性、舒适性等都有了很大的改进。现代造口用品包括了造口袋及造口护理辅助产品。

第一节　造　口　袋

　　早期造口用品的品种单一，主要是一次性使用的密闭式造口袋。其后，为了满足不同时期、不同肠造口类型患者的需求，造口用品的种类也越来越多。目前，我国市售的造口袋大致上可分为两大类，即粘贴型造口袋和非粘贴型造口袋。

一、粘贴型造口袋

理想的造口袋不仅应能妥善地容纳体积、性状不同的肠造口排泄物，并能有效地防止排泄物外漏至肠造口周围的皮肤上。粘贴型造口袋因造口底盘能与肠造口周围皮肤粘贴，对肠造口周围皮肤起到很好的保护作用。目前使用的粘贴型造口袋从结构上又分为一件式和两件式；从功能上分为开口袋、闭口袋、防逆流泌尿造口袋；从材料上分为透明和不透明的造口袋；从是否含有碳片上又分为含碳片和非含碳片造口袋（表27-1，图27-1）。

表 27-1　粘贴型造口袋分类

	产品分类	特　点
按结构	一件式 （图 27-1A）	造口袋和底盘连成一体。造口袋可直接贴于腹壁，使用极为简便，一次性使用，底盘薄、柔软，与皮肤相容性和顺应性好。有些型号还有双重粘胶、自带封条，且分为碳片造口袋和非碳片造口袋
	两件式 （图 27-1B）	包括造口袋和底盘两部分。底盘粘贴于腹壁上的肠造口周围，造口袋可换下清洗、重复使用；可随意变换袋口的方向；两件式造口袋有自粘式和环扣式，前者柔顺且舒适、使用方便，但较一件式造口袋隐蔽性、顺应性稍差，价格较一件式造口袋贵。配用的造口袋有开口袋和闭口袋，开口袋可重复使用，闭口袋一般单次使用；造口袋还分碳片和非碳片的开口袋和闭口袋。有些型号还配有浴盖（图27-1C），方便洗澡
按功能	开口袋 （图 27-1D、图 27-1E）	便于排空，更换次数相对减少，可清洗，适用于粪便较多，较稀的情形，与便袋夹/粘贴条同时使用。个别开口袋自带卷帘式封口设计，易清洁及排放粪便
	闭口袋 （图 27-1F、图 27-1G）	一次性排空、方便、免洗、可配用除臭过滤片，适用于粪便成形、每天更换1~2次的肠造口患者
	泌尿造口袋 （图 27-1H、图 27-1I）	抗反流，适用于肠造口排出水样状排泄物的患者
按颜色	透明袋	便于观察肠造口和排泄物，尤其适用于肠造口手术早期
	非透明袋	避免患者直接看到粪便，减少对患者视觉的刺激
按粘胶	氧化锌粘贴面	粘贴性能强，但吸水性差，皮肤适应性较差
	保护剂	粘贴性能、吸水性、皮肤适应性较好
按底盘	平面造口袋 （图 27-1A）	适用于肠造口周围皮肤平坦的肠造口患者
	凸面造口袋 （图 27-1D、图 27-1I）	适用于特殊情况的肠造口患者，如肠造口周围皮肤凹陷、肠造口回缩、肠造口高度与皮肤等

二、特别型号的造口袋

1. 单独包装灭菌造口袋　特点：独立包装灭菌产品，可直接在手术室使用。

2. 两件式无环底盘（图 27-1J 和图 27-1K）　特点：没有卡环连接，底盘柔顺且舒适；自粘、安全、容易使用；卫生，易于清洁；造口袋还设有碳片、有开口袋和闭口袋。

3. 预留孔径的造口袋　特点：无须裁剪、个性化，尤其适合于手的灵敏性差的患者。

4. 小儿造口袋　特点：造口袋小巧，既适合肠造口患儿，也适合伤口引流管渗漏的患者。

5. 迷你型造口袋　特点：柔软隐蔽性好，附过滤片，适用于社交、性生活、结肠造口灌洗后使用。

6. 引流式造口袋　特点：袋身透明，底盘印有刻度，方便裁剪；拥有灵活的排泄口，使用方便卫生；小号的尤其适用于小儿肠造口及引流管口渗液的收集。

7. 可塑型造口袋　特点：独特的可塑技术，适合不同大小和形状的肠造口，无需剪刀，操作方便。造口底盘具有回弹记忆技术，塑形后会形成"龟颈"效应，消除肠造口和底盘之间的空隙，最大程度降低造口底盘渗漏。造口袋还设有透明袋、不透明袋、含碳片、不含碳片，有开口袋和闭口袋。同时，造口底盘采用独特的无纺布水胶体粘边，有利于降低肠造口周围皮肤的变态反应，顺应性好，提高患者舒适度。根据粘胶成分不同，可分为 3 种类型。

（1）可塑耐用底盘（耐用粘胶）特点　采用独特 Durahesive 粘胶成分，抗腐蚀、抗渗能力强，避免粘胶融化造成的渗漏和皮肤刺激问题，更合适回肠造口和泌尿造口或排泄物较稀的患者。

（2）可塑特软底盘特点　皮肤接触层采用 Stomahesive 粘胶，底盘柔软，皮肤亲和力更好。适用于结肠造口，排泄物成形的患者。

（3）可塑凸面底盘特点　采用独特 Durahesive 粘胶成分，抗腐蚀、抗渗能力强，避免粘胶融化造成的渗漏和皮肤刺激问题。凸型设计，适用肠造口高度与皮肤平齐或凹陷患者。

三、非粘贴型造口袋（图 27-1L）

特点：经济、可重复使用、必须借助腰带、密封性差、易泄漏；腹泻、粪便稀烂或回肠造口者不宜使用。由于这些用品的密闭性能很差，经常出现粪便渗漏，除了漏味外，也容易损伤皮肤，使肠造口周围皮肤反复溃疡，影响了患者的正常生活和工作。

四、造口袋的选择及储存原则

造口护理用品有许多种类，各自有其不同的特点。为了能在日常生活应付自如，必须根据肠造口类型、肠造口周围皮肤的状态、生活习惯及经济能力等选择最适合患者的造口护理用品。

（一）造口护理产品的选择取决于

1. 肠造口类型。

2. 手术后的时间。

3. 肠造口本身的情况。

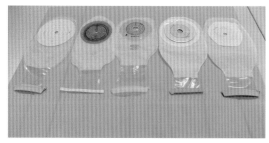

A. 一件式造口袋

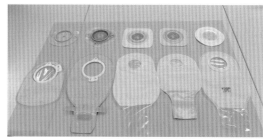

B. 两件式造口袋

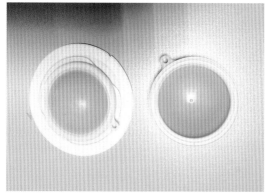

C. 两件式（配浴盖）造口袋

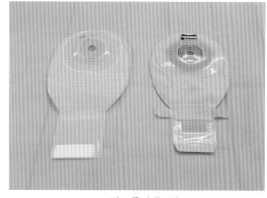

D. 开口袋（凸面）

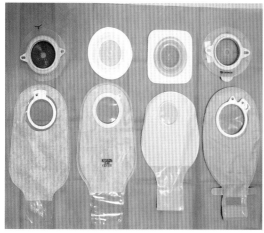

E. 开口袋

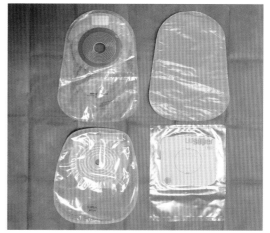

F. 闭口袋

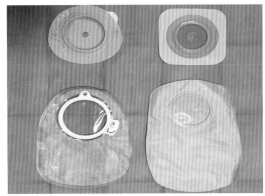

G. 闭口袋

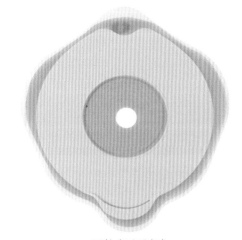

H. 泌尿造口袋

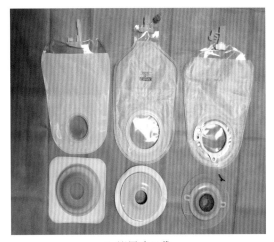

I. 泌尿造口袋

J. 两件式无环底盘

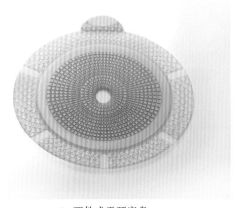

K. 两件式无环底盘

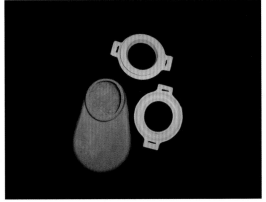

L. 非粘贴型造口袋

图 27-1 造口袋

4. 肠造口周围皮肤情况。

5. 肠造口者要求、对生活质量的要求、对经济的要求。

6. 生活及工作环境。

（二）临床应用选择

1. 取决于使用者的喜好，本身的实际情况，以及市面上造口袋的货源。

2. 凸面底盘 一般用于特殊情况的肠造口，如肠造口周围皮肤凹陷或位置不当等。

3. 底盘有浮动环 在套上两件式造口袋时，不需加压力在肠造口者腹部，而肠造口者腹部亦不需用力，尤其适合术后早期的患者。

4. 带伸缩型胶带的底盘 适用于活动度大的患者。

（三）根据手术后的时间选用

1. 术后早期胃肠功能恢复前 根据肠造口的类型、肠造口的大小、肠造口的位置等选择一件式或两件式无碳片的白色透明的开口造口袋，便于观察肠造口的血运、肠蠕动功能的恢复、排泄物的清除。

2. 术后后期胃肠功能恢复后 为了避免患者对排泄物的感官刺激，可选择半透明或不透明的一件式或两件式造口袋；粪便成形的肠造口者也可选择带碳片、有排气、除臭功能的造口袋。

（四）根据造口的类型选择

1. 乙状结肠造口 术后早期肠造口有不同程度的水肿，粪便较稀，宜选用一件式透明造口袋。其优点为易排放，避免压力。

2. 横结肠造口 位于上腹部，与肋缘相近，且一般为横结肠袢式造口，肠造口较大，同时有支架管，宜选用一件式底盘较大的造口袋。

3. 回肠造口早期 由于排泄物量多且为水样，可选择有防逆流透明的泌尿造口袋，以避免粪水逆流影响底盘的使用时间，量多时可接床边尿袋，减少排放次数。

4. 泌尿造口 早期宜选择两件式透明的泌尿造口袋。便于清洗从造口排出的黏液；后期回肠代膀胱肠黏液分泌减少，也可选用一件式泌尿造口袋。

（五）根据造口并发症的情况选用

1. 肠造口脱垂 宜选用一件式造口袋。

2. 肠造口狭窄 选用两件式造口袋，较为方便扩肛。

3. 肠造口皮肤黏膜分离 宜选用两件式造口袋。

4. 造口旁疝和肠造口周围静脉曲张 选用底盘柔软的一件式造口袋。

5. 肠造口回缩和周围凹陷 选用凸面造口袋（一件式或两件式），并佩戴造口弹力腹带。

6. 肠造口周围肿瘤种植 选用较软底盘的造口袋，尽量减少换袋次数。

（六）造口袋储存注意事项

1. 储存于室温干爽的地方。

2. 不能将造口护理用品放在高温（40℃以上）或潮湿的环境。

3. 不能放置在阳光直射处。

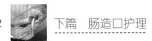

4. 不能放在冰箱等低温设施内保存。

5. 严禁重物压迫造口护理用品。

6. 不宜大批量购买长期存放。

第二节 造口护理附属产品

为了使造口用品的使用更加安全、减少渗漏、延长使用时间、保护和治疗肠造口周围皮肤，多家公司又开发出一系列造口护理附属用品，满足肠造口患者的个性化需求，从而改善、提高肠造口患者的生活质量。目前中国大陆常见的造口护理附属产品有以下几种类型。

一、预防和处理皮肤问题的造口护理附属产品（表 27-2）

表 27-2 预防和处理皮肤问题的造口护理附属品

名称	特点	适应证	使用须知
皮肤保护粉 powder （图 27-1A）	具有良好的吸收性，促进皮肤功能的修复	用于出现皮肤问题的早期，如肠造口周围皮肤红、痒等	1. 使用前应确保皮肤干爽 2. 粘贴造口袋前须将多余的皮肤保护粉除去；或者在涂抹区域喷涂无痛保护膜，待干后再粘贴造口袋
皮肤保护膜 skin barrier Film （图 27-2B 和图 27-2C）	1. 主要成分为异丙醇 2. 根据是否含酒精成分分为含酒精和不含酒精两种类型 3. 根据形状分为片状和液体状	1. 液体状，喷洒于皮肤后或片状；棉枝状涂抹在皮肤后迅速形成一层保护膜，保护皮肤，隔离粘胶、便液的刺激 2. 可配合皮肤保护粉使用，必要时可重复使用	1. 避开火源、防止剧烈碰撞 2. 使用时皮肤需清洁、抹干 3. 皮肤皱褶处应撑开，使之充分接触 4. 喷涂于患处后应充分待干 5. 不可直接用于破损的皮肤

二、加强造口袋粘贴稳妥的胶贴及用品（表 27-3）

表 27-3 加强造口袋粘贴稳妥的胶贴及用品

名称	特点	适应证	使用须知
皮肤防漏膏 paste （图 27-2D）	分含酒精成分和不含酒精成分两类	1. 若皮肤表面不平滑或有皱褶，可用防漏膏填平后才粘贴造口袋，防止排泄物渗漏 2. 防漏膏可涂在造口底盘开口边缘，防止排泄物渗入皮肤	1. 使用后要随即拧好盖，预防防漏膏干 2. 含酒精成分的防漏膏不宜使用在已有皮肤损伤的部位。新生婴儿尽量不使用含酒精成分的防漏膏

续 表

名称	特点	适应证	使用须知
防漏条 soft wafer stick (图 27-2E)	易塑形性、柔软有韧性	用于填平肠造口周围皮肤（如凹陷、皱褶、缝隙）使其平整，防止渗漏；不含酒精，打开包装不会变硬	1. 一般的皮肤皱褶处单层使用 2. 较深的凹陷可多层使用，须待干（约 1 分钟）后再覆盖下一层 3. 也可直接粘贴于保护皮上 4. 使用时皮肤可能发生轻微的刺痛感，待干后即消失 5. 根据需要裁剪，剩余部分要包装好
皮肤保护胶 wafer (图 27-2F)	Karaya Gum，以及柑橘果胶类块状皮肤保护剂	能填平肠造口周围的皱褶和凹陷，提高造口袋的密合力	根据皱褶及凹陷形状裁剪，必要时需重叠使用
可塑防漏环 soft wafer ring (图 27-2E)	柔软、方便使用、不含酒精成分；柔软、易于塑形，有效阻隔排泄物，操作简单；具有弹性，可与肠造口周围皮肤紧密贴合；可剪裁，适用于婴幼儿。常作为肠造口周围皮肤凹陷的填充物使用	常作为肠造口周围皮肤凹陷的填充物；可剪裁，适用于婴幼儿	可塑型防漏环可根据肠造口的形状来塑形
造口腰带 ostomy belt (图 27-2G)	固定底盘、减少外力对底盘影响，延长造口底盘的使用寿命	存在肠造口周围皮肤凹陷或肠造口与皮肤平齐、肠造口排泄物稀薄、肠造口周围皮肤不平整等原因导致底盘难以与皮肤紧密贴合的患者	1. 不可压迫肠造口 2. 宜平躺姿势佩戴后才离床活动 3. 佩戴的松紧以平躺姿势佩戴后可插入 2 手指（示指和中指）为宜
造口弹力腹带 (图 27-2H、图 27-2I)	弹性设置可以适应不同体型的自由伸缩；反复清洗不容易变形	患者佩戴在肠造口的腹部上起到加固造口袋的承重和预防造口旁疝发生的作用	1. 使用方法 （1）根据腹围和使用造口产品的情况选择合适的型号 （2）把造口袋从开口处拖出来 （3）把造口袋完整拖出使腹带从开口处压住造口底盘（图 27-2J、图 27-2K） （4）两边用力拉一下，使腹带确保固定在腹壁上，粘住 2. 洗涤方法 （1）用热水或漂白剂清洗会使产品减弱弹性 （2）产品宜晾干，避免暴晒 （3）宜手洗，不要使用刷子清洗魔术贴的部分

三、裁剪造口底盘的工具

剪刀：用于裁剪造口底盘的开口。

四、密闭造口袋开口的用品（图27-2L）

1. 便袋夹　特点：夹闭造口袋开口，防止泄漏。

2. 便袋粘贴条　特点：封闭造口袋开口，防止泄漏。

五、便袋冲洗器（图27-2M）

特点：带有较长的冲洗管，可直接深入造口袋内冲洗，瓶身软，容易挤压。

六、除臭剂

1. 过滤片　特点：排放气体，避免胀袋，去除异味。

2. 清香剂　特点：有效预防和控制异味产生，去除造口袋残留异味。

七、残留黏胶清除剂

1. 剥离剂（图27-2N）　特点：非常容易清除粘在皮肤上的残余护肤胶。尤其适合于皮肤容易受损者，减少因反复清洁擦拭导致的皮肤损伤。

2. 黏胶祛除喷雾

（1）特点：有效预防黏胶揭除对皮肤的损伤；不含酒精，对皮肤无刺激；去除残留于皮肤表面的底盘黏胶；喷雾在干燥后不会影响底盘与皮肤的黏合。

（2）用法：轻柔地向底盘周围喷射1~2次即可使底盘从皮肤自动脱落。

八、结肠造口灌洗器

（一）构造

结肠造口灌洗器由以下部分组成，包括集水袋及流量控制器、灌洗圆锥头和管道、灌洗袖带、造口腰带及扣板、迷你型造口袋（图27-2O）。

（二）使用机制

经结肠造口将一定量的温水灌入结肠，刺激肠蠕动，从而在短时间内较彻底地清除结肠内的粪便，减少肠道积气的操作方式。

（三）适应证

1. 身体方面　降结肠或乙状结肠永久性单腔造口；患者肠道功能正常，体质好。

2. 精神方面　患者能接受灌洗方法；患者有能力执行此项操作；家庭支持。

3. 环境方面　患者居家有独立卫生间。

（四）禁忌证

1. 年龄　婴儿灌洗肠穿孔的机会大；儿童不能坐太久；高龄患者可能难以保持体质或精神状态。

2. 结肠情况　暂时性结肠造口；升结肠或横结肠造口；术前排便无规律；肠造口脱垂或造口旁疝；结肠持续性病变。如广泛的憩室炎、放射性结肠炎、结肠炎等会增加肠穿孔的危险；化疗会增加结肠的脆性、增加肠穿孔的危险。

3. 全身系统疾患　关节炎，帕金森病，瘫痪；心脏或肾脏疾病；治疗预后差的病患。

4. 其他　缺乏卫生设备；患者没有兴趣；盆腔或腹部放射治疗期间，极易引起肠穿孔。

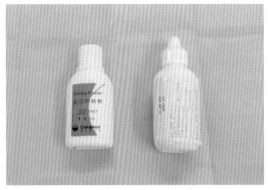

A. 皮肤保护粉

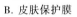

B. 皮肤保护膜

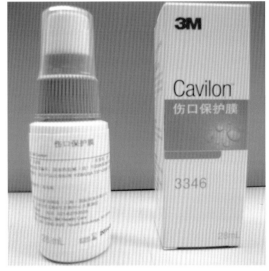

C. 皮肤保护膜

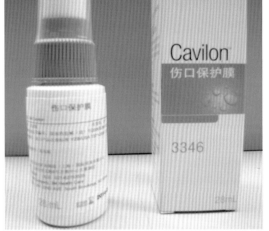

D. 皮肤防漏膏

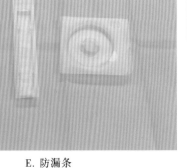

E. 防漏条

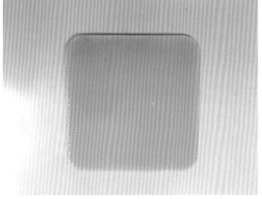

F. 皮肤保护胶

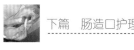

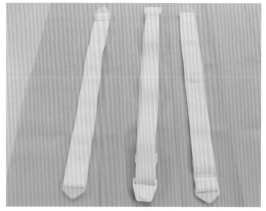

G. 造口腰带

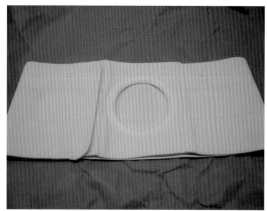

H. 造口弹力腹带

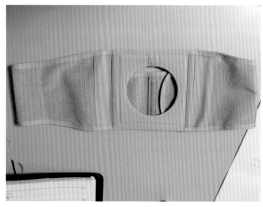

I. 造口弹力腹带

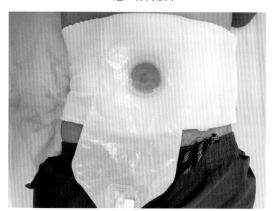

J. 腹带使用方法

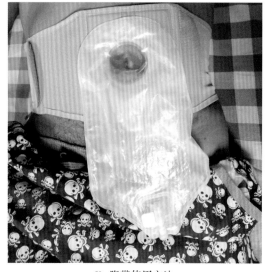

K. 腹带使用方法

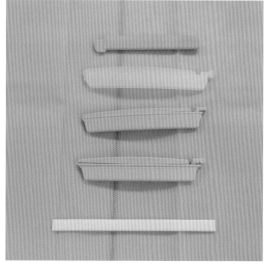

L. 便袋夹与便袋粘贴条

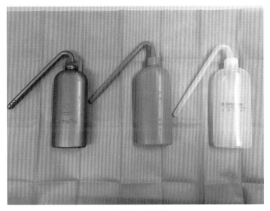

M. 便袋冲洗器

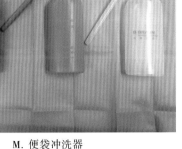

N. 剥离剂

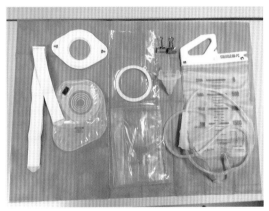

O. 结肠造口灌洗器

图 27-2　造口护理附属产品

（五）优点

1. 保持机体功能　养成定时排便习惯；清洁（24~48 小时无粪便排出）。

2. 减少臭味　粪便彻底排出，减少细菌的活动，从而消除或减轻了臭气和积气。

3. 增强社交信心和自尊　可以减少佩戴造口袋；恢复一定的排便规律。

4. 减少皮肤刺激　因无粪便渗漏，降低了肠造口周围皮肤的刺激。

5. 节省了造口袋的费用。

（六）缺点

1. 必须备有灌洗场所（厕所、浴室）和灌洗必需品等。

2. 从准备工作开始到整理结束为止的整个灌洗过程需 1 小时左右。

3. 和自然排便法不同，不适用于每位肠造口者。

4. 有肠穿孔的危险。

在临床工作中，医护人员应该根据患者的经济状况、肠造口及其周围情况来指导患者选择合适的造口用品，原则上尽量使用带有保护胶的造口袋。从患者的生活质量与价值成本来分析比较，如果使用不带保护胶的造口袋，粪水容易渗漏，肠造口周围皮肤容易破损，不但增加了患者的痛苦与心理负担，也会由于皮肤的破损导致频繁更换敷料及造口底盘，加重了患者的经济负担。一旦发生肠造口及其周围并发症时，应巧用造口辅助用品，这样才能更好地提高肠造口者的生活质量。

（洪　涛　郑美春）

参 考 文 献

［1］喻德洪. 肠造口治疗. 北京：人民卫生出版社，2004，3-26.

［2］喻德洪. 重视肠造口的康复治疗. 中华胃肠外科杂志，2003，6（3）：141-143.

［3］Costa IG，Marugama SA. Implementation and evaluation of a teaching plan for the auto2irrigation of colostomy：a case study. RevLatAm Enfermagem，2004，12（3）：557-563.

［4］寇京莉，冯新玮，韩斌如. 结肠造口灌洗对直肠癌 Miles 术后病人生活质量的影响. 护理学杂志，2003，18（10）：757-758.

［5］喻德洪. 结肠造口应注意哪些问题. 中国临床医生，2003，31（8）：223.

［6］卢震海，万德森. 肠造口手术的并发症及其处理. 广东医学，2009，30（8）：1029-1030.

第二十八章　肠造口患者术前和术后护理

第一节　术前评估及护理

一、肠造口手术前患者的评估

肠造口手术的实施解救了许多患者的生命，同时也给患者带来了身体和心灵的创伤。尤其是排便方式的改变，长期佩戴造口袋，使患者形象发生改变，心情压抑，自觉衰老，与配偶及朋友的关系趋于冷淡，从而出现抑郁等心理障碍，严重影响患者的生活质量。为了更好地促进肠造口患者的术后康复，提升生活质量，做好术前评估是关键。通过评估可以获得每一位将行肠造口手术患者适当的信息，以便制定个体化的护理计划。评估的内容主要包括以下几个方面：

1. 现病史　有利于评估肠造口手术的可能性和肠造口的类型。

2. 过去史　如曾做过肠道手术，肠造口的手术位置可能会有改变；如曾患有脑卒中的患者，有可能导致双手的灵活性欠佳，将会影响肠造口术后的自我护理。

3. 职业和生活规律　患者的职业特点将不同程度地影响肠造口位置的选择。例如电工需戴工具带、司机需长期坐位开车、警察腰间佩戴枪带、体育教练常弯腰下蹲等。这些患者在进行肠造口位置选择时，往往不能按常规的肠造口定位选择肠造口位置，而应结合其职业特点选择适合的肠造口位置。

4. 皮肤情况　了解皮肤过敏史，如过敏体质的患者应考虑进行皮肤接触试验，同时在应用造口用品期间注意观察是否有变态反应；造口袋粘贴的稳固性与肠造口周围皮肤状况有很大的关系，术前评估腹部拟开设肠造口的区域皮肤是否完整、有无瘢痕；是否有局部或全身皮肤疾病等。

5. 语言沟通能力　语言能力包括听、说以及阅读和理解能力。尽管丧失听力并不是肠造口护理的一个障碍，但会影响患者接受健康教育的效果。阅读和理解能力程度不同，接受能力有很大的差别。故在进行健康教育或肠造口护理指导时，应根据患者的个体情况来制订不同的措施。对听力障碍的患者，肠造口护理教育可选择写或看的形式进行信息交流，如看录像、幻灯片、图片、肠造口护理的小册子等，尽量使用最简单的方法来指导患者掌握肠造口护理方法。

6. 视力　患者的视力状况直接影响肠造口护理目标的制定、造口器材的选择及肠造口护理计划的实施。如果视力明显损害，可通过触觉的方法来指导患者使用造口器材，术前可选择一个非黏性的比肠造口稍大的模型或造口袋给患者练习。同时术后鼓励患者家属协助患者做好肠造口护理。

7. 手的灵活性　肠造口护理需要手的灵活配合。评估患者手指是否健全及其灵活性，了解患者是否患有影响手灵活性的疾病（如脑卒中后肢体活动障碍、意向性震颤、限制性关节炎等），双手能否进行协调操作等。通过观察，护士可明确知道患者能否打开夹闭的锁扣、引流的阀门、裁剪造口底盘或把造口袋粘贴在腹部上。患者双手的灵活性将影响造口器材的选择，一件式的造口袋比两件式的造口袋使用简单，一些裁剪好的造口袋对手的灵活性较差的患者是比较合适的。对个别手的灵活性较差的患者，应给予更多的时间和耐心去指导和帮助。对于手指残缺不能自理、术后需要家属帮助者，术后应指导患者家属掌握肠造口护理方法。

8. 患者及家属对肠造口手术的了解程度及对肠造口手术的接纳程度　解释手术的目的和意义，肠造口的类型，引荐手术成功病例，安排肠造口访问者医院探访。让患者及家属对肠造口手术有所了解，肠造口手术只是排便出口不同，佩戴合适的造口袋，护理妥当，对生活不会造成太大的影响。希望患者及家属能接纳肠造口，在术后早期，家属协助护理，多给予关心和照顾，帮助患者度过困难时期。

9. 社会、心理状况　肠造口手术后由于肠造口没有括约肌的功能，排泄物的排空无法控制，将会给患者和家属带来很大的烦恼。任元满等对 34 例直肠癌患者的心理分析发现有27% 的患者出现恐惧心理，不能或不愿意配合医生进行治疗，甚至有一例患者因恐惧而精神崩溃未治出院，有 4 例患者拒绝腹部肠造口放弃手术。许多患者认为肠造口术后就会成为"残疾人"，充满极度的恐惧。有些患者意识到行肠造口手术是必然的选择，但对手术后的恢复缺乏信心，同时因手术后需要长期护理腹部肠造口，担心术后自己的生活不能自理，遭家人嫌弃，这类患者往往出现抑郁心理。老年患者担心术后无法自理肠造口，自觉生存无价值，将给家庭和子女带来麻烦和不便，表现出悲观甚至绝望。通过评估制定有针对性的心理疏导计划，可在一定程度上减轻或消除心理压力，帮助并支持他们度过困难时期。

10. 经济状况　对于许多患者来说肠造口将伴随他们的余生，肠造口护理产品的费用将会加重患者的经济负担。因此，要了解患者的经济情况，以便更好地指导患者选择合适的造口用品。

二、肠造口手术前的健康教育

因受传统观念的影响，患者及家属往往对于肠造口手术难于接受，容易产生抗拒、悲观甚至绝望的心理，同时因对手术恐惧而产生焦虑，随着手术日期的临近，患者的忧虑和恐惧可达高峰。做好患者术前健康教育对减轻患者的术前心理压力、促进术后康复起到重要作用。

1. 向患者和家属讲述肠造口手术的原因、重要性　利用肠道解剖图向患者和家属讲解肠道的解剖和生理，目前患病的情况，因疾病治疗的需要，必须行肠造口手术，使之明确肠造口手术的重要性。

2. 向患者和家属讲述肠造口的类型和相关的肠造口护理知识　利用书籍、肠造口模型及图片向患者及家属讲解肠造口的手术方式、肠造口的位置、肠造口的排便功能及造口手术后的生理，还可以通过使用幻灯、录像等视听设施及派发肠造口护理手册，使患者认识到肠造口手术只是排便出口途径的改变，对胃肠道功能无影响，只要掌握肠造口护理知识，术后仍然可以过普通人的生活。

3. 向患者及家属讲述造口袋的作用　介绍造口袋的作用和特性，让患者和家属对造口袋的作用有初步的感性认识，必要时让患者试戴造口袋，使其初步体会到其实造口袋隐蔽性很高，不会对日常生活造成影响，从而消除患者对佩戴造口袋的恐惧感，增强接受肠造口手术的信心。

4. 针对性进行心理辅导　每个患者会因年龄、文化修养、职业特点、宗教信仰的不同而对肠造口手术的认识程度和接受程度存在差异，可针对性地给予患者心理疏导，减轻其心理压力，树立其信心。

5. 安排肠造口访问者医院探访　针对即将行肠造口手术的患者对肠造口的困惑与恐惧等心理问题，仅仅依靠医务人员的帮助是远远不够的。安排肠造口访问者进行术前访视，通过肠造口访问者的现身说法，在缓解患者的心理压力上可起到重要作用。同时让患者亲身感受到肠造口者可以重返社会健康地生活和工作，以便解除顾虑，增强治疗的信心。

6. 鼓励家属给予支持　家庭成员的心理状况如何，能否给患者以精神上的支持和鼓励对患者的心理起着直接影响。良好的家庭支持可以影响患者的行为，当家庭成员提供照顾时，可以增强患者的自尊和被爱的感觉，起到互相协调、共同面对疾病的作用。

患者一旦诊断明确，确定肠造口手术时就要进行健康教育，且健康教育要反复多次，特别对肠造口手术存在恐惧、焦虑的患者，同时也要对家属进行健康教育；并且需要耐心聆听患者及家属的倾诉。

三、术前肠道准备

目前结直肠手术快速康复外科不提倡患者常规肠道准备，对非常规肠道准备患者需注意以下几方面问题。

1. 无胃肠道动力障碍者术前 12 小时前可进固体饮食，8 小时前可进清流饮食。

2. 建议患者术前 12 小时饮 800ml 清亮碳水化合物（白糖水、葡萄糖水、运动饮料），以减少术前口渴、饥饿，降低术后胰岛素抵抗发生率，有效预防术后高血糖。

但目前进行肠造口手术患者极大部分术前 1 天还需进行低渣或流质饮食，术前晚给予清洁灌肠或口服泻药，术前 8 小时禁食、4 小时禁水。

（叶新梅）

第二节　术前肠造口定位

术前选择肠造口位置对肠造口者是非常重要的，因为患者一旦接受肠造口手术，肠造口将会伴随他们一段时间甚至余生。一个位置选择得当、结构完美的肠造口可以使患者以后的生活过得更加有信心。粘贴牢固的造口袋、健康的肠造口周围皮肤和良好的自理能力都是加速患者康复并重返社会的重要因素。选择的位置是以腹直肌内为原则，并适应患者手术后的日常生活习惯。2014 年世界造口治疗师协会制定的肠造口护理指南提出：无论是择期手术还是非择期手术（如有可能），术前均应由造口治疗师或经过专业培训的人员对患者进行肠造口定位。肠造口定位的程序如下。

一、定位时间

手术前 24~48 小时，不超过 72 小时。过早定位，穿衣、沐浴等擦拭会影响标识的清晰度。若术晨才定位，时间匆忙，不便于对患者进行评估和辅导。

二、位置

1. 理想的肠造口位置　位于脐部下方脂肪最高处的腹直肌内，患者自己能看见并且手能触及，远离瘢痕、皱褶、皮肤凹陷、骨头突出处，患者坐、立、躺、弯腰、左右倾斜均感舒适，周围皮肤无皱褶（图 28-1）。

2. 肠造口应避开的部位　肠造口应避开陈旧的瘢痕、皮肤皱褶、脐部、腰部、髂骨、耻骨、手术切口、肋骨、腹直肌外、现有疝气的部位、慢性皮肤病（如带状疱疹、银屑病）的部位。因这些部位不利于粘贴造口用品，并容易导致肠造口周围皮肤并发症的发生。

3. 根据手术的类型进行肠造口定位　根据病情、手术的方式确定肠造口开出的部位。通常乙状结肠造口、降结肠造口位于左下腹部；回肠造口、回肠导管术（泌尿造口）位于右下腹部；横结肠造口位于左或右上腹部（图 28-2）。

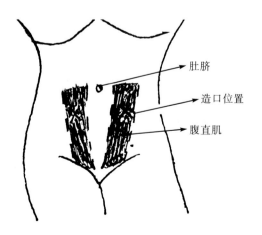

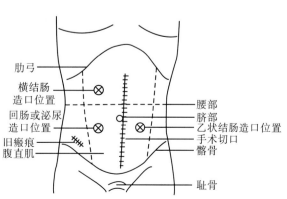

图 28-1　肠造口位置　　　　　　　　　图 28-2　根据手术类型选择肠造口位置

三、因肠造口位置选择不当引起的问题

1. 位置不平坦而造口袋粘贴困难　如肠造口周围皮肤凹陷、存在皱褶（图28-3、图28-4）等容易引起粪便或尿液渗漏，造成患者生活不便及引起肠造口周围皮肤损伤，由于频繁更换造口袋，加重患者的经济负担。

2. 肠造口位置选择不当　当患者姿势改变时，常会影响造口用具与皮肤之间粘贴的密合度，排泄物容易经肠造口处渗漏而刺激肠造口周围皮肤，而引致皮肤的溃烂（图28-5）、红肿、疼痛和感染。

3. 由于肠造口位置选择不良容易导致肠造口脱垂（图28-6）、造口旁疝（图28-7）、肠造口回缩（图28-8）等并发症发生。

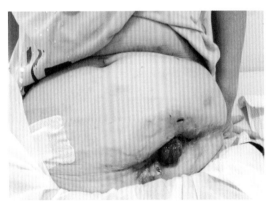

图 28-3　肠造口周围皮肤凹陷

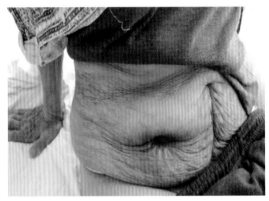

图 28-4　肠造口周围皮肤凹陷和有皱褶

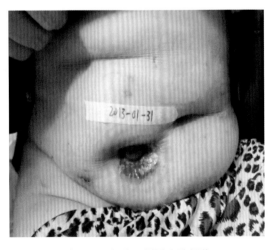

图 28-5　肠造口周围皮肤损伤

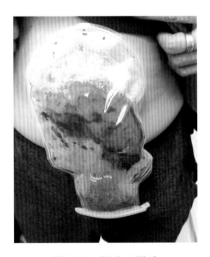

图 28-6　肠造口脱垂

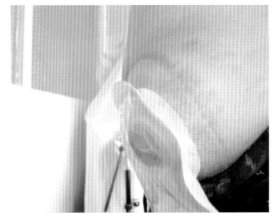

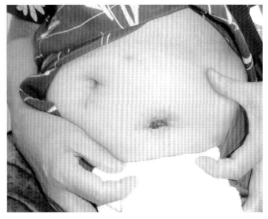

图 28-7　造口旁疝　　　　　　　　　　　　图 29-8　肠造口回缩

四、定位操作步骤

做好定位位置的标识：

方法一：用不褪色的手术定位笔画一个直径约 2cm 的实心圆，用透明薄膜（将薄膜裁剪成直径 2~2.5cm 的圆形）覆盖。此方法国内许多医生未能接受，认为不符合无菌原则，因他们在术前消毒时要将粘贴的薄膜撕去，影响了标识的清晰度。

方法二：用不褪色的手术定位笔涂上一个直径约 2cm 的实心圆，再用 3% 的碘酊固定，或喷洒液体敷料固定。此方法标记不易褪色，但术前应嘱患者沐浴时不要大力擦洗，否则会影响标识的清晰度。

五、特殊患者的肠造口定位

1. 暂时性的横结肠造口以及身体肥胖、腹部凸出明显者的肠造口定位　肠造口位置要提高到左（右）上腹部，离肋骨下缘至少 5cm 以上位置，以免凸出的腹部挡住患者检查肠造口的视线，影响日后自我护理。

2. 坐轮椅的患者的肠造口定位　患者须坐在轮椅上来评估肠造口的位置才合适。

3. 义肢或上肢功能不全的患者　需让患者穿戴好辅助器材后才评估肠造口的位置，使患者能看得见并自我触摸到肠造口。

4. 乳房下垂的妇女　肠造口位置应定在腹部左（右）的略下方，以免下垂的乳房遮住视线，影响日后的自我护理。

5. 脊柱侧弯的患者　肠造口位置应选择腹部较平坦、脂肪皱褶较少的位置。

6. 婴儿及小孩　婴儿可选在腹部中央或脐部与肋缘连线的中线；较大的小孩则选在脐部下方。若幼儿患者因成长而发生体型改变时，造成肠造口护理上的困扰时，应考虑重新选择肠造口部位，新的肠造口位置与原先的肠造口位置之间间隔至少 5cm 以上，以预防原先的肠造口愈合后所产生的瘢痕收缩而导致新肠造口周围皮肤的不平整，影响日后的护理。

7. 若须同时做两个永久性肠造口时，即泌尿造口和乙状结肠造口时，所选择位置最好在左、右下腹壁，并且不要把两个肠造口定在同一水平线上，泌尿造口位置宜设置于上方，而乙状结肠造口位于下方，以免影响患者日后需配戴腰带对另一肠造口产生压迫。

（叶新梅）

第三节　肠造口患者术后评估及护理

一、肠造口手术后初期护理

成功协助患者接受肠造口这个事实是护士的挑战，除了给予基础护理外，护士还要给予患者心理支持、提升患者的自我形象，引领患者回归社区活动，让患者过有信心、有品质的生活。最理想的肠造口手术告知时间是在患者知道自己因有癌症而需要行肠造口手术前，要让患者循序渐进认识肠造口，除病情告知外，术前还要给患者进行肠造口位置的选择，向患者介绍造口产品及肠造口护理知识，对患者在术后的康复及自我形象改变的接纳都有很大的帮助。每个人都有不同的人生经历及感受，但当面对手术时都会感到彷徨及恐惧，特别需要别人的耐心聆听及了解，护士应该在患者需要的时候，给予关怀及支持。

二、手术后观察及一般护理

首先要协助患者保持良好的呼吸功能及监测其生命体征。手术后最危险的潜在并发症是休克及出血，护士应注意观察患者的生命体征、检查伤口敷料，如出现休克及出血等症状应及时报告医生并予抢救。患者病情稳定后，尽早协助患者取半坐卧位（约30°），指导患者做深呼吸咳痰运动，以保持气道通畅。术后早期患者禁食，停留胃管进行胃肠减压，需要静脉营养支持，所以准确观察及记录患者的出入量，维持电解质的平衡及营养是很重要的。一般手术后2～3天，随着胃液减少，胃肠功能恢复，胃管可以拔除，之后患者便开始饮少量清水、渐进式进食流质如粥水、半流质（如稀饭、面条）、普食（如米饭），静脉输液也停止。

术后注意评估伤口疼痛程度，必要时按医嘱给予镇痛剂，在进行更换床单、床上浴等基础护理及协助或帮助患者转换体位时，动作要轻柔以减轻疼痛及促进患者的舒适。当患者有足够的休息及疼痛减轻时，鼓励患者于术后24～48小时下床活动，早期活动可减少术后并发症并确保早日康复。

三、肠造口手术后特别护理及观察

（一）伤口方面

伤口在手术后48小时内，可能会有轻微的渗血，护士要注意观察伤口渗液的色、质、量。若于短时间内，伤口敷料渗血量大或有内出血症状应及时报告医生。有些伤口于手术后6～7天才出现出血，这可能是由于缝线松脱或感染等原因。由于伤口较接近造口，护士应特别留意伤口敷料是否被粪便或尿液污染。如有应及时更换伤口敷料，同时遵医嘱给予抗感染的预防。伤口缝线一般7～10天拆除。

（二）引流方面

引流的种类很多，其目的是将手术部位的浆液、脓液或胆汁引出。注意观察引流液的色、质、量并记录，亦需观察引流管周围是否有液体渗出，流出的渗液会刺激周围皮肤而引致皮肤损伤，因此引流管周围皮肤需加强保护。协助患者取半坐卧位或坐位以利于引流，同时需注意引流部位必须高过引流袋/瓶以防止引流液逆流；做好引流袋/瓶的悬挂及固定，以防患者转动体位时牵拉引流管而致脱落；注意保持引流通畅，指导患者勿压迫管道或使管道扭曲，注意评估引流管是否有血块或黏液阻塞现象，如有此情况要及时报告医生处理。引流袋/瓶的引流量会逐渐减少，一般术后 5~7 天便可拔除。

（三）肠造口方面

1. 肠造口的评估

（1）肠造口的类型：常见的造口类型是回肠造口、结肠造口、泌尿造口、输尿管造口等等。造口的模式分为单腔的、袢式的、双口式的、分离的。

（2）肠造口的大小：测量肠造口的长度和宽度。

（3）肠造口的形状：圆形、椭圆形、不规则形、蘑菇形等。

（4）肠造口的高度：可能与皮肤齐平、也可能是突出的，一般肠造口的高度为 1~2cm。

（5）肠造口的血运情况：肠造口正常的颜色是粉红色、淡红色或牛肉红色，肠造口有光泽、湿润。手术后初期肠造口有轻微水肿，水肿于术后约 6 周内逐渐减退。

（6）观察肠造口黏膜与皮肤缝合处的缝线是否有松脱而导致出血或分离。

（7）肠造口的支架管：通常用于袢式的回肠及结肠造口，一般于术后第 7 天拔除。要观察支架管是否有松脱或太紧而压伤黏膜及皮肤。泌尿造口通常有 2 条输尿管支架管，用以将尿液引出体外，输尿管支架管一般于术后 10~14 天拔除。

2. 肠造口周围皮肤　正常情况下造口周围皮肤是平坦的，没有下陷现象；皮肤完整干燥、无损伤、溃疡等情况出现。

3. 肠造口的排泄物　注意观察造口排泄物的色、质、量等。回肠造口及结肠造口初期排泄物多是黏液或俗称"潺"，随后会有气体排出。当开始渐进式进食后，粪便会渐渐地排出，排出的粪便会因应食物形态而改变。如食物是流质，排泄物会较稀，次数频密；饮食正常后排泄物会转为条状或固体，次数也会相继减少。通常回肠造口排泄物较为稀软，而结肠造口排泄物较成形。泌尿造口初期排出的尿液多呈微红色且伴有黏液，随着饮水量增加，渐渐为一般的黄色尿液，黏液减少。

（四）心理护理

患者虽然于手术前已知需要做造口，但他们仍会心存侥幸，希望术中改变手术方案最后是不需做肠造口或只是做暂时性肠造口。护士如能在术后探访患者并告诉患者肠造口已形成，可帮助他们早日面对及减轻不必要的焦虑。鼓励患者尽早参与肠造口的护理。第一次更换造口袋或学习护理肠造口时，护士可先用空气清新剂消除粪便、尿液气味，清洁肠造口及其周围皮肤后再让患者观看肠造口，这会增加患者接受肠造口的信心。要给予患者充足时间及渐进式地教导患者护理肠造口及更换造口袋。肠造口护理过程中同时尽早让患者参与肠造口护理，鼓励患者家属多支持和帮助患者。组织造口访问者探访也会增强患者接纳肠造口的信心。

四、肠造口手术后早期可能发生的并发症

一般手术后可能发生并发症（如休克、肺栓塞、呼吸困难），可参考其他外科书籍，这里不详述。肠造口手术后早期可能发生的并发症，可分为肠道并发症及肠造口并发症。

（一）术后肠道的并发症

1. 肠麻痹（paralytic ileus） 长时间手术、使用大量麻醉药及行肠造口时触摸、刺激肠等都会引致肠蠕动缓慢，甚至停顿。通常表现为嗳气较多，恶心、呕吐及有腹胀感觉，腹部听不到肠鸣音及无排气或排便。此时一般需要停留胃管行胃肠减压以减轻腹胀情况。

2. 肠梗阻（intestinal obstruction） 肠梗阻原因主要是肠粘连、肠吻合口狭窄或粪便堵塞。根据严重程度可分为不完全性和完全性梗阻。梗阻初期肠鸣音活跃或高调，可伴气过水音。梗阻进展后肠鸣音渐渐减弱，甚至停顿。一般停留胃管胃肠减压会减轻肠梗阻症状，严重及持续性梗阻则需要手术以防止肠坏死及肠穿孔发生。

3. 吻合口漏（anastomotic leaks） 患者常出现腹痛、腹胀、发热、心率加快、局部性或者弥漫性腹膜炎的症状和体征，有时表现为突然发生的弥漫性腹膜炎和休克。引流管引出浑浊液体（如稀便、尿液），发热（体温持续≥38.0℃）。观察到这些情况需要立即通知医生，及时做好相应处理。

（二）术后肠造口的并发症

1. 肠造口水肿 肠造口水肿原因可能是手术时，肠造口的黏膜受创伤，或由于造口底盘开口太小，压迫肠造口所致。手术后应使用透明造口袋以方便观察。造口底盘裁剪的开口比肠造口大4~5mm，避免压迫肠造口。一般手术后约6周水肿会渐渐退减，肠造口颜色亦转为鲜红色，将造口底盘裁剪的开口比肠造口大2~3mm便可。术后早期如果水肿情况持续严重，注意观察肠造口排泄情况，一旦因肠造口水肿引致梗阻，应留置管道排出粪便。

2. 肠造口缺血 供应肠造口的血管可能在手术期间受创伤，从而使肠造口缺血，缺血的肠造口颜色呈深红色，症状轻微时只需观察，待坏死肠造口的黏膜清除后将重现鲜红色肠造口。严重肠造口缺血可能是因为外科手术所导致，通常在手术后1~2天会观察到肠造口呈淤黑色，需要立即通知医生处理。

3. 肠造口出血 肠造口表面盖着薄薄一层黏膜，像口唇一样容易破损出血，只需轻轻在出血处加压便可止血。另外肠造口与皮肤缝线之间慢慢地可能有出血，可尝试在出血处加压5~10分钟，如情况持续，可撒上护肤粉或使用藻酸盐敷料再加压止血。若肠造口与皮肤缝线之间或从肠造口流出血液，则需要立即通知医生处理。

4. 肠造口回缩（recession/retraction） 肠造口与皮肤缝合太紧会令皮肤凹陷不平应用防漏膏填平凹陷不平处，预防渗漏，避免皮肤损伤。另外亦可选用凸面底盘填平凹陷不平处。手术后腹部肿胀，会使肠造口严重下陷，这种情况需要密切观察及护理，先要评估回缩的程度，如果是部分缝线脱落及轻微回缩，在肠造口周围皮肤填补防漏膏再贴上造口袋。如果全部缝线脱落及肠造口严重回缩，则需要立即通知医生处理。

（罗小明　陈慕英）

第四节　肠造口患者术后常见的心理问题及护理

肠造口手术对于患者来说是一个巨大的损失，失去肛门或者尿道口的过程就是患者经历巨大损失的过程。肠造口术后患者面临着躯体形象改变，从而产生各种负面心理。对于肠造口患者来说应对肠造口手术带来的各种问题是一项巨大的挑战。这需要一段时间来进行生理和心理上的康复。作为造口治疗师需要通过教育和心理支持，与各专科人员团队合作来帮助肠造口患者以及家属建立正确的应对模式，让他们既认识到肠造口术后要面对各种困难，同时也要坚定信心，逐步回归正常的生活状态。

肠造口患者康复目标是最大程度地恢复到原来的生活方式，从情感上比较舒适地接受自我/身体形象。这个过程需要从手术前即开始准备，一直延续到术后阶段。作为造口治疗师可以从心理支持、知识教育、造口袋使用及肠造口并发症治疗方面给肠造口患者提供康复服务，使肠造口患者尽早回归社会生活。造口治疗师可以帮助患者完成这个转换。

一、肠造口患者的一般适应阶段

一个人在面临任何形式的缺失比如功能、躯体形象改变、失去亲人等，其心理恶化过程大致相同，也就是说人们会在不同的顺序和不同的水平上经历适应的不同阶段。

第一阶段休克/惊慌失措：是对遭遇一些突然发生且影响到个体安全和完好性的无法抵御的"威胁"时的一个常见反应。常见行为：歇斯底里的表现以及麻木或机械性行为表现（情绪发泄，但不能真正地接受信息）。护理措施：看管，常规支持护理。

第二阶段保护性退却（否认）：通过否认其存在或最小化其重要性，来应对潜在的或者存在的威胁，常见表现：术前患者也许否认肠造口的必要性和可能性。术后患者忽略肠造口，拒绝参与自我护理或者患者尽管承认有肠造口，但否认情绪影响，表现为不恰当地使用幽默语；过于理智或者在没有肠造口回纳计划的时候，患者经常关注于回纳计划而拒绝当前的处置。注意：患者在否认阶段会经常表现为"乐观"。护理措施：术后不要强迫患者面对事实。恰当的做法是用温和的提醒方式指出出院计划的必要性，让患者明确他/她的关注点。

第三阶段认知：个体通过对他/她的情绪进行调整后能够自己开始面对迎头而来的威胁；患者开始认识肠道或泌尿道结构改变的真实性。常见表现：由于愤怒和悲伤，情绪上呈现出敌对、易怒、悲哀、退缩等表现；偶尔也表现为"表演"性行为（如将造口袋露出在衣服外面，强迫每一个人面对肠造口）。护理措施：倾听，肯定患者的感受。向患者保证这些负性的情绪会逐渐淡化，同时其自身对肠造口的感觉也会慢慢好转。

例如程先生，61岁，因直肠癌行"腹会阴联合切口，乙状结肠造口术"。术后造口治疗师指导其更换造口袋，一周后程先生表示希望能够尝试使用两件式造口用品，造口治疗师对造口袋的使用进行了指导。换上两件式造口袋后1小时，程先生在自己揭除袋子的过程中操作不顺利，责任护士给造口治疗师电话。肠造口治疗师到病房，见程先生立在床边，脸色通红，满头大汗，一面低头扯着袋子，一面说着："气死我了，气死我了！"造口治疗师对程先生说："程先生，你先不要着急，我来帮你。开两件式袋子是有窍门的，你再看一遍。"再次给患者演示后，让程先生坐在床上，同时自己也坐在床旁的椅子上，"我刚才听到你在说'气死我了'，什么事情使你这么生气？"程先生袒露了工作生活上的种种境遇，感觉自己这个病"生得不是时候"。造口治疗师说："因为这个疾病，你做了肠造口手术，这对你来说是一个非常大的改变。在这个时候有愤怒的情绪是很常见的。几乎每一个处在你这样状况下的人都要经历这个过程。随着时间推移，这样的情绪和感受会慢慢改善的……"

第四阶段适应阶段：当急性悲伤期过后，患者关注点将转向如何应对生活/学习自我护理方面。在此阶段，患者会不断摇摆于认知阶段与适应阶段之间，表现为悲伤情绪重复出现，同时会想知道如何进行自我护理。常见行为：提问题，参与到自我护理中，计划未来。护理措施：教育，设定目标，解决问题，必要时安排肠造口访问者来医院访谈。

二、影响患者肠造口护理能力的因素

1. 患者自尊以及应对能力　自尊程度高，解决问题技巧强的患者通常能够应对得较好，反之则需要更多协助。有效的应对策略是：评估患者及家属的感受，帮助患者解决当前问题，鼓励患者和家属参与到肠造口护理中。

2. 患者期望值　疾病/肠造口会对患者生活方式以及健康状况造成的影响，在护理过程中需要考虑肠造口以及患者的身体状况，了解患者如何看待疾病/肠造口，通过询问患者是否知道有其他肠造口人士，以及那些人的经历。可以进一步了解患者对肠造口的认识程度以及对肠造口后生活状况的预期值。

3. 其他影响因素　评估患者的支持系统，重要的家人和朋友的情绪状况，以及提供照顾的能力。可以问他们："你感觉怎样？""这对你有影响吗？"或者问患者："你有没有与_____，讨论过这个问题？""你认为做了肠造口手术会对你的个人关系产生什么样的影响？"来了解患者可能得到的支持状况。

4. 资源　充分运用社会资源如造口俱乐部、肠造口探访者、患者和家属教育等，以提高患者肠造口术后的适应性。

张菁的研究提示：相关资讯的支持、自尊的维护、爱与归属感的给予及社交娱乐的保证均可以促进患者对肠造口的正性认知，从而增强患者良性认知，促进其回归社会。

三、肠造口对躯体形象和自我概念的影响

1. 躯体形象　躯体形象是自我概念的组成部分，是个体大脑中产生的对其外观上的一种印象。因其受情绪影响很大，故通常并不准确。肠造口手术可能会严重影响患者的自我印象，尤其是对个人形象比较重视的患者。很多患者为此不得不改变衣着款式、不穿泳衣，也不到公共更衣场所。有些人甚至因此感觉自己不再是"正常人"了。曾有患者向笔者陈述："我是一个很要干净的人，现在却要挂这么一个袋子，我都不想出门了"。

2. 自我概念　一个人对自己总体的看法。要了解患者对自己的自我概念可以从他/她的谈话中得到线索，比如，"我为什么总是这么倒霉，坏事总是发生在我身上。"

3. 自尊　对自己的感觉。肠造口术后患者会陈述自己对朋友和家人没有什么价值。对于造口患者来说有正向感觉的人肠造口术后康复更佳。

4. 护理措施

（1）评估患者自尊，自我概念和躯体形象。

（2）允许患者表达悲伤的情绪和感受，并与其讨论他们所关注的问题。

（3）针对患者的问题教会患者一些方法，比如如何隐藏造口袋以及肠造口。

（4）给予正向的反馈。

（5）请肠造口访问者提供支持或者介绍患者参加抗癌俱乐部。

（6）必要时可请精神科医生或者心理咨询师会诊。

当患者出现以下这样一些里程碑式的行为时，可以代表其心理上已经逐步适应和接受肠造口：开始察看肠造口，用手触碰；询问关于肠造口照护的一些问题和肠造口术后日常生活问题；愿意自我护理肠造口，愿意参与社交活动。这些过程的快慢因人而异，有人需数月，有人需要数年时间来完全接纳和适应肠造口术后的生活。

四、造口治疗师在肠造口患者康复中的作用

研究显示肠造口患者自我护理有效性，对肠造口的接受程度，肠造口患者的人际间关系等因素与肠造口术后的适应性相关。关注肠造口护理有效性，关注肠造口患者的社会心理因素是造口治疗师的日常工作的一部分。

（一）患者/家属教育

目的是帮助患者独立完成造口护理；使患者能够有效管理肠造口并能开始自己喜欢的生活。要达到这个目标就不仅仅是让患者学会自我更换造口用品，要安排家庭护理和门诊随访；指导患者进行造口管理、生活方式调整、合理利用资源。

重大损失后适应的时间跨度：一般 1~2 年。在这个过程中有不同的进展甚至出现倒退现象是普遍和正常的。为了达成肠造口患者的康复目标，我们希望患者在出院时能够完成自我护理，并且一旦身体状况允许即应开始恢复术前的活动（通常术后 3~6 周）。在此期间需要评价以下内容：①自我护理水平：在评价一个患者的自我护理水平时必须要考虑到其既往的个性和生活方式：如一些患者在个人自我护理和卫生方面是典型的"邋遢"，而有些人则非常仔细甚至有些强迫，我们需要评估肠造口患者的自我护理是合乎要求，还是疏忽大意或者带有强迫性的。②尽最大程度恢复术前的生活方式。与患者讨论既往活动和生活方式，帮助患者一起选择合适的活动。③情感慰藉、自尊：评价患者是否得到足够的家庭和社会支持，患者的自我认同程度。

（二）造口治疗师与心理咨询

肠造口手术会给患者带来很多的困扰和心理情绪问题，进行必要的心理支持非常重要。

1. 心理治疗可以采取多种形式

（1）心理咨询：可以是专家门诊、家庭访问、个体咨询，也可以是患者集体性的讲座交流，使病者获得心理需要，达到心理防御的转移。

（2）素质情操陶冶：通过音乐和艺术获得良好的生物信息反馈，音乐治疗是运用医学心理学，通过和谐优美的旋律，陶冶性情，对患者生理和心理均起调节作用，具有情感效应和心身效应。

（3）抗癌组织和协会：获得组织关怀，消除自卑观和孤独感，立足社会，互助治疗。

（4）传统医学：练习气功、瑜伽，使心境达到宁静忘我境界、心胸宽广、勇于面对困境、获得精神上的解脱。

2. 造口治疗师在患者咨询中的角色　在心理治疗中，造口治疗师的作用是解除患者的症状。肠造口治疗的主要目的是解除患者在心理或精神上的痛苦，并帮助解决其无法自己解决的心理冲突。支持性咨询：在危机状态下，患者应付不了或忍受不了危机的环境，从而产生心理疾患或障碍。造口治疗师可以帮助他们增加对环境的耐受性，增加应付环境和适应环境的能力，降低易感性，提高心理承受能力。如果患者长期存在问题，且通过支持性咨询没有达到足够进步时，应当将患者转诊到心理咨询师或者精神病医生处。

3. 造口治疗师保持治疗关系需要遵守的原则　作为一个咨询者，首先必须要规范自己既往和患者的交流方式。如果你在患者还没有表达自己的需要前就给出建议的话，就无法做一个合格的咨询者。此外作为治疗者需要健康的人格，如果个性不成熟，或者过度保护会成为治疗师认识自己以及诚实面对自己在治疗中反应的障碍。以下是造口治疗师保持和患者治疗关系需要遵守的一些原则：

（1）咨询中并没有什么正确的方法和路径。在治疗关系中保持真诚，在治疗中做到真实、坦白即可。

（2）在倾听时要避免作判断。让患者及其家属讲述自己的故事。不要期望在短短几句交流中就能够把握对方的想法，实际上真正了解对方的意思需要更长的时间。在交流中需要不断深入地了解患者的处境，而且在这个过程中不要不断去修正你既成的一些看法和想法。

（3）通过重复对方的话，表示你听到并且理解了你所听到的事。

（4）接受患者和家属。一定要关心对方，使患者感到温暖，而不是对患者的想法和感受进行判断。

（5）避免使用你自己个人的价值体系来判断患者的问题，而要根据是否能够有效支持患者或其家属来选择合适的措施。

（三）识别需要进一步心理辅导的患者

任何住院或者门诊的肠造口患者如果说自己有轻度至中度的焦虑、抑郁或者任何心理-社会问题都需要做进一步的心理辅导。

（四）同理心和同情心

造口治疗师在开始心理援助前，需要了解心理援助的尺度。就如一个人不慎落入井中，你作为一个路人听到呼救声后赶到了井边，并且看到了落井的人。这时候你会采取什么行动呢？①告诉落井的人："不要慌，我来帮你。"然后找到可供救援的绳索或者竹竿，小心地放到井里救落井者。如果发现不够有效，马上寻找其他人的帮助。②告诉落井者："不要慌，我来救你！"然后跳入井中救人。这两个行动所描述的就是当我们在实施心理援助的过程所呈现的状态。采取行动1的人更多的是同理心，而行动2则是同情心，虽然想救助而最终却导致两个人都需要被救助。同理心是咨询者借用了患者的感觉以更好地理解他们，但能够清醒地意识到他/她是分开的。

此外，心理咨询的目的是让肠造口患者避免依赖他人，增强个人的独立性与自主性。心理咨询再三强调要尽量理解来询者的内心感受，尊重他的想法，激发他独立决策的能力，为的是强化患者的自信心。所以，任何一个心理咨询的过程，无论其性质有多大不同、时间长短上有多少差别，本质上都是要帮助患者从自卑和迷茫的泥潭中挣脱出来。

在整个咨询过程中，造口治疗师要懂得听取患者的描述，领会其心境，并能把所获取的信息进行分析、解释、说明，最后还要考虑治疗方法。总之，需要双方相互合作，咨询过程才能得到顺利进行，并取得满意的效果。

（五）交流的基本原则

交流是彼此间传送信息和想法的一个多感官参与的复杂过程，其要素包括信息传递者、信息和信息接受者。

1. 交流的类型　交流类型包括语言交流和非语言交流两种。语言通常受意识控制，也比较主观，在语言交流中要注意对误解的澄清以及不同词汇/语言的表达差异性。非语言交流是交流中重要的表现渠道，人际间的交流有 2/3 体现在非语言交流上。非语言交流的形式有姿势、面部表情、声调、手势、目光接触、触摸、沉默。非语言交流受主体意识影响较小，往往能够传递出内心的真实感受，如造口患者对手术非常恐惧和担心，但却说："我还好，没有什么问题。"造口治疗师需要对非语言交流信息非常敏感，如果语言交流和非语言交流中出现矛盾，更应该相信非语言交流传递出来的信息，必要时要加以澄清。

2. 影响交流的因素

（1）环境因素：交流被打断；分心（手机）；缺少私密性；时间不够。如果有可能可以采用预约方式，把交流场所安排在一个单独的诊间进行。在治疗过程中将手机调至震动模式。

（2）交流因素：失语症；交流困难；发音困难；方言；失聪。

（3）情绪/躯体障碍：疼痛/不适；疲劳；恶心；焦虑/害怕；愤怒；缺少信任；害羞。

（4）个人交流技巧缺乏。

3. 促进有效交流的方法

（1）必须建立与患者之间的联系。

（2）应用积极倾听技术：用心听患者的语言并鼓励表达；观察非语言交流；澄清及证实能够倾听是咨询者的重要标志。不管患者说什么，治疗师要能够完全接纳。比如造口患者也许会提到必须要做肠造口手术这个事情时，造口治疗师要做的就是让患者能够自由地表达出真实感受和想法。但如果治疗师急于让患者从这种心理中解脱，说："没有关系，一切都会好起来的。"这对患者来说并没有什么意义。而事实上，治疗师如此急切地想让患者"住口"的原因是源自自己的一种焦虑感，这可能是由于在当时的情境治疗师本身觉得无助，不能承受这种感觉；或者是以往曾面临同样境地有同样的感受并且自己没有能够解决。不管何种原因，如此快速掐断患者的焦虑陈述非但不能帮助到患者，反而会加重其焦虑感。在倾听过程中，倾听者的行为往往起到鼓励或者制止陈述者的作用。那么怎样的行为是鼓励性的呢？①保持眼神接触。②体位：咨询中治疗师要尽可能保持坐位。要表现一种放松而且参与的态度，而不是昏昏欲睡。③姿势：治疗师在抬手动足之间以及摆动头部和面部表情来表现出他/她是否对患者的问题感兴趣，只要一个轻轻地点头就可以表示你理解了对方的陈述。相反，过于频繁地移动手臂或者双脚，或者双手交叉在胸前，或者双眼空洞地盯着对方都表现出你缺少诚意来提供帮助。

以上几点强调了非语言交流在咨询中的注意点，下面我们看一看如何在语言上做到鼓励患者交流。①重复语意：就是在交流过程中治疗师通过重复患者的语言片段。②澄清：在交流中治疗师用自己的语言来描述患者所表达的意思，通常会表述为："你是不是说……?"也许在你的治疗中，一个肠造口患者会说："我真的很讨厌有这个东西（指肠造口），我总感觉到很臭，又很脏。"这时候你的回答是；"是的，时间长了是有一点臭。不过你弄得很干净，我一点也闻不出来。"还是拿张凳子坐下来说："你看起来对你的肠造口很担忧啊，能对我谈谈吗？"③确认这往往是在患者陈述了一系列的感觉之后，你对所有陈述的一种综合，你可以对患者说："李女士，根据你刚才的陈述我知道你很担心肿瘤复发的问题，而且现在肠造口底盘渗漏，导致造口用品的费用增加，因此你和丈夫之间有了些矛盾。这些是不是你现在最关心的问题？"

（3）使用治疗性措施：真正地关心患者避免非治疗性措施，如给建议，用挑战性的语言质询患者。心理支持不是一再地安慰以及使用一些正面的词汇。治疗关系中的支持来自于治疗师传递理解、接纳及关心患者和其问题的能力。

（六）心理引导技术

在治疗关系中引导技术尤其重要。在工作中思考以下的引导技术，反复练习。

1. 非直接引导　在说话时用模糊笼统的陈述方式来引起患者的回应。如，"你能说说你对肠造口的看法吗？"

2. 直接引导　直接引导问的是患者更有针对性的反应，如："你刚才说你觉得有了肠造口你就不想回去工作了。"

3. 聚焦　用于在非直接引导后患者陈述了几个话题，你对以上话题进行整理，然后将关注点汇聚到一个话题上。"刚才你说到造口手术后你不想回去工作了，你是怎么看的？"以此来引出患者更深层的感受。

4. 提问　闭合式的问题是让患者用一个字来回答，如："你会和你的朋友们谈论你的肠造口吗？"如果患者的回答是："会。"则可以接着用开放式提问，用于向患者寻求更详细的答案："你会怎么和他们谈论你的肠造口？"开放性问题的好处在于可以将患者引向更深的情感表述。

5. 总结　是造口治疗师把握刚才交流中患者心智和情感经历重点的重要技能。是用于结束讨论并且描述讨论内容的陈述，通过这些陈述让患者确认他们的感受。一般患者常见的需求和关注点是：表达感受的需求：悲伤，害怕，焦虑，挫败，愤怒，希望；患者最关注的点是：个人健康/存活，经济支持；疾病和肠造口对家庭以及对各种人际关系的影响；自我护理以及生活方式问题（气味、着装、性等）；必须要不断评估该患者的主要关注点。

6. 面质　面质技术又称质疑、对立、对质、对抗、正视现实等，也指造口治疗师指出患者身上存在的矛盾。因为面质技术会迫使患者面对原本逃避的想法、情绪或行为，所以往往会引发患者的一些负面情绪，因此要慎用面质技术。建议在与患者建立有良好关系之后才用该技术，通常在下列情况下，可以使用面质技术：患者在行为、认知、情绪上相互矛盾时；患者的行为可能危害到自己或他人的利益时；患者使用防卫策略时；患者不知善用资源时；患者未觉察到自己的限制时。面质过程中当事人可能会生气反驳，或假装同意。在这种情形下，咨询员要继续面质当事人。使用面质技术时，面质的内容应导向当事人的资源、优点、缺点与限制。应当觉察到当事人被面质时与被面质之后的情绪。良好的面质技术应包括反映当事人面对不一致时所引发的情绪。当然也不要因为担心使用面质技术会伤害患者及破坏咨询关系，而在该使用时不愿意使用，以至于错失良机。

7. 提供建议　有时建议可以穿插在讨论中给予患者。比如造口治疗师在与肠造口患者交流过程中让患者讨论感受时，患者会提到佩戴造口袋让自己感觉很脏时，可把其他患者的经验与之分享以帮助她/他应对这个问题，进而点燃患者对未来生活的希望。

通常在我们所做的咨询会谈中，来访者常常习惯于谈事情、谈别人、谈认识；而有意无意地忽略自己的感受。造口治疗师通过支持和引导，使来访者从模糊地触及自己的感受，到真正体验，并且最后能够向咨询者清楚地表达出来。当然，要使来访者完全接受他的情感还有许多其他工作需要做。

造口治疗师作为咨询者是通过积极倾听、无条件关注、同感等咨询策略来支持和引导患者不断深入地探索他们内在真实的感受和体验，力图选择性地帮助患者注意他（她）的内在感受，无形地使会谈集中在探索患者个人情感体验上。

（七）造口治疗师咨询模式

Egan 助人模式理论

1. Egan 所发展的三阶段问题解决咨询模式，是根据 Carkhuff 的问题解决模式发展来的，其综合 Rogers 的同理心技术、学习论的行为改变技术、认知治疗技术以及社会影响理论而成。

2. Egan 将问题解决的三阶段分为澄清问题、理解与促成行动三个阶段，这三个阶段是有系统性与累积性的。说明如下：

第一阶段为澄清问题：澄清问题是将问题情境加以探讨及澄清。此阶段患者可以通过"漫谈"的方式将自己的感受/关注点/问题都摆到桌面上。假若患者对于自己的问题或困难毫无知觉或对问题的情境不清楚、无正确地了解的话，那么良好的协助关系则将无从建立，而造口治疗师无法对求助者的困难给予帮助。有效的护理措施是：移情，尽可能具体确定探讨他的问题、困难、疑惑及处境，从而确认患者的感受。要避免快速纠正患者的应对方式或者直接跳跃到解决问题阶段。

第二阶段为理解：主要的工作：协助患者将所呈现的片段数据加以组织，使患者可以更清楚地看到问题的全貌，以决定该怎么办。所使用的技术包括：面质技术：针对患者的陈述，把你的感受与患者分享，比如可以说："刚才你对＿＿＿＿这件事非常担心，是不是这样？"此时患者可能说："是的，就是这样。"那么就可以进入解决问题阶段。但如果患者回答："不，我不担心这个。"那么你就需要进一步了解："那么你最担心的是什么事呢？"还有一种状况就是患者只是不想谈论这个问题，而是把话题转到了另一个方面去，这意味着患者还没有准备好告知你他的问题。必要时还需要再次回到这个问题上来。及时反馈：在交流中及时反馈你的感觉，比如当你感受到非常悲伤、愤怒或者难以承受时，你可以这样说："刚刚听你说你的经历，让我也觉得很难过，你有什么感觉？"自我表露：通过向患者袒露个人或者其他人的经历来引起患者共鸣。比如可以这样说："很多做了肠造口手术的患者有这样的担心＿＿＿＿，对你来说是不是也这样想过？"

第三阶段为促成行动：患者在造口治疗师的协助下，使患者成为积极的行动者。此阶段的促成行动，通过三步来进行：①发展行动计划，协助患者找出各种可能的方法及选择实用可行的方案。让患者自己确定哪些方法可以用于解决问题，并甄别有效和无效方法。造口治疗师可以这样说："你有没有想过你要怎么应对这个情况？"也可以采用自我表露法："不知道这个方法对你有没有用，另一个患者有类似的问题，他是这样做的＿＿＿＿。你觉得这个方法对你有用吗？"②促成行动，则是协助患者做好立即行动的准备，并在患者采取行动期间给予适当的质疑与支持。③评价，则是患者适时评量自己参与实践计划之努力程度、适时评量计划的适切性与目标的有效性。

通过澄清问题、理解问题然后采取行动，使治疗师与患者紧密合作，帮助患者正确认识自己，并决定采取行动，化危机、焦虑为转机。

（八）转诊指征

作为咨询者，造口治疗师应当具备识别患者是否需要进一步转诊到精神科医生处的能力。如果患者的问题已经达到了中等度或者严重的程度就需要进一步向上反映，进行进一步诊治。

1. 患者被事件困住不能满意的解决问题。当患者表现出严重的疾病应对不良时，说明他/她需要支持以更有效地应对这些压力。另一个需要向精神科医生转诊的原因是患者表现出与先前或者入院时的有很大不同精神状态。

2. 患者有明显的抑郁表现和（或）自杀倾向时需要立即转诊。

3. 转诊方向，向精神科医生、心理咨询师等救助人员。

五、患者支持体系

1. 明确重要支持者　造口治疗师需要与患者沟通提供照顾的主要家庭成员，并进一步确认该成员是否可以完成肠造口照护，与此同时要关注患者家属的心理需求，对其进行支持可以使家属能够更好地帮助患者完成从医院到家庭的过渡，减缓其焦虑，促进患者适应肠造口后生活。

2. 多学科合作团队　造口治疗师、外科医生、营养师和护士组成的多学科合作团队，能够与患者及其家人合作，提供教育、心理支持，并发症管理和长期随访功能。

3. 肠造口访问者　同伴教育是社会支持的一种形式，是指具有相同年龄、性别、生活环境经历、文化和社会地位或者由于某些原因使具有共同语言的人在一起分享信息、观念或行为技能的教育形式。造口志愿者作为曾经经历肠造口手术，且肠造口适应良好，且经过相关培训的肠造口人士，通过分享他们的经历，能够帮助患者更好地完成转换过程。

六、造口治疗师与患者关系的不同阶段

第一阶段是建立联系　目标在于确定患者的需求；在患者与造口治疗师之间建立工作"合同"。护理措施：向患者介绍自己的角色，并确立共同目标。

第二阶段是工作合作　目标在于解决问题，教育患者共同达到目标。行动：患者教育/咨询，常常在这个阶段会遇到患者依赖的情况，此时应该做的是尽可能鼓励患者参与到自我护理中，造口治疗师逐步过渡到在旁指导的角色。

最后阶段目标在于终结治疗关系，让患者表达对治疗关系的感觉以及他们自己的进步。行动：当患者取得进步并且"毕业"时可以终结治疗关系。造口治疗师也可以向患者分享自己正向的感觉以及看到患者有进展时的感受。

肠造口患者的康复是心理、生理和社会生活的康复，心理的康复可以加快生理和社会生活的康复，提高肠造口者的生存质量。肠造口治疗师应该充分应用专业技能解除患者躯体的痛苦，与此同时，通过教育，应用心理支持技术以及必要时的恰当转诊，协调各种资源来对肠造口患者和家属进行支持，帮助其尽快恢复社会生活。

（胡宏鸯）

第五节　影响患者术后学习肠造口护理的因素

肠造口术能挽救患者的生命，却给患者带来了排泄方式的改变。许多患者对肠造口护理无信心，怀疑自己无法适应有肠造口的生活。虞佩君等报道，肠造口患者的生活质量不甚乐观，>80分者仅占28%，尚有25%的患者<60分。肖丽蓉等曾经报道，有51%的肠造口患者肠造口周围皮肤存在问题。指导患者肠造口护理的目的，就是要让患者掌握肠造口自理的技巧，预防并减少肠造口及其周围皮肤的并发症，适应肠造口的生活，尽快回归社会。

影响患者学习肠造口护理的因素，包括内在因素和外在因素。内在因素包括年龄、身体状况、心理状况、学习动机、文化背景等；外在因素包括学习环境、时间和来自指导者造口治疗师或护士方面的影响等。

一、影响患者学习肠造口护理的内在因素

（一）年龄

一个人的年龄可以提示其学习能力与需要，同时也能为指导者确定教学方法提供依据。心理学家经过研究证明，在一定的年龄范围内，人掌握简单操作技能的能力随年龄及经验的增长而提高；复杂操作技能的训练年龄越小，效果越好。

1. 婴儿期　重视对婴儿父母的指导，我们认识到婴儿改变的身体形象会使父母悲伤，婴儿能很快觉察到父母或照顾人员的消极不安，因此应建议父母多花时间抚摸、搂抱婴儿。综合性教育应尽早开始，目的是帮助父母获得照顾婴儿的能力。让父母经常参与婴儿造口护理，这样有助于减轻父母对婴儿的担心，增加肠造口护理的信心。肠造口护理过程中提醒父母，婴儿自己就是游戏的主要内容，玩手脚、翻身、爬行等身体动作能带给婴儿自己极大的乐趣。造口袋和造口也可能成为婴儿玩的对象。

肠造口护理上，为婴儿选用的造口底盘应低敏性且容易应用；更换造口袋时，用玩具分散婴儿的注意力；造口袋用衣服遮挡，避免婴儿轻易抓着；避免造口袋垂及大腿被婴儿踢掉；避免用小的便袋夹和橡皮筋，预防婴儿撕脱，并把这些小物件放进嘴里引起窒息。

2. 幼儿期及学龄前期　重视对幼儿及学龄前儿童父母的指导，幼儿难得安静下来，他们也讨厌受限制，肠造口护理时首先把物品准备齐全，更换时动作快捷，分散幼儿的注意力，让幼儿可以玩和放松的情况下进行造口用品更换；随着小儿对肠造口的注意力的增加，小儿会去拨弄造口袋。一件套类服式如连衣裤类可便幼儿手不易接触到造口袋。把幼儿的注意力从玩造口袋和粪便转到玩玩具或其他软玩具的肠造口上，这有助于把他们引到更好的行为方式上。在不熟悉肠造口护理时，全家投入到肠造口护理学习中，去支持幼儿，可最大限度地帮到幼儿。建议父母对幼儿肠造口护理方面的解释要在更换造口用品时进行，其他时间作解释，幼儿不容理解。鼓励父母让幼儿和学龄前儿童尽早参与肠造口护理，在开始上学前加强幼儿的独立性。

3. 学龄期　学龄期儿童开始接受学校正规教育，主要精力集中于学习文化知识和各种技能，学习与同伴合作、竞争及遵守规则。提醒父母，与学校老师沟通，让老师能认识手术，准许小孩上课时能离开课室去排空或更换造口袋，备有一套衣服和造口袋在书包中。

4. 青春期　戴造口袋的青年可能会生气或对未来丧失信心，护士要鼓励他们，强调肠

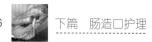

造口既不是病也不是残疾。Van Maanen 指出，当佩戴造口袋的青年平均年龄是十几岁时，他们有同样的忧虑，那就是社交和性行为。给他们机会，秘密地讨论这些忧虑和给予适当的教育和建议，是极重要的。建议父母，鼓励青年去承担与他们发育年龄要求相当的自理方面的责任。与青年有效沟通是护理目标的制定和问题的解决的主要手段。在与青年保持治疗关系中，诚实和保守秘密是极重要的。

5. 成年人　成年人往往是家庭经济支柱，在工作和生活中亦承担着重要角色，赵林红调查发现，年轻有配偶、文化程度高的患者对肠造口护理知识学习要求强烈。这可能和重归术前生活和社会活动的愿望有关。

6. 老年人　会比较主动学习，但老年人会出现形态结构和生理功能的一系列退行性变化，如老年人易出现记忆和认识功能的减退、动作缓慢，出现老花眼、易倦怠等。详细评估老年人的认知能力有助于制定适宜的学习目标，不过度加重老年人的负担。护理老年人时讲话速度要慢，声音要稍大，尽量运用短句；一次不要讲太多内容，多次与患者一起重复肠造口护理步骤；通过口述、发宣传手册、看电视录像、动手练习等强化记忆；宣传资料采用较大字体。帮患者选择能得到的最简单的造口用品，以满足他们的需要。必要时让家人和（或）照顾者参与肠造口护理的学习。

（二）身体状况

肠造口术后早期静脉输液、伤口疼痛及身上留置的各种管道都影响患者对肠造口护理的学习，另外一些药物作用也会降低患者的记忆力。当患者精力较差时，护士除要观察肠造口外，要简洁护理操作过程，不可过分要求患者参与肠造口护理。病情许可时，边讲述边操作。

（三）心理状况

赵林红调查发现94.59%的患者需要社会心理支持。经肠造口手术后患者对未来发愁是正常的。当患者不知道疾病预后时，可能会焦虑。焦虑使人疲劳，降低学习欲望，也使患者的参与能力及记忆力下降。仔细倾听患者的反应和声调，探知焦虑的问题。在进一步教育前，与患者及家属交谈可能有助于帮助患者明确存在的问题。有一部分患者手术后不敢看肠造口，这时不要强迫患者看。对多数患者来说，护士每天讲述肠造口的情况会让患者逐渐形成对肠造口的好奇，患者表现出对肠造口和造口产品的任何好奇都应作为开始或进一步学习的一个机会。让家人和或照顾者参与到肠造口护理的学习，有助于提高患者对肠造口护理的兴趣。

（四）学习动机

术后虚弱造成的疲劳会消除学习的欲望。术后并发症或抑郁也会降低学习欲望。热心的护理人员或家人和朋友的鼓励可激发一些患者的学习欲望。热情可以感染人，教学过程注意趣味性。处在热情当中的患者能达到最佳的个人的独立程度。把肠造口护理和日常生活联系起来，模拟生活场景，通过设问方法，引起患者的好奇心，让患者积极参与到肠造口护理学习中。同时对患者进行适当的鼓励，让患者的进步及时得到反馈，可以激发患者的上进心、自尊心和求知欲。

（五）文化背景

不同文化背景的人有自身的信仰和习俗。护士必须了解患者的信仰与习俗是否与学习需要相冲突。当患者不愿学习自理技巧时，也可以从患者亲属中寻找帮助，患者亲属或可以解释这一患者的文化背景、习俗。在护理过程中与患者建立互相信任的关系，把造口护理和日常生活活动联系起来，让患者明白，做自己能做的事会更自由、更自信。

二、影响患者学习造口护理的外在因素

1. 环境　学习场所的温度、光线、噪声、通风条件对学习均有一定的影响。应提供保护患者隐私的环境，对不能活动的患者拉床边屏风。

2. 时间　选择适宜的肠造口护理指导时间，过早指导，患者难以意识到学习的重要性，过迟又会影响指导计划的完成。提供足够的指导时间，不要给患者匆匆忙忙应付的印象，让患者有时间提问题。

3. 来自指导者造口治疗师或护士方面的影响　通过示范-参与-回示的阶段性学习及个性化指导方法，指导患者肠造口护理技巧。一般情况下，分段练习对学习操作技能较为有效，其原因可能是避免了厌烦、疲劳或分散注意力。在肠造口护理指导过程中，护士与患者之间存在着动态互动关系，彼此交流信息、情感、认知和态度，故护士与患者必须相互信任与尊重。护士应重视语言性沟通和非语言性沟通的运用，指导患者肠造口护理的过程包括评估患者、设立指导目标、拟定指导计划、实施计划及评价效果。帮助患者分析影响手术后影响患者学习肠造口护理的因素，这些都能更好地有助于患者尽快掌握肠造口护理方法。

（张惠芹）

第六节　造口底盘发生渗漏的护理

肠造口没有控制功能，患者需要佩戴造口袋来收集从肠造口排出的尿液或粪便。造口底盘粘贴稳固，将会增强患者生活的信心，提高肠造口患者的生活质量。造口底盘发生渗漏可使患者出现尴尬，自尊心降低；同时频繁更换造口袋也会增加患者的经济负担，甚至容易引起皮肤的损伤，增加患者的痛苦，影响生活质量。

一、造口底盘发生渗漏的临床表现

患者主诉有粪便或尿液从底盘的某一点位置渗漏出来，造口底盘粘贴不牢固，患者每天需要非预期更换造口底盘（两件式）或造口袋（一件式）多次。一般情况下，造口底盘更换频率为3~5天，如造口底盘每天发生渗漏而需要更换属于不正常现象。

二、造口底盘发生渗漏的原因及护理对策

（一）肠造口护理技能太差（poor technique）

1. 原因　患者受生理性因素的影响，如手的灵活性差、视力差等，或者肠造口自我护理不熟练等因素的影响，使患者未能将肠造口周围的皮肤清洁干净、肠造口周围皮肤不干爽等导致造口底盘粘贴不牢固或造口底盘与皮肤之间粘贴不平稳出现缝隙等而发生渗漏。

2. 护理对策

（1）手的灵活性和视力差的患者：①造口治疗师或护士需要耐心地指导；②需要给予更多的时间进行造口护理的训练；③尽量选择操作简单的造口袋，如一件式会比两件式的操作简单；选择已剪裁好的造口袋；④视力差的患者建议佩戴眼镜或学习触觉技术；⑤鼓励家属的支持和帮助；⑥使用开口袋时尽量不使用便袋夹来固定，可以考虑使用橡皮筋或粘贴条来固定开口。

（2）肠造口自我护理不熟练者：①在造口治疗师或护士的指导下进行反复多次的自行操作，每次操作时造口治疗师或护士多给予鼓励、赞扬，以增强自我护理的信心；②制订操作流程给患者；③难以看见肠造口的患者，指导换袋时使用镜子帮助；④教会回肠或结肠袢式造口患者识别近端开口和远端开口，以避免粘贴造口底盘时将远端开口覆盖（目前，为了预防粪水性皮炎的发生，个别医生改良将回肠袢式造口的近端开口做成一定的高度，而远端开口几乎皮肤平齐，患者难以看出）而影响造口袋粘贴的稳妥性，导致渗漏等发生。

（二）造口袋过度胀满（overfull appliance）

1. 原因　造口底盘粘贴在肠造口周围的皮肤上，承受的粘贴能力有一定限度，如造口袋过满，而未能及时排放，将使造口底盘因受重力的影响而容易脱落。如果肠造口排气过多，造口袋的气体胀满而没有及时排放，造口底盘受到气压的影响同样会导致渗漏。

2. 护理对策

（1）指导患者造口袋储存至1/3满最多1/2满时便要清放；排泄物较固体的则应在每次排泄后清放。

（2）排气过多的患者，建议选用带有碳片的造口袋；指导减少进食容易产气的食物。使用非碳片造口袋的患者，告知患者及时排放气体的目的，指导其排放气体的方法，如打开密闭造口袋的便袋夹，松开两件式造口袋的接环等排气方法。

（三）两件式造口底盘或一件式造口袋过久不更换（appliance left for too long）

1. 原因　由于造口袋价格较贵，很多患者特别是老年患者为了节省费用，两件式造口底盘或一件式造口袋粘贴使用时间长，造口底盘达到饱和仍然继续使用。少数患者发现渗漏后，在渗漏位置贴上胶带继续使用。

2. 护理对策

（1）告知患者，造口底盘吸收功能是有限度的，如粘贴过久，甚至渗漏还继续使用，不但会漏出粪臭气味或尿味、影响周围的人群，同时因渗漏，也会弄脏患者的衣物，甚至会引起周围皮肤的并发症的发生，如皮炎、增生等。

（2）建议患者造口底盘一般每隔3~5天更换1次，尽量不超过7天，尤其回肠造口和泌尿造口者，出现渗漏随时更换。

（四）选用的两件式造口底盘或一件式造口袋不恰当

1. 原因　肠造口周围皮肤出现凹陷的患者选用两件式平面底盘或一件式非凸面造口袋，致使造口底盘的粘贴面容易翘起，无法与皮肤完全接触，排泄物容易从底盘下渗漏。

2. 护理对策　肠造口周围有凹陷，建议使用两件式凸面底盘或一件式凸面造口袋，使用凸面底盘配合佩戴腰带或者配合佩戴造口弹力腹带，效果更好。必要时在凹陷区域使用防漏膏或防漏条、垫片等垫高后再粘贴造口底盘。

（5）体型改变（physical change）

1. 原因　很多患者手术后在家休养，营养补充加强，而缺乏锻炼，因而容易使体重突增，引起腹部膨隆，难以看见肠造口或出现肠造口回缩现象，影响造口底盘粘贴的稳固性；肿瘤无法切除仅行肠造口手术的患者往往因肿瘤的发展，患者的体重逐渐甚至猛烈下降，导致肠造口周围皮肤出现皱褶，而影响造口底盘粘贴的稳固性。

2. 护理对策

（1）难以看见肠造口的情况，可以建议患者更换造口底盘或一件式造口袋时使用镜子帮助。

（2）肠造口回缩者建议使用凸面底盘，另配合佩戴造口腰带/造口弹力腹带；肠造口周围有皱褶在粘贴造口底盘时先应用手将皱褶部位的皮肤拉紧再粘贴底盘，必要时在皱褶部位粘贴防漏条或补片。

（3）体重过度增加者建议减肥，过度消瘦者鼓励多进食高蛋白、高脂肪的食物。

（六）体位改变

1. 原因　住院期间患者大部分时间均卧床，取平卧位时很难发现肠造口周围有凹陷和皱褶，因此很少发生渗漏。患者出院回家后下床活动较多，通常采用坐位和站位，肠造口周围皮肤容易出现凹陷和皱褶而发生渗漏。

2. 护理对策

（1）建议患者定期随访，特别是手术后 1 个月内最好能回院复查 1 次。

（2）认真评估患者肠造口及其周围情况，指导选择合适的造口底盘或一件式造口袋。

（3）重新指导患者肠造口护理技能。肠造口周围皮肤有皱褶，可用防漏膏填满凹陷处再贴造口袋，亦可用造口底盘裁减下来的材料填平凹陷处（补片）。必要时可指导患者在裁剪好的底盘内圈处每间隔 1cm 裁剪一个小切口，使底盘有良好的顺应性，从而较好地粘贴在肠造口周围的皮肤上，防止渗漏。

（七）肠造口位置差（poor position of stoma）

1. 原因　由于手术前没有进行造口位置的选择，肠造口开在患者看不见的位置或在髂前上棘旁，粘贴造口底盘的难度大，影响了造口底盘的稳固性。

2. 护理对策

（1）做好预防是关键，术前常规开展肠造口定位。

（2）认真做好评估，根据肠造口及其周围情况指导选择合适的造口底盘或一件式造口袋。

（3）耐心指导患者掌握肠造口护理技能。

（八）肠造口或肠造口周围并发症

1. 原因　肠造口回缩、肠造口脱垂或造口旁疝、肠造口周围皮肤破损等并发症的存在，增加粘贴造口底盘或一件式造口袋的难度和影响造口底盘粘贴的稳固性。

2. 护理对策

（1）建议患者定期随访。

（2）针对相应的并发症，给予预防和护理指导。

（3）根据肠造口及其周围皮肤情况指导患者选择合适的造口底盘或一件式造口袋。

三、个案分析

（一）病例简介

患者，女性，78 岁，因诊断为结肠癌在美国某医院行右侧子宫附件切除+结肠部分切除+大网膜切除+乙状结肠造口术。因考虑原发癌是卵巢癌，术后将近 2 个月从美国回到中

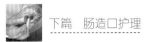
国进一步治疗。在全麻下行右半结肠+部分小肠切除术+复杂性肠粘连松解术+回肠造口+腹壁肿物切除术。术后 2 周的周六日连续 2 天造口底盘频繁渗漏、肠造口周围疼痛，严重影响患者睡眠，周一急请造口治疗师会诊。

（二）肠造口评估

患者使用从美国带回的原来一直使用的两件式造口袋，粪水从造口底盘的边缘 8~10 点的位置渗漏出来。造口底盘裁剪的开口大于肠造口约 2cm；揭除造口底盘见整个造口底盘均涂上防漏膏，肠造口开口偏向 11 点的位置有皮肤损伤，SACS™ 评估工具评估为 L2，TV 损伤；嘱患者取坐位发现 9 点和 3 点的位置出现皱褶，肠造口 9~3 点位置出现皮肤黏膜分离，且 1~3 点见有少量黑色和黄色的坏死组织；肠造口排泄物为浅绿色水样便，量多，超过 2000ml/24h（图 28-9A~图 28-9C）。

（三）护理措施

1. 评估和分析发生粪水性皮炎的原因

（1）没有使用合适的造口用品。

（2）没有掌握好防漏膏的使用方法。

（3）造口底盘开口裁剪过大。

（4）没能掌握造口袋的粘贴技巧。

2. 选择凸面造口底盘，并配合佩戴造口腰带。

3. 肠造口周围皮炎的处理　使用生理盐水清洗干净肠造口周围皮肤，纱布抹干后，粘贴水胶体薄装敷料（图 28-9D），然后再粘贴凸面造口袋（图 28-9E、图 28-9F）。将肠造口皮肤黏膜分离处坏死组织剪除，然后撒上皮肤保护粉。

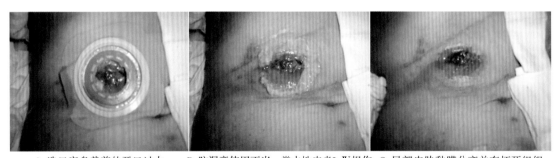

A. 造口底盘裁剪的开口过大　　B. 防漏膏使用不当，粪水性皮炎 L_2 Ⅳ损伤　　C. 局部皮肤黏膜分离并有坏死组织

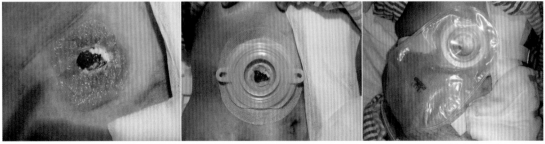

D. 水胶体薄装敷料处理皮炎　　E. 粘贴两件式凸面造口底盘　　F. 扣上两件式造口袋

图 28-9　肠造口评估与处理

4. 重新指导更换造口袋的技巧　造口袋的粘贴技巧、防漏膏的使用方法等。

（郑美春）

参 考 文 献

［1］ 吴俊晓，陈英. 护理干预对大肠癌腹会阴联合直肠癌根治术患者精神和心理健康的影响. 世界华人消化杂志，2014，22（10）：1460-1464.

［2］ 喻德洪. 肠造口治疗. 北京：人民卫生出版社，2004，1-48.

［3］ 徐爱民，徐颖，刘畅. 心理护理干预在低位直肠癌围手术期的应用. 数理医药学杂志，2015，28（10）：1544-1545.

［4］ 邢海瑾，严秀芳. 直肠癌患者心理状态的调查及护理对策. 实用全科医学，2007，5（4）：332-333.

［5］ 王亚玲. 肠造口患者的术前健康教育. 现代临床护理，2001，1（3）：51-52.

［6］ 万萍. 结肠造口患者的健康教育. 哈尔滨医药，2003，23（2）：80-81.

［7］ 叶新梅，张振路，郭少云，等. 健康教育对肠造口人生活质量的影响. 齐齐哈尔医学院学报，2001，3（3）：246-247.

［8］ 路潜，郭蕾蕾，王静. 直肠癌结肠造口病人生活质量的研究. 中华护理杂志，2002，37（9）：648-651.

［9］ 崔刚. 癌症患者家属的心理分析. 包头医学，2000，4（2）：42-43.

［10］ 徐洪莲，喻德洪，卢梅芳，等. 肠造口术前定位护理. 中华护理杂志，2001，36（10）：741-742.

［11］ Wu WQ，Yu BM. The relationship between site selection and complications in stomas. TheWorld Council of Enterostomal Therapists Journal，2001，21（2）：10-12.

［12］ 万德森. 肠造口康复治疗理论与实践. 北京：中国医药科技出版社，2006，117.

［13］ 虞佩君，金勇妍. 人工肛门患者自我护理能力与生活质量的调查分析. 护士进修杂志，2002，17（6）：460-461.

［14］ 肖丽蓉，陈红宇. 对直肠癌结肠造口患者全面康复认知与需求的调查分析. 南方护理学报，2005，12（5）：11.

［15］ 李小妹. 护理教育学. 北京：人民卫生出版社，2005，38-39.

［16］ 李小妹. 护理学导论. 北京：人民卫生出版社，2006，57-61.

［17］ 赵林红，冯桂荣. 对 37 例结肠造口患者健康教育需求的调查. 护理研究，2004，18（112）：113-114.

［18］ 张惠芹，吴海燕，李惠兰，等. 肠造口患者护理指导实践与成效. 现代临床护理，2004，3（1）：27-30.

［19］ Carmit K. McMullen，Carol M. Baldwin，Andrea Altschuler. The Greatest Challenges Reported by Long-Term Colorectal Cancer Survivors With Stomas. the journal of supportive oncology，2008，6（4）176-182.

［20］ 万德森. 直肠癌外科治疗进展. 中国癌症杂志，2006，16（10）：765-770.

［21］ Simmons KL，Smith JA，Bobb KA，et al. Adjustment to colostomy：Stoma acceptance，stoma care self-efficacy and interpersonal relationships. J Adv Nurs，2007，60（6）：627-635.

［22］ 万德森. 中国造口治疗师的培养：现状和未来. 中国肿瘤，2007，16（1）：23-25.

［23］ Karadag A. Frequency of stoma complications in Ankara，Turkey. JWCET，2004，24（2）：41-43.

［24］ 丁惠芳，郑美春. 肠造口术后造口袋的粘贴技巧. 中华护理杂志，2002，37（6）：449.

［25］ 吴维勤，喻德洪. 肠造口术后护理和康复治疗. 见：喻德洪主编. 肠造口治疗. 北京：人民卫生出版社，2004，39-48.

[26] 张惠芹，覃惠英，郑美春. 影响粘贴性造口袋使用的因素及对策. 现代临床护理，2005，4（6）：56-57.

[27] 应利华，张燕华. 造口袋粘贴失败的原因分析及对策. 护理与康复，2005，4（6）：453-456.

[28] 张菁，张俊娥，卜秀青. 结肠造口患者出院前心理社会行为反应与需要及焦虑抑郁的相关性研究. 中华行为医学与脑科学杂志，2015，24（6）：521-524.

[29] 王惠珍，秦芳，苏茜，等. 不同类型肠造口者生存质量和自我效能的关系分析. 实用医学杂志，2015，31（12）：2049-2052.

[30] 于文莉，任光辉，赵文河. 调查直肠癌肠造口患者术后的生活状况及护理干预. 中国公共卫生，2015，31（A03）：305-305.

[31] 王桂梅，王敏徇，李艳敏. 老年结肠造口患者生命质量的影响因素. 中国老年学杂志，2013，33（14）：3342-3343.

[32] 皋文君. 肠造口患者自我效能研究现状. 中华护理杂志，2011，46（3）：311-313.

[33] 徐晓英，祝卫芳，吕红. 动机性访谈对直肠癌 Miles 术结肠造口患者并发症及生活质量的影响. 中国现代医学杂志，2014，24（11）：82-85.

[34] 薛盈川，刘晓鸿，陆薇，等. 自我管理教育对永久性结肠造口患者自我护理能力的影响. 中华护理杂志，2011，46（8）：753-755.

[35] 刘砚燕. 肠造口患者术后适应水平影响因素的研究进展. 中华护理杂志，2012，47（4）：379-382.

[36] 肖桑. 配偶同步心理干预对永久性结肠造口患者生活质量和社会心理适应的影响. 广东医学，2015，36（20）：3189-3191.

[37] 邓丽娜，刘涛，张会君. 老年结肠造口患者家属疾病不确定感及影响因素分析. 中华护理杂志，2015，50（9）：1047-1051.

[38] 罗宝嘉，覃惠英，郑美春. 永久性结肠造口患者社会关系质量与希望水平的相关性研究. 中华护理杂志，2014，49（2）：138-142.

[39] 程芳，孟爱凤，羊丽芳，等. 同伴教育对永久性结肠造口患者术后早期社会心理适应的影响. 中华护理杂志，2013，48（2）：106-108.

第二十九章　肠造口及其周围并发症的预防和处理

第一节　肠造口并发症的预防及处理

正常的肠造口外观呈红色或粉红色，肠黏膜表面平滑呈潮湿透明状，高度超出皮肤水平面1~2.5cm，周围的皮肤须平整无皱褶、瘢痕及偏离骨头隆突处。当行肠造口手术时，如果肠造口位置设置不当、术后伤口感染、患者因病情变化、营养不良或使用肠造口用具选用不当时，往往会造成肠造口并发症产生，导致患者护理上的不便，甚至威胁到生命。所以护理人员应具有肠造口护理的专业知识及技术，提供患者良好的照顾、预防并发症的发生并及时发现肠造口并发症，使患者能早日获得治疗。

一、肠造口并发症的处理

肠造口术的目的是重建正常的排泄功能，或为治疗上必要施行外科手术的结果，以期延长患者生命；而肠造口护理的目的在于改善并提升患者生活质量；但当护理不当及患者本身病情变化时，常会引起各种肠造口并发症，因而医护人员对于肠造口并发症应有所认识，并给予正确处理。

（一）肠造口缺血坏死

肠造口坏死的原因主要是血液供应不足，这可能与手术中损伤结肠边缘动脉、肠造口腹壁开口太小或缝合过紧、严重的动脉硬化、因肠阻塞过久引起肠肿胀导致肠壁长期缺氧、肠造口肠系膜过紧等因素有关。坏死性肠造口外观局部或完全变紫，若及时给予适当处理，变紫的肠造口组织可能会恢复正常；但病情如无改善，缺血组织则会变黑，最后发生坏死（表29-1）。长期服用泻剂的患者易发生结肠黏膜色素沉着症，肠黏膜呈暗黑色，需鉴别（图29-1）。

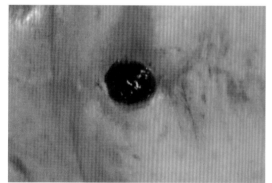

A. 急性（早期）肠造口黏膜坏死

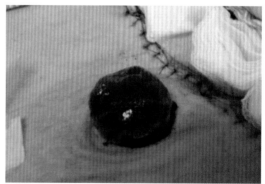

B. 肠造口黏膜部分变紫色

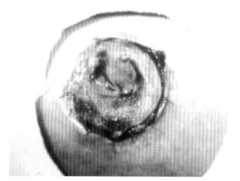

C. 慢性（晚期）肠造口黏膜坏死

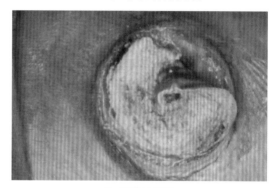

D. 肠造口坏死

图 29-1　肠造口坏死

处理方式（表29-1）：肠造口黏膜正常外观为牛肉红色或粉红色，表面平滑且潮湿，用手电筒侧照呈现透光状；肠造口黏膜局部或完全呈现暗红色时，可能会逐渐恢复正常，也可能会进一步加重变成黑紫色，最后导致坏死。当肠造口外观变紫时，应立即报告医生并密切观察肠造口黏膜变化；检查时以小手电筒斜侧照肠造口黏膜，观察黏膜有无呈红色、有无透光。用手指按压肠造口黏膜，按压后放开时观察按压处有无恢复红色，必要时以软式直肠镜观察肠造口内黏膜的颜色。如在短时间变为黑色，则需及时施行肠造口重整术；若只是部分

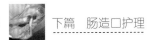
表 29-1　肠造口坏死处理方式

图示	操作说明
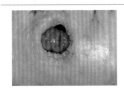	将变紫部分缝线拆1~2针后，用生理盐水纱布清洗干净、擦干。请勿用棉枝擦拭，以防裂缝处变大
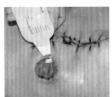	拆线裂缝处撒少许水胶体粉剂
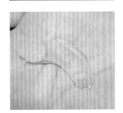	剪一小片弧形肠造口保护皮，再用防漏膏均匀涂抹
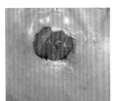	将此肠造口保护皮粘贴在肠造口拆线裂缝处
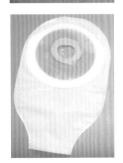	选用一件式造口袋，以肠造口测量尺测量肠造口的大小，底盘开口要大于肠造口口径约2mm。将防漏膏涂在保护皮开口最内环处一圈
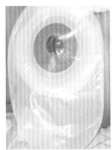	等1分钟待防漏膏的酒精挥发后才可粘贴。粘贴完成后请患者平躺10分钟再下床活动，以增加保护皮黏着性。（因肠造口保护皮内含果胶质，靠体温的热度可增加其黏性。但不可用吹风机吹保护皮，虽说可增强其黏性、但保护皮会有余温，对皮肤较薄弱者长期使用易造成皮肤的伤害）

肠黏膜变紫色时，有可能是肠造口边缘缝线太紧，此时则将变紫区域缝线拆 1~2 针后，用生理盐水纱布清洗干净、擦干，拆线裂缝处撒少许水胶体粉剂，如康惠尔溃疡粉，再用皮肤防漏膏均匀涂抹，贴一件式造口袋，若肠造口周围皮肤凹陷、不平整时需贴卡拉亚式造口袋（卡拉亚即为树脂胶所制成，其遇热会膨胀），继续密切地观察肠造口黏膜变化。

注意事项：肠造口缺血坏死不宜粘贴两件式造口袋，因两件式造口袋的扣环会压迫到肠造口周围皮肤的表面微血管而影响血液循环。

（二）肠造口回缩

肠造口回缩可分为早期（急性）及晚期（慢性）回缩。早期多因肠造口黏膜缝线缝过早脱落、肠造口肠管过短、肠管游离不充分、横结肠造口支架过早拔除、肠造口周围脓疡、腹腔内炎症、肥胖等导致；晚期多因手术时肠造口周围脂肪过多、肠造口位置设定不当、体重急剧增加、老年妇女多胎生育、体内继发的恶性肿瘤快速成长、术后伤口瘢痕化导致（图 29-2）。

肠造口高度最好能突出皮肤水平面 1~2.5cm。当肠造口高度过于平坦时，一旦贴上造

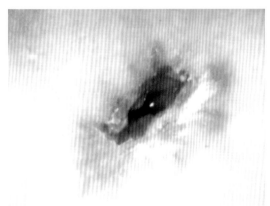
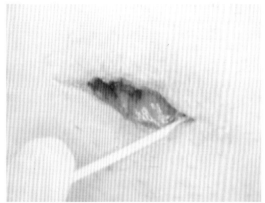

A. 急性（早期）肠造口缩陷

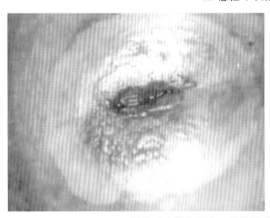
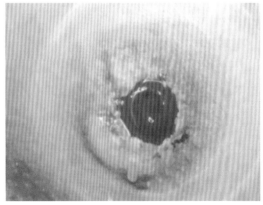

B. 慢性（晚期）肠造口缩陷导致肠造口周围皮肤易受排泄物浸蚀

图 29-2 肠造口回缩

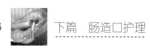

口底盘后其开口处高度与保护皮齐平，常易造成排泄物由肠造口旁渗透入底盘下而造成皮肤的损伤。若肠造口高度低于皮肤水平面 1cm 以下者，须使用垫高式用具组配合造口弹力腹带或造口腰带。

处理方式：急性肠造口回缩通常发生于术后一周左右，常易引起肠造口周围皮肤凹陷；若肠造口回缩至皮肤表层下面时，可能会引起皮肤与肠造口黏膜分离，严重时将导致肠造口周围感染，甚至引起腹膜内感染。估计会引起腹膜内感染时，应要及早考虑行手术重建肠造口、以免造成严重感染（表 29-2）。

表 29-2　急性肠造口回缩处理

图示	操作说明
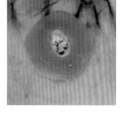	剪 1/4 肠造口保护皮加强保护肠造口周边组织，预防排泄物浸润
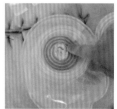	粘贴伤口无菌引流袋或透明造口袋，以利于观察肠造口状况
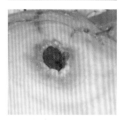	待肠造口周边组织完全密合时，可使用凸面造口袋，利用凸面造口袋压环加压于肠造口周围皮肤，使肠造口基部膨出以利于排泄物排出。造口底盘配合造口弹力腹带及造口腰带使用，以增加其肠造口基部压力
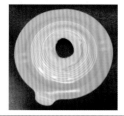	凸面底盘配合防漏膏的使用

慢性肠造口回缩易造成排泄物滞积于肠造口凹陷处需使用凸面造口袋，利用压环加压于肠造口周围皮肤，使肠造口基部膨出，以利于排泄物排出。若肠造口位置设定不当可能会影响凸面造口袋的使用，须评估具体情况必要时使用果胶保护皮配合卡拉亚用具组粘贴，再配合造口弹力腹带使用以增加其肠造口基部压力（表 29-3）。

表 29-3　慢性肠造口回缩处理

图示	操作说明
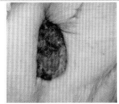	肠造口周围皮肤不平整合并回缩
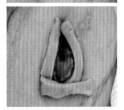	使用防漏条填补时肠造口周围皮肤务必拉平整，防漏条与肠造口周边缝隙处用防漏膏填补
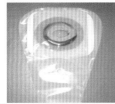	使用造口保护皮配合卡拉亚用具组粘贴，再使用造口弹力腹带以增加其肠造口基部压力

（三）肠造口狭窄

造成肠造口狭窄主要原因为手术不当，如手术时皮肤层开口太小、手术时腹壁内肌肉层开口太小、肠造口血液循环不佳、肠造口黏膜皮肤分离愈合后形成瘢痕、肠造口位置设定不当、肠造口腹壁紧缩引起术后感染。除手术原因外，其他致病因素包括肠造口下端的结肠扭结、组织坏死引起的纤维化、肿瘤细胞增生压迫肠管、皮肤或肌膜瘢痕化。肠造口狭窄有深浅之分。浅度狭窄者外观皮肤开口缩小而看不见黏膜（图 29-3），深度狭窄者外观正常，但实际上指诊时可发现肠造口呈现紧拉或缩窄状。

注意事项：肝硬化、腹水患者不宜使用凸面造口袋，因为此类患者常因门静脉压力过高，造成腹部微血管静脉曲张，此时腹部微血管及皮肤非常的脆弱，而凸面造口袋的压环对

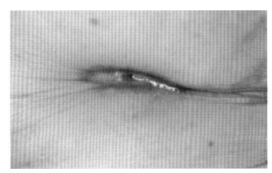
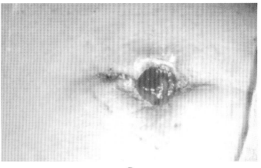

A　　　　　　　　　　　　　　B

图 29-3　肠造口浅度狭窄

肠造口周围皮肤所造成的压力过大，容易造成皮肤损伤，甚至压迫到腹部微血管造成肠造口周围皮肤的溃烂，此时宜选用卡拉亚用具组或一件式平面造口袋。

处理方式：肠造口狭窄患者会主诉排便时吃力或腹胀不舒服，尤以排成形的粪便时更易产生腹部不适感。若患者无诉不适或排便正常，通常多采用保守疗法：教导患者多摄取含有纤维素的食物，如木瓜、香蕉、柑橘类、地瓜叶等；每天两次用小拇指扩张肠造口开口处，每次 10 分钟以上，需长期进行；若情况有改善可用示指扩张肠造口。泌尿造口狭窄者，应 X 线检查肾脏是否有积水状况；需以导尿管引流保持尿液流畅排空，预防尿液逆流造成感染。当肠造口狭窄引起排便功能障碍时，则必须施行肠造口重整术。其他原因如结肠扭结或结肠狭窄引起肠造口狭窄者也须行手术治疗。

注意事项：临床上发现有些医护人员教导患者使用圆形的玻璃棒、不锈钢棒、硅制肛管来扩张肠造口开口，这是错误的方式；因为质地坚硬的玻璃棒、不锈钢棒会伤害肠造口黏膜，造成肠造口外观变形，有时会肠穿孔造成腹膜炎。硅制肛管其扩张肠造口开口效果较差，而且易伤及肠造口内的肠道黏膜，造成溃烂、出血、穿孔等的危机。

（四）肠造口脱垂

肠造口脱垂原因有腹部肌肉薄弱、手术时腹壁肠造口处肌层开口过大、未将肠造口肠袢及系膜适当地固定、肥胖者腹部肌肉太松弛、腹部长期用力（如咳嗽、便秘、用力排便、排便困难）造成腹压增高，引起肠管自肠造口处外翻、脱垂。轻度肠管外翻 1～2cm，严重时整个结肠肠管外翻脱出。肠造口脱垂在横结肠造口者中尤其多见。

处理方式（图 29-4）：平常用普通腹带或束裤加以支持固定，预防肠造口脱垂。肠造口

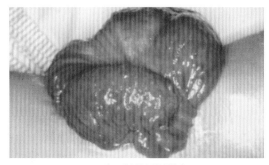

A. 造口肠管逐渐脱出

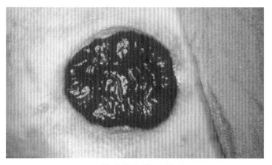

B. 脱垂的肠管回纳后

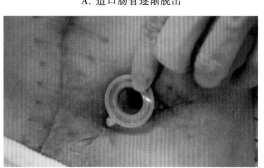

C. 圆头奶嘴固定

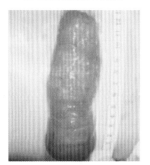

D. 造口脱垂

图 29-4　肠造口脱出处理

脱出时、教导患者平躺放轻松，医护人员戴上手套、用冷的生理盐水纱布盖在肠造口黏膜部位，顺势缓慢将肠管推回腹腔内。乙状结肠单腔造口或降结肠单腔造口所排出粪便非水样状时，可将圆头奶嘴头剪开，塞住肠造口处，排便时将奶嘴拿出，粪便排出后再将奶嘴塞回。若是袢式肠造口远端肠袢脱垂先将奶嘴固定在造口底盘的底环处，再将奶嘴塞住远端开口处，以预防肠造口再脱出。

若无法将肠造口复位时，需重做肠造口修复手术。若肠造口严重脱出伴肠造口溃烂或坏死，就必须做肠造口重整术。肠造口重整术前，脱垂肠管须用凡士林纱布覆盖保护，以预防肠黏膜过度干燥而坏死。

肠造口脱出者其选用造口用具时，最好选用一件式卡拉亚制保护皮造口袋，因其质地较柔软且不会割伤肠黏膜；勿使用两件式造口袋，因其底环易损伤脱垂的肠管造成肠黏膜受损，严重时会割断肠管。

（五）肠造口黏膜与皮肤分离

皮肤与肠造口黏膜分离多因肠造口肠壁黏膜部分坏死、肠造口黏膜缝线脱落、腹压过高、伤口感染、营养不良、长期使用类固醇药物或患糖尿病，这些因素造成肠造口黏膜缝线处的组织愈合不良，使皮肤与肠造口黏膜分离而留下一个开放性伤口。

处理方式：须先时评估肠造口黏膜缝合处与皮肤分离的深浅状况。表 29-4 为分离较浅者的护理方法，表 29-5 为肠造口黏膜缝合处分离已深至腹腔内的护理方法。

表 29-4　分离较浅者其护理方法

图示	操作说明
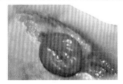	先用无菌生理盐水将肠造口黏膜与皮肤分离处彻底冲洗干净，用纱布擦干。勿使用棉签擦干生理盐水，以免在操作过程中棉絮残留
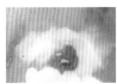	填上海藻类敷料
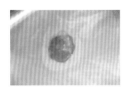	粘贴一件式造口袋，操作时避免排泄物污染伤口。造口袋约 2 天更换一次
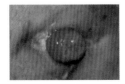	伤口愈合图

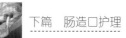
表 29-5　肠造口黏膜缝合处分离已深至腹腔内护理方法

图示	操作说明
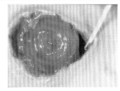	先用无菌生理盐水将肠造口黏膜与皮肤分离处彻底冲洗干净，用纱布擦干。勿使用棉签擦干生理盐水，以免在操作过程中棉絮残留
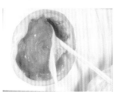	采用爱康肤锁菌愈合敷料（Aquacel）填塞，勿撒皮肤保护粉或填塞海藻类敷料
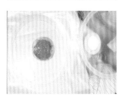	粘贴伤口无菌引流袋
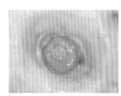	伤口愈合图

二、肠造口并发症预防方法

肠造口并发症的产生，不仅增加医护人员工作负担，更造成患者身心上的痛苦，故肠造口并发症的预防是相当重要的。

1. 足够的营养　肠造口患者宜采用均衡饮食。如患者食欲缺乏、摄取量不足时，可采少量多餐方式来摄取高热量、高蛋白食物或通过静脉输液补充。

2. 避免伤口感染　渗液量多的伤口，用无菌生理盐水清洗后，尽量保持伤口干燥，用保护性敷料将肠造口及伤口完整保护好，避免排泄物污染伤口。

3. 加强皮肤的保护措施　应注意保持肠造口周围皮肤的完整性，避免排泄物渗漏而侵蚀肠造口周围皮肤造成皮肤溃烂。

4. 加强患者自我护理与选择适当的肠造口用具　指导患者和家属正确的肠造口护理方法，加强居家护理追踪；了解患者对肠造口用具使用后的反应，力求用具简单、操作方便、经济，使用后安全、舒适。若患者肠造口型态有所改变时，须再次评估并选择合适的肠造口用具。

患者因病情变化、营养不良、护理方法错误或肠造口用具使用不当，会引起肠造口并发症，造成患者身心上的伤害及经济负担，因而认识肠造口并发症的预防与处理，配合精湛的技术与经验是极其重要的。

（陈筱蓉　吴美桦）

第二节　肠造口周围并发症的预防及处理

一、肠造口周围皮肤并发症的预防及处理

肠造口术的目的是重建患者正常的排泄功能，或为满足特殊疾病的治疗需要以期延长患者生命。若肠造口周围皮肤时常受损，甚至溃疡发生，不仅造成粘贴造口袋的困难，更会严重影响患者对肠造口的自我控制感。幸运的是，造口用具一直在发生日新月异的改良，相比50年前担心渗漏问题的造口护理产品，目前的造口护理产品已有显著的进步。正确地选用适当的造口用具有效预防及妥善地处理造口周围皮肤并发症，是肠造口护理十分重要的一个环节。

（一）肠造口周围皮肤受损的相关因素

人体健康皮肤由表皮层及真皮层组成，皮肤表层酸碱值（pH）在4.5~6.8时可避免细菌、病毒感染；皮脂能保持皮肤湿润，防止体内水分及电解质的损失，预防化学、物理性及辐射线的刺激。但当皮肤暴露在潮湿物质中，如尿液、粪便、汗液或伤口分泌物时，在进行肠造口周围皮肤的护理时需特别当心，因长时间粘贴造口底盘及暴露在潜在尿液、粪便、汗液浸润的环境中，皮肤的弹性与质地会下降。了解造成肠造口周围皮肤受损的相关因素是十分重要的。

1. 皮肤湿度　汗液、尿液及液态粪便（化学性刺激）、皮肤通透性差、清洗皮肤后未待皮肤干爽即粘贴造口底盘或使用不透气材质的胶布等皆易造成皮肤潮湿，而造口底盘渗漏浸润将会使皮肤变得薄、脆，皮肤因组织耐受力变差容易受损。

2. 皮肤酸碱度（pH）　尿液或粪便会改变皮肤酸碱度，当pH接近7.1时会对局部皮肤造成伤害。大量尿素和氨作用会促使皮肤pH>8。随着时间增长，皮肤酸碱值越偏碱性，造成皮肤受损问题也会增加。

3. 清洁　清洁皮肤时若选用药液性清洁液或碱性肥皂，易刺激皮肤。擦拭肠造口周围皮肤时，若选用粗糙质料的纱布或用力擦洗，会增加表皮摩擦力，使皮肤受损。此外清洁皮肤的水温过高还会造成皮肤过度干燥。

4. 排泄物刺激　患者肠造口周围的皮肤若长时间处于潮湿环境中，易使皮肤酸碱值上升，造成皮肤炎症。临床上发现造口袋的渗漏常和肠造口位置不佳有关，排泄物的持续渗漏造成皮肤破损，患者疼痛不堪，其中排泄物刺激性以回肠造口的水样便最大，其次为泌尿造口排出的尿液或糊状粪便，而成形粪便对皮肤的伤害性较小。

5. 个人皮肤状况　随着年龄增长，人体皮下脂肪减少、真皮层变薄、弹性纤维减少，这都会造成皮肤的弹性与饱满度下降，皮肤免疫力降低。当肠造口周围的皮肤损伤时，细菌易于皮肤损伤处生长繁殖，更加深感染的危险性。患者本身的疾病，如红斑狼疮等免疫力缺损、糖尿病患者也易增加感染率，影响整体的皮肤状况，不可轻视。

6. 微生物生长　皮肤长时间接触尿液、粪便及汗水，使用不当的隔离产品，选用不适当的造口底盘，不透气胶布等，皆容易增加菌落生长和感染的机会。肥胖者于皮肤皱褶处易积存污垢。

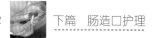

7. 选用不适当的肠造口护理产品　目前造口厂商所制作的造口用具种类繁多，包括一件式造口袋、两件式造口袋、垫高环、防漏膏（paste）、皮肤保护粉（powder）、腰带、防漏条（strip paste）、不含酒精的皮肤填补胶（procare MF pate）、皮肤保护霜（barrier cream）等。若选用不适当的肠造口产品常会使造口底盘的保护皮（skin barrier）与皮肤粘贴度差，造成排泄物渗漏刺激皮肤。因此临床上建议肠造口底盘更换时机为回肠造口为 3~5 天，结肠造口为 5~7 天，实际仍要视患者排泄情况调整。常见有以下因素会影响粘贴造口袋粘贴的时间，如底盘密合度、天气湿度、皮肤出汗状况、肠造口周围皮肤是否有瘢痕、腹部脂肪皱褶、饮食不当导致腹泻、身体活动姿势过度（如弯腰）等。

（二）肠造口周围皮肤并发症种类与护理原则

研究指出，肠造口并发症中以肠造口周围皮肤疾患问题的发生率最高。患者有时来医院求治，抱怨有皮肤破损、疼痛、发痒及起红疹等诸多问题，这使肠造口用具无法有效地、稳固地密合粘贴于腹部皮肤上，导致肠造口处排泄物泄漏，使患者感到羞耻、肮脏，缺乏自信心。因此，造口治疗师常需要一一协助患者及家属解决其造口袋渗漏因素，适时提供患者肠造口评估及处理造口周围皮肤并发症的技巧，减缓皮肤破损的发生。

1. 肠造口周围皮肤浸润破损——化学刺激（chemical irritation）　通常发生于肠造口位置设置不当或腹部皮肤不平整，影响造口用具与皮肤之间粘贴的密合度，易使排泄物由造口底盘处漏出而刺激周围皮肤，引起皮肤瘙痒、溃烂、红肿、疼痛（图 29-5A）。严重者排泄物会侵蚀至肠造口周围的术后伤口上，造成伤口污染而引起腹部伤口感染问题。

预防方法，最重要的是造口治疗师于术前提供正确的肠造口定位，以减少因肠造口位置选择不佳而发生术后自我护理的困扰。肠造口位置原则上应该选择在患者的视线之内，避开骨隆突、腹部凹凸不平的皱褶、瘢痕处，更重要的是需考虑患者的日常生活活动时的姿势是否影响造口袋的粘贴稳固性。在腰部两侧较易出现皮肤皱褶缝隙，造口袋粘贴困难性较高，所以术前肠造口定位应避开这些位置。

临床上急诊手术时，常无法做到术前定位，因此术后在教导患者或家属的造口袋粘贴技巧时，需特别注意患者的坐、平躺、侧卧、弯腰等姿势时腹部皮肤情况，教导患者或家属如何评估腹部不平整的地方，针对腹部凹陷不平之处，利用可裁剪的皮肤保护膜、防漏条或者防漏膏来填补，防止患者于姿势改变时因皮肤受压扯而发生造口袋渗漏的情形。

肠造口周围皮肤浸润破损也和患者本身的肠造口状况有关，如肠造口回缩，易增加造口用具粘贴的困难度，此时若患者因经济状况选择价格较低廉的一件式或两件式底盘而舍弃垫高环的使用，就较易有造口袋频繁渗漏的情形出现（图 29-5B）。故依照造口类型选用适合的造口用具，是有效预防其皮肤问题产生的第一防线。

在粘贴造口袋时，应以造口量具测量肠造口的大小，造口底盘裁剪口径要大于肠造口口径 2mm，若底盘裁剪过小，易影响患者肠造口的血液循环，压迫肠黏膜导致肠造口黏膜增生；若底盘裁剪过大，排泄物会持续侵蚀裸露的皮肤，造成患者周围皮肤浸润疼痛。

临床上，就肠造口类型来区分，回肠造口较结肠造口较易发生皮肤问题，因回肠造口排泄物为水样便，内含有大量的消化酶易腐蚀肠造口周围的皮肤，因此教导患者预防胜于治疗的肠造口护理观念是相当重要的。

2. 接触性皮炎（contact dermatitis）　多由于肠造口用具选择不适当，或是在清洗皮肤过程中未将清洗剂擦拭干净以致引起皮肤的问题：脱皮、发红（图 29-5C）。其护理原则为评估造口用具是否适当，了解患者及家属肠造口周围皮肤清洁方式，是否有使用优碘、沙威隆、过氧化氢溶液、酒精等消毒液擦拭；清洗肠造口周围皮肤，只需用弱酸性沐浴液及普通清水清洗即可，且务必将残余的泡沫或者残胶清洁干净，最后还需将周围皮肤擦拭干后才可粘贴造口袋。

临床上，也有患者是因造口底盘粘贴过久，未按照时间更换，超过粘贴天数达 7 天以上，加上天气闷热，皮肤流汗，患者对胶布出现变态反应，无法有效透气。故轻则常发现底盘周围及胶布粘贴处出现瘙痒、发红等症状，严重者皮肤会有侵蚀、溃疡的状态。预防方法为指导患者需定期更换造口底盘，对胶布易过敏的患者，建议使用全造口皮材质的底盘，周围皮肤尽量选择透气、胶质温和的胶布粘贴；若遇到天气闷热时，勿出门太久，可选择待在有空调的室内。严重溃疡的皮肤治疗方法为保持皮肤干爽，每次更换造口底盘时用生理盐水清洁皮肤及擦干后，可先粘贴水胶体敷料，再贴造口底盘；造口底盘周边胶布粘贴处可再依医师处方涂抹类固醇的药膏治疗炎症反应，若大范围的伤口则不建议涂抹药膏，以免影响底盘黏着度，可使用喷雾式皮质类固醇。

针对过敏性皮肤炎患者，通常大部分是因有些特异体质而对某些造口底盘过敏，临床表现为皮肤红、温热，皮肤损伤范围通常与造口底盘的形状雷同；若变态反应剧烈时，则会出现皮肤瘙痒、水疱，甚至皮肤发红的灼热感。现今市面上造口用具厂商不下六七家，每家厂商的底盘保护皮的成分虽大同小异，但是针对某些特异体质患者，最好在手术前能先做皮肤过敏测试：即将所有厂商的保护皮各剪一小块贴于患者腹部皮肤上，并做皮肤斑点试验，评估患者皮肤是否有红、肿、痒、烧灼感或其他变态反应；选择两种以上最适当的保护皮，于术后开始行肠造口护理时有两种以上不同厂牌的造口底盘交替更换使用，可减少患者对肠造口周围皮肤的不良反应（皮肤斑点试验时间可分为 24 小时、48 小时、72 小时）。若对任何厂商的造口底盘都过敏，则建议两种处理方式：第一，可先贴水胶体敷料保护皮肤后，再贴造口底盘；第二，两种不同厂家的造口底盘交替使用。乙状结肠及降结肠造口患者可以选择每天定时结肠造口灌洗法，不需粘贴造口袋。

其他过敏的情况包括有造口底盘裁剪的开口边缘有一圈红斑，多因患者对防漏膏过敏，因为防漏膏内含有酒精成分，有些人会对酒精过敏，则不可再使用防漏膏，改用防漏条或皮肤保护粉喷撒于肠造口周围 0.2cm 缝隙处即可。而少部分人则对造口腰带、束腹带过敏，出现皮肤发痒的症状，此时建议可在腰带、束腹带内铺上棉质的手帕或毛巾，隔绝与皮肤的接触及减少摩擦。

3. 念珠菌感染（candidiasis）　肠造口周围皮肤感染念珠菌，与肠造口种类并没有直接相关，通常发生在患者本身免疫力较差、口服抗生素或造口底盘容易渗漏时。当造口底盘与皮肤的密合粘贴性差时，排泄物便会渗入底盘的缝隙中，利用温暖、湿润的环境繁殖导致皮肤伤害。念珠菌感染早期患者常陈述会有皮肤痒的情形，若未及时清洁皮肤及用药膏治疗，会出现似白色疹子的脓疱及界线清楚的皮肤红斑，皮肤会奇痒无比（图 29-5D）。鉴别诊断除了靠临床症状之外，还可通过皮肤刮除法，从高倍显微镜下观察染色的 10% 氢氧化钾菌

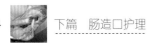

丝及孢子形状来确诊。

念珠菌感染预防方法是需重新评估患者的造口底盘选择是否适当，以免周围皮肤受到排泄物感染；粘贴造口底盘的皮肤区域若有毛发时，需宣教患者用剪刀将粘贴造口底盘部位的毛发剪除，不宜用剃刀剃毛发；更换造口底盘时需用弱酸性沐浴精将皮肤清洗干净后擦干；平时若出现造口底盘渗漏应马上更换。当出现白色念珠菌感染时，建议每次更换造口底盘时，遵医嘱使用新霉素抗真菌药物撒于皮肤上，持续使用2~3周才可结束，千万勿因症状改善而立即停药，这会影响治疗成效。

4. 放射线损伤（radiation）　患者接受放射线治疗后，放射线会引起肠造口及其周围皮肤损伤；通常放射线治疗时都会以铅板覆盖肠造口、保护肠造口，所以因放射线治疗引起肠造口损伤较少见。而因放射线损伤造成的皮肤炎，常呈现为真皮弹性纤维组织受损，皮肤表层变薄及破皮（图29-5E），皮肤末梢微小血管受损，使皮肤发红，久而久之便会出现皮肤黑色素沉淀、纤维化。

放射治疗期间皮肤护理非常重要。在急性期为预防肠造口处再受伤害，应避免使用刺激性物品，如油脂类、有机溶剂。患者接受放射线治疗时，须用铅板覆盖在肠造口处；此外，可建议患者于治疗期间使用较柔软卡拉亚材质的造口袋，避免因用力撕除造口底盘，造成二次皮肤破损。肠造口周围皮肤已溃烂时，则需先使用藻酸盐敷料或亲水性纤维敷料吸收伤口渗出液，用水胶体敷料粘贴后，再粘贴造口袋；需密切监测敷料吸收伤口分泌物后的情形，给予适时伤口换药，及早更换造口袋以免造成再度的伤害。

5. 毛囊炎（folliculitis）　毛囊炎顾名思义是毛囊发炎的情形（图29-5F）。患者会发生此情况与患者本身有体毛有关，体毛未剪除时患者常会抱怨撕除造口袋时，会有毛发拉扯的疼痛感，故他们常用剃刀刮除体毛。长期过于频繁地刮毛，会伤害毛囊。

临床症状为肠造口周围皮肤毛囊处出现红疹，则可判断为初期刺激造成。护理措施：教导患者当肠造口周围皮肤有毛发时，须用剪刀将毛发剪平，不宜用剃刀，以免伤及皮肤的毛囊。教导患者撕除造口袋时，一手按压皮肤，一手缓慢撕除造口底盘；若底盘粘贴过紧，不易撕除时，则用湿纱布先湿敷几分钟后再移除。避免使用过多及黏性过强的防漏膏，以免造成更多伤害。如果毛囊出现脓疱情形时，此时该怀疑是否有真菌或金黄色葡萄球菌属的感染，针对菌种，遵医嘱使用抗菌的粉剂药物。

6. 尿酸结晶（urinary crystals）　正常泌尿造口排出的尿液酸碱值（pH）呈弱酸性5.5~6.5。而尿液结晶的发生与饮食中摄取较多碱性食物有关，如水果及蔬菜类，再加上水分摄取不足所引起。临床表现为泌尿造口周围皮肤一圈白色且有砂砾状的沉淀物（图29-5G）。

预防方法：建议泌尿造口患者平时可多吃酸性食物，如肉类、燕麦、面包、蛋及面类等，增加水分摄取2000~2500ml/d。研究指出多喝蔓越莓汁也可酸化尿液。平时，在更换造口尿袋时，皮肤宜用弱酸性沐浴液将少许的沉淀物清洗及擦拭干净，若不易将结晶清洁干净，可使用食用醋加水稀释成1:3（容积比）的溶液进行湿敷后擦拭，或用稀释的小苏打水擦拭。

7. 增生（epidermal hyperplasia）　紧邻肠造口周围皮肤区域出现疣状的突起，通常在潮湿的环境下才会引起，若造口底盘裁剪过大，肠造口周边皮肤长期浸泡在尿液及水样便里，皮肤会有发红、溃疡、疼痛问题。长时间影响后，肠造口周围皮肤便会发生湿疣状皮肤组织增生（图29-5H）。

护理原则为重新评估肠造口状况，患者的造口用具是否适当，了解患者粘贴造口用具操作步骤，并重新给患者进行示教。增生皮肤的处理：佩戴凸面造口底盘压迫增生，如增生的皮肤有糜烂，可以使用伤口溃疡粉以吸收渗出液，而对于极严重的上皮增生患者，建议手术治疗。

8. 皮肤癌细胞蔓延　当肠造口周围皮肤出现癌细胞蔓延时，肠造口及周围皮肤组织的评估是相当重要的。皮下组织摸到硬块，按压肠造口周围皮肤患者主诉有疼痛感，若是肿瘤细胞侵犯到肠造成肠道出血时需对病灶皮肤进行病理切片检查以确诊；肠造口患者在癌症末期由于癌细胞蔓延，往往出现肠造口周围组织的变化，护理人员在评估其护理的方式时须相当谨慎小心，以防患者受到伤害。

若肠造口周围皮肤癌细胞仍潜藏于皮下组织（图29-5I），因外观上无伤口，可选用较柔软、胶质温和、撕除时黏性不可太强的造口用具，如卡拉亚材质，以防肠造口周围皮肤癌细胞组织受到损伤。造口底盘开口口径裁剪时需比肠造口周围皮肤癌细胞组织大，不可压贴到癌细胞组织，以防造成出血。但若患者无法适用卡拉亚造口袋，为避免两件式造口袋在密合袋子时，按压皮肤造成疼痛，可先密合底盘与袋子，再粘贴于皮肤上；若肿瘤已浸润上皮细胞及周围淋巴、血管造成皮肤溃疡或形成瘘管时，在护理上是极其困难的。

在更换肠造口用具时发生出血，可用一块小纱布包着小冰块直接放在癌细胞组织出血点，其对小的出血点有止血作用，或用海藻片敷盖流血处；若流血严重时除医疗上的止血外，则建议粘贴伤口无菌引流袋，随时注意伤口出血状况；结肠造口灌洗患者于灌洗时皆会造成肠造口周围皮肤癌细胞处流血，或有血便回流时，则不可再进行结肠造口灌洗。

9. 肠造口周围脐周静脉曲张　肠造口周围脐周静脉曲张是由于门静脉压力过高，造成腹部微血管静脉曲张。临床上肠造口周围皮肤呈现薄、透，清晰可见辐射状的蜘蛛丝（图29-5J），因患者并不会有任何疼痛感，所以当发现时，常是因小血管爆裂造成出血的并发症而紧急就医。此时首先要确诊出血的位置。小量出血，可运用冰敷，按压止血点；大量流血，需用医用止血棉；进一步分析其出血量、时间、近期出现出血的频率。

护理原则：肠造口患者若合并肝硬化或腹水，不可使用垫高式造口用具，因为此时腹部微血管及皮肤非常脆弱，而垫高环对肠造口周围皮肤所造成的压力过大，易造成皮肤损伤，造成出血的可能。需选用较柔软的卡拉亚材质造口袋或一件式造口袋使用，造口袋内层擦凡士林软膏，勿让肠造口黏膜直接接触造口袋，以减少肠造口黏膜与塑料质接触的产生摩擦。

10. 银屑病（牛皮癣，psoriasis）　少数患者因皮肤状况差，易对造口底盘的成分产生反应或对撕除底盘的动作产生皮肤刺激，角质细胞过度增生、角化，进而剥落，出现一些类似鳞屑状的银白色片状表皮受损，皮肤呈红斑状。此病症因临床上非常少见，建议多咨询皮肤科医师，并选择使用非黏性的卡拉亚材质的造口袋来降低皮肤的损害。

（三）肠造口周围皮肤护理

正确的肠造口周围皮肤护理是有效预防肠造口周围皮肤并发症的方法。除了正确选用肠造口用具组外，在更换撕除造口底盘、清洁肠造口周围皮肤及肠造口周边皮肤的保护上都需要正确性执行，这样才能有效减少肠造口周围皮肤并发症的发生。

1. 撕除造口底盘步骤及注意事项　撕除造口底盘时，不可强硬撕下，必须一手固定造口底盘边缘皮肤，一手慢慢将造口底盘撕除；若不易撕除时可用湿的纱布湿润造口底盘边缘后再撕除；若造口底盘周围有粘贴纸胶布不好撕除时，可先用婴儿油或矿物油沾湿纸胶布，待1分钟后，婴儿油或矿物油的油质渗透过纸胶与其胶质融合，再撕除时则不易伤到皮肤。千万不可使用石油苯清除胶质，这样皮肤会受到伤害。

2. 肠造口周围皮肤正确的清洁方法　在患者手术完1~2周，由于肠造口旁有外科伤口，而肠造口边缘缝线尚未吸收，所以清洗肠造口周围皮肤的方式为多应用生理盐水纱布将肠造口黏膜上的排泄物先擦洗干净后，再用一块湿纱覆盖肠造口开口处，用多块生理盐水纱布将肠造口边缘缝线处清洗干净后，再清洁肠造口周围皮肤，最后用干纱布擦干，粘贴造口用具。注意在清洗肠造口过程中，动作须轻柔。

居家肠造口护理时，需准备数块不织布用清水将其沾湿，清洗肠造口周围皮肤，清洗液须用弱酸性沐浴液（pH 5.5）及普通清水，以环状方式由外往内将肠造口周围皮肤清洗干净。清洗时须轻轻擦拭，不可太用力。务必将残余的泡沫或者残胶清洁干净，将周围皮肤擦拭干后，若有毛发需定期用剪刀修剪才可粘贴造口袋。研究指出擦拭皮肤保护隔离霜可稳定皮肤的pH，保持皮肤平滑，预防皮肤浸润红肿，另外使用无痛性保护膜隔绝皮肤与造口用具的接触，也可舒缓长期使用造口用具所引起干燥或过敏。

3. 肠造口皮肤的评估技巧　利用正常光或手电筒照亮观察肠造口周围皮肤的性质，检查是否有红疹、破皮、溃烂或感染等，详细记录破损位置、范围。除此之外，需与患者或家属详细讨论皮肤为何发生这样的情况，使患者明白其肠造口周围皮肤发生并发症的诱因；观察肠造口排泄物颜色、性质、次数、量、气味，可明确皮肤受损是否因排泄物所致；观察保护皮底盘渗漏溶解部位方向可明确底盘渗漏的部位。正常情况下，撕除的造口底盘应该是平整、干燥的。若有排泄物残留于造口底盘上时，表示造口底盘与肠造口旁皮肤未密合粘贴，此时须详细检查造口周围皮肤是否有皱褶不平整，若有须以防漏膏及肠造口保护皮剪成小片填平。

若肠造口位置设定在外科伤口上、合并周边皮肤不平整时（图29-6A），缝线处需以薄装水胶体敷料粘贴加强保护（图29-6B），薄装水胶体敷料上以造口软胶均匀涂抹（图29-6C），肠造口周边皮肤不平整处剪一小片保护皮覆盖（图29-6D），再粘贴一件式肠造口用具（图29-6E）。

（四）小结

肠造口周围皮肤的并发症是一件令患者和家属相当困扰的事，不仅造成皮肤受损，更增加日后肠造口护理的困难、经济的负荷，患者心理也会因此受到影响。临床上，造口周围皮肤并发症的预防及处理，对造口治疗师而言，无疑是一件极具挑战的事，故造口治疗师不仅需了解肠造口周围皮肤受损的原因，还要明确预防胜于治疗的重要性，教导肠造口患者及家属正确清洁、评估、保护肠造口周围皮肤是预防肠造口皮肤并发症的根本。随访过程中常需留意患者及家属的护理技巧，适时提供他们评估及处理造口周围皮肤并发症的技巧，避免皮肤破损的发生，进而提升患者的生活质量。

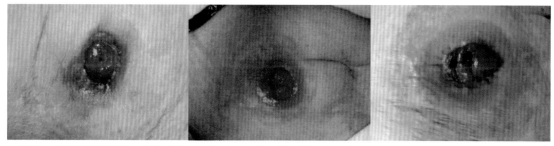

A. 肠造口周围皮肤浸润损伤-化学刺激　　B. 肠造口回缩频繁渗漏导致皮肤因　　　C. 接触性皮炎
　　　　　　　　　　　　　　　　　　　　粪便浸润而破损

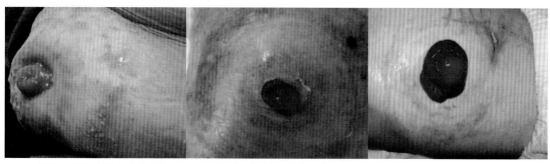

D. 肠造口周围皮肤念珠菌感染　　　　E. 肠造口周围皮肤放射线损伤　　　　　F. 毛囊炎

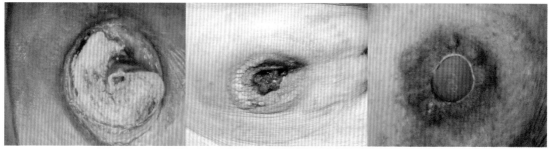

G. 泌尿造口周围尿酸结晶　　　　　H. 肠造口周围皮肤增生　　　　　I. 肠造口周围皮肤癌细胞蔓延

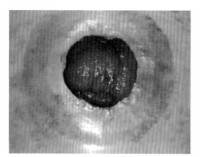

J. 肠造口周围脐周静脉曲张

图 29-5　造口周围皮肤并发症

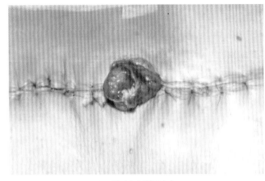

A. 造口在伤口中

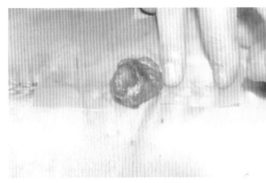

B. 伤口粘贴水胶体敷料

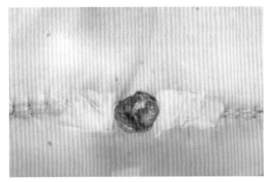

C. 造口边缘涂抹防漏膏

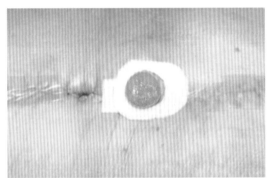

D. 凹陷位置垫补片

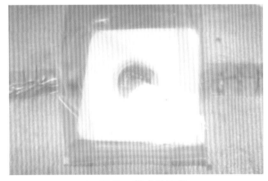

E. 粘贴一件式造口袋

图 29-6　肠造口在伤口正中的粘贴技巧

二、肠造口周围并发症的预防和处理

1. 造口旁疝　造口旁疝是最常见的肠造口周围并发症。造成造口旁疝的常见因素为肠造口周围的腹壁组织薄弱（高龄者、腹部多次手术者、多胎生产妇女）、持续性腹内压增加（如打喷嚏、咳嗽、用力解便排尿等）、肠造口没有设置在腹直肌之上、肌膜切口过大腹壁肌开口扩大或裂开。

轻度者表现为肠造口基部或周围鼓起（图 29-7A）。严重者小肠会由肠壁疝出，引发嵌顿性腹壁疝或肠阻塞（图 29-7B）。

　　处理方式：教育患者不可提重物，咳嗽时需用双手约束肠造口下缘部位，以减少腹部压力。单腔乙状结肠造口或单腔降结肠造口如进行结肠造口灌洗者，需停止灌洗，使用普通腹带或束裤（图 29-7C）加以支持固定，预防肠造口疝形成。造口用具宜选用一件式造口袋，避免选用两件式尤其是凸面造口袋。当无法改善时，需行外科手术矫正。腹部明显松弛者，较易发生此问题，所以需特别注意。

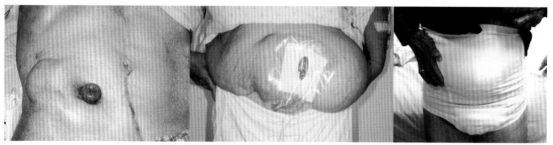

A　轻度造口旁疝　　　　　　　B　严重造口旁疝　　　　　　C　使用腹带或束裤支持固定

图 29-7　造口旁疝及处理

　　2. 肠造口与腹部伤口形成瘘管　多因手术引起。营养不良、腹部伤口炎症、糖尿病患者伤口愈合差都会造成腹部伤口与肠造口形成瘘管。有时进行结肠造口灌洗不当时也会造成瘘管问题。处理方式见表 29-6。

表 29-6　肠造口与腹部伤口形成瘘管处理

图示	操作说明
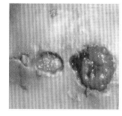	先用无菌生理盐水将肠造口及伤口瘘管处彻底冲洗干净，以纱布擦干。勿用棉签擦拭，预防瘘管伤口变大
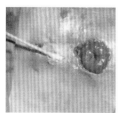	以新霉素软膏擦拭伤口瘘管处或是用海藻类敷料覆盖伤口瘘管处

续　表

图示	操作说明
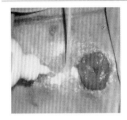	均匀喷洒皮肤保护粉于新霉素软膏上；若是用海藻类敷料覆盖就不需喷洒皮肤保护粉
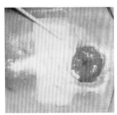	使用纸胶粘贴伤口处，再以防漏膏均匀涂抹在纸胶上，肠造口周边缝隙处用防漏膏填补，预防排泄物渗入伤口内；或使用水胶体敷料粘贴伤口处，再以防漏膏均匀涂抹在保护皮上
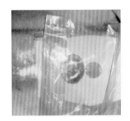	粘贴一件式造口袋。3天更换1次造口袋。露在造口袋外的伤口，每天换药2次。粘贴伤口无菌引流袋，避免排泄物污染、促使伤口愈合
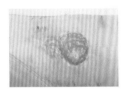	伤口愈合图 给予充分的营养，以促进伤口愈合

（陈筱蓉　吴美桦）

参 考 文 献

［1］尹祚芊等. 临床护理处置规范（下）. 台北：时新，2006.

［2］洪丽珍等. 消化系统病人的护理//李素贞，陈美蓉，陈佩英. 内外科护理技巧. 台北：汇华，2006：184-198.

［3］万德森，郑美春. 肠造口并发症与处理//万德森. 造口康复治疗理论与实践. 北京：中国医药科技出版社，2006：212-219.

［4］Hampton BG. Peristomal and stomal complications//Hampton，BG, Bryant RA. Ostomies and continent diversions：nursing management. St Louis MO：Mosby，2005：105-128.

［5］Mahmoud NN, Bradley BS. Diagnosis and treatment of peristomal skin conditions//Cataldo PA, Mackeigan JM. Intestinal stomas. 2nd ed. New York，Marcel dekker，2004：381-395.

［6］　Erwin-Toth，P. Prevention and management of peristomal skin complications. Advances in skin and wound care，2000，13（4）：175-179.

第三十章　肠造口患者康复护理

第一节　肠造口患者日常生活护理

肠造口手术影响一个人的外表，使人处于一个"失禁"的状态。对患者的生活方式、自我形象、情绪控制、人际关系、性能力及婚姻有一定和长远的负面影响，而这些影响也是十分常见的。因此，帮助所有接受肠造口术的患者回归社会是医护人员值得关注的问题。

患者肠造口手术后处于康复期，所面临的困扰是今后的生活问题，如能否自我护理、是否继续工作、能否参加社交活动、能否担任以前的角色等。康复过程是一个持续的适应过程。肠造口者只要对自己有信心，正确地掌握造口器材的使用和护理方法，注意生活细节，那么肠造口带来的不便就可以减至最低，也可以像正常人一样愉快生活、娱乐、旅游和工作，同样享受人生快乐。

一、饮食护理

肠造口者不能像正常人一样能完全控制排便的过程。所以饮食问题也是他们最关心的问题之一。有的患者认为限制饮食的摄入可以减少排泄量，以减少肠造口所带来的不便。这往往会导致更多的问题产生，如癌症患者手术后过分地限制食物的摄入会令身体的恢复减慢，使机体处于不良的状态影响伤口愈合。其实肠造口手术后仅仅是排便的部位和习惯改变而已，肠造口者原消化吸收功能没有丧失。因此，肠造口者不必为饮食而烦恼。如肠造口者没有糖尿病、肾病、胃病、心血管疾病等需要特别注意限制饮食外，只需要在平时生活中稍加注意，掌握饮食规律，就能和正常人一样享受美味食品。

（一）肠造口术后饮食的注意事项

肠道手术经常要涉及切除全部或部分的大肠、小肠而影响了食物的消化吸收过程，因此，在手术后需要调整食谱，改变一些饮食习惯，直到身体可以适应这些变化。肠造口手术后，当肠造口有排气、排便，医生检查确认肠道功能恢复时，饮食就可以开始恢复。饮食应由流质-半流质-普食逐渐进行。进入康复期，肠造口者饮食原则随患者需要而进食，无忌口。但应定量进食，防止暴饮暴食，有利于肠造口者的身心康复。同时适当注意下列问题。

1. 少进食易产气的食物　因为肠造口没有括约肌来调节粪便的排出，因此患者需要佩戴造口袋来收集由肠道所排出的废物。肠道产气过多，在造口袋内积聚会使造口袋鼓起而有损患者的外表形象。如与家人或朋友在一起时，肠造口排气（放屁）的响声将令患者尴尬并产生自卑感。同时腹部胀气会给患者带来不适。某些食物、水果、饮料会增加肠道内产气，如豆类、卷心菜、芥菜、黄瓜、青椒、韭菜、豌豆、萝卜、洋葱、番薯、巧克力、苹果、西瓜、哈密瓜、碳酸饮料、啤酒等。某些行为如咀嚼香口胶、吸烟、进食时说话也能使肠道内气体增加。因此，在进食时宜细嚼慢咽、少说话来减少吞咽空气。

2. 少进食易产生异味的食物　不良气味的散发可能成为肠造口者最头痛的问题。不良气味的产生通常来自于脂肪痢或是肠道的细菌将某些特殊的食物发酵，产生酸性且令人不适的气味。如果患者佩戴的造口袋不具防臭功能，应少进食易产生异味的食物。产生气味大的食品有玉米、洋葱、鱼类、蛋类、大蒜、蒜头、芦笋、卷心菜、花椰菜、香辛类的调味品等。多喝去脂奶或酸奶，食用含叶绿素高的绿叶蔬菜有助于控制粪臭，如臭气相当明显，还可以内服除臭剂如次碳酸铋、活性炭片、叶绿素片等。但应注意，服用这些药物后可能会引起粪便颜色的改变。

3. 避免进食容易引起腹泻的食物　由于肠道功能的不完整，肠造口者比正常人更容易产生胃肠道的不适，尤其易导致腹泻。肠造口者腹泻是指粪便稀薄或水样，对肠造口周围皮肤刺激很大。同时大量腹泻会引起电解质平衡紊乱和脱水，因此应引起重视。肠造口者在饮食上应特别注意食物的质量，食物要新鲜、干净、卫生，少吃太油腻的食物。同时在尝试某种新食物时，最好不要一次进食过多，无不良反应时，下次才多吃。过量饮用酒精类饮品可导致稀便，对于长期饮用威士忌、甜酒的患者，建议将其加入到牛奶中饮用，可能比饮用红酒、啤酒更易于接受。容易引起腹泻的食物有咖喱、卷心菜、菠菜、绿豆、含高浓度香料的食物（花椒、八角、蒜头等）、赤豆、南瓜子、丝瓜、酒精、啤酒等。老年肠造口者常常认为通过减少食物摄入量以达到减少粪便排出和排空、更换造口袋的目的，实际上这种行为也会增加腹泻的发生。如出现腹泻症状，宜进食低纤维、少油炸的食物，也可进食一些炖苹果、苹果酱、香蕉、奶油花生酱、燕麦卷等可溶性纤维食物，使粪便成形。同时喝含钠、钾高的溶液来补充丧失的水分以及电解质（如果汁、去油的肉汤等）。一般的抗生素可能会导致稀便或腹泻，而有些抗胃酸药物也会引致腹泻或便秘，故不可随意服用。腹泻无缓解或严重腹泻者应及时到医院就诊。

4. 进食粗纤维食物应适量　粗纤维食物能促进肠蠕动，增加粪便量。对便秘的肠造口者，多吃粗纤维食物能帮助粪便的形成，减轻排出困难。但是一般肠造口者大量粗纤维的饮食形成大量粪便，需经常排放粪便或更换造口袋，给肠造口者外出活动带来不便。肠造口狭窄者，因出口狭小导致粪便排出困难，粗纤维饮食后，容易引起肠造口梗阻，出现腹痛、腹胀，甚至呕吐等症状。注意进食粗纤维的食物时要有充足的水分。含粗纤维较多的食物有玉米、芹菜、南瓜、红薯、卷心菜、莴笋、绿豆芽、叶类蔬菜、贝壳类海鲜等。

5. 避免进食容易引起便秘的食物　对于肠造口者保持排便通畅是很重要的。粪便过硬，排出时很容易引起肠造口出血，长期便秘也容易引起肠造口脱垂。粪便的稠度与所进食的食物种类有关，也与饮食的时间、次数、服用的药物和患者的情绪等有关。容易引起便秘的食物有番石榴、巧克力、隔夜茶等；药物有氢氧化铝、碳酸钙以及吗啡类药物等。便秘出现时，最佳方法是多喝水、多进食蔬菜和水果，适当进食有通便作用的食物如香蕉、红薯等，进行适当的运动，有便意感应立即如厕，用手在脐部周围顺时针方向按摩，以助肠蠕动利于排便。必要时，在医生指导下服用缓泻药。

（二）回肠造口者的饮食注意事项

因回肠造口的管径小，故高纤维的食物会有可能阻塞肠造口。为了避免引起回肠造口的堵塞，回肠造口者在饮食上应注意少食难消化的食物，如种子类食物（如干果、坚果等）、椰子、菠萝、木瓜、芒果、芹菜、蘑菇、冬笋、玉米、水果皮等；食物要仔细咀嚼；多吃含丰富维生素 C 的水果（如橙、柚、柠檬、山楂等）和新鲜蔬菜，以防维生素 C 的缺乏。

处理临时性的回肠食物梗阻的小窍门。

1. 洗热水澡，或用热水袋放松腹肌。

2. 右侧卧位，沿回肠造口上方到回肠造口方向按摩，促进梗阻物排出。

3. 按摩并呈膝胸卧位可能会提高成功率。

4. 如果回肠造口排出物是干的，应避免进食固体食物并增加液体摄入量。

5. 如果近期无排泄物流出，应及时停止经口进食。这种情况如果超过 6 小时，建议应及时就医。回肠造口者因为结肠切除后影响了水和无机盐的重吸收，而容易导致水和电解质平衡失调，应注意补充水和无机盐，尤其在炎热的天气及大量出汗时。如水分损失较多，尿量往往会减少，容易发生肾结石，因此在水分的摄取上必须足够，每天的饮水量至少有1500~2000ml。可通过饮用运动饮料或饮食增加盐的摄入来维持钠的平衡。如果回肠造口高排出情况持续超过 24 小时，建议看内科医生和营养师，服用抗腹泻的药物以及合理的膳食。如出现口干、尿量少且颜色深、昏睡和乏力、恶心、呕吐是水电解质平衡紊乱的预警信号，如有这些症状应及时就诊。某些坚硬或有胶囊包裹的药物，如避孕药，可能会不被吸收而由回肠造口排出。

（三）泌尿造口者的饮食注意事项

泌尿造口者并不需要忌口，只要均衡的饮食即可。为了防止感染和肾结石的发生，应多喝水、吃流质饮食、饮果汁，多吃新鲜蔬菜及水果。每天的饮水量应有 2000ml 以上。建议多喝酸梅汁以减少回肠导管黏液的分泌。

（四）放化疗期间注意加强营养，提高机体免疫力

许多大肠癌患者肠造口术后需要进行化疗。化疗中患者的味觉、嗅觉发生改变，厌食、恶心、呕吐、腹泻、腹胀等不适，导致营养摄入不足，造成水和电解质失衡。保证良好的营养供给对大肠癌肠造口者的康复是一个重要问题，良好的营养可加快患者的康复，减轻放化疗中的不良反应，调动机体免疫系统，抵御感染，确保完成治疗计划。宜少量多餐，在烹调上尽量满足患者的胃口，保证营养的摄入。不能进食者应通过静脉补充营养。放化疗期间患者机体抵抗力降低，肠造口周围皮肤易受真菌感染，故应适当缩短更换间隔，避免出现肠造口周围皮肤问题。

（五）参加社交活动，饮食上应注意

社交活动不是肠造口者的禁区，如想减少夜晚外出时粪便的排出，建议白天适当减少进食含纤维多的食物、减少进食量，就有可能避免频繁更换造口袋或排放粪便带来的苦恼。有气饮品可能会刺激肠造口排出大量气体及水分，如啤酒、可乐等，故应少饮为佳。

二、日常生活指导

（一）衣着

肠造口者很担心出院后该穿什么样的衣服，是否需要特别订制？其实，肠造口者不需要

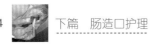

重新制作他们的衣着，但最好避免穿紧身衣裤（裙），以免摩擦或压迫肠造口，影响肠造口的血液循环。

（二）沐浴

是否可以洗澡（沐浴）是肠造口者非常关注的问题之一。有了肠造口，并不会从此剥夺了患者沐浴的乐趣。当手术切口已愈合，无论是粘贴着造口袋还是撕除造口袋均能与正常人一样可以轻轻松松地沐浴，水分是不会由肠造口进入身体内的，也不会影响造口袋的使用时间和身体的康复。使用一件式闭口袋，沐浴前最好先将造口袋除下。如携带造口袋沐浴，沐浴前最好在造口底盘的边缘贴上防水胶带，以免沐浴时水渗入底盘，影响造口底盘的稳固性。使用一件式开口袋最好先将造口袋排空，沐浴后可用柔软的抹布将造口袋外层的水珠抹干即可；使用两件式造口袋，沐浴后可用柔软的抹布将造口袋外层的水珠抹干或更换另一干净造口袋，也可以佩戴浴盖进行沐浴，沐浴后再套上造口袋。沐浴时如出汗较多，建议沐浴后重新更换造口袋，可有效预防肠造口周围皮肤出现湿疹等皮肤问题。

（三）旅行

旅游是有益身心的事，随着人民生活水平的提高及造口护理用品的多样化，肠造口人士走出家门游览祖国的美好河山，甚至出国观光的美好愿望都是可以实现的。肠造口者在体力恢复后，同样可以外出旅游，领略大自然风光，陶冶情操，调节身心。无论坐船、飞机、火车，对肠造口者均不会有影响。但在旅游中要注意：

1. 路程的选择　要遵循由近到远、由易到难逐步进行的原则。这样可以使自己逐渐适应在外生活与在家生活的不同，更有利于克服肠造口带来的一些意想不到的问题。

2. 物品准备　首先准备充足造口袋，要比平时用量稍大，以应付意外发生（如水土不服，会有腹泻的情况发生）；部分造口袋应放在随身的行李中，以便随时更换，将其余造口袋分别装在不同的行李箱内是明智之举，千万不要全部托运，以免发生行李箱丢失时手忙脚乱；最好佩戴造口腰带，因为在旅游中会有比平时多的身体运动，加上腰带会更安全；在飞机上由于压力的变化，胃肠气会多一些，宜使用开口袋或配有碳片过滤的用品，除臭过滤片可解决肠胀气过多所带来排气的臭味；造口袋不能减轻旅行者系安全带时对肠造口部位的压迫，备一小垫子将能保护肠造口；平时习惯进行结肠灌洗的肠造口者，如果所住的地方条件允许（必须有洗浴设施），旅行时只要带一套灌洗器及几个小型造口袋就可以了；还要带些止泻药和抗生素；消毒湿纸巾也是必备之物。无论到哪里旅游，最好能事先了解当地造口治疗师及造口用品经销商的情况，以便出现紧急情况时能够得到及时帮助。

3. 饮食选择　注意饮食卫生，尽量不改变饮食习惯。尝试新品种的食物时，应尽可能少食，以免引起腹泻。不易消化、产气较多或有刺激性的食物尽量避免食用，如粽子、汤圆、壳类的瓜子、花生、含碳酸饮料（啤酒、可乐）、辣椒、咖啡、洋葱等。最好养成随身自带一瓶矿泉水的习惯，这样既可以保证饮水，也可在有意外时用于冲洗。

（四）性生活

接受肠造口术的患者都有发生器质性或心理性性功能障碍的可能。但肠造口术不一定会引来性方面的问题。术后早期应是患者的康复及适应阶段，包括患者的自我适应及家庭适应。这个时期的性康复重点应放在患者及配偶对肠造口的心理适应、熟悉护理方法和加强体力的恢复上，正确认识性生活与原发病及肠造口的关系。随着肠造口者生理及心理条件的不断完善，在有关医师正确指导下，可逐渐过渡到正常的性生活。

1. 生理方面　医护人员应高度重视肠造口术给患者带来的性生理变化，主动了解他（她）们的性问题，提供康复护理措施，协助他们重新获得性满足。

有些男性肠造口者会因手术时机械性伤害而造成盆腔血管神经的损伤，引起部分或全部的性功能丧失。也有专家认为，性功能状态并不完全取决于根治范围及有否神经损伤，性功能减退的程度及持续时间与手术并发症、年龄、术前身体状况等诸多因素有关。无论直肠癌行腹会阴联合切除术还是膀胱肿瘤行膀胱全切术，部分男性患者可能会出现反射性勃起功能丧失，腺体分泌减少，无法射精，射精疼痛，早泄等部分或全部性反应障碍。有些情况经过一段时间后会逐渐恢复，如果情况严重者需要到泌尿科做进一步检查、治疗（包括药物性阴茎勃起、外部装置和假体等）。

女性方面，由于手术损伤了盆腔血管及正常的血液循环，影响了性生活中盆腔充血及性快感的出现；术后子宫后倾或翻转造成性交时子宫或阴道壁受力后引发的紧张性疼痛；也可因手术野周围的阴道后壁瘢痕收缩、阴道干燥而导致性交困难、疼痛等，这些都可能降低女性患者对性生活的兴趣。医护人员应该提供相应的咨询和健康教育，如使用润滑剂（油性润滑剂不被推荐使用，如石蜡油等）、改变性交姿势、阴道整形术松解瘢痕组织等方法解决性交困难及增加舒适度。

2. 心理方面　心理性性功能障碍在肠造口者中较为普遍。无论肠造口的原发病如何，施行肠造口术后患者将面临由此引起的一系列心理变化。在整体上，这类患者常因自己排便方式与众不同、难以保持自身清洁、体形外观变化、吸引力下降等因素感到自卑。尤其在术后前半年，患者对自己外观形象的突然改变尚不适应，对肠造口的护理也不熟练，心理负担很大。性生活中肠造口带来的异味、肠内容物外漏和异常声响都会令患者及其配偶感到沮丧，严重干扰性生活的质量。那些因恶性肿瘤接受肠造口术的患者，还需面临肿瘤复发对自己的生命带来威胁这样最现实的问题，因此极易产生抑郁、悲观、暴躁等情感变化。这些患者的心理状态十分敏感、脆弱。如果缺乏社会、亲友、配偶的理解、关怀和鼓励，尤其是缺乏医师对术后康复过程中的有关性生活的指导，该类患者极易丧失自信，这是心理性性功能障碍发生的主要根源。心理性因素造成的性功能障碍，往往需要医师、亲友、配偶及患者本人的互相配合、理解来完成治疗，效果通常令人满意。

对肠造口者这样一组特殊人群来说，虽然他们很少主动提到手术后的性问题，但并不说明不存在这方面的问题，只是这方面的问题难以启齿，不便与人交流。事实上，无论其肠造口的原发病如何，在肠造口者术后康复过程中，将不可避免地面临一系列个人生活及社会生活的改变，其中性生理和性心理的变化是一个相当突出的问题，处理不好，往往会造成生理、心理及社会交往上的压力，甚至导致婚姻及家庭的危机，严重影响患者的生活质量。

恰当适度的性生活对患者术后的康复、自信的确立、生活质量的提高无疑是有益的。造口者性生活前还应在以下几方面进行一些必要的准备。

（1）环境：最好布置富有浪漫的气氛；女性可使用少许的香水；偶尔安排外宿，常会有强烈的感受和意想不到的效果。

（2）情绪：不要把所有的注意力都放在肠造口上，互相爱抚、欣赏，尽情享受性生活的乐趣，必要时学会用幻想加入性爱的领域。有专家调查后指出，在术后早期（8个月内），肠造口者往往更乐于接受亲吻、拥抱、抚摸等亲昵动作，以确认自己是否仍然被社会、亲友所接受和理解，从而增强自信心，而对于性交本身并不热衷，女性肠造口者尤为明显。与配偶分享彼此的看法、意见，说出自己担心的事情，多体贴对方，检查是否有不适之处。肠造口者克服心理障碍时，有时还需要心理专家的辅导，逐渐重新接受自己，在恢复及适应期间，给自己及伴侣双方一些时间来适应。

（3）身体：注意饱餐后最好休息2~3小时后才可进行性生活。对结肠造口灌洗者，事先可粘贴闭口式造口袋或使用迷你型造口袋，可预防粪便泄漏、又不会有异味产生。非结肠造口灌洗者，事先须更换造口袋或将造口袋内的排泄物清理干净，预防排泄物的泄漏。可用腹带约束覆盖肠造口处，这既可预防造口袋脱落，又可使患者感到有安全感。也可选择有颜色图案的袋子套在造口袋上，可改善视觉感受。

（4）姿势：鼓励肠造口者在性交过程中应用各种不同的姿势，以选择最舒适、最合适的方式，原则是不直接压迫肠造口。性交时的姿势可让肠造口者位于上方或侧卧。女性患者腹部会阴切除术后会造成会阴瘢痕及骨盆阴道解剖上的变形，而导致阴道角度改变引起插入时困难；若阴道肌肉受损且腺体分泌消失时，性交时会造成疼痛。一般可使用润滑剂，女性采取在上位的姿势，以减轻阴茎对阴道后壁的撞击痛。若女性患者有将膀胱全部切除时，则女性最好采取下位姿势，以预防阴茎对阴道前壁撞击造成不适，且性伴侣会觉得宽松，使得夫妻间都易获得快感及满足。

（五）怀孕与生育

年轻妇女自然会关心肠造口术后她能否怀孕生孩子，对于一些人来讲它的意义包含着社会、宗教等方面的因素。无论如何，对于一个年轻女性肠造口患者而言，保持一个积极乐观的身心健康对于受孕是必不可少的。无并发症怀孕及自然顺产也是可能的。关于生孩子问题可建议她们咨询外科医生和产科医生。肠造口孕妇的护理需要产科医生、外科医生及造口治疗师非常细心、互相协作配合，对用药进行监督指导。但肠造口者怀孕会受到多方面的影响。

1. 对一部分肠造口者而言，由于肠造口位置或盆腔积液怀孕可能是比较困难的。

2. 多种常规处方药可能会影响胎儿，建议在打算怀孕之前与有关人员探讨所服药物是否对胎儿有影响。

3. 对于回肠造口者来说，怀孕期间恶心、呕吐会威胁患者内环境的稳定。

4. 腹部绞痛可能是由于肠粘连引起的而非流产先兆。

5. 不明原因的便秘可能会导致结肠造口者慢性腹痛甚至引起胎儿窘迫乃至死亡。

6. 会阴部手术引起的瘢痕组织可能使自然产变得较为复杂。

7. 有报道称产后可能出现相关的肠造口脱垂。

8. 怀孕期间服用的一些药物可能会改变大小便的颜色，如铁剂会使粪便变黑。医护人员应将药物可能引起排泄物颜色变化的情况告知患者。

9. 对于难以受孕者，体外受精被认为是可以选择的。

10. 在年轻肠造口者中，可能出现意外怀孕。因此，在未做好充分准备之前应做好充分的避孕。同时，具有家族性遗传病史的肠造口者，如家族性息肉病患者应进行必要的咨询后再决定是否怀孕。

肠造口术后产生男性不育的病因主要为逆行射精或不射精，当然性功能障碍也可以产生不育。药物治疗、辅助生殖技术（子宫内受精、试管内受精或细胞内精子注射等）已广泛应用于男性不育的治疗。手术后，肠造口者若在性生活方面有任何问题，应与医护人员商讨。医护人员也应采取开放态度，帮助患者解决疑难问题。

（六）社交活动

人们离不开友情，离不开人群，肠造口者也不例外。肠造口者不是患者，更不是传染病者。当他们身体体力恢复、掌握肠造口的护理方法后，就可以正常地进行社交活动。同时应鼓励肠造口者多参加造口联谊会，在这个组织中可以找到新朋友，互相了解、互相鼓励，交流肠造口护理的经验和体会，以便减轻肠造口者的孤独感，激发重新走向新生活的勇气，对促进其心理康复有着积极的作用。

（七）锻炼和运动

生命在于运动，只有锻炼和运动才能保持健康的身体。肠造口者也不例外，肠造口是不会阻碍锻炼和适当的体力劳动。可以根据术前的爱好与身体的耐受力，选择一些力所能及的运动，如打太极拳、散步、做体操、游泳、跑步、练气功等，其中最简单的锻炼方法是散步，它可以改善血液循环，促进新陈代谢，提高机体的免疫功能。但应尽量避免贴身的运动，如摔跤，以免肠造口意外受损；进行某些球类运动或会有轻微碰撞的运动，如壁球、篮球等，可能需要佩戴肠造口护罩来保护肠造口，以免肠造口意外受损；避免举重运动，以减少造口旁疝的发生。

（八）工作

肠造口不是一种疾病，因此不会影响患者的工作。手术后一般需要一段时间来康复，特别是肿瘤患者。当身体体力完全恢复，便可以恢复以前的工作，但应避免重体力劳动，尤其是术后第一年，应避免举重或提重物超过 5kg，术前从事搬运工作者术后宜更换工作。必要时可佩戴造口弹力腹带加以预防。

三、定期复诊

医护人员应指导肠造口者定期复诊，以便及时了解其生理及心理的康复情况、对家庭及社会的适应情况、对肠造口的适应情况、放疗及化疗对患者的影响，及早诊断出肠造口及其周围并发症给予适当的治疗和心理辅导。

肠造口者住院期间遇到的一些问题，如过度焦虑、疾病、手术、药物、护理方法等相关知识，能及时获得医生和护士的帮助。但是，患者从医院回家后，康复过程中会在不同的时间面临各种各样、对其产生不同影响的困惑，并且大部分并发症是在出院后不知不觉地发生，如术后初期，肠造口较大及肿胀，渗漏机会较少，当肠造口收缩完成后，肠造口会较小及扁平，渗漏机会增大；患者体重明显增加或消瘦，导致体形的改变；回家后患者活动量增多；放疗对皮肤及肠造口的影响；化疗的影响，使患者抵抗力降低，易受细菌感染等原因都可在不同时期出现渗漏，导致皮肤损伤。肠造口者不断受到肠造口外漏的困扰时，将无法重新工作，无法成为对家庭及社会有用的人，其生活也将无疑处于与世隔绝或疏远的状态。肠造口者因为护理方法不正确，没有及时得到纠正，致使出现了一些本不应该出现的并发症，有的甚至越来越加重，不但给生活带来不便，更重要的是加重了患者的精神负担和经济负担。造口袋及皮肤护理产品的可靠性也至关重要，造口袋质量不好或无法固定，受到损害的不仅是肠造口周围的皮肤，也包括肠造口者与社会、配偶甚至家庭成员交往的自信心和勇气。还有其他问题，如肠造口表面出血、脱垂、旁疝、狭窄、回缩等如何护理？在哪里能购买到自己所需的造口用品？如何正确使用等，这些可能都需要在专业人员的指导下才能解决。

作为医务工作人员有责任向肠造口患者提供相关知识、康复服务及教育，使肠造口者能够顺利、完全地康复。出院时应让肠造口者了解复诊的时间、地点。复诊时间为术后 1 个月开始，第 1 年，1 个月返院复诊 1 次，连续 3 个月；以后每 3 个月 1 次；2~3 年内每 3~6 个月 1 次；以后每 6 个月至 1 年复诊 1 次。有新症状者随时就诊。复诊内容主要是帮助患者解决在家时所遇到的困难与问题以及健全生活所需的因人而异的护理知识和技巧。肠造口者复诊时最好多备一副造口袋，以便医生或造口治疗师检查后换上新袋。

总而言之，康复成功的关键在于手术的效果、专业人员提供的教育、辅导及咨询、提供数量充足、质量可靠、外观令使用者满意的造口护理产品、终身的随访。无论对医护人员还是肠造口者来说，肠造口术后的生活质量正变得越来越重要。近年来我国造口康复事业发展迅速，造口治疗护理水平得到很大提高，许多大医院已拥有专业造口治疗师，部分医院开设了造口专科护理门诊，极大地提高了肠造口者的生活质量。

（梅艳丽　张　红）

第二节　肠造口患者的生活质量

虽然肠造口手术挽救了患者的生命，但是肠造口的存在及其并发症的发生又使患者陷入烦恼之中。肠造口手术将排便的出口由原来的肛门移植到腹部，即使手术本身对消化功能并无大的影响，但容易造成患者自尊心受损和社交障碍等问题。此外，如果术后肠造口护理不当，将会出现肠造口出血、肠造口周围皮肤损伤等多种并发症，增加患者的痛苦。因此，肠造口手术对患者的生理和心理具有极大的影响，如何减轻此类影响，提高肠造口者的生活质量，是医务工作者面临的一大挑战。

一、生活质量的概念

生活质量，又称为生存质量、生命质量、生命素质等。对生活质量的概念，至今仍然没有公认的定义。定义生活质量的困难主要来源于两个方面，一方面是由于生活质量主要检验人们对生活的满意度，是人们的主观体验；另一方面是由于生活质量受到时间、文化、宗教信仰、个人价值等多种因素的影响。多年来，不少学者从自己的专业或角度出发，对其内涵进行了探讨。因学者们各有不同的理解和认识，导致其概念的多义性和复杂性，但是大体可以概括为两种情况，即社会领域生活质量和医学领域的健康相关生活质量。前者指一般人群生活条件好坏的综合评价，后者则主要指患者对其疾病及其治疗造成的身心功能和社会功能损害的一种主观体验。在医学领域中对生活质量的认识，以下两点是比较公认的。

1. 生活质量是一个多维的概念，包括身体功能、心理功能、社会功能以及与疾病或者治疗有关的症状。

2. 生活质量是主观的评价指标，应由被测者自己评价。

二、肠造口患者生活质量的测评工具

国内外关于肠造口患者生活质量测定所应用的量表种类较多，具体包括普适性量表和疾病专用量表。普适性量表适用于普通人群，测量结果缺乏敏感性，而特异性量表是专门针对具备某种特征的特定人群而研究，能较好反映这类人群的生存状况。以下将详细介绍肠造口患者特异性生命质量测量工具。

（一）肠造口患者 QOL 量表（Stoma-QOL）

Stoma-QOL 是 2005 年由 Prieto 等基于生活质量基本需求模式制定而成，量表研制至今，已进行了法国、德国、西班牙、丹麦等多国的跨文化研究，其信度和效度令人满意。2011 年，我国学者吴雪等将其翻译为中文版，尝试在中国人群中进行应用，结果测得量表折半信度为 0.865，Cronbach's α 系数为 0.893，可较好地适用于调查我国肠造口患者的生命质量。该量表共包含 4 个领域：睡眠、性生活、和家庭/朋友的关系、和非家庭/朋友的其他社会关系，共 20 个条目。每个条目采取 1~4 四级计分，得分范围 20~80 分，得分越高，提示患者生活质量越好。

（二）希望城市肠造口患者 QOL 问卷（the city of hope quality of life-ostomy questionnaire，COH-QOL-OQ）

该测量工具于 1983 年由美国加利福尼亚州霍普城市学院癌症研究中心学者在研究癌症患者生活质量的基础上衍生而来。量表后期经 Grant 等完善，进而推广用于所有肠造口患者 QOL 的测评。2004 年 Grant 等报道了 COH-QOL-OQ 的 Cronbach's α 为 0.95，各维度的 Cronbach's α 为 0.77~0.90，2011 年皋文君等对该量表进行了中文版信效度测评，在探索性因子分析的基础上，结合大样本验证性因子分析形成生理、心理、社会和精神健康 4 个因子 32 个条目，研究结果证实，4 个因子的 Cronbach's α 分别为 0.864、0.860、0.885 和 0.686，所有条目的内容效度均大于 0.7，2 周重测信度均大于 0.8。虽然该量表可适用于各种类型的肠造口患者，临床应用过程中，因其自身结构过于复杂而受到限制。

（三）肠造口照护生活质量指数（the stoma care quality of life index，SQOL）

SQOL 包含心理舒适、生理舒适、身体形象、疼痛、性活动、营养和社会关注 7 个维度 34 个条目，其中患者处理肠造口的信心作为单独的条目。每个问题 0~5 分，总分经线性转换为 0~100 分制。该量表产生于 20 世纪 80 年代中期，由 Ferrans 从 QOL 测评问卷发展验证。SQOL 在欧洲 16 个国家超过 4000 多例肠造口患者中进行测评，其内部一致性 Cronbach's α 系数为 0.57~0.92。SQOL 在 255 例英国和 132 例法国患者中进行内部一致性测评，Cronbach's α 得分为 0.92。国内尚未有学者对该量表进行汉化及汉化后量表的信效度检验。

三、肠造口患者生活质量状况

随着健康观念的转变和肠造口技术的日渐成熟，对肠造口患者的治疗目标已从让患者存活下来转变为提高患者的生活质量，在评价患者的治疗效果的时候不再是只看患者的生存时间的长短，而是强调患者生活质量的改善，包括患者的生理、心理及社会适应能力等方面的改善。

肠造口患者的生活质量一直是国内外学者研究的热点，目前已有大量文献对该类患者的生活质量水平及其影响因素做了报道，大部分观点认为肠造口会对患者的生活质量造成负性影响，影响因素包含了肠造口并发症、肠造口护理问题、身体形象改变、社会支持不足等等。在国外，2011 年，国外学者 Sharpe 等开展了一项关于肠癌患者生活质量的研究，研究结果显示：相对于未行肠造口手术的肠癌患者，因肠造口损伤了身体形象，肠造口患者会产生更多的焦虑、抑郁情绪。与 Sharpe 等的观点相类似，Saini 等也提出肠造口会改变患者的身体形象，严重损害其生理、心理以及社交功能。Saini 等认为有太多因素可对肠造口患者的生活质量产生影响，我们目前所具备的知识尚不充分，在帮助肠造口患者提高生活质量方面，医务人员需要做出更多的努力和探索。同样，通过对于肠造口患者的横断面调查，Salle 等发现 40%~60% 的患者术后较长一段时间会因肠造口产生负性情绪体验，他指出家庭支持对于患者术后康复尤为重要，家庭支持好的患者，术后生活质量较好。

在国内，覃惠英等应用 EORTC QLQ-C30 对出院后一个月的肠造口患者的调查结果显示，肠造口患者的生活质量较差，处于中下水平，其总的生活质量得分是 49.13±17.20 分，社会功能、角色功能得分均低于 50 分，生理功能、情感功能、认知功能均低于 70 分，与程芳等对 69 例肠造口患者的调查结果基本一致：我国结肠造口患者 QOL 总分及各功能维度均低于欧洲癌症治疗组织推荐的参考值。不同于以往单一的横断面调查，陈如男等使用肠造口患者 QOL 问卷对 457 例结肠造口患者展开追踪调查，结果发现肠造口术后 ≤1 年患者 QOL 总分为 5.42±0.09，肠造口术后 1~6 年患者 QOL 总分为 5.18±0.08，肠造口术后 >6 年患者 QOL 总分为 5.05±0.04，随着肠造口术后时间的推移，肠造口患者生活质量总分呈逐渐降低的趋势。

肠造口术后，肠造口患者的躯体、心理、社会功能三个方面均受到很大的影响。另外，昂贵的治疗和造口用品的费用也给患者带来了沉重的经济负担，使其生活和消费水平降低，肠造口患者的生活质量不容乐观。

四、肠造口患者生活质量的相关因素

影响肠造口患者生活质量的因素很多，因素之间的交互作用明显，且以综合作用方式为主。通过文献回顾，笔者将其归纳为以下几个方面：

1. 与疾病状态有关的因素　患者的年龄、经历、肿瘤的分型、临床分期对生活质量状况尤其是躯体功能影响较大。Ulander 等应用 EORTC QLQ-C30 和日常生活独立性指数对大肠癌患者手术前后日常生活的独立性进行了研究。结果表明患者的生活质量与肿瘤的部位、Dukes' 分类和术前的化疗有关。Camilleri-Brennan 和 Steele 用 EORTC QLQ-CR68 及 SF-36 对 25 例复发的大肠癌患者的生活质量进行了研究，结果发现，复发患者的生活质量在大部分方面都显著低于未复发的大肠癌患者，疾病的复发对患者的心理、社会功能产生了一定的影响。

2. 与治疗有关的因素　性功能低下和肠造口并发症的出现严重影响着肠造口患者的生活质量。Miles 手术创伤范围大，术中可能会损伤骶丛神经，导致患者性功能低下，而部分患者因术后初期对躯体的形象改变尚未适应，对肠造口护理又不熟练，也常常因心理因素而导致性功能障碍。文献报道，腹会阴联合直肠肿瘤切除术的患者有 32%～100% 发生术后性功能改变，其中部分患者是因心理功能障碍造成的。

3. 与自理程度有关的因素　时间、知识水平等因素通过影响患者的自理程度间接影响其生活质量。肠造口时间越长，社会功能、工作与学习、婚姻与家庭状况越好。随着肠造口时间的延长，患者逐渐适应了肠造口所带来的生理、心理变化，自我护理的能力也逐渐增强，而患者的社会功能、业余娱乐等也越来越丰富。陆丽明等调查表明，肠造口患者出现的肠造口周围皮肤问题，是由于患者缺乏肠造口周围皮肤护理知识，在处理肠造口时未注意肠造口周围皮肤而造成的。研究提示，66.7%～84.3% 的患者不了解并发症的观察与处理、结肠灌洗等方面的知识。肠造口相关知识的缺乏使患者自我护理能力低下，不能预防肠造口并发症的发生，从而导致患者的生活质量下降。

4. 与心理认知有关的因素　肠造口患者对肠造口的接受程度、对生活的期望以及其自我效能等因素直接或间接影响患者的生活质量。肠造口患者不能正确接受躯体形象的改变，会对肠造口产生恐惧、失落、无奈、厌恶等不良的心理认知，从而对其生活质量产生负面的影响，表现为焦虑、抑郁等负面情绪。在性生活中，部分肠造口患者有将自己看成是肮脏的，毫无吸引力的"残疾人"等错误的心理认知，影响了他们在性生活方面的意识和需求。Wu、Chau、Twinn 等在中国香港的调查显示：肠造口患者的自我效能与生活质量呈正相关，自我效能高的患者，生活质量也相对较高。

5. 与经济有关的因素　经济情况、就医条件等都是肠造口患者生活质量的影响因素。肠造口患者除了要承受手术及支持治疗所需要的费用外，还要承担长期使用价格不菲的肠造口护理产品的费用。经济状况不好的患者，担心增加家庭负担，给全家生活造成压力，从而产生负性心理。因此，经济状况不仅影响患者的生理状况、心理状况和自身满意度，而且影响着患者生活的总体水平。调查结果显示，月收入在 700 元以下的家庭生活质量明显受到影响。

6. 与社会支持有关的因素　社会支持是影响肠造口患者生活质量的重要因素。在家庭内由于肠造口容易引起家属的同情和帮助，肠造口者获得的家庭内的社会支持较高，特别是在年长者的家庭，他们更注重感情，更加能体贴、关心肠造口患者。在家庭外，肠造口患者术后自觉减少了各种活动，不能有效融入社会，影响患者接受来自社会各方面的支持与照顾，从而影响到患者的生活质量。覃惠英等对 86 例结肠造口术患者进行问卷调查，结果表明获得社会支持多的患者其生理功能、角色功能、认知功能、情绪功能和社会功能等方面的生活质量较获得社会支持少的患者好。

7. 其他　与人口学有关的因素也能够间接影响肠造口患者的生活质量。男性患者在认知功能方面强于女性患者；老年、无配偶的患者自尊自信状态及生活质量总体评价好于年轻、有配偶的患者；文化程度高的患者工作和学习能力高于文化程度低的患者。

五、如何提高肠造口者的生活质量

（一）医护共同努力提高手术的效果

医生是肠造口手术的实施者，高质量的肠造口可使患者免除生活的不便、心理的压抑，

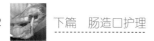

完全融入到正常的社会生活中去。肠造口也由以往的只注重手术的主要步骤，到现在注重术后的生活质量。尤其是由造口治疗师进行肠造口患者的术前定位、预防及治疗肠造口并发症，减少了一些因位置不当导致的并发症。如肠造口脱垂、造口旁疝、刺激性皮炎及患者因看不见肠造口而引起的护理困难。徐洪莲等通过对 95 例患者进行术前肠造口定位的研究表明，肠造口位置适宜，患者能看清肠造口，便于自我护理且不影响穿衣。术前肠造口定位提高了肠造口患者术后的生活质量，为患者进行自我护理提供了最大限度的保障，增加了其回归社会的信心。

（二）加强健康教育，提高肠造口护理相关知识的掌握程度和自理能力

肠造口患者生活质量偏低的重要原因是患者缺乏肠造口护理方面的知识。肠造口术虽然看似简单，但是如果术后护理不当，将会出现多种并发症，增加患者的痛苦。患者在住院期间，由于术后体力和肠造口尚未完全恢复以及对肠造口尚未完全接受等原因影响了学习的愿望和对知识的掌握程度。因此，有计划的对肠造口患者进行健康教育，对于提高他们的生活质量有很大的帮助。术后早期，患者在院内康复期间，护理的重点是预防和处理术后并发症，通过加强护理使患者尽快恢复健康，因此术后健康教育的重点在满足患者基本生理需要上，例如更换造口袋、饮食指导、肠造口周围皮肤的护理等。随着肠造口时间的延长和身体的逐渐康复，患者的学习能力和学习欲望提高，在出院前的健康教育重点是帮助患者尽快适应院外的生活，教会患者在衣、食、住、用、行方面尽量和普通人接近。现在临床工作中提出了住院患者全程分期式的健康教育模式，全程是指患者从入院到出院全过程的系统教育，分期是指患者入院、手术前、手术后、出院前 4 个阶段连续的系统教育。丁亚萍等对 80 例结肠造口患者实施全程分期式健康教育，使肠造口患者术后接受能力增强，减少肠造口并发症，明显提高生活自理能力。

（三）重视心理护理，提高患者的自尊

对于肠造口患者来说，医务工作者的任务就是帮助他们成为一个拥有一切的正常人，使他们在心理上健康并且活得有尊严、有价值，能够自己照顾好自己，独立生活，尽快地回归社会。肠造口手术虽然是拯救患者生命的手术，但是对患者的生理和精神都是一个打击，影响了身体外形及自尊。如果患者心理上对手术不认可，术后的情绪反应过激也在情理之中。因此完善围术期患者的心理支持，重视术前的访视非常重要。尹跃华等调查结果显示，93.75% 患者希望得到心理支持。造口治疗师除了要帮助患者解决或减轻肠造口及周围并发症等问题外，还要使患者意识到肠造口手术只是将排便的出口由原来的肛门移至腹壁，只要学会如何护理其肠造口，保持乐观的态度，肠造口存在的不便就会减少到最低的程度。

（四）加强广泛的社会支持

社会支持是影响癌症患者生活质量诸多因素中的重要因素之一，良好的社会支持有助于患者恢复健康，反之则损害健康。社会支持具有减轻应激作用，能明显改善癌症患者的社会心理状况，提高癌症患者的生活质量。有研究表明，有配偶的患者其社会支持及生活质量明显高于无配偶者。因此，指导配偶理解和支持肠造口患者尤为重要。在肠造口患者的康复过程中，应与其配偶沟通，使之理解和体谅患者，避免心理因素影响性生活的质量。近年来，随着人们对肠造口者的重视，至 2006 年 6 月，全国已经成立了 38 家造口协会。肠造口联谊

会是造口人协会组织的患者互助小组，由医生、护士和造口治疗师共同参与，肠造口者在相关医务人员的指导下定期组织活动。例如开展关于疾病的诊治、康复和自我护理的小组讨论和经验交流；举行"肠造口新人分享会"；参加造口人联谊会的肠造口者可以相互支持，共同分担苦恼，自我宣泄，减轻孤独感。此外，肠造口者还可以逐渐适应社会，融入社会，体会到社会的关心和支持。

（五）其他

造口治疗师的职责是腹部肠造口护理、预防及治疗肠造口并发症、为患者及家属提供与肠造口护理有关的咨询服务和心理护理，以达到患者完全康复的最终目的。在工作中，造口治疗师对将行肠造口手术者进行术前访视、肠造口定位，避免或减少术后肠造口并发症；术后对患者进行有针对性的护理指导；出院后通过电话、造口门诊、举办造口人联谊会等方式进行随访。经多因素分析显示，造口治疗师的加入可以降低肠造口患者的肠造口及其周围并发症，提高肠造口患者的生活质量。对肠造口者来讲，肠造口也许要陪伴其余生，掌握肠造口自我护理方法是提高其生活质量的关键，而肠造口护理专业性很强，需要专业人员的指导和帮助。至今，我国已经有造口治疗师1000多名，但还不能满足100多万肠造口患者的需求，所以，加强造口治疗师的培训刻不容缓。

综上所述，肠造口术后患者的生活质量较低，影响因素较多，需要获得来自医生、护士、造口治疗师、家庭、亲友、同事乃至整个社会的帮助。对肠造口患者的护理不应局限于医院内，应延续到社区和家庭，让患者感受到来自医护人员、家人及社会的共同关注和照顾。健康教育是整体护理的重要组成部分，应贯穿于肠造口患者治疗和康复的全过程，帮助患者掌握保健知识，树立健康意识，养成良好的健康行为和生活方式，加快心理康复，从而帮助患者实现生理、心理、社会的全面康复。目前，我国的肠造口康复事业有待进一步发展，培养我国的造口专科护士，设立造口专科护理门诊都将给患者带来福音。肠造口手术的目的是提高生活质量，术后患者的生活质量得不到改善，手术便没有任何意义，提高肠造口患者的生活质量还要我们共同努力。

（覃惠英　蒋梦笑）

第三节　肠造口访问者医院探访指引

一、肠造口访问者医院探访的实施

肠造口访问者是指接受肠造口手术后，拥有较好的肠造口自我护理能力和体会，同时具备较高的思想境界、乐于帮助其他肠造口者的肠造口者。由肠造口访问者组成的小组称之为肠造口访问小组。在医院允许的情况下，肠造口访问小组成员自愿定期或不定期地到医院探访即将行肠造口手术或刚行肠造口手术的患者，以增强患者战胜疾病的信心。

（一）组织成立肠造口访问小组的目的和方法

1. 目的　对于即将或刚行肠造口手术的患者来说，尽管有医生、护士的医疗保障和其他人对其康复的关心，但这些远不如他们亲眼看到通过同样手术后，能调整得较好的患者所达到的效果。在发达国家和地区，访问者开展医院探访的自愿服务工作已经有50多年的历史，受到患者及家属的极力拥护。广州中山大学附属肿瘤医院于 1998 年开始在医院领导们的大力支持下，由结直肠科医护人员组织访问者介入到肠造口患者的围术期护理工作中，取得很好的效果。肠造口访问者以他们的亲身经历，帮助即将行肠造口手术的患者及家属更好地度过感情危机期。访问者自身的健康形象无形中对即将行肠造口手术的患者是一种莫大的鼓励，起到了医务人员难以发挥的作用。手术后初期的肠造口者与做过相同手术的人谈心，同病相怜会令人更感慰藉，消除对肠造口的恐惧。访问者积极的生活态度无形中对新肠造口者是一种莫大的安慰和鼓励。从交流中学习护理肠造口的秘诀。

2. 方法　将访问小组成员，按照新老搭配、男女搭配的原则进行安排。每次安排 2~3 名访问者到访，除了国家规定的节假日以外，一般 1~2 周来院探访一次。对住院准备接受或已经行肠造口手术的患者进行床边交流。内容主要是自身接受肠造口手术后生活上的适应过程，以及回归社会的康复之路；倾听患者的顾虑，利用自身经历解除患者的心理问题；以自身的健康形象增强患者积极治病的信心。特殊患者可随时联系个别访问者到访。

（二）肠造口访问小组成员的筛选

在本院医生、造口治疗师或临床护士所熟悉的肠造口患者人群中筛选出符合条件的肠造口者：具备较高文化素质和积极乐观的人生态度、有较强的沟通和组织能力、有爱心有主动帮助其他人的愿望、有充裕的业余时间且能遵循探访制度的肠造口者。对筛选出的肠造口者进行会谈，告之探访的目的和意义后，自愿成为访问者，且能主动积极参加由造口治疗师或临床医护人员提供的培训课程学习的肠造口者才能成为肠造口访问小组的成员。

（三）肠造口访问者医院探访的实施

1. 征得医院的同意和支持　由行肠造口手术较多的科室如普外科、腹部外科或造口治疗师向医院提出申请，经过医院领导的同意批准，方可安排肠造口者到医院病房进行访问。为每个访问者发放医院探访的正式证件，方便他们出入医院，并且减少被探访者的顾虑。争取从医院申请专项资金，为访问者每次的医院探访发放少量的交通费。

2. 制定肠造口访问者的医院探访制度

（1）访问者必须是肠造口者，已经接受自身的肠造口。经医院同意后方可到病房进行探访。新加入的访问者需要由有经验的访问者带教至少 2 次。

（2）每次 2~3 位访问者尽量一起进行探访，佩戴探访证（贴有照片）。

（3）明确探访的目的和要求。

（4）遵守医院的有关规定。

（5）了解肠造口领域方面的新进展，参加医院举办的肠造口访问者培训课程学习。

（6）坚持为患者保守秘密并了解患者的合法权利。

（7）采用国际造口人协会探访员的基本探访步骤进行探访。

（8）慰问肠造口患者，了解患者所面对的问题及困难，了解患者对肠造口护理认识程度。

（9）多倾听肠造口患者的诉说。

（10）访问者不得主动讨论肠造口患者的诊断结果或提供医疗建议。如果肠造口患者询问医疗建议，要求患者去问医生或造口治疗师、主管护士。访问者应向医生或造口治疗师、主管护士转达肠造口患者关于医疗建议的咨询。

（11）访问者不得推荐任何厂家的造口袋、造口护理附属产品和其他任何产品。

（12）尊重肠造口患者的信仰。

（13）访问结束后，如有特殊情况可向造口治疗师或临床护士汇报，并共同讨论在探访中遇到的问题。

（14）探访结束后填写好探访记录表（表30-1），并将表格交回当值造口治疗师或临床护士。

表 30-1　肠造口访问者医院探访记录表

时　间	被探访者	家属人数	被探访者的肠造口类型	签名	备注

3. 探访的类型

（1）术前探访：这将是肠造口访问者对即将行肠造口手术的患者的第一次访问。

1）目的：让患者表达他们的想法；鼓励患者；了解患者思想担忧问题；使患者和（或）家庭成员确信自我护理是容易掌握的。

2）技巧：手术前探访的时间应该很短；耐心听取患者的诉说；使患者确信探访者非常投入；简要回答肠造口患者的问题。如果遇到医疗上的问题，请医生或护士来回答，避免谈到手术。主动提出手术后再来探访。探访不是为了要讨论医疗信息。

（2）术后探访：如果手术前的访问没有进行，这将成为第一次访问。

1）目的：让患者表达他们的想法；鼓励患者；解除患者的忧虑思想；使患者和（或）家庭成员确信自我护理是可以进行的。

2）技巧：患者刚手术，不宜过早探访。最好肠造口患者的身体情况恢复后才进行，效果会更好；对于即将出院者宜多交流回家康复中的护理问题。

4. 肠造口访问者的职责

（1）明确探访内容：访问者的责任不是提供医疗信息。

（2）行为：每个访问者在行为上都应该尊重他人。

（3）获得培训：访问者必须参加培训班后才能进行探访。

（4）访问者的基本要求：①已经接受自身的肠造口；②牢记探访的目的；③按约定时间准时前往探访；④掌握关于肠造口护理的最新信息；⑤遵循访问的基本要求；⑥不透露关于会见肠造口患者的任何信息；⑦完成探访后通知安排探访的造口治疗师或管床护士；⑧不得主动讨论肠造口患者的诊断结果或提供医疗建议。如果肠造口患者询问医疗建议，要患者问医生或造口治疗师、管床护士。访问者应向医生或造口治疗师、管床护士转达造口患者关于医疗建议的咨询；⑨不得推荐任何厂家的造口袋或造口附属产品；⑩要多倾听肠造口患者的诉说并应尊重肠造口患者的信仰。

5. 肠造口访问者医院探访的质量保证　造口治疗师或护士对探访工作的整个过程进行专业性干预，包括挑选访问者、培训访问者、安排探访、与医院进行沟通协调、评估效果、联络工作等各个环节的统筹和安排。建设一个具备凝聚力的探访团队。取得医院的支持，使这项工作成为肠造口患者围术期的一个护理项目。同时造口治疗师或护士要监督探访人员恪守制度，不做出有违住院患者利益的行为，保证探访工作对医院、患者的安全性。

（1）加强肠造口访问小组成员的继续培训：①每个季度组织全部访问者聚会一次，也可以邀请其他地区的肠造口朋友一起进行交流，如与香港造口人协会代表一起交流，以便增加团队的凝聚力和活力，同时获取国际新动态和信息，保持团队的先进性。②造口治疗师或临床护士与访问小组成员保持良好的关系和密切的联系，尽可能参与他们自行组织的任何活动，耐心聆听他们的需求，不断改进探访工作，尽可能解决与他们相关的问题。③有条件可安排肠造口访问小组成员参加国际造口人组织的会议，力争与世界接轨。

（2）适时增加团队的人数：①造口治疗师或临床护士每天接触患者时，碰到合适的人选有目的地引导新患者加入该工作，补充团队里因各种因素退出的病友，同时逐渐扩大队伍。②鼓励访问者书写探访心得和肠造口自我护理的经验刊登在《防癌报》，供肠造口朋友交流同时唤起更多肠造口患者参与探访的兴趣和愿望。③安排有能力的访问者担任造口联谊会的理事和其他重要职位，带动造口联谊会组织的整体发展。

（3）肠造口访问小组成员的搭配：为每一位肠造口访问者设立探访档案（表30-2）。分配时注意新老搭配、男女搭配，方言搭配等原则。

表30-2　肠造口访问者档案资料汇总表

序号	姓名	性别	年龄	学历	职业	肠造口手术时间	肠造口类型	探访时间	联系电话

二、肠造口访问者的培训

医生、造口治疗师或临床护士对筛选出的肠造口者进行最少4~6次的培训。参照国际造口人协会（IOA）对访问者的培训课程指引，制定肠造口访问者的基本培训计划。

（一）访问者培训计划

访问者培训课程的目的是培养称职的访问者。一个称职的访问者应该具备以下素质：

1. 能使患者放心，理解患者，并能为患者提供一定的实际知识。

2. 能支撑患者的信念意志。

3. 在思想情感和社会康复方面帮助患者及其家属。

4. 尽力用自己的自信心影响患者。

（二）培训目标

访问者培训课程的目标应该使访问者懂得：

1. 访问者培训课程的目的。

2. 了解访问者的角色和职责以及基本的探访技巧。

3. 了解肠造口有关的解剖和手术方式。

4. 了解肠造口手术后的常规护理知识。

5. 认识肠造口患者的心理和社交问题。

（三）培训主要内容

1. 探访须知及基本步骤。

2. 肠造口有关解剖和手术方式。

3. 肠造口手术后的常规护理知识。

4. 肠造口患者常见的心理和社交问题。

5. 基本探访技巧。

（四）肠造口访问者培训登记

访问者参加培训后每次要做好登记（表 30-3）。

表 30-3　参加培训课程登记表

姓名：		性别：		年龄：		学历：		职业：
住址：						邮编：		
联系电话：								
日　期		培训内容				授课者		证明人
培训体会								

（郑美春　王玲燕）

第四节　造口/伤口/失禁护理专科门诊

近 10 多年来，国内的医院相继出现一些专科护理门诊，由资深的专科护士独立坐诊，对患者进行专科评估、护理诊断及处理。目前比较成熟的护理门诊有造口/伤口/失禁护理、糖尿病护理、静脉输液护理、围生期及新生儿护理等专科门诊。造口/伤口/失禁护理门诊是较早出现的专科护理门诊，也是发展得比较完善的一个专科。

一、门诊模式

由于国内的医院体制不尽相同，医院等级及规模不同，收治的患者也不尽相同，目前国家卫计委对护理门诊也没有统一的规定。因此造口/伤口/失禁专科门诊的开展模式都是由各自的医院根据自身情况自行设定。据不完全统计，目前全国已有200多家医院开设了造口/伤口/失禁专科门诊，主要以造口或伤口处理为主，有些开展为慢性创面治疗中心，联合烧伤科或者整形科、内分泌科等多学科合作共同为患者服务。造口治疗师/伤口师是这些门诊的主要出诊人员，也是团队合作的主力军。有些高职称的专科护士可以按专家门诊的级别收取挂号费。

二、造口治疗师门诊主诊内容和职责

虽然各医院造口治疗师出诊的专科门诊模式不一样，但她们主诊的内容是相同的。主要包括造口、伤口和失禁护理的相关内容。

（一）造口治疗师门诊主诊内容

1. 造口护理　包括肠造口护理、胃造瘘护理、食管造瘘护理等。主要对患者进行心理咨询、各种造口及其周围并发症的预防和处理、造口用品的选择及使用指导、日常生活指导等。

2. 伤口护理　处理各种慢性伤口包括手术后皮瓣坏死、手术后脂肪液化；化疗渗漏引起的皮肤溃疡、放射性皮炎、肿瘤伤口、压疮、足部溃疡（动脉性溃疡、静脉性溃疡、糖尿病足）、烫伤、烧伤、感染伤口、难愈合伤口等。

3. 失禁护理　大便失禁患者的护理；充溢性尿失禁、压力性尿失禁、急迫性尿失禁、功能性尿失禁患者的护理及因大小便失禁引致的皮肤损伤的处理等。

（二）造口治疗师门诊出诊职责

目前中国尚未有明确的造口治疗师门诊出诊职责，由于造口治疗师是护士，出诊时应遵循以下职责。

1. 出诊者必须遵守医院的门诊各项规定。

2. 目前我国造口治疗师还没有开具处方的资格，只能运用护理手段为患者进行护理。一切涉及医疗的诊治必须转介医生处理，如需进行抗炎治疗、营养支持治疗、组织病理检查、影像学检查、细菌培养、皮瓣移植、需医疗干预的严重造口并发症（如严重狭窄、癌变、旁疝、脱垂等）、皮肤炎的鉴别诊断等。

3. 初诊的慢性伤口、失禁患者最好先由医生做出诊断后才接诊。

4. 疑难病例应请医生协诊。

5. 伤口造口评估处理过程中需其他护理专科协作的问题，应请相应专科的专科护士会诊与指导。如糖尿病足患者的饮食、运动等请糖尿病专科的护士给予指导。

造口治疗师通过门诊的出诊解决了非住院期造口、慢性伤口、失禁患者的实际护理问题，同时也能提高自己的专业水平，但造口治疗师独立在造口门诊应诊，承担一定的医疗风险，而我国目前尚未有相应法规保障。但是，我们有理由相信造口治疗师出色的工作表现会逐渐获得医院和病人的认可和尊重；同时随着我国对专科护理的重视，很多问题都会得到妥善的解决。

总之，在这些护理门诊中，造口治疗师已经以临床护理专家的角色出现在历史舞台上了，为我国临床护理特别是专科护理的发展史添上浓浓的一抹色彩。

（郑美春　王玲燕）

第五节　造口人组织简介

"你患癌症了吗？行肠造口手术了吗？你怎会明白患病的我有什么感受！"相信很多肠造口者都有这样的心声。他们觉得家人朋友都不了解自己，不能明白真正患病的感受。如果能够与相同病例的康复者倾谈，患者肯定会减轻焦虑。大部分的肠造口者都会告诉你，朋友的支持对他们有多重要。

自助组织由患同类疾病的患者组成，借此结识朋友，举办联谊活动及交流心得，帮助他们度过彷徨和无助的日子。大家所面对的类似问题，病友之间的经验往往是对大家的鼓励和参考，朋友之间的分享亦令病友产生共鸣。通过自助组织的朋友支持，希望做到助人自助的效果。

一、患者互助组织的背景

现代社会，由于从农业社会转型到工业化社会的关系，使家庭及小区的关系紧密程度降低，当患者在寻找一些服务去弥补专业服务不足之余，希望可以在自助组织中找到家的感觉。出于这个想法，由同类疾病的患者组成的互助组织便应运而生。

自1935年美国戒酒会成立后，针对不同问题的互助小组相继成立。现在，国内外都有很多不同的小组，在某些国家，差不多每种病例都有其患者自助小组（Lyons，2001）。无论患者自助小组（patient self-help group）、患者互助小组（patient mutual help group）及患者联谊会（patient club），基本上都是通过小组的活动对组员提供支持及帮助。当多个患者小组组织起来便成为患者自助组织（patient self-help organization），扮演一个服务机构的角色，为其属下的单位提供支持（梁，1999）。慢性病患者之间朋友支持的机制，现在已成为国际趋势。自助团体的价值基础是自助与合作，基于这样一个理念，自助团体在全世界范围兴起和迅速发展。

二、造口人互助组织的起源与演变

1950年，第一个造口人的互助小组在美国纽约州的 The Mount Sinai 医院成立（Lyons，2001）。开始，这个小组只有4位回肠造口的患者，也没有固定的会议时间和地点。小组成立两年后，他们才有正式的每月例会。就这样，从纽约开始，美国其他大城市如波士顿、底特律等都相继地成立类似的组织。这些造口小组成功吸引了一批热心的造口人和专业人士的参与。由于参加的造口人数目与日俱增，使这些小组争取到更多的自主空间。

20世纪60年代，美国的造口人自助小组经过多年发展，来自不同州的造口人小组希望联合起来，成立一个全国性及更有代表性的组织。在各方面努力下，各地区小组最后解决地区上的分歧；1962年，在克里夫兰会议上全国性的造口人联合协会（United Ostomy Association，UOA）成立。到1963年，UOA 正式取得其法律地位（Lyons，2001）。

在全盛时期，UOA 有45 000名会员和600个支部。但由于近年来，外科手术技术的

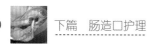

改善，随着吻合器在手术中应用，永久性造口的患者逐渐减少。另外，医疗及社会环境的改变，UOA 的会员人数不断下跌，使 UOA 的服务难以维持。最后，在 2005 年 9 月，UOA 的董事会宣布停止该会的运作，结束其长达 43 年的服务（Turnbull，2005）。幸运的是在 UOA 的前主席 Ken Aukett 努力下，将散落美国各州市的造口组织重新组织起来，成立了美国的造口人联合协会（United Ostomy Associations of America，UOAA），并以联盟的形式运作。

除了美国之外，世界上很多国家都有自己的造口人团体，如丹麦于 1951 年成立了全国性造口组织。各个国家的造口人组织都希望成立一个国际性的组织互相支持。在美国及加拿大的 UOA、丹麦的 COPA、瑞典的 ILCO 的推动下，国际造口人协会（IOA）的筹备会议在 1970 年 8 月正式在美国的波士顿召开。经过漫长的筹备工作，直到 1975 年 4 月，IOA 才正式在荷兰的会议上成立，当时共有来自美国、加拿大、比利时、丹麦、德国、英国、意大利、荷兰、挪威及瑞典等国家的 12 个造口组织参会。1976 年，IOA 在英国伦敦举行第一次世界会议，奥地利、芬兰、印度、以色列、日本、南非和法国等国家造口人组织都相继加入成为会员。之后，在每一次的大会上都有新的国家造口组织加入成为会员。

三、造口人自助团体的功能

造口人自助团体的功能及服务，随着造口组织的发展一直在演变。Lyons（2001）在他的文章中提到，他于 1950 年在 Mount Sinai Hospital 成立造口人自助小组时，主要是希望将造口人组织起来，让他们可以互相帮助解决生活上的问题。因为当时医学界还没有造口治疗的概念，正式的造口治疗师直到十多年后才出现，因此，造口人在康复过程中遇到问题，要去解决便只有靠朋友之间的互相帮忙。

之后，Lyons 归纳出造口人自助小组的好处，主要为造口人在心理上及教育上两方面提供支持。康复期的造口人，可以给予刚完成造口术的新造口人很大的鼓励和支持，有时候可以使造口人对自我照顾的态度变得更加积极。另外，一些比较资深的造口人，亦可以从帮助其他造口人的过程中寻找到更多人生意义。在造口治疗师出现之前，为医生、护士及患者提供造口护理技巧及造口用品信息的主要来源都是造口小组的成员。造口人小组通过和医护人员的交流，一方面增加了对造口手术及医学的知识；另一方面，也协助医护人员改善对造口人的治疗及护理计划。

一旦患者组织起来，就形成一股动力去推动改善现有的服务。香港特区政府也认可自助团体的这种互助精神：自助团体不仅为残疾人士提供有意义的社交、教育和休闲活动，更加强残疾人士及其家长/照顾者的互助精神。这些团体也代表残疾人士向有关服务机构及政府部门表达关于康复服务方面的意见，并通过举办研讨会和各项宣传活动，以及借助大众传媒，为残疾人士建立正面的形象及促进他们的权益（香港社会福利署，2005）。可见，社会上都普遍认同，患者自助组织在促进和争取患者权益上有一定的作用。

自助团体的服务内容归纳起来主要包括以下方面：①重建认知；②学习适应性技巧；③情感支持；④共同采取行动；⑤赋权。而造口人自助团体的服务内容也大致相同。

（一）重建认知

造口人自助团体的成员利用经验，协助其他成员/病友处理日常生活遇到的问题和压力。

造口人自助团体通过会员之间的互动，将成员们对自身经历的认知正常化，帮助打破成员之间原有的错误认知，协助他们从另一个角度看待事物，从而增加他们面对改变的信心。对于参加造口人自助团体的会友来说，通过了解医学的发展、造口护理措施及与其他团体成员个人经历分享，可以减少错误认知，希望用另一种积极乐观的心态代替之前患病、诊断相关的恐惧和痛苦的感觉。

（二）学习适应性技巧

提供信息和亲身经验的分享是自助团体的主要功能，这对新行肠造口手术的会员尤为重要。在什么地方可以得到需要的护理服务；哪一个型号的造口用品最好；如何申请公共援助，这些都是在聚会时经常讨论的话题。由于在团体里，不同成员在不同阶段存在不同的问题，新成员可以从那些经历过相同情况的老成员那儿获得帮助，并且可以将自己和其他人处理问题的不同方式联系起来。香港造口人协会在 2000 年曾经在会员间做过一次调查，发现很多会员都是因为想获取多点有关肠造口护理的信息而参加协会。其次，也有部分会员希望在造口人协会内可以结识到更加多的朋友与他们分享和交流经验。

当今的社会，知识就是力量，大众对知识的渴求可以从该团体筹办的活动中反映出来。以香港造口人协会为例，很多年前，他们便去印制肠造口护理小册子，免费派发给有需要人士，使患者和家属对肠造口手术前后的护理有更清楚的认识；除了定期举办一些讲座及会员聚会，让会员获得相关的信息外；他们还为一些新加入的会员及其家人安排特别的培训班，希望通过提供更多护理的信息，教授各种放松、减压活动及会员之间的交流，使新做造口人士及其家人可以更容易适应新生活。

通过病友联谊会提供各种形式的咨询活动，有效地促进患者接受自己的肠造口。病友联谊会成员之间的互相督促，通过比较、影响的群体效应，让他们现身说法，交流经验，通过肠造口者介绍其术后的过程，让患者知道，肠造口引起的不便会随着时间延长而逐渐改善。

（三）情感支持

情感支持或情绪支持是自助团体最广泛提供的一项服务，也是一些自助团体成立的主要目的。赵芳认为自助团体创造了一个特别的环境，人们相聚在一起，享受一个"这个问题不再被认为是耻辱"及"有这个问题的人不再被轻视"的受保护时间。会员们可以在这个环境里互相支持。在造口人自助团体中的造口探访者，正是情感支持的多种形式内的其中一种，也是造口人自助团体的服务中会员受到帮助最大的一种。1982 年，在英国的一项造口人士调查中，观察得到，如果可以让肠造口探访者或肠造口小组的义工介入，患者在手术前后的心理素质都可以增强。

通过肠造口自助团体的活动，成员之间互相鼓励和分享各自的经历、想法，对团体中其他成员的感受给予回馈和互相印证。在互动中，团体成员袒露各自对其他成员的感受和印象，因而建立互相信任的关系，并且确信他们都是有价值的人。当团体中某个成员表达他的感受时，其他团体成员让他知道他们理解他，并且和他有共同的感受。让成员了解到原来其他人和自己一样，也有这样的问题和经历，使成员感觉自己并不孤单。在参与自助团体的时间，成员确信他们的问题将会得到积极的解决，也可以帮助成员释放压抑的情绪。

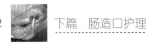

（四）共同采取行动

自助团体的一个主要的特征是会员们在各种各样的活动中行动一致性，他们共同参与包括募集捐款、必要的宣传等活动。一旦成员愿意承担一些义务，他们就会在付出中感受到真正的满足。在参与活动的同时，参与者常常会得到积极的回馈，有机会讨论他们问题的机会；而参与复杂大型的活动则有助于参与者对事物产生新的观点，这种新的视野使他们不再专注于他（她）自己存在的问题。

大部分的自助团体都提供机会让成员参加各种不同的活动，包括为团体做一些联络工作、帮忙打印或复印一些活动的资料、对公众及潜在成员的咨询做出答复、与其他团体或社会上有影响力的人交往、推广社区教育等。有些自助团体还出版了一些相关读物、时事通讯，刊登了一些从患者角度写的相关的特定问题，如最新医学发现、病情症状介绍、饮食、自我处理方式等文章，甚至通过出版刊物、书籍来促进教育的目的。在不同的活动中，他们有很多不同的岗位和工作可以选择，参与这些活动的经验是抵消孤立感的有力手段，也为成员提供了机会去建立新的友谊。

（五）赋权

赵芳指出"赋权"是让团体成员得到或再得到与环境互动的能力，使他们的需求得到满足。自助团体强调对团体成员的赋权，对于那些孤立无援的病友，提高他们主动参与社会的意识、参与对权威和专家的批判、参与制定社会政策、维护社会政治的公义等。通过赋权希望帮助自助团体内的成员改善身边的环境，让成员更容易重返社会。

四、香港造口人自助组织的发展

香港造口人协会是香港首个注册的病人自助组织，于1979年由一群接受了肠造口手术的人士，在社工及医护人员的协助下正式成立。该协会是一个在香港注册的非牟利慈善团体，并由香港癌症基金会及香港公益金资助。香港造口人协会在1982年加入国际造口协会成为其附属会员，并在1991年成为正式会员。香港造口人协会是亚洲造口协会的创会会员。香港造口人协会现有约2000名会员，大部分为曾经接受腹部肠造口手术的普通会员。另外，曾经接受腹部肠造口手术的非香港居民及肠造口者的配偶或家属成员也可申请成为附属会员。

香港造口人协会宗旨是通过会员互相支持、分享经验及交换信息，协助造口人早日达到身心康复，重过正常生活。协会的主要工作职责：①鼓励造口人建立支持网络，发挥自助互助精神；②提供支持性服务、分享经验及交换信息，促进造口人身心康复；③倡导造口人的权益，呼吁社会大众对他们的认识与接纳；④教育公众认识及预防肠癌和其他有关疾病。服务及工作范围包括：①医院探访；②每月会员聚会/医学讲座；③辅导及转介服务；④小组活动；⑤义工值班服务；⑥康乐及社交活动；⑦印发通讯及其他刊物；⑧公众教育；⑨争取会员福利；⑩与本地及国外医护人员和造口人服务组织进行交流。

广义的自助组织（如街坊会、大厦互助委员会等）很早已在香港出现，而医疗界和社会福利界的自助小组在20世纪80年代末期涌现，例如，病人自助小组、单亲家庭自助组、弱智人士家长会，新移民小组、精神病患者自助小组等。在香港，长期病患者自助组织（如糖尿病、造口）的数目相较其他类别的自助组织（如精神病、戒毒康复者、弱智人士）

多，而且发展已获得社会的支持和肯定，而香港造口人协会更是其中的先驱。

在香港社会福利署的香港康复计划方案检讨报告中提到自助组织的发展，社会福利署认为：自助团体是由一群以促进本身福祉和权益作为共同目标的人士所组成。他们能团结起来，是因为通过分享经验和交换资料，他们可以携手解决大家所面对的类似问题。残疾人如果碍于本身情况而无法发表意见及争取权益，他们的家长/照顾者也可通过自助团体，代为争取。自助团体的监察和管理事宜，都应该由残疾人士及其家长/照顾者组成的委员会负责，社会福利署相信，他们都是最了解残疾人需要的人。

香港政府大力支持残疾人士自助团体的发展，目的：①发挥残疾人士与其家庭的自助及互助精神；②为社区的残疾人士提供照顾；③鼓励自助团体积极参与制订康复政策，以确保所规划的服务符合残疾人士的特别需要。

在香港，自助团体可以通过社会福利署的联系获得专业的支持和意见；社会福利署也会支持和协助自助团体申请房屋作福利。但是香港的病人自助组织，大多数都以非政府资助的形式发展和运作。自助小组的发展为香港社会服务带出新的动力。自助小组与专业人士各有所长，各司其职；自助小组不会取代现行的社会服务模式，也不能取代专业人士的服务。如今，大多数参加自助小组的成员都会同时采用专业人士和自助小组所提供的服务，两者相辅相成，彼此的合作更能达成理想中的效益。

香港一般自助组织的发展，随着会员人数增多，慢慢地都会偏向服务的提供，而减少自助互助的功能。主要的原因可能与文化背景有关，会员之间缺乏互助的文化和集体的意识，使自助组织的发展经常遇到困难。

五、国内造口联谊会的发展

国外的病人自助小组（Patient Self-help group）、中国香港的病人互助小组（Patient mutual help group）及国内的病人联谊会（Patient club），基本上都是通过小组的活动对组员提供支持及帮助。

由于国情的不同，国内的病人联谊会一般都依赖医院的推动，相对国外起步较晚。国内专为造口人而设的小组在1988年已经开始，当时喻德洪教授在上海成立了上海肠造口协会，而其他省市亦相继成立自己的造口联谊会。直到1996年，代表全国的中国造口协会在沈阳成立，喻德洪教授为第一任主席，喻德洪被称为"中国造口康复治疗之父"。现在国内有不下30多个造口人的互助组织（表30-4）。

在国内，造口联谊会除了一般联谊活动外，也发挥了健康宣教的作用。通过联谊会的形式，让病友之间相互交流，掌握和应用适当的方法处理造口的问题。另一方面，会友的现身说法、交流经验，可以让造口者知道如何去适应、面对康复过程中遇到的问题。走进群体，可解脱疾病带来的孤独感，会友之间的群体效应，可以促进病人心理康复，增加了他们回归社会的信心。

广州的广州造口人联谊会和广东省生命之光俱乐部在多年前也开展了医院造口探访者的计划。造口联谊会的志愿者组织了造口探访队伍，由造口者将自己的造口亲身经历与新造口人分享，并帮助他们解除内心的困惑和疑虑。

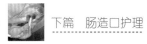

表 30-4　造口联谊会在中国各地的成立概况

编号	名　称	成立时间	挂靠单位	负责人	会员数
1	上海市造口联谊会	1988.04	上海长海医院肛肠中心	喻德洪	200
2	甘肃省造口联谊会	1989.09	甘肃省人民医院肛肠科	同于梯	50
3	天津市造口联谊会	1990.09	天津市人民医院	俞　林	50
4	北京二龙路医院造口联谊会	1991.03	北京二龙路医院肛肠科	邓小秋	50
5	杭州市造口联谊会	1993.05	杭州浙江区大一院肛肠科	徐嘉鹤	70
6	南昌市造口联谊会	1993.09	南昌94医院肛肠科	胡险林	30
7	贵州省造口联谊会	1993.10	贵阳医学院附一院外科	陈年秀	30
8	上海市浦东造口联谊会	1993.12	上海浦东新区人民医院外科	张根福	72
9	广州市造口联谊会	1994.01	广州中山大学附属肿瘤医院结直肠科	万德森	300
10	沈阳市造口联谊会	1994.07	沈阳中国医大附属二院	刘恩卿	100
11	潍坊市造口联谊会	1995.04	山东潍坊医学院附院	田　波	100
12	大连市造口联谊会	1995.08	大连大学医学院附院肛肠科	白晓刚	100
13	湖北省造口联谊会	1995.11	武汉市湖北医大二院	艾中立	50
14	广西造口联谊会	1996.06	广西医大附院	高　枫	100
15	重庆市造口联谊会	1996.10	重庆第三军医大学三附院	张胜本	50
16	南京市造口联谊会	1996.10	南京军区总院	刘夏坤	50
17	桂林市造口联谊会	1997.06	广西桂林市第六人民医院	陈桂英	50
18	河南省造口联谊会	1998.01	河南肿瘤医院	许玉成	50
19	浙江省造口联谊会	1998.11	浙江省肿瘤医院	陈贤贵	50
20	十堰市造口联谊会	1999.02	湖北省十堰东汽公司中心医院	戴宗晴	50
21	辽宁省造口联谊会	1999.04	辽宁省肿瘤医院	王　辉	50
22	淄博市造口联谊会	2000.05	山东省淄博市148医院	徐其佐	50
23	哈尔滨市造口联谊会	2000.05	哈尔滨市哈医大二院肛肠外科	田素礼	50
24	北京市造口联谊会	2001.03	北京大学第一附属医院外科	黄延庭	150
25	佛山市造口联谊会	2001.08	广东省佛山市第一医院外科	丁玉星	50
26	广东省人民医院造口联谊会	2001.12	广东省人民医院	林　锋	50
27	杭州市第三医院造口联谊会	2002.03	浙江省杭州市第三人民医院	杨关根	100
28	江苏省造口联谊会	2002.04	江苏省扬州市第一人民医院	倪　庆	50
29	河北省造口联谊会	2002.08	河北省石家庄市第四人民医院	于耀明	50
30	陕西省造口联谊会	2003.02	陕西省西安交通大学第一医院	车向明	50
31	青岛市造口联谊会	2003.04	山东省青岛市立医院	林惠忠	50
32	安徽省造口联谊会	2003.09	安徽肥西县红会医院肛肠外科	谭崇德	30
33	温州市造口联谊会	2003.11	浙江省温州医学院二院	金定国	100
34	西京医院"造口之家"	2004.02	陕西西安第四军医大学西京医院	王为忠	30
35	山西省造口联谊会	2005.07	山西太原肿瘤医院	梁小波	50
36	福州市造口联谊会	2005.12	南京军区福州总院	王　烈	120

（本资料由中国造口协会提供）

六、专业及公众人士的参与

专业人员参与互助小组很普遍，其中以与病人互助小组的合作最常见；专业人士的参与对小组的运作起一定的支持及领导作用。但专业人士的热诚投入会不自觉地成为非正式的领袖，因而威胁到组织内成员领袖的地位；专业人士的固有知识和理念，可能将自助组织往专业化的方向引导，加重非专业组织领袖的压力和成员对专业人士的依赖。所以，有人建议专业人士在介入互助小组或自助组织时要避免破坏其本质，专业人士可按组织的需要而提供协助，扮演创立者、顾问、介绍人的角色，或为组织提供资源。

通过一些大型的研讨会、公众教育活动，可以更广泛的宣传造口人自助团体，让公众更加了解造口人的生活和面对的问题，使造口人周围的人不会因为对造口人的无知而产生恐惧继而排斥他们，让造口人更容易重返社会。

随着信息科技的进步和普及，愈来愈多人可以通过互联网络接触、沟通和交换信息。发展网上自助小组可以说是一种新趋势，它不但可以打破时间和空间的限制，也为自助小组的全球化带来新的思路。

总结：造口者的自助组织与肠造口护理的工作息息相关；肠造口访问者和自助组织内朋辈之间候和分享亦令病友更有共鸣，由于同病相怜，其他病友的经验往往是对患者的鼓励和参考。

自助与合作是一种中国人推崇的价值，自助团体在香港及内地的发展，反映了这一价值观在社会上被认同和接纳。透过将自助团体运动的观念融入主流文化的过程，将可以广泛并有力地塑造了社会有关互助、社会支持；以及通过参加非官方的团体，促进个人承担改变公众态度和社会政策的责任。在这样的过程中，人们减少了孤立感，获得更多的理解与支持，对个体和社会整体的发展产生了重要的作用。

（彭泽厚）

参 考 文 献

［1］Knowles SR, Cook SI, Tribbick D. Relationship between health status, illness perceptions, coping strategies and psychological morbidity: a preliminary study with IBD stoma patients. J Crohns Colitis, 2013, 7 (10): e471-e478.

［2］Wang J, Guan D, Chen S, et al. Experimental study on acute toxicity of Kechuanning Adhesive Plaster to skin. Journal of Gansu College of Traditional Chinese Medicine. 2005, 22 (6): 35.

［3］Breckman B. Stoma care and rehabilitation. Churchill Livingston, 2005.

［4］Szewczyk MT, Majewska G, Cabral MV, et al. The effects of using a moldable skin barrier on peristomal skin condition in persons with an ostomy: results of a prospective, observational, multinational study. Ostomy/Wound Management, 2014, 60 (12): 16-26.

［5］Lesurtel M, Fritsch S, Sellam R, et al. Does laparoscopic colorectal resection for diverticular disease impair male urinary and sexual function? Surg Endoscopy, 2004, 18 (12): 1774-1777.

［6］Goldstein I, Lue TF, Padmanathan H, et al. Oral sildenafil in the treatment of erectile dysfunction. Sildenafil study Group. New England Journal of Medcine, 1998, 160 (5): 1944-1945.

［7］Seo SI, Yu CS, Kim GS, et al. Characteristics and risk factors associated with permanent stomas after sphincter-saving resection for rectal cancer. World J Surg, 2013, 37 (10): 2490-2496.

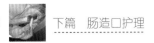

［8］Kim S, Ahn TH, Choi N, et al. Multicenter study of the treatment of erectile dysfunction with transurethral al-prostadil（MUSE）in Korea. International Journal of Impotence Research, 2000, 12（2）：97-101.

［9］朱小妹，谌永毅，刘爱忠，等. 造口患者性体验现状及其影响因素研究. 中国护理管理，2014（11）：1153-1156，1157.

［10］Cetolin SF, Beltrame V, Cetolin SK, et al. Social and family dynamic with patients with definitive intestinal ostomy. Arquivos brasileiros de cirurgia digestiva：AB. 2013, 26（3）：170-172.

［11］Beattie T. Classification of colorectal cancer to aid the stomal therapy nurse in practice. Outlet New Zealand Stomal Therapy Nurses, 2012, 32（2）：6.

［12］Hong KS, Oh BY, Kim EJ, et al. Psychological attitude to self-appraisal of stoma patients：Prospective observation of stoma duration effect to self-appraisal. Annals of Surgical Treatment & Research, 2014, 86（3）：152-160.

［13］Nichols TR, Riemer M. The impact of stabilizing forces on postsurgical recovery in ostomy patients. Journal of Wocn, 2008, 35（3）：316-320.

［14］Lindensmith S. Body image and the crisis of enterostomy. Rims Kokyuroku, 2006, 1502（11）：192-203.

［15］Turnbull GB. Sexuality after ostomy surgery. Ostomy/wound Management, 2006, 52（3）：14-16.

［16］Turnbull GB. Sexual counseling：the forgotten aspect of ostomy rehabilitation. Journal of Sex Education & Therapy, 2001, 26（3）：189-195.

［17］Hicks A. 2013 and beyond-diversity in stoma, wound and continence. Journal of Stomal Therapy Australia. 2013, 33（2）：22.

［18］李桢，张红梅，张建宏. 康复指导对直肠癌 Miles 术后恢复期患者性生活质量的影响. 中国临床康复，2004，8（35）：7898-7899.

［19］陈玲玲，陆海英，施雁. 上海地区肠造口患者对造口护理门诊需求现状的调查与分析. 解放军护理杂志，2014，31（7）：11-14.

［20］万德森，朱建华，周志伟，等. 造口康复治疗. 北京：中国医药科技出版社，2006.

［21］喻德洪. 肠造口治疗. 北京：人民卫生出版社，2004.

第三十一章　肠造口钡剂灌肠造影检查

肠造口患者行肠造口关闭术前，需做肠道检查，以了解肠道有无肿瘤复发以及肠造口远端的病变是否痊愈等。钡剂灌肠造影检查是常用的检查方法之一，是肠内镜检查的有效补充。其机制是将对比剂（单钡或气钡）注入结直肠后，增加检查部位的对比度进行 X 线成像。其中，以气钡双重对比造影效果更佳，更常用。但是，由于肠造口无类似肛门括约肌的收缩功能，检查时造影剂容易外溢，导致失败。针对这个问题，我们自制了肠造口灌洗器，在实践中获得了满意的检查结果。

一、适应证

1. 预防性肠造口关闭者。

2. 大肠癌行肠造口手术后定期复查者。

3. 肠造口能顺利通过示指第二指节。

二、禁忌证

1. 急性结肠炎或憩室炎。

2. 疑有结肠穿孔者。

3. 近期息肉切除术及结肠活组织病理检查后。

4. 有结肠活动性大出血。

5. 严重的肠造口脱垂。

6. 巨大造口旁疝。

7. 肠造口严重狭窄。

8. 病情危重不能耐受钡灌肠造影检查。

三、肠道准备

回肠袢式造口患者近端肠袢不需要肠道准备，回肠袢式造口远端肠袢、结肠袢式造口近端、远端肠袢、结肠单腔造口的结肠肠袢需要认真做好检查前肠道准备。方法各医院常规不一，一般近端肠袢清洁方法如下：

（一）食物控制

1. 饮食控制 检查前 1~2 天，不能服含铁、碘、钠、钵、银等药物，服少渣流质或半流质饮食，不宜多吃纤维类和不易消化的食物，蔬菜、瓜果、油煎肉都应禁食。

2. 大量饮水 在少渣饮食基础上多量饮水，可使肠道清洁还可增加泻药作用。从检查前 1 日下午起，患者每小时饮水 2 杯，共约 2500ml。造影当天早晨禁食，包括开水、药品。

（二）服用泻药

1. 番泻叶 在检查前 1 日下午以滚开水 2 杯，浸泡番泻叶 9~15g，数分钟后饮汁留叶，2 小时后用同样方法，再泡第 2 遍，饮汁。番泻叶用量不应少于 9g，过少则患者腹泻次数减少或根本无导泻作用而影响造影效果，应予注意。如无番泻叶，亦可于晚饭前服 25%硫酸镁 60ml，睡前再服酚酞片 2 片以导泻。

2. 恒康正清 检查前 1 天下午 4 时左右将 2 盒恒康正清加温开水 2000ml，首次口服约 600ml，以后每隔 10~15 分钟服 1 次，每次约 250ml。

3. 和爽 检查前 1 天下午 4 时左右将 1 袋和爽粉倒入带有刻度的杯中，加凉开水或温开水（40℃以下）至 2000ml，搅拌至完全溶解，首次服约 500ml，以后每隔 10~15 分钟服 1 次，每次约 250ml；全部 2000ml 溶液最好在 1.5 小时内喝完。

4. 25%硫酸镁溶液 检查前 1 天下午 4 时左右口服 200ml，10 分钟后口服 5%葡萄糖盐水溶液 1500ml，2 小时内服完，并观察、记录效果。

5. 其他泻药 如复方聚乙二醇等。如口服泻药后呕吐，检查前需行清洁灌肠。肠梗阻或不全梗阻者禁服。年老、体弱者慎用泻药。

（三）清洁灌肠

可单独或与其他方法配合使用。最好缓慢灌入，并利用体位使液体到达全部结肠。检查当日早晨起禁食，天气炎热或患者较虚弱时可进少量糖水、豆浆等。清洁灌肠后最好等待 2 小时结肠黏膜充分干燥后，再做造影。对有习惯性便秘的老年人或已知为结肠冗长者，或服泻药后患者能自行排便 4 次就能使肠道清洁达到检查要求，临检查前的清洁灌肠可免除，以免过多水分残留在结肠内。

一般来说，单纯控制饮食是不够的。以上三种方法可配合使用。

四、药物准备

1. 硫酸钡的配制 硫酸钡液必须用均匀、无钡块、低黏度、细颗粒型或粗细不均型专供造影用的钡粉，需调配后才能使用。根据不同剂型钡剂和不同的肠道准备方法，钡剂的浓度应有所不同，一般普通医用硫酸钡与水的比例是 1∶（3~4）为适宜，即用 250~300g 钡加 800~1000ml 水调匀。此浓度为上消化道造影浓度，一般不产生沉淀。浓度太低钡层淡薄；浓度太高则钡层过厚且易龟裂，影响微细结构的显示。

2. 低张药物的使用 应用山莨菪碱能减轻患者不适，缓解功能性痉挛，有助于鉴别诊断，且能使结肠黏膜充分舒展，微细结构显示清楚，提高造影质量。有禁忌证者可免除。一般在注入钡剂前 5 分钟肌内注射山莨菪碱 10~20mg，在药物作用未充分发挥前灌入钡剂，使钡剂能较快地进入冗长的肠管。由于结肠双重对比造影中注气方便，可使结肠满意扩张，钡剂也很少逆流入小肠，加之造影前充分的肠道准备，结肠内无过多黏液干扰，故有的研究者主张不用低张药物，只有当患者因肠痉挛不适时才用胰高血糖素 1mg 或山莨菪碱 10mg。

五、灌肠用具

使用自制的肠造口灌洗器（图 31-1）。这种灌洗器只需准备医用体外灌肠袋 1 套（包括肛管 1 条，带有胶管和调节开关的集水袋 1 只），圆头奶嘴 1 只。先根据肛管的直径大小将圆头奶嘴的顶端剪一圆孔，然后将肛管套入奶嘴并伸出 1~2cm（过肛管的侧孔即可），制作成灌洗圆锥头。

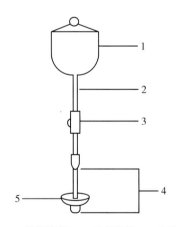

1. 集水袋 2. 连接胶管 3. 调节开关 4. 肛管 5. 奶嘴

图 31-1 自制结肠造口灌洗器结构示意

六、操作方法

1. 嘱患者撕去原粘贴之造口底盘（图 31-2），清洗干净后换上一件式造口袋，开口使用便袋夹夹紧或橡皮筋扎紧，在肠造口位置上方将造口袋剪 3~4cm 的横切口。用夹子将缺口

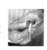

夹紧。

2. 询问患者有无青光眼及心功能不全。无异常者可注射解痉剂（如山莨菪碱），以便操作更舒适且有助于钡剂通过。

3. 请患者脱去有纽扣或金属的衣裤，平卧于 X 线检查台上。

4. 在钡灌肠检查前，先做腹部透视，了解腹部有无异常致密阴影。

5. 将配制好的造影用钡剂倒入集水袋内，集水袋与灌洗圆锥头的肛管连接好，调整压力（一般液面至肠造口的距离约 60cm），排气。

6. 护士右手戴手套，用石蜡油润滑示指，示指从造口袋的横切口插入造口内探查肠道的方向。将灌洗圆锥头润滑后，顺肠造口的肠道方向轻轻插入，插时要注意有无阻力。并嘱患者或家属用左手按压固定圆锥头（图 31-3），防止钡剂逆流，同时，指导患者用右手协助调节开关。

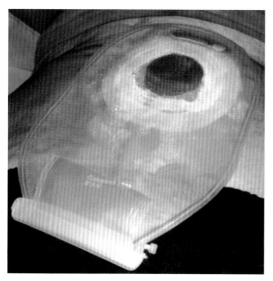

图 31-2　新更换的造口袋

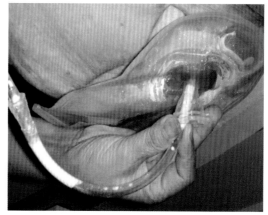

图 31-3　钡剂灌入时固定圆锥头

7. 患者改头低脚高俯卧位，嘱患者打开调节开关，灌入钡剂，注意操作要缓慢，以防患者感觉不适或钡剂外溢。

8. 钡剂灌入肠腔后即可进行 X 线扫描，以便医生能够观察钡剂充盈情况。灌注钡剂多少取决于患者情况。为了帮助充盈，检查医生应尽可能改变患者体位，并视病情的需要，可行气钡双重对比造影。

9. 当整个结肠充满钡剂后，关闭开关，对不同部位分别拍片以获取完整信息（图 31-4）。

10. 检查完毕，将灌洗圆锥头拔出，迅速用夹子将造口袋横切口夹紧，防止钡剂漏出，

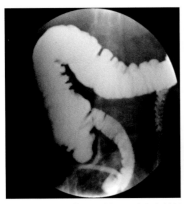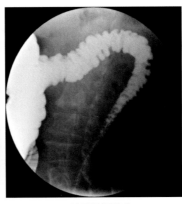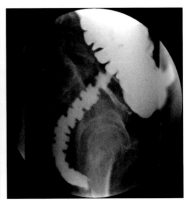

A. 经回肠造口灌入钡剂，显示右半结肠　　　B. 显示结肠脾曲　　　C. 显示降结肠及残留直肠，吻合口通畅

图 31-4　直肠癌术后，经回肠造口钡灌肠检查

嘱患者如厕排放钡剂。

七、注意事项

1. 在肠道准备时必须严格要求结肠内无粪渣　最好不用清洁灌肠来清除粪便，因清洁灌肠后结肠内会存留液体，结肠黏膜不能附着钡剂，不能很好地达到检查和诊断目的。

2. 钡剂的浓度及温度　就同一型号的钡剂来说，钡剂浓度与黏稠度以及流动性之间有一定的关系。钡剂浓度增大会增加钡剂的黏稠度，从而影响到流动性。当钡剂浓度过低，则使黏稠度减低，钡剂流动太快，结肠黏膜涂布钡剂淡薄，也会使病变不能满意勾画出来。应根据每种钡剂的型号及肠道准备方法，找到其最佳浓度。最合适的温度在 40℃ 左右。温度太低可刺激肠管引起痉挛收缩。

3. 把握好肌注解痉药的时间，注射后肠腔舒张拍片最适宜　过早或过晚，肠腔蠕动、痉挛都不能摄取满意的造影照片。若低张药物应用过迟，在结肠显著低张状态下，肠腔扩张，肠壁松弛，就会使钡剂流速过慢，注入钡量过多，影响双对比效果。若低张药物应用过早，注钡时尚未发挥低张作用，则由于肠本身的张力、内压及刺激引起的痉挛易导致排便动作，尤其是结肠炎患者造影不易成功。

4. 如为袢式肠造口，同时需要检查近端和远端结肠者，最好先将钡剂从远端造口灌入，检查远端结肠，然后再将灌洗圆锥头插入近端造口，检查近端结肠。

5. 放射科医护人员在进行钡灌肠造影时，应掌握注入钡剂和气体的速度、压力，钡剂的浓度、黏稠度及注入量等。并帮助患者转动体位以利于钡剂充盈并确保患者安全。

八、并发症的预防

结肠造口无肛门括约肌，钡剂容易排出，钡剂造影检查一般不会引起并发症的发生。但少部分患者由于体质较弱，有可能出现以下问题。

1. 结肠穿孔　结肠穿孔有不同的原因，可由于急性暴发性结肠炎或活检后不适当的进

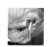

行造影检查而发生，也可发生在因结肠肿瘤有显著肠管狭窄的患者。钡或气体的压力过高，此外，也可无明显原因而发生。

为预防穿孔发生，除严格掌握钡剂灌肠检查的适应证及禁忌证外，尚应注意在导入钡剂和气体以及转动患者体位时，动作要轻柔，特别在遇到肠道狭窄时更应谨慎小心，切忌注气注钡时用量过大。

2. 肠梗阻或便秘 钡剂原子量高，比重大，不被人体吸收，一般钡剂灌肠后1~2天排出，钡剂灌肠致肠梗阻在临床上极为少见。但年老、体弱者，钡剂灌肠后钡剂可能滞留在肠腔内不能排出，导致钡剂在肠内滞留时间过长，水分被吸收形成质硬的钡块，引起肠腔狭小，肠内容物通过障碍。应嘱患者进半流饮食，少食多餐，多喝水。并多下床活动，促进肠蠕动，加快钡剂的排出。

（伍尧泮 崔春艳）

参 考 文 献

[1] 郑美春，伍尧泮，万德森，等. 自制结肠造口灌洗器用于结肠造口术后钡剂检查. 中华护理杂志，2002，37（11）：879.

[2] 郑美春，肖彩琼，朱亚萍，等. 浅析结肠造口病人清洁灌肠的方法. 护理研究，2004，18（16），1481-1482.

[3] 荣独山. X线诊断学，第二册腹部. 上海：上海科学技术出版社，2001，125-127.

[4] Rukesin SE，Levine MS，Laufer I，et al. Double-contrast barium enema examination technique. Radiology，2000，215（3）：642-650.

[5] Scholz FJ. Tips for the comfortable double-contrast barium enema：the open tube technique. with active drainage. semin Roentgenol，2000，35（4）：342-356.

[6] Conteh AK，Henwood S. Best practice in barium enemas. Nurs Times. 2000，96（1）：34-35.

[7] Rubesin SE，Maglinte DD. Double-contrast barium enemas technique. Radiol Clin North Am，2003，41（2）：365-376.

[8] Jeffrey T，Williams，Randall L. Scortt. A new universal colostomy tip for barium enemas of the colon. AJR，2003，180（5）：1330-1331.

第三十二章 肠造口操作技术流程

第一节 肠造口位置的选择

一、护理目标

患者的肠造口位置标识在最恰当的位置。

二、操作重点步骤

1. 核对医嘱。

2. 评估手术类型。

3. 准备

（1）环境准备：准备私密、光线充足的环境。

（2）物品准备：手术定位笔，皮肤保护膜 1 瓶、皮肤保护膜 1 包、透明敷料（6cm×7cm）1 块，75% 酒精 1 瓶，棉签 1 包，肠造口模型。

4. 向患者做自我介绍；讲述肠造口定位的目的和重要性，操作步骤和必要的配合。

5. 评估患者生理、心理和社会情况。

6. 评估腹部外形，以便找最适当的位置。

7. 寻找腹直肌边缘　协助患者去枕平卧，操作者一手托着患者的头部，嘱患者抬头眼看脚尖，使腹直肌收缩，另一手触诊寻找腹直肌边缘；用手术定位笔以虚线标出腹直肌的边缘。

8. 初步拟定并标出恰当的肠造口位置。

（1）乙状结肠造口：①方法一：在左下腹部脐与髂前上棘连线的内上 1/3 腹直肌内选择平坦合适的肠造口位置。②方法二：脐部向左作一水平线，长约 5cm，与脐部向下作垂直线长约 5cm 围成在腹直肌内的正方形区域，选择平坦合适的肠造口位置。

（2）回肠造口和泌尿造口：①方法一：在右下腹部脐与髂前上棘连线的内上 1/3 腹直肌内选择平坦合适的肠造口位置。②方法二：脐部向右作一水平线，长约 5cm，与脐部向下作垂直线长约 5cm 围成在腹直肌内的正方形区域，选择平坦合适的肠造口位置。

（3）横结肠造口：在左或右上腹以脐部和肋缘分别作一水平线，两线之间在腹直肌内的区域选择肠造口位置。

（4）初步拟定好的肠造口位置采用手术定位笔画"X"或"O"标记。

9. 最后确认并标出最佳的肠造口位置　评估初步拟定的肠造口位置是否合适，协助患者采取坐位和站立体位，分别评估患者能否看清楚肠造口定位标记，并注意观察拟定的肠造口位置是否在皮肤皱褶的部位，必要时作相应的调整，直至满意为止，如对初步拟定的肠造口位置不满意，可使用 75% 的酒精擦洗掉，最后确认在腹部的肠造口位置后才进行标识。

10. 记录并向病区护士做好交班。

三、结果标准

1. 患者能清楚看到肠造口的标志。

2. 患者对拟定的肠造口位置满意。

3. 标识的肠造口位置标志清晰。

【肠造口位置选择的操作流程及要点说明】

操作流程	要点说明

核对：医嘱、患者姓名

评估手术类型：根据病情、手术的方式初步确定肠造口位置区域

→ 通常回肠造口、泌尿造口位于右下腹；乙状结肠造口位于左下腹；横结肠造口位于左或右上腹

准备：
1.用物　手术定位笔，皮肤保护膜1瓶、皮肤保护膜1包、透明敷料（6cm×7cm）1块，75%酒精1瓶，棉签1包，肠造口模型
2.环境准备　①拉好围帘或设置屏风；②调节室温，避免患者着凉

告知：患者/家属操作的目的、意义、配合方法

实施：
1.协助患者平卧、松解衣服及裤带
2.评估腹部外形
3.寻找腹直肌边缘　协助患者去枕平卧，一手托着患者的头部，嘱患者抬头，眼看脚尖，以便使腹直肌收缩突显，另一手触诊寻找腹直肌边缘；用手术定位笔以虚线标出腹直肌的边缘
4.初步拟定并标出恰当肠造口位置
（1）乙状结肠造口：①方法一：在左下腹部脐与髂前上棘连线的内上1/3腹直肌内选择平坦合适的肠造口位置。②方法二：脐部向左作一水平线，长约5cm，与脐部向下作垂直线长约5cm围成在腹直肌内的正方形区域，选择平坦合适的肠造口位置。
（2）回肠造口和泌尿造口：①方法一：在右下腹部脐与髂前上棘连线的内上1/3腹直肌内选择平坦合适的肠造口位置。②方法二：脐部向右作一水平线，长约5cm，与脐部向下作垂直线长约5cm围成在腹直肌内的正方形区域，选择平坦合适的肠造口位置。
（3）横结肠造口：在左或右上腹以脐部和肋缘分别作一水平线，两线之间在腹直肌内的区域选择肠造口位置。
（4）用手术定位笔在初步拟定的肠造口位置上作"X"或"O"标志。
5.最后确认并标出最佳的肠造口位置　评估初步拟定的肠造口位置是否合适，协助患者采取坐位和站立体位，分别评估患者能否看清楚肠造口定位标记，并注意观察拟定的肠造口位置是否在皮肤皱褶的部位，必要时作相应的调整，直至满意为止，如对初步拟定的肠造口位置不满意，可使用75%酒精擦洗掉，最后确认在腹部的肠造口位置后才进行标识

→ 1.操作者宜站立在所选择的肠造口位置区域的同侧
2.肠造口位置应避开陈旧的瘢痕、皮肤皱褶、肚脐、髂骨、耻骨、手术切口、肋骨、腹直肌外、现有疝气的部位
3.肠造口位置的标志方法　①方法一：用手术定位笔在最后确认的肠造口位置上圈涂直径约2cm的实心圆，采用皮肤保护膜对标识外涂/外喷固定，待干后再重复1~2次；②方法二：用手术定位笔在最后确认的肠造口位置上圈涂直径约2cm的实心圆，放置手术定位笔于患者处，告知患者一旦标识模糊可自行描画；③方法三：用手术定位笔在最后确认的肠造口位置上圈涂直径约2cm的实心圆，将透明薄膜敷料裁剪成圆形（比标识大1~2mm）后覆盖在标识上；④告知患者沐浴时勿大力擦洗拟定的肠造口位置标志，以免影响清晰度
4.肠造口位置必须在腹直肌内。对标出的腹直肌边缘的虚线用75%酒精清洗干净
5.特殊情况考虑　①术前确难找到理想的肠造口位置，与手术医生一起探讨。②肠梗阻腹胀的患者，腹直肌难以辨别，肠造口位置由医生根据手术情况决定。③坐轮椅的患者，必须让患者坐在轮椅上来评估拟定的造口位置。④患者有装义足使用带子或一些类似的器材者，需让患者穿戴义足后才能评估拟定的肠造口位置。⑤左右下腹部同时有泌尿造口和乙状结肠造口时，两位置不宜选择在同一水平面上，泌尿造口位置应比乙状结肠造口位置高出2~3cm

第二节 造口袋的更换

一、回肠/结肠单腔造口患者的造口袋更换

（一）护理目标

1. 患者及家属掌握更换造口袋的方法。

2. 患者/家属能理解和掌握选择合适的造口用品的知识。

（二）操作重点步骤

1. 评估 ①患者的自理能力；②造口袋粘贴的稳固性；③造口袋内粪便的量与性状，如颜色、性状、气味；④肠造口的类型，最常见的是乙状结肠单腔造口和回肠单腔造口。

2. 向患者/家属讲解换袋的目的及步骤。

3. 准备

（1）环境准备：私密和光线充足的环境；调节室温，避免患者受凉。

（2）物品准备：一件式开口造口袋1只或两件式造口袋1套（造口底盘和造口袋）、便袋夹/粘贴条、剪刀、肠造口量度表或尺子、清水或温水（约200ml）、擦手纸/湿纸巾（成人失禁用的湿纸巾最宜，如成人洁肤湿巾，不宜使用含酒精成分的湿纸巾）、抽纸/卷纸、弯盆或垃圾袋2只、垫单（必要时）。

（3）患者体位：取半坐卧位或坐位。

4. 换袋程序

（1）暴露肠造口部位，肠造口侧铺垫单（必要时）。

（2）揭除：分离两件式造口袋，揭除两件式造口底盘或一件式造口袋，并弃置污物袋中（两件式的造口袋可清洗干净重复使用）。

（3）清洗：清洗肠造口及其周围皮肤，遵循由外到内、环状抹洗原则。清洗时使用弄湿的擦手纸/湿纸巾（成人失禁用的湿纸巾最宜，如成人洁肤巾，不宜使用含酒精成分的湿纸巾）；伤口愈合后可以淋浴。

（4）抹干：抹干肠造口周围皮肤也应遵循从外到内的清洁原则。

（5）评估：评估肠造口及其周围皮肤是否出现并发症，如有应及时对症处理；评估之前选用的造口袋是否合适，指导选择合适的造口袋。

（6）测量肠造口的大小。

（7）裁剪造口底盘开口的大小：造口底盘裁剪的大小一般比肠造口大2~3mm。

（8）粘贴造口底盘/一件式造口袋、安装两件式造口袋。

（9）清理用物。

（10）记录患者/家属换袋的参与情况、肠造口大小、形状、是否存在并发症及处理方法等。

（三）结果标准

1. 患者/家属对护士/造口治疗师的宣教和指导满意。

2. 患者/家属能掌握造口袋的更换方法、步骤，了解日常生活的注意事项。

3. 肠造口及其周围并发症得到及时发现和处理。

【回肠/结肠单腔造口患者的造口袋更换操作流程及要点说明】

操作流程	要点说明

核对：患者姓名

评估：
1.患者的自理能力，如视力、体力和手的灵活性等
2.肠造口的位置
3.肠造口的类型
4.造口袋粘贴的稳固性
5.排泄物的量、性状

1.患者完全不能自理者，要指导家属掌握造口的护理方法
2.乙状结肠单腔造口（位于左下腹）和回肠单腔造口（位于右下腹）最常见
3.造口袋粘贴的稳固性与肠造口的位置、造口袋的选用、粘贴技巧等有关

告知：患者及其家属操作目的、方法和步骤

1.乙状结肠造口患者手术后初期粪便多为糊状，宜选用无碳片的一件式或两件式开口袋；粪便成形后，根据肠造口周围的情况和患者经济情况选用带碳片或无碳片的一件式或两件式开口袋或闭口袋
2.回肠造口患者手术后初期多为水样便，量多，宜选择泌尿造口袋加接床边尿袋或开口袋（一件式或两件式）；后期多为糊状，宜选用无碳片的一件式或两件式开口袋
3.肠造口周围有凹陷宜选用凸面造口袋（一件式或两件式）

准备：
1.环境准备　私密（非单间住房使用屏风遮挡）和光线充足的环境；调节室温，避免患者受凉
2.物品准备　一件式开口造口袋1只或两件式造口袋1套（造口底盘和造口袋）、便袋夹/粘贴条、剪刀、肠造口量度表或尺子、清水或温水（约200ml）、擦手纸/湿纸巾（成人失禁用的湿纸巾最宜，如成人洁肤湿巾，不宜使用含酒精成分的湿纸巾）、抽纸/卷纸、弯盆或垃圾袋2只、垫单（必要时）
3.患者体位　取半坐卧位或坐位

实施步骤：
1.暴露肠造口部位，肠造口侧铺垫单（必要时）。
2.揭除　分离两件式造口袋，揭除两件式造口底盘或一件式造口袋；并弃置污物袋中（两件式的造口袋可清洗干净重复使用）
3.将旧的造口袋弃置污物袋中，两件式的造口袋可留下清洗干净重复使用
4.清洗　清洗肠造口及其周围皮肤，遵循由外到内、环状抹洗原则。清洗时使用弄湿的擦手纸/湿纸巾（成人失禁用的湿纸巾最宜，如成人洁肤湿巾，不宜使用含酒精成分的湿纸巾）；伤口愈合后可以淋浴
5.抹干　抹干肠造口周围皮肤也应遵循从外到内的清洁原则。
6.评估　评估肠造口及其周围皮肤是否出现并发症，如有应及时对症处理；评估之前选用的造口袋是否恰当，根据肠造口及其周围的情况和结合患者的经济情况指导选择合适的造口袋
7.测量肠造口的大小
8.裁剪造口底盘开口的大小　造口底盘裁剪的大小一般比肠造口大2~3mm
9.粘贴造口底盘，安装两件式造口袋/一件式造口袋
10.清理用物
11.记录患者/家属换袋的参与情况、肠造口大小、形状、是否存在并发症及处理方法等

1.操作指导者宜站在肠造口的同侧，揭除①一件式造口袋：一手固定皮肤，一手由上往下揭除造口袋，注意避免损伤皮肤；②两件式造口袋：一手固定于底盘上，一手（必要时解开环扣）由上往下分离造口袋；一手按压皮肤，一手由上往下撕除底盘
2.术后6~8周内每次换袋时需测量肠造口大小，以防太大造成炎症发生，太小造成肠造口黏膜缺血
3.粘贴造口底盘时先撕除底盘的粘贴纸①一件式：将造口袋的底盘开口对准肠造口处，由下而上紧密贴上，轻压造口底盘内侧约30秒钟，再由内向外侧轻轻加压，以确保造口底盘与皮肤完全粘贴；②两件式：将底盘开口对准肠造口处由下而上进行粘贴，轻压造口底盘内侧约30秒钟，再由内向外侧轻轻加压，以确保造口底盘与皮肤完全粘贴。然后再将造口袋扣上
4.开口袋的尾端摆向应根据患者的体位情况而定（平卧位选择横向、半坐卧位选择斜向、自由活动选择垂直摆向）
5.每做一项操作要求患者/家属参与或重新操作1次。患者/家属基本掌握后，让患者/家属独立操作，护士/造口治疗师从旁指导和纠正

健康宣教：
1.指导患者更换造口袋时如难以看见肠造口，可用镜子来帮助观察
2.彻底咀嚼食物，勿吞进太多空气
3.伤口愈合后佩戴造口袋或揭除一件式造口袋/两件式造口底盘均可淋浴。佩戴着造口袋进行沐浴时要注意不能直接用水冲击造口底盘的边缘。同时将造口袋卷起，用胶袋（如保鲜袋）套好，淋浴后将胶袋取下并用抹布抹干造口袋
4.造口袋通常每3~7天更换1次，如有渗漏应随时更换
5.若肠造口周围皮肤红、痒，清洁肠造口周围皮肤及抹干后可撒上一层薄薄的皮肤保护粉，但粘贴底盘前要用柔软草纸将其抹走，以免影响底盘粘贴的稳固性

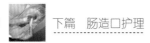

二、回肠/结肠袢式造口患者的换袋方法

（一）护理目标

1. 患者及家属掌握造口袋的更换方法。

2. 患者能理解和懂得选择合适的造口用品。

（二）操作重点步骤

1. 评估　①患者的自理能力；②造口袋粘贴的稳固性；③造口袋内粪便的量与性状、气味；④肠造口的类型，横结肠袢式造口、乙状结肠肠袢式造口和回肠袢式造口最常见。

2. 向患者/家属讲解换袋的目的及步骤。

3. 准备

（1）环境准备：私密和光线充足环境；调节室温，避免患者受凉。

（2）物品准备：一件式开口造口袋1只或两件式造口袋1套（造口底盘和造口袋）、便袋夹/粘贴条、剪刀、肠造口量度表或尺子、清水或温水（约200ml）、擦手纸/湿纸巾（最宜成人失禁用的湿纸巾，如成人洁肤湿巾，不宜使用含酒精成分的湿纸巾）、抽纸/卷纸、弯盆或垃圾袋2只、垫单（必要时）。回肠造口早期排泄量多呈水样便，最宜选用一件式/两件式尿袋加接床边尿袋。

（3）患者体位：取半坐卧位或坐位。

4. 换袋程序

（1）暴露肠造口部位，肠造口侧铺垫单；回肠造口早期排泄量多且稀，宜在肠造口侧放置弯盆/垃圾袋。

（2）揭除：分离两件式造口袋，揭除两件式造口底盘或一件式造口袋，并弃置污物袋中（两件式的造口袋可清洗干净重复使用）。

（3）清洗：清洗肠造口及其周围皮肤，遵循由外到内、环状抹洗原则。清洗时使用弄湿的擦手纸/湿纸巾（最宜成人失禁用的湿纸巾，如成人洁肤湿巾，不宜使用含酒成分的湿纸巾）；伤口愈合后可以淋浴。

（4）抹干：抹干肠造口周围皮肤也应遵循从外到内的清洁原则。

（5）评估：评估肠造口及其周围皮肤是否出现并发症，如有应及时对症处理；评估之前选用的造口袋是否合适，指导选择合适的造口袋。

（6）测量肠造口的大小。

（7）裁剪造口底盘开口的大小：造口底盘裁剪的大小一般比肠造口大2~3mm。如支架管缝合固定不能移动，裁剪造口底盘时要考虑支架管位置。

（8）粘贴造口底盘、安装两件式造口袋/一件式造口袋。

（9）清理用物。

（10）记录患者/家属换袋的参与情况、肠造口大小、形状、是否存在并发症及处理方法。

（三）结果标准

1. 患者/家属对护士/造口治疗师的宣教和操作指导满意。

2. 患者/家属能掌握造口袋的更换方法、步骤，了解日常生活的注意事项。

3. 肠造口及其周围并发症得到及时发现和处理。

【袢式肠造口患者的造口袋更换操作流程及要点说明】

<table>
<tr><td align="center">操作流程</td><td align="center">要点说明</td></tr>
</table>

核对：患者姓名

评估：
1.患者的自理能力，如视力、体力和手的灵活性等
2.肠造口的位置
3.肠造口的类型
4.排泄物的量、性状
5.造口袋粘贴的稳固性

1.患者完全不能自理者，要指导家属掌握造口袋的护理方法
2.横结肠袢式造口、乙状结肠袢式造口和回肠造口最常见
3.造口袋粘贴的稳固性与肠造口的位置、造口袋的选用、粘贴技巧等有关

告知：患者及其家属操作目的、方法和步骤

准备：
1.环境准备　调节室温，避免患者受凉；注意保护患者的隐私（非单间住房应使用屏风遮挡）
2.物品准备　一件式开口造口袋1只或两件式开口袋1套（底盘和造口袋）、便袋夹/便袋粘贴条、剪刀、肠造口量度表或尺子、清水或温水（约200ml）、清水或温水（约200ml）、擦手纸/湿纸巾（最好是成人洁肤湿巾，不宜选用带酒精成分或香料的湿纸巾）、抽纸/卷纸、弯盆或垃圾袋2只、垫单（必要时）。术后早期有支架管，最宜选用一件式开口造口袋。回肠造口早期排泄物多呈水样便，最好选用一件式/两件式泌尿造口袋加接床边尿袋
3.患者体位　患者取半坐卧位或坐位

1.横结肠袢式造口位置在上腹部且接近肋缘，而粪便多为糊状，宜选用无碳片的一件式开口袋
2.回肠造口手术后初期多为水样便，量多，宜选择泌尿造口袋加接床边尿袋或开口袋（一件式或两件式）；后期多为糊状，宜选择无碳片的一件式或两件式开口袋
3.肠造口周围有凹陷宜选用凸面造口袋

实施步骤：
1.露出肠造口部位，铺垫单于肠造口侧的下方
2.揭除　分离两件式造口袋，揭除两件式造口底盘或一件式造口袋
3.将旧的造口袋弃置污物袋中，两件式的造口袋可留下清洗干净重复使用
4.清洗　清洗肠造口及其周围皮肤，遵循由外到内、环状抹洗原则。清洗时使用弄湿的擦手纸/湿纸巾（最宜成人失禁者用湿纸巾，如成人洁肤湿巾，不宜使用含酒精成分的湿纸巾）；伤口愈合后可以淋浴
5.抹干　肠造口周围皮肤抹干也应遵循从外到内的清洁原则
6.评估　评估肠造口及其周围皮肤是否出现并发症，如有应及时对症处理；评估之前选用的造口袋是否合适，指导选择合适的造口袋
7.测量肠造口的大小
8.裁剪造口底盘开口的大小　造口底盘裁剪的大小一般比肠造口大2～3mm。如支架管缝合固定不能移动，裁剪造口底盘时要考虑支架管位置
9.粘贴造口底盘，安装两件式造口袋/一件式造口袋；必要时接床边尿袋
10.清理用物
11.记录患者/家属换袋的参与情况、肠造口大小、形状、是否存在并发症及处理方法

1.揭除造口袋时　①一件式：一手按压皮肤，一手由上往下揭除造口袋，注意避免损伤皮肤；②两件式：一手按压在底盘上，一手（必要时解开环扣）由上往下分离造口袋；一手按压肠造口周围皮肤，一手由上往下撕除底盘
2.每次换袋时　需测量肠造口之大小，以防太大造成皮炎发生；太小造成肠造口黏膜受损或缺血
3.支架管未拔除时　粘贴底盘时先将造口底盘的贴纸剪断2～3段后按原位贴回，将支架管移向一边，一件式造口袋/两件式底盘从此边放入，再将支架管移向另一边，把一件式造口袋/两件式底盘摆放至合适位置；然后逐一撕下造口底盘分段的纸，轻压造口底盘内圈和外圈，以确保造口底盘与皮肤完全贴稳
4.支架管拔除后，粘贴方法与单腔肠造口的方法相同
5.开口袋的尾端摆向应根据患者的体位情况而定（卧位选择横向、半坐卧位选择斜向、自由活动选择垂直摆向）
6.每做一项操作要求患者/家属参与或重新操作1次。患者/家属基本掌握后，让患者/家属独立操作，护士/造口治疗师从旁指导和纠正

健康宣教：
1.患者更换造口袋时如难以看见肠造口，可用镜子来帮助
2.进食难消化食物，如玉米、蘑菇等要注意将食物咀嚼糜烂，以免导致肠造口堵塞。同时难以消化的食物注意改变烹调方式
3.伤口愈合后佩戴造口袋或揭除造口袋均可淋浴；佩戴造口袋进行沐浴时要注意不能直接用水冲击造口底盘的边缘，同时将造口袋卷起，用胶袋（如保鲜袋）套好，淋浴后将胶袋取下并用抹布抹干造口袋
4.造口袋通常每3～5天更换1次，如有渗漏应随时更换
5.若肠造口周围皮肤红、痒，清洁肠造口周围皮肤及抹干后可撒上一层薄薄的皮肤保护粉，但贴底盘时要用柔软的草纸将其抹走，以免影响底盘粘贴的稳固性
6.如回肠袢式造口的手术方式做成近端开口高出皮肤，而远端开口与皮肤平齐时，粘贴造口底盘时避免将远端开口覆盖，否则，造口底盘极容易发生渗漏
7.袢式肠造口一般非圆形，选择造口底盘时不宜选用预留圆形大小孔径的底盘

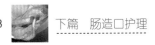

三、泌尿造口患者的换袋方法

（一）护理目标

1. 患者及家属掌握造口袋的更换方法。

2. 患者能理解与懂得选择合适的造口用品。

（二）操作重点步骤

1. 评估　①患者的自理能力；②造口袋粘贴的稳固性；③造口袋内尿液的量与性质，如颜色、性质、气味；④泌尿造口位置通常位于右下腹。

2. 向患者/家属讲解换袋的目的及步骤。

3. 准备

（1）环境准备：调节室温，避免患者受凉；注意保护患者的隐私（非单间住房应使用屏风遮挡）；光线充足。

（2）物品准备：一件式泌尿造口袋1只或两件式泌尿造口袋1套（底盘和泌尿造口袋）、剪刀、肠造口量度表或尺子、清水或温水（约200ml）、擦手纸/湿纸巾（最好是成人洁肤巾，不宜选用带酒精成分或香料的湿纸巾）、抽纸/卷纸、弯盆或垃圾袋2只、垫单、防漏膏。术后早期使用一件式泌尿造口袋/两件式泌尿造口袋加接床边尿袋，最好选用两件式泌尿造口袋，便于随时清洗从造口排出的黏液。

（3）患者体位：患者取半坐卧位或坐位。

4. 换袋程序

（1）暴露泌尿造口部位，泌尿造口侧铺垫单；并于泌尿造口侧放置弯盆。

（2）揭除：分离两件式造口袋，揭除两件式造口底盘或一件式泌尿造口袋，并弃置污物袋中（两件式泌尿造口袋可清洗干净重复使用）。

（3）清洗：清洗泌尿造口及其周围皮肤遵循由外到内的原则。清洗时使用弄湿的擦手纸/湿纸巾（最好是成人洁肤湿巾、不宜选用待酒精成分或香料的湿纸巾）；伤口愈合后可以淋浴。

（4）抹干：抹干泌尿造口周围皮肤也应遵循从外到内的原则。

（5）评估：泌尿造口及其周围皮肤是否出现并发症，如有应及时对症处理。评估之前选用的泌尿造口袋是否恰当，根据泌尿造口及其周围的情况指导选择合适的泌尿造口袋。

（6）测量泌尿造口的大小。

（7）裁剪底盘开口的大小：泌尿造口底盘裁剪的大小一般比泌尿造口大2~3mm。

（8）在裁剪好的底盘内口边缘涂上薄薄一层防漏膏。

（9）粘贴造口底盘、安装两件式泌尿造口袋/一件式造口袋；再接床边尿袋。

（10）清理用物。

（11）记录患者/家属换袋的参与情况、泌尿造口大小、形状、是否存在并发症及处理方法。

（三）结果标准

1. 患者/家属对护士/造口治疗师的宣教和操作指导满意。

2. 患者/家属掌握分离床边尿袋的方法和造口袋的更换方法，了解日常生活的注意事项。

3. 泌尿造口及其周围并发症得到及时发现和处理。

【泌尿造口患者的造口袋更换操作流程及要点说明】

操作流程	要点说明

核对：患者姓名

评估：
1.患者的自理能力，如视力、体力和手的灵活性等
2.泌尿造口的位置
3.造口袋粘贴的稳固性
4.排泄尿液的量、性状

要点说明：
1.患者完全不能自理者，要指导家属掌握造口袋的护理方法
2.造口袋粘贴的稳固性与泌尿造口的位置、造口袋的选用、粘贴技巧等有关

告知患者及其家属：操作目的、方法和步骤

准备：
1.环境准备　调节室温，避免患者受凉；注意保护患者的隐私（非单间住房应使用屏风遮挡）
2.物品准备　一件式泌尿造口袋1只或两件式泌尿造口袋1套（造口底盘和泌尿造口袋）、剪刀、肠造口量度表或尺子、清水或温水（约200ml）、擦手纸/湿纸巾（最好是成人洁肤湿巾、不宜选用待酒精成分或香料的湿纸巾）、抽纸/卷纸、弯盆或垃圾袋2只、垫单、防漏膏。术后早期使用一件式泌尿造口袋/两件式泌尿造口袋加接床边尿袋，最好选用两件式泌尿造口袋，便于随时清洗从泌尿造口排出的黏液
3.患者体位　取半坐卧位或坐位

要点说明：
1.体位　以患者能看到操作为原则
2.泌尿造口的排泄量大，术后早期或居家睡觉时宜选择泌尿造口袋加接床边尿袋（一件式或两件式）
3.泌尿造口周围有凹陷宜选用凸面造口袋（一件式或两件式均可）

实施步骤：
1.露出泌尿造口部位，铺垫单于泌尿造口侧的下方
2.揭除　分离两件式造口袋，揭除两件式造口底盘或一件式泌尿造口袋，并弃置污物袋中（两件式泌尿造口袋可清洗干净重复使用）
3.清洗　清洗泌尿造口及其周围皮肤遵循由外到内的原则。清洗时使用弄湿的擦手纸/湿纸巾（最好是成人洁肤湿巾、不宜选用待酒精成分或香料的湿纸巾）；伤口愈合后可以淋浴
4.抹干　抹干泌尿造口周围皮肤也应遵循从外到内的原则
5.评估肠造口及其周围皮肤是否有并发症出现，如有应及时对症处理
6.评估之前选用的造口袋是否恰当，根据泌尿造口及其周围的情况和结合病人的经济情况指导选择合适的造口袋
7.测量泌尿造口的大小
8.裁剪泌尿造口底盘开口的大小；在底盘的内口边缘涂上防漏膏
9.粘贴造口底盘、安装两件式泌尿造口袋/一件式造口袋；再连接床边尿袋（必要时）
10.清理用物
11.记录患者/家属换袋的参与情况、泌尿造口大小、形状、是否存在并发症及处理方法

要点说明：
1.揭除①一件式造口袋：一手按压泌尿造口周围皮肤，一手由上往下揭除造口袋，注意避免损伤皮肤；②两件式造口袋：一手按压固定于底盘上，由上往下分离泌尿造口袋（必要时解开环扣）；一手按压造口周围皮肤，由上往下揭除造口底盘
2.每次换袋时需测量泌尿造口的大小，以防太大造成皮肤炎症；太小造成泌尿造口黏膜受损或缺血
3.粘贴造口袋时动作要迅速，换袋过程如有尿液排出，应及时抹除。也可将草纸卷成柱状轻轻按压在泌尿造口上起到堵塞和吸收尿液的作用
4.粘贴造口袋前一定要确保造口周围的皮肤已经抹干
5.防漏膏不能涂满整个造口底盘，仅在造口底盘的内口边缘涂上薄薄一层就行，以免影响造口底盘粘贴的稳固性
6.泌尿造口袋的引流方向应根据患者的体位情况而定（卧位选择横向、半坐卧位选择斜向、自由活动选择垂直摆向）

健康宣教：
1.尿路感染的防护
（1）指导患者：观察尿液的颜色、气味（颜色深表示水分太少，异味提示是否泌尿系统感染）；观察泌尿造口的颜色
（2）尿路感染的先兆：尿色变深和混浊；尿的气味大（尿味浓）；背痛；发热；食欲缺乏；恶心；呕吐
（3）尿路感染的预防措施：每天饮足量的水是预防尿路感染的最好方法，每天的饮水量应在1500~2000ml以上，每次饮水量约200ml；使用防逆流的泌尿造口袋、腿袋；晚上使用床边尿袋；1/3满时排放尿液
2.从泌尿造口排出黏液是正常现象
3.伤口愈合后佩戴造口袋或揭除造口袋均可以淋浴；佩戴造口袋淋浴时要注意不能直接用水冲击造口的边缘，可用防水胶带粘贴造口底盘的边缘。同时将造口袋卷起，用胶袋（如保鲜膜）套好，沐浴后要用抹布将胶袋取下并用布将造口袋周围的水抹干
4.造口袋通常每3~5天更换1次，如有渗漏应随时更换
5.若泌尿造口周围皮肤红、痒，清洁泌尿造口周围皮肤及抹干后可撒上一层薄薄的皮肤保护粉，但贴底盘时要用草纸将皮肤保护粉抹走，以免影响底盘的粘贴稳固性

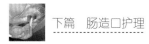

四、小儿肠造口的换袋方法

（一）护理目标

1. 患儿父母/陪护者掌握造口袋的更换方法。

2. 患儿父母/陪护者掌握给患儿更换造口袋的时机。

3. 患者父母/陪护者能帮助患儿选择合适的造口用品。

（二）操作重点步骤

1. 评估　①患儿父母学习肠造口护理的能力；②造口袋粘贴的稳固性；③造口袋内粪便的量与性质，如性状、气味；④肠造口的类型；⑤患儿肠造口及其周围的皮肤情况。

2. 向患儿父母/陪护者讲解换袋的目的及步骤。

3. 准备

（1）环境准备：光线充足的环境；调节室温，避免患儿受凉。

（2）物品准备：一件式开口袋（较常用，尤其初生婴儿其体积小，使用一件式造口袋方便护理）。便袋夹（必要时）、剪刀、肠造口量度表或尺子、清水或温水（约200ml）、棉球、草纸、弯盆或垃圾袋2只、垫单（必要时）。

（3）尽量安排在婴儿较安静时进行，及最好有另一人，例如父亲在场。

4. 换袋程序

（1）将用物放置在易取的位置。

（2）露出肠造口部位，肠造口侧铺垫单。

（3）揭除：揭除旧造口袋时应一只手按压肠造口周围的皮肤，另一手自上而下逐步轻柔地揭除造口袋，以减少揭除时对小儿柔嫩皮肤造成的损害。撕除造口袋，并将旧的造口袋弃置污物袋中。

（4）清洗：清洗肠造口及其周围皮肤遵循由外到内原则。清洗时使用棉花蘸温水清洗肠造口及其周围皮肤；伤口愈合后也可在给患儿沐浴时进行清洁。

（5）抹干：抹干肠造口也应从外到内，使用柔软的草纸抹干肠造口周围皮肤。

（6）评估：肠造口及其周围皮肤是否出现并发症，如有应及时对症处理。

（7）测量肠造口的大小。

（8）裁剪造口底盘开口的大小：造口底盘裁剪的大小一般比造口大2~3mm。因新生儿腹部面积小，造口袋的外圈也应根据肠造口所在位置的情况进行适当裁剪。

（9）粘贴造口袋。

（10）清理用物。

（11）记录患儿家属换袋的参与情况、肠造口大小、形状、是否存在并发症及处理方法。

（三）结果标准

1. 患儿父母/陪护熟悉新生婴儿皮肤的特性。

2. 患儿父母/陪护掌握造口底盘的裁剪技巧和粘贴方法。

3. 患儿父母/陪护对造口治疗师或护士的宣教和操作指导满意。

【小儿肠造口的换袋操作流程及要点说明】

操作流程	要点说明

核对：患儿姓名

评估：
1.患儿父母学习肠造口护理的能力
2.肠造口的位置
3.肠造口的类型
4.造口袋粘贴的稳固性
5.排泄物的量、性状

→ 1.患儿父母/陪护学习能力差的，应安排充足的时间进行指导，且需要耐心
2.结肠造口和回肠造口最常见，有单腔造口、袢式造口、分离造口、双口式造口

告知患儿父母/陪护操作目的、方法和步骤

→ 尽量安排在婴儿较安静时进行，及最好有另一人，例如父亲在场，以便患儿哭闹时能协助

准备：
1.环境准备　光线充足环境。调节室温，避免患儿受凉
2.物品准备　小儿一件式开口袋（个别也许使用一件式成人开口造口袋。便袋粘贴条、剪刀、肠造口量度表或尺子、清水或温水（约200ml）、棉球、草纸、弯盆或垃圾袋2个、垫单（必要时）

→ 1.两件式造口袋和小号引流造口袋较常用，尤其初生婴儿，因其体积小
2.小儿成长后，可自行更换，可选两件式造口袋

实施步骤：
1.将用物放置在易取的位置
2.露出肠造口部位，肠造口侧铺垫单
3.揭除造口袋，将旧的造口袋弃置污物袋中
4.清洗　清洗肠造口及周围皮肤，由外到内。清洗时使用棉花蘸温水清洗；伤口愈合后也在患儿沐浴时进行清洁
5.抹干　抹干肠造口也应从外到内，使用柔软的草纸抹干肠造口周围皮肤
6.评估肠造口及其周围皮肤是否出现并发症，如有应及时对症处理
7.测量肠造口的大小
8.裁剪造口底盘开口的大小　造口底盘裁剪的大小一般比肠造口大1~2mm。因新生儿腹部面积小，造口袋的外圈也应根据肠造口所在位置的情况进行适当裁剪，以便顺应性更好
9.粘贴造口袋
10.清理用物
11.记录患儿父母/陪护者参与情况、肠造口大小、形状、是否存在并发症及处理方法

→ 1.撕下底盘时一手固定皮肤，一手由上往下撕除，注意避免损伤皮肤
2.每次换袋时需测量肠造口之大小，以防太大造成皮炎发生，太小造成粘膜受损或缺血
3.清洗肠造口及其周围皮肤时动作要轻切勿用消毒药水清洗；由于肠造口黏膜很薄，清洗时可能会有少许渗血，属正常，若有渗血用湿棉花轻按渗血点即可
4.体重及身高的改变会影响到肠造口及腹部的形状及大小的改变，裁剪造口底盘时除注意内圈的裁剪方法外，外圈也应根据肠造口所在位置的情况进行适当裁剪，以便顺应性更好
5.粘贴造口袋时撕除底盘的粘贴纸，将造口底盘开口对准造口处，由下而上紧密贴上，轻压造口底盘内侧约30秒钟，再由内向外侧轻轻加压，以确保造口底盘与皮肤完全粘贴
6.造口袋的尾端摆向应根据患儿的年龄而定（新生儿一般选择斜向、能自由走动的患儿一般选择垂直摆向）

健康宣教：
1.新生婴儿皮肤的特性　①皮肤渗透性较强:故吸收能力也增加；②身体表面面积较大：能经皮肤吸收大量药物进入身体内；③角质层较薄：角质层较薄，表皮及真皮的黏附性较低，容易受损
2.应尽量减少使用化学性强及含药性的皮肤用品及减少更换造口袋的次数，避免皮肤损伤
3.当婴儿啼哭时，肠造口会转为暗色或转为苍白。当停止啼哭时应立即转为正常红色，若颜色不能转为正常红色，应立即求诊
4.造口袋有1/3~1/2满时便要排放
5.更换造口袋的频率要视粪便的性质而定，一般每2~5天更换1次
6.若袋内气体增加，原因多为小儿啼哭或吸奶时吸入大量气体所致。可以从开口排放，也可选择有碳片造口袋
7.小儿学习转身、爬行、坐立、行走时，造口袋渗漏的机会增加，要注意观察

第三节　胃造瘘喂饲

一、护理目标

经胃造瘘途径喂饲患者确保营养和水分的供给。

二、操作重点步骤

1. 评估患者的消化、吸收、排泄功能。确定胃造瘘喂饲的时机。一般 2~4 小时喂饲 1 次。

2. 了解前次胃造瘘喂饲的时间、喂饲量和胃残余量。观察有无腹胀、腹痛。避免在腹胀、腹痛、胃潴留时进行喂饲。

3. 告知患者/家属胃造瘘喂饲的目的和方法。

4. 用物准备　100ml 温开水 1 杯、流质食物 1 杯（200~300ml，根据医嘱）、60ml 一次性使用冲洗器 2 只、弯盆 1 只、纱布 1 块、夹子 1 只、水温计 1 支、垫单 1 块、棉签 1 包、凡士林膏/皮肤保护粉或保护膜（必要时）、Y 型纱布 1 块、胶带、听诊器。

5. 体位准备　①协助患者半坐卧位（抬高床头 30°~45°），不能半坐者取右侧卧位；②暴露患者的胃造瘘口，并将垫单铺于同侧腋下（必要时）。

6. 测量胃残余量　使用 60ml 一次性使用冲洗器慢慢回抽胃内容物，确认胃造瘘喂饲管在胃内及测量残余量，并做好记录。

7. 喂饲前先让患者闻并咀嚼少量食物，咀嚼后的食物，让患者吐出。

8. 喂饲前用温开水 20~30ml 冲吸管道，缓慢灌入喂饲液，每次喂饲完毕用 20~30ml 温开水冲洗管道，胃造瘘管末端反折，将胃造瘘管口的盖子扣好。

9. 喂饲过程中观察及询问患者的反应，注意胃造瘘口处是否有液体渗漏。

10. 操作结束后，用棉签温水清洗周围皮肤，并用纱布抹干，最后胃造瘘管口用 Y 形纱布盖好，胶带固定。

11. 清洁喂饲物品。

12. 记录喂饲的量、时间、胃残余量。

13. 必要时更换胃造瘘管，根据营养管的性质决定换管时间。

三、结果标准

1. 患者/家属对提供的胃造瘘喂饲满意。

2. 胃造瘘喂饲患者得到正确、安全的护理。

3. 记录准确。

【胃造瘘喂饲的操作流程及要点说明】

<table>
<tr><th>操作流程</th><th>要点说明</th></tr>
<tr><td>核对：患者姓名，医嘱，喂饲的物质、量</td><td>1.一般每2～4小时喂饲1次，每次200～300ml
2.了解上次胃造瘘喂饲的时间、喂饲量和胃残余量。观察有无腹胀、腹痛。避免在腹胀、腹痛、胃潴留时进行喂饲</td></tr>
<tr><td>评估：患者的消化、吸收、排泄功能，确定胃造瘘喂饲的时机</td><td></td></tr>
<tr><td>告知：患者/家属胃造瘘喂饲的目的和操作方法</td><td></td></tr>
<tr><td>准备：
1.操作者洗手
2.用物　100ml凉开水1杯、喂饲液200~300ml、60ml一次性使用冲洗器1只、弯盆1只、纱布1块、夹子1只、水温计1支、垫单1块、生理盐水约10ml、棉签1包、皮肤保护粉或保护膜、Y形纱布1块、胶带、听诊器
3.患者体位　①协助患者半坐卧位（抬高床头30°～45°），不能半坐位者取右侧卧位。②暴露患者造瘘管口，并将治疗单铺于同侧腋下（必要时）</td><td>1.喂饲液温度38～40℃
2.喂饲液的黏稠度以用一次性使用冲洗器注入不困难为宜</td></tr>
<tr><td>实施步骤：
1.用60ml一次性使用冲洗器缓慢回抽胃内容物，确认胃造瘘喂饲管在胃内。记录残余量，将回抽胃液推注回胃内，观察患者的反应
2.喂饲前先让患者闻并咀嚼少量食物，咀嚼后的食物，让患者吐出
3.喂饲前用温开水20～30ml冲吸管道，缓慢灌入喂饲液，每次喂饲完毕用20～50ml温开水冲洗管道，胃造瘘管末端返折，将造瘘管口的盖子扣好
4.喂饲过程中观察及询问患者的反应，注意胃造瘘处是否有液体渗漏
5.操作结束后，用棉签蘸生理盐水清洗周围皮肤，并用纱布抹干，最后管口用Y形纱布盖好，胶布固定管道
6.清洁喂饲物品
7.记录喂饲的量、时间和胃残液量
8.喂饲后注意观察有无腹胀、肠鸣音情况及粪便性质
9.更换胃造瘘管　根据管道性能决定更换时机。进口的Foley导管3个月更换一次，每隔7~10天抽出气囊的水，再注水15ml。一般的Foley导管14天更换一次。进口的蕈状导管可放置6个月~1年</td><td>1.坐卧位，有利于预防喂饲灌入的食物从口溢出，造成吸入
2.测量胃中食物残余量，观察胃消化情况。若残余量大于100ml或前一次喂饲量的50%，表示胃排空延长，需要暂时停止喂饲，直至残余物消化。延迟喂饲要做好交班
3.每次抽吸的喂饲液注意排气，防止空气进入造成胀气
4.灌食物前先让患者闻　咀嚼少量食物，有助口腔运动和刺激分泌消化酶
5.每次喂饲量200～300ml。灌入流速不可太快，灌入时间15～30分钟
6.喂饲时将管提起，通过重力将食物灌入
7.冲洗结束后迅速将胃造瘘管反折，可避免灌入的食物逆流
8.喂饲管使用胶带以高举平台法将管道固定，以免引起牵拉痛</td></tr>
</table>

第四节   结肠造口灌洗

一、护理目标

患者能掌握结肠造口灌洗的步骤、注意事项，能自我操作。

二、操作重点步骤

1. 评估患者是否符合结肠造口灌洗标准，是否接受结肠造口灌洗的排便方式。

2. 告知患者结肠造口灌洗的操作过程。

3. 私密环境（单独卫生间或房间）。

4. 用物准备

（1）结肠造口灌洗器 1 套，包括带有胶管和水流调节器的灌洗袋；灌洗圆锥头；底盘、袖带、腰带、夹子；造口用品如造口袋/迷你袋/纱布。

（2）量杯、温水（39~41℃）约 1000ml、润滑剂、温度计、纸巾、清洗擦。

（3）排粪盛器如厕缸/桶。

5. 接好灌洗装置（集水袋与灌洗圆锥头连接），将水注入集水袋内。

6. 排气   打开流量控制器排尽空气。

7. 调整水压   压力不宜过大，灌洗袋的液面离肠造口的高度 45~60cm。不管患者站或坐位，一般灌洗袋口底端与患者肩部平齐即可。

8. 患者准备

（1）撕下粘贴的造口用品/遮盖物，先清洁肠造口及其周围皮肤。

（2）装上袖带并把底端放进厕所或污桶内。

（3）安装好腰带。

9. 探查肠造口肠腔的走向，润滑灌洗圆锥头并轻轻插入肠造口，并用手轻压固定灌洗圆锥头预防灌洗液反流。

10. 打开调节器让灌洗液流入肠腔中，一般控制流速在 60ml/min 左右。灌洗量成人一般 600~1000ml。

11. 灌洗完毕把调节器关紧，拔除灌洗圆锥头。

12. 粪便排出过程需要 20~30 分钟。15 分钟后，大部分排泄物已经排出，灌洗者可将袖袋尾端扎紧起来活动，再过 10~15 分钟后粪便才能排泄干净。

13. 确定粪水完全排出后，除去袖袋，清洁肠造口并贴上造口袋/遮盖物。

14. 若灌洗后无粪便排出，不能再灌洗，戴上造口袋等下次灌洗时间再进行。

15. 操作结束后，清洁好灌洗物品。

三、结果标准

1. 患者对造口治疗师或护士的宣教和指导满意。

2. 患者能独立进行结肠造口灌洗。

3. 结肠造口灌洗过程顺利。

【结肠造口灌洗操作流程及要点说明】

操作流程

核对：患者姓名

↓

评估：
1.患者结肠造口灌洗的适应证
2.患者是否接受结肠造口灌洗的排便方法

↓

告知：患者结肠造口灌洗的操作过程

↓

准备：
1.私密环境（单独卫生间或房间）
2.用物准备　结肠造口灌洗器1套、量杯、温水(39～41℃)约1000ml、润滑剂、水温计、纸巾、清洗擦、排粪盛器如厕缸/桶

↓

实施步骤：
1.协助患者到厕所或治疗室
2.协助患者采取半坐卧位或坐位，或到单独卫生间坐于座厕上
3.协助患者　①揭除粘贴的造口用品/遮盖物，先清洁肠造口及其周围皮肤；②装上袖带并把底端放进厕所或污桶内；③安装好腰带
4.安装好灌洗装置（集水袋与灌洗圆锥头连接），将水注入集水袋内
5.排气　打开流量控制器排尽空气
6.调整水压
7.润滑灌洗圆锥头后轻轻插入肠造口内，并用手轻压固定灌洗圆锥头预防灌洗液逆流
8.打开调节器让灌洗液流入肠腔中，一般5～10分钟灌完
9.灌洗完毕把调节器关闭，停留3～5分钟后拔除灌洗圆锥头，将灌洗袋上端反折，并以管夹夹闭
10.待去粪水完全排出后，除去袖袋，清洁造口并戴上肠造口用品/遮盖物
11.操作结束后，清洁好灌洗物品
12.记录　灌洗时间、灌洗量、排泄物的性质、肠造口及其周围皮肤情况、患者反应及接受指导的情况

↓

注意事项：
1.执行灌洗前一定要经过医生或造口治疗师的评估确认可行后才能尝试，同时一定要经过造口治疗师/护士的培训后方可自行独立操作；在家自行操作应与指导的造口治疗师/护士保持联系，便于及时咨询解决灌洗过程中存在的问题
2.每次灌洗要在当天同样时间的前后2～3小时进行
3.第一次灌洗时，在造口治疗师/护士的指导下，用示指探查肠造口的方向
4.若灌洗过程中患者如出现面色苍白、出冷汗、剧烈腹痛应立即停止灌洗
5.若灌水后无粪便排出，不能再灌洗，佩戴造口袋等下次灌洗时间再进行
6.大约6周内，每次灌洗后患者仍需佩戴合适的造口袋，预防在灌洗间隔时间内有粪便排出
7.开始灌洗的第一周连续每天灌洗。灌洗后应留意下次排便时间，第二周开始可根据排便情况试行隔天灌洗。如每次灌洗后48小时才有粪便排出，则表明应48小时灌洗一次
8.灌洗器材的保养：灌洗器材清洗后置于阴凉处，使其自然干燥。在残留有污物或水分的情况下保管灌洗器材时，灌洗圆锥头、集水袋的连接导管等会发霉、变黑

要点说明

适应证
1.永久性降结肠或乙状结肠单腔造口者
2.患者的肠道功能正常，常规灌洗对于有规律性排便的患者效果最好；而对于经常有腹泻或者不规则排便者效果最差
3.患者接受、同时必须有学习的能力，能完成整个灌洗过程
4.患者家里最好有独立卫生间或房间，以便患者进行隐蔽性操作
5.要有充足的时间去完成灌洗过程

水温过冷会导致眩晕，太热会使肠黏膜受损

1.腰带如太松容易渗漏，太紧则使患者感觉不适
2.压力不宜过大，灌洗袋的液面离肠造口的高度45～60cm。不管患者站或坐位，一般灌洗袋底端与患者肩部齐平即可
3.一般控制流速在60ml/min左右。灌洗量成人一般600～1000ml
4.灌洗完固定灌洗圆锥头仍然停留3～5分钟，目的是使水分充分进入肠腔，预防灌洗液反流
5.粪便排出过程需要20～30分钟。经过约15分钟后排泄后，大部分排泄物已经排出，灌洗者可将袖袋尾端扎紧起来活动，再过10～15分钟后粪便才能排泄干净
6.若灌洗间隔时间内无排便，则造口仅覆盖纱布即可

第五节　肠造口患者的清洁灌肠

一、结肠单腔造口患者的清洁灌肠

（一）护理目标

清洁肠道，为诊断性检查及手术做准备。

（二）操作重点步骤

1. 核对医嘱与患者。

2. 评估患者的体质情况、肠造口的类型、清洁肠道的目的。

3. 告知患者/家属清洁灌肠的原因、目的及操作过程，指导患者/家属配合。

4. 私密环境（单独卫生间或房间）。

5. 用物准备　备温水（39~41℃）约1000ml、润滑剂、大垃圾袋1只、灌肠袋1套（包括肛管1条，带有胶管和调节开关的集水袋1只），圆头奶嘴1只、一件式/两件式开口袋（最好是长型的开口袋，以便于排放粪便）、量杯、水温计。

6. 制作灌洗圆锥头　先根据肛管的直径将圆头奶嘴的顶端剪圆孔，然后将肛管套入奶嘴并伸出1~2cm（过了肛管的侧孔即可），制作成灌洗圆锥头。

7. 患者准备　排放和清洁干净造口袋，如使用一件式闭口袋和国产人工肛圈者，先更换一件式开口袋（最好是长型的开口袋，以便于排放粪便，原来佩戴两件式造口袋者，更换干净或新的两件式开口袋就行）；协助患者坐在座厕上/座厕旁或坐在治疗室内（体弱者可以平卧），造口袋的开口套入底端剪了缺口的大垃圾袋内延伸至座厕内（在治疗室进行者造口袋开口套入污物桶的垃圾袋内，污物桶仅起支撑作用，桶内套2个垃圾袋）。

8. 灌洗装置的连接　连接好灌洗装置（集水袋与带灌洗圆锥头的肛管连接），将水注入集水袋内；打开流量控制器排尽空气；调整水压，灌洗袋的液面离肠造口的高度45~60cm。

9. 灌洗

（1）在肠造口位置上方将造口袋剪约3cm的横切口。

（2）护士戴手套用示指蘸润滑剂后从造口袋裁剪的缺口进入探查肠造口肠腔的方向。

（3）润滑灌洗圆锥头，顺肠造口的方向插入肠造口内，一手轻压固定灌洗圆锥头（预防灌洗液反流）；另一手打开调节器让灌洗液流入肠腔中，一般控制流速在60ml/min左右，灌洗量一般600~1000ml。

（4）灌洗完毕，将调节器关闭，拔除灌洗圆锥头。迅速用夹子将造口袋的缺口夹紧，防止粪水从缺口流出。约15分钟后，大部分排泄物已经排出，然后再重复灌洗，直至粪便完全清洗干净为止。

10. 更换造口袋　灌洗完毕嘱患者更换干净的造口袋。

11. 清倒粪便，清理用物。

（三）结果标准

1. 患者对护士解释和操作满意，清洁灌肠顺利，灌洗过程中无反流。

2. 肠道清洁效果满意。

【结肠单腔造口清洁灌肠的操作流程及要点说明】

操作流程	要点说明

核对：患者姓名、医嘱

评估：
1.评估患者的体质情况
2.肠造口的类型
3.清洁肠道的目的

→ 乙状结肠单腔造口最常见，其次是降结肠单腔造口

告知：
患者/家属操作目的及过程，指导患者/家属配合

准备：
1.私密环境（单独卫生间或治疗室）
2.用物准备：备温水（39～41℃）约1000ml、润滑剂、大垃圾袋1只、灌肠袋1套（包括肛管1条，带有胶管和调节开关的集水袋1只），圆头奶嘴1只、一件式/两件式开口袋（最好是长型的开口袋，以便于排放粪便）、量杯、水温计
3.制作灌洗圆锥头
4.患者准备：排放和清洁干净造口袋。必要时更换开口袋

→ 1.最好是一件式长型的开口袋，以便于排放粪便
2.根据肛管的直径将圆头奶嘴的顶端剪圆孔，然后将肛管套入奶嘴并伸出1～2cm（过了肛管的侧孔即可），制作成灌洗圆锥头
3.如使用一件式闭口袋和国产人工肛圈者，先更换一件式/两件式开口袋

实施步骤：
1.协助患者坐在座厕上/座厕旁或坐在治疗室内（体弱者可以平卧），造口袋的开口套入底端剪了缺口的大垃圾袋内延伸至座厕内（在治疗室进行者造口袋开口套入污物桶的垃圾袋内）
2.装灌洗液的集水袋与带灌洗圆锥头的肛管连接；排气和调压
3.在肠造口位置上方将造口袋剪约3cm的横切口
4.护士带手套将示指润滑后从造口袋裁剪的缺口进入探查肠造口的方向
5.圆锥头润滑后顺肠造口方向插入
6.固定灌洗圆锥头，灌入液体
7.观察排便情况，根据排便情况重复灌洗的次数，直至干净为止
8.灌洗完毕，更换造口袋
9.清倒粪便，清理用物

→ 1.小污物桶仅起支撑作用，桶内套2个垃圾袋
2.压力不宜过大，灌洗袋的液面离肠造口的高度45～60cm。不管患者站位或坐位，灌洗袋口底端与患者肩部平齐即可。如水压过高，会使灌洗液冲过回盲瓣进入小肠，粪便排不干净，影响灌洗效果
3.灌洗圆锥头插入肠造口后，一手轻压固定灌洗圆锥头（预防灌洗液反流）；另一手打开调节器让灌洗液流入肠腔内，一般控制流速在60ml/min左右
4.如患者出现面色苍白、出冷汗、剧烈腹痛，立即停止操作，并与医生联系
5.手术者术前晚及术晨均要进行灌洗才能达到肠道清洁的目的

二、结肠袢式造口近端肠道的清洁灌肠

（一）护理目标

清洁肠道，并为诊断性检查及手术做准备。

（二）操作重点步骤

1. 核对医嘱与患者。

2. 评估患者的体质情况、肠造口的类型、清洁肠道的目的。

3. 告知患者/家属清洁灌肠的原因、目的及操作过程，指导患者/家属配合。

4. 私密环境（单独卫生间或房间）。

5. 用物准备　备温水（39～41℃）约 1000ml、润滑剂、大垃圾袋 1 只、灌肠袋 1 套（包括肛管 1 条，带有胶管和调节开关的集水袋 1 只）、圆头奶嘴 1 只、一件式/两件式开口袋（最好是长型的开口袋，以便于排放粪便）、量杯、水温计。

6. 制作灌洗圆锥头　先根据肛管的直径将圆头奶嘴的顶端剪圆孔，然后将肛管套入奶嘴并伸出 1～2cm（过了肛管的侧孔即可），制作成灌洗圆锥头。

7. 患者准备　排放和清洁干净造口袋，如使用一件式闭口袋和国产人工肛圈者，先更换一件式开口袋（最好是长型的开口袋，以便于排放粪便，原来佩戴两件式造口袋者，更换干净或新的两件式开口袋就行）；协助患者坐在座厕上/座厕旁或坐在治疗室内（体弱者可以平卧），造口袋的开口套入底端剪了缺口的大垃圾袋内延伸至座厕内（在治疗室进行者造口袋开口套入污物桶的垃圾袋内，污物桶仅起支撑作用，桶内套 2 个垃圾袋）。

8. 灌洗装置的连接　连接好灌洗装置（集水袋与带灌洗圆锥头的肛管连接），将水注入集水袋内；打开流量控制器排尽空气；调整水压，灌洗袋的液面离肠造口的高度 45～60cm。

9. 灌洗

（1）判断结肠袢式造口的近端开口。在近端开口位置上方将造口袋剪约 3cm 的横切口。

（2）护士带手套用示指蘸润滑剂后从造口袋裁剪的缺口进入探查肠造口肠腔的方向。

（3）润滑灌洗圆锥头，顺肠造口的方向插入肠造口内，一手轻压固定灌洗圆锥头（预防灌洗液反流）；另一手打开调节器让灌洗液流入肠腔中，一般控制流速在 60ml/min 左右，灌洗量一般 600～1000ml。

（4）灌洗完毕，将调节器关闭，拔除灌洗圆锥头。迅速用夹子将造口袋的缺口夹紧，防止粪水从缺口流出。约 15 分钟后，大部分排泄物已经排出，然后再重复灌洗，直至粪便完全清洗干净为止。

10. 更换造口袋　灌洗完毕嘱患者更换干净的造口袋。

11. 清倒粪便，清理用物。

（三）结果标准

1. 灌洗方向正确，灌肠过程顺利，无逆流。

2. 患者安全，肠道清洁效果满意。

【结肠袢式造口近端肠道的清洁灌肠操作流程及要点说明】

操作流程	要点说明

核对：患者姓名、医嘱

评估：
1.患者的体质情况
2.肠造口的类型
3.灌洗的目的。

> 1.横结肠袢式造口最常见，其次是乙状结肠袢式造口
> 2.通常于肠镜检查、钡灌肠检查或结肠袢式造口回纳手术前进行清洁灌肠

告知：
患者/家属操作目的及过程，指导患者/家属配合

准备：
1.私密环境（单独卫生间或治疗室）
2.用物准备　备温水（39～41℃)约1000ml、润滑剂、大垃圾袋1只、灌肠袋1套（包括肛管1条，带有胶管和调节开关的集水袋1只）、圆头奶嘴1只、一件式/两件式开口袋（最好是长型的开口袋，以便于排放粪便）、量杯、水温计
3.制作灌洗圆锥头
4.患者准备　排放和清洁干净造口袋。必要时更换开口袋

> 1.最好是一件式长型的开口袋，以便于排放粪便
> 2.根据肛管的直径将圆头奶嘴的顶端剪圆孔，然后将肛管套入奶嘴并伸出1~2cm（过了肛管的侧孔即可），制作成灌洗圆锥头
> 3.如使用一件式闭口袋和国产人工肛圈者，先更换一件装开口袋

实施步骤：
1.协助患者坐在座厕上/座厕旁或坐在治疗室内（体弱者可以平卧），造口袋的开口套入底端剪了缺口的大垃圾袋内延伸至座厕内（在治疗室进行者造口袋开口套入污物桶的垃圾袋内）
2.装灌洗液的集水袋与带灌洗圆锥头的肛管连接；排气和调整压力
3.判断结肠袢式造口的近端开口，在近端开口的位置上方将造口袋剪约3cm的横切口
4.护士戴手套将示指润滑后从造口袋裁剪的开口进入探查肠造口的方向
5.圆锥头润滑后顺肠造口方向插入
6.固定灌洗圆锥头，灌入液体
7.观察排便情况，根据排便情况重复灌洗的次数，直至干净为止
8.灌洗完毕，更换造口袋
9.清倒粪便，清理用物

> 1.小污物桶仅起支撑作用，桶内套2个垃圾袋
> 2.压力不宜过大，灌洗袋的液面离肠造口的高度45～60cm。不管患者站位或坐位，一般灌洗袋底端与患者肩部平齐即可。如水压过高，会使灌洗液冲过回盲瓣进入小肠，粪便排不干净，影响灌洗效果
> 3.排出粪便的开口是袢式造口的近端开口，如无粪便排出影响判断，询问患者/家属大便从肠造口的哪一开口排出，也可采用棉签进行探查协助判断，沾污粪便的开口就是近端肠袢开口
> 4.灌洗圆锥头插入肠造口内后，一手轻压固定灌洗圆锥头（预防灌洗液反流）；另一手打开调节器让灌洗液流入肠腔内，一般控制流速在60ml/min左右
> 5.如患者出现面色苍白、出冷汗、剧烈腹痛，立即停止操作，并与医生联系
> 6.手术者术前晚及术晨均要进行灌洗才能达到肠道清洁的目的

三、结肠/回肠袢式造口远端肠道的清洁灌肠（方法一）

方法一：从袢式造口的远端肠袢灌入液体。此方法操作需要一定技能，但操作非常安全，且为顺行性灌肠，清洁效果好，建议最好选用此方法进行。

（一）护理目标

清洁肠道，并为诊断性检查及手术做准备。

（二）操作重点步骤

1. 核对医嘱与患者。

2. 评估患者的体质情况、肠造口的类型、清洁肠道的目的。

3. 告知患者/家属清洁灌肠的原因、目的及操作过程，指导患者/家属配合。

4. 私密环境（单独卫生间或房间）。

5. 用物准备　备温水（39~41℃）约1000ml、润滑剂、污物小桶、垃圾袋1只、灌肠袋1套（包括肛管1条，带有胶管和调节开关的集水袋1只）、圆头奶嘴1只、一件式开口袋（最好是长型的开口袋，便于排放粪便）、量杯、水温计。

6. 制作灌洗圆锥头　先根据肛管的直径将圆头奶嘴的顶端剪圆孔，然后将肛管套入奶嘴并伸出1~2cm（过了肛管的侧孔即可），制作成灌洗圆锥头。

7. 患者准备　排放和清洁干净造口袋，如使用一件式闭口袋和国产人工肛圈者，先更换一件式开口袋（最好是长型的开口袋，以便于排放粪便）；嘱患者在单独卫生间或治疗室内坐好（体弱者可以平卧），造口袋的开口接污物桶（将垃圾袋套入桶内）。

8. 灌洗装置的连接　连接好灌洗装置（集水袋与带灌洗圆锥头的肛管连接），将水注入集水袋内；打开流量控制器排尽空气；调整水压，灌洗袋的液面离肠造口的高度45~60cm。

9. 灌洗

（1）判断肠造口的远端开口。在肠造口远端开口的位置上方将造口袋剪3~4cm的横切口。

（2）护士戴手套将示指润滑后从造口袋裁剪的缺口进入探查肠造口的方向。

（3）润滑灌洗圆锥头，顺肠造口的方向插入造口，一手轻压固定灌洗圆锥头（预防灌洗液反流）；另一手打开调节器让灌洗液流入肠腔内，一般控制流速在60ml/min左右，患者觉有便意且不能忍受时即停止灌入，一般灌入量为500~800ml。

（4）灌洗完毕把调节器关紧，拔除灌洗圆锥头。迅速用夹子将造口袋的剪切口夹紧，防止粪水从剪切口流出。

（5）嘱患者到厕所排便，根据排泄的情况决定灌洗的次数，通常1~2次即可。

10. 更换造口袋：灌洗完毕嘱患者撕除造口袋，清洁后粘贴干净的造口袋。

11. 清理用物。

（三）结果标准

1. 灌洗方向正确，灌肠过程顺利，无逆流。

2. 患者安全，肠道清洁效果满意。

【结肠/回肠祥式造口远端肠道的清洁灌肠操作流程及要点说明】

操作流程	要点说明

核对：患者姓名

评估：
1.患者的体质情况
2.肠造口的类型
3.灌洗的目的。

1.横结肠祥式造口最常见，其次是乙状结肠祥式造口
2.通常于肠镜检查、钡灌肠检查或肠造口回纳前进行清洁灌肠
3.如远端肠道有吻合口者要看看病历是否存在吻合口狭窄（狭窄者不能灌洗）

告知：
患者/家属操作目的及过程，指导患者/家属配合

从祥式肠造口的远端开口将液体灌入的方法进行顺行性清洁灌肠，操作需要一定的技能，但安全，不会发生肠穿孔，且灌洗彻底

准备：
1.私密环境（单独卫生间或治疗室）
2.用物准备　备温水(39～41℃)约1000ml、润滑剂、大垃圾袋1只、灌肠袋1套（包括肛管1条，带有胶管和调节开关的集水袋1只）、圆头奶嘴1只、一件式/两件式开口袋（最好是长型的开口袋，以便于排放粪便）、量杯、水温计
3.制作灌洗圆锥
4.患者准备　排放和清洁干净造口袋。必要时更换开口袋

1.根据肛管的直径将圆头奶嘴的顶端剪圆孔，然后将肛管套入奶嘴并伸出1～2cm（过了肛管的侧孔即可），制作成灌洗圆锥头
2.如使用非粘贴型国产人工肛圈者，先更换一件式开口袋（如有粪水反流时容易排放）

实施步骤：
1.协助患者在单独卫生间或治疗室内坐好（体弱者平卧），造口袋的开口接污物桶（将垃圾袋套入桶内）
2.装灌洗液的集水袋与带灌洗圆锥头的肛管连接；排气和调整压力
3.判断肠造口的远端开口，在远端开口的位置上方将造口袋剪3～4cm的横切口
4.护士戴手套将示指润滑后从造口袋裁剪的缺口进入探查肠造口肠腔的方向
5.圆锥头润滑后顺肠造口方向插入
6.固定灌洗圆锥头，灌入液体
7.患者觉有便意且不能忍受时即停止灌入，停留约3分钟后拔除灌洗圆锥头，嘱患者到厕所排便。根据排泄的情况决定灌洗的次数，通常1～2次即可
8.灌洗完毕嘱患者撕除造口袋，清洁后粘贴干净的造口袋
9.清理用物

1.无粪便排出的开口是祥式肠造口的远端开口，如无粪便排出影响判断，询问患者/家属通常粪便从哪一开口排出，也可采用棉签进行探查协助判断，沾污粪便的开口就是远端肠祥口
2.灌洗圆锥头插入肠造口后，一手轻压固定灌洗圆锥头（预防灌洗液逆流）；另一手打开调节器让灌洗液流入肠腔内，一般控制流速在60ml/min左右
3.如灌入液体后患者觉腹胀、腹痛，而且没有便意时应高度怀疑是否存在吻合口狭窄，应立即停止灌洗，并报告医生
4.手术者术前晚进行清洁灌肠就行，术晨不需灌洗
5.远端和近端肠祥都需要清洁灌肠，先灌洗近端肠道，等近端肠道清洁后再灌洗远端

四、结肠/回肠祥式造口远端肠道的清洁灌肠（方法二）

方法二：从肛门灌入液体。此法无需判断肠造口的近端和远端开口，操作简单。但为逆行性灌洗，效果不一定很理想，同时使用肛管进行灌肠，存在肠穿孔的危险，尤其是吻合口有狭窄的患者。

（一）护理目标

清洁肠道，并为诊断性检查及手术做准备。

（二）操作重点步骤

与大量不保留灌肠相同。

（三）结果标准

1. 清洁灌肠顺利，患者安全。

2. 肠道清洁效果满意。

【结肠袢式造口远端造口的清洁灌肠操作流程及要点说明】

从肛门灌入液体的具体操作流程与常规清洁灌肠方法一样，但需要注意以下几点：

注意事项：

1. 如果远端肠道有吻合口者，灌肠前应查阅病历了解吻合口的位置和是否存在吻合口狭窄，狭窄者禁止进行

2. 患者体位　宜采取左侧卧位

3. 插管深度和方向　先向前插入肛管 3~4cm，再向右后（80°角）插入 3~4cm。以便顺应肠道的弯曲。一般清洁灌肠肛管插入肛门 7~10cm。但直肠手术患者就没有了此解剖情况

4. 插管时勿用强力，以免损伤直肠黏膜，特别是直肠横襞。如遇阻力可稍停片刻，待肛门括约肌松弛或将插管稍后退改变方向再继续插入

5. 肛管不宜太硬、太软或太粗

6. 插入肛管时宜慢，避免用力过猛

7. 灌肠中注意观察　患者如突然出现剧烈疼痛应立即停止灌入，并报告医生，同时注意观察患者是否有压痛、反跳痛和发热。如出现这些体征应高度怀疑肠穿孔，同时 X 线透视如看到膈下游离气体，穿孔位置在直肠上段，液体灌入了腹腔；如果看不到膈下游离气体，穿孔位置应该在直肠中下段，液体灌入了盆腔

第六节　泌尿造口尿液培养标本的采集

一、护理目标

遵循无菌操作原则，标本无污染，患者安全。

二、操作重点步骤

1. 核对医嘱、患者姓名。

2. 告知患者/家属泌尿造口尿液培养标本的采集目的、操作方法和配合方法。

3. 按无菌操作要求进行尿标本采集。

（1）体位：患者取平卧位，在泌尿造口一侧的下方铺上垫单、放置弯盆。

（2）揭除泌尿造口袋：如两件式泌尿造口袋，先分离泌尿造口袋，后揭除造口底盘。

（3）清洁：使用生理盐水棉球清洁泌尿造口及其周围皮肤、用纱布抹干。

（4）铺无菌治疗巾；打开导尿包，将尿管、吸痰管、无菌剪刀放入导尿包内。

（5）戴无菌手套；剪裁吸痰管约 20cm 长。

（6）消毒液消毒造口、再用生理盐水棉球清洗干净消毒液、用纱布抹干，脱下手套；更换无菌手套。

（7）将裁剪好的吸痰管润滑后插入泌尿造口内，再将尿管插入吸痰管内，留取尿标本。

4. 重新给患者贴上泌尿造口袋，整理用物。

5. 将标本送检验科。

三、结果标准

1. 患者/家属对所做的护理操作和解释表示理解和满意。

2. 标本留取无污染、患者安全。

3. 送检及时。

【泌尿造口尿液培养标本采集的操作流程及要点说明】

操作流程	要点说明
核对：根据"标本采集原则"进行核对，并贴标签或电子条形码于采集容器上	
评估：泌尿造口的位置；检验目的；患者沟通、理解及合作能力	
告知：泌尿造口尿液培养标本的采集目的、操作方法和配合方法	争取患者主动配合；明确检验的目的
准备： 1.物品准备　消毒液（如碘伏）、生理盐水、棉球、中方纱、护垫、消毒圆碗、血管钳或镊子2把、弯盆1只、无菌手套2套、无菌导尿包1个、导尿管1条（10号单腔）、吸痰管（16号）1条、无菌试管、试管夹、酒精灯、火柴、屏风（必要时） 2.环境准备　围屏风或床帘 3.患者准备　平卧位	选用吸痰管目的是作为套管用
实施步骤：按无菌操作要求进行尿标本采集 1.患者取平卧位，在造口一侧的下方铺上垫单、放置弯盆 2.撕除泌尿造口袋（如两件式泌尿造口袋，先分离泌尿造口袋，后撕下造口底盘） 3.清洁造口　使用生理盐水棉球清洁造口及造口周围皮肤、用纱布抹干 4.铺无菌治疗巾；打开导尿包，将尿管、吸痰管、无菌剪刀放入导尿包内 5.戴无菌手套；剪裁吸痰管10~15cm长 6.消毒液消毒泌尿造口、再用生理盐水棉球清洗干净消毒液、用纱布抹干，脱下手套；更换无菌手套 7.测量泌尿造口的高度 8.将裁剪好的吸痰管润滑后插入泌尿造口内，再将尿管从吸痰管内插入，留取尿标本约10ml 9.留尿前后均将无菌试管及管塞在酒精灯火焰上消毒，留尿后盖紧管塞 10.脱手套，按"手套的使用流程"处理手套	1.消毒液消毒造口，再用生理盐水棉球清洗干净消毒液目的是避免假阴性结果的发生 2.使用吸痰管做套管，比单纯使用尿管直接插入进行采集尿标本将会大大减少假阳性的发生 3.吸痰管插入的深度是肠造口的高度+2cm即可 4.尿管套入吸痰管的深度要比吸痰管的实际长度长1~2cm。如裁剪的吸痰管是10cm，则尿管插入的深度是11~12cm 5.如插入后没有尿液流出，可稍等 6.建议在患者饮水后或输液中取样 7.避免直接从泌尿造口袋里收集标本 8.刚流出的前段尿液不留取
整理： 1.给患者重新更换泌尿造口袋 2.按医疗废物处理条例处理用物，洗手 3.根据"标本采集原则"再查对和标本外送，记录	标本需要马上送检，以免尿液被污染，成分被破坏而影响检验结果

（郑美春）

参 考 文 献

［1］ Wu Wei Qin, Yu Bao Min. The relationship between site selection and complications in stomas. The World Council of Enterostomal Therapists Journal, 2001, 21（2）：10-12.

［2］ 徐洪莲，喻德洪，卢梅芳，等. 肠造口术前定位的护理. 中华护理杂志，2001，36（10）：741-742.

［3］ Ayise Karadag. Frequency of stoma complications in Ankara, Turkey. JWCET, 2004, 24（2）：41-43.

［4］ Wills R, Johnson K. Patient and WOC Nurse Assessment of a Novel Continence Control Device（CCD）：Stoma Management, Quality of Life and Productivity. Journal of Wocn. 2011, 38（3）：S28.

［5］ 丁惠芳，郑美春. 肠造口术后造口袋的粘贴技巧. 中华护理杂志，2002，37（6）：449

［6］ 万德森. 结直肠癌. 北京：北京大学医学出版社，2008，425-427.

［7］ 喻德洪. 肠造口治疗. 北京：人民卫生出版社，2004，161-162.

［8］ 万德森，潘志忠. 大肠癌. 北京：中国医药科技出版社，2004，337-344.

［9］ 徐晓东，喻德洪. 顺行性结肠灌洗术的临床应用. 中华胃肠外科杂志，2004，7（2）：157-159

［10］ 刘雪琴，彭刚艺. 临床护理技术规范（基础篇）. 广州：广东科技出版社，2007，289-290，303-304，322-323.

［11］ Clinical Guidelines for stomal therapy nursing practice. Australian asociation of stoma therapy nurses Inc. 2013. 3.

［12］ 丁炎明. 造口护理学. 北京：人民卫生出版社，2017，132-138.

第三十三章 肠造口护理表格

2002 年随着《医疗事故处理条例》的出台，医疗护理文书因其具有提供医疗护理行为法律证据的效用而备受关注。临床护理文书是指护士在临床护理活动过程中形成的全部文字、符号、图表等资料的总和，是护士在评估、判断患者护理问题以及为解决患者问题而实施护理行为过程的记录。肠造口护理文书是以肠造口患者为服务对象的临床护理文书，肠造口护理文书书写是临床专科护理人员非常重要的任务之一。

根据肠造口专科的临床护理特点作者设计了两套肠造口专科护理记录单供临床参考。第一套肠造口护理记录单包括了肠造口患者评估及并发症护理单、肠造口患者健康教育单、肠造口患者自护能力评估及护理单。这套肠造口护理单中的每一份护理单都是由护理评估和护理措施两部分组成。其特点：①提供了多次评估记录；②形成指引式的陈述，既可减轻护士的书写负担，又规范了专科护理行为。③必须 3 份护理单合用才能涵盖所有的肠造口护理工作记录。第二套肠造口护理记录单仅有肠造口患者护理记录单。此套肠造口护理单涵盖了肠造口患者的一般资料、手术前和手术后护理评估内容，健康宣教和肠造口护理指导资料。其特点：①能将整体护理内容综合汇总；②减少记录多份文书的繁琐；③缺少对于每次护理效果的评价和实施护理措施之前的护理评估记录。以上 4 种护理单和书写说明将一一列出。

第一节 肠造口患者评估及并发症护理单

一、护理目标

评估肠造口患者的一般资料、手术前资料、手术后情况，为护理人员针对患者出现的并发症制定针对性的护理措施提供依据。

二、适用范围

本单适用于准备或刚行肠造口手术的患者。

三、内容与格式

肠造口患者评估及并发症护理单格式（表33-1），内容包括眉栏、一般资料、手术前评估内容、手术后评估内容（尤其常见并发症的评估）、常见并发症的护理措施等。

四、书写说明

1. 评估时机　患者拟定手术方式时即可进行。肠造口术后第一周至少每2天评估一次，一周后至少每3天评估一次。

2. 请在适当的栏目画"√"。

3. 护理措施如有未涵盖者请在空白栏加以说明。

4. 出现梗阻、血尿等情况的护理请在空白栏加以说明。

5. 记录时间应具体到分钟，护士记录后签全名。

五、肠造口患者评估及并发症护理单（表33-1）。

表33-1　肠造口患者评估及并发症护理单

姓名：_____ 性别：_____ 年龄：_____ 诊断：_____

科室：_____ 床号：_____ 住院号/ID：_____

一、一般资料：				
手术日期：			出院日期：	
婚姻：	职业：	文化程度：	过去史：	
过敏史：	精神状况：	经济情况：	视力：	伤残：
手灵活度：	与谁居住：		最能给予帮助的人：	
通讯地址：			邮编：	电话：
二、手术前资料：				
1. 患者了解疾病及手术情况				
疾病诊断：□知道；□不知道		手术方式：□知道； □不知道		
肠造口性质：□永久性；□暂时性		肠造口护理相关知识：□不了解；□了解；□很了解		
对肠造口手术接纳程度：患者 □非常接受，□接受，□抗拒；家属 □非常接受，□接受，□抗拒				
2. 肠造口位置的选择：执行时间　　肠造口位置：				
3. 选择的肠造口位置特别情况分析：				
三、手术后情况：				

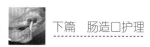

续　表

手术方式：			肠造口类别：		肠造口位置：	
肠造口位置与定位相符：□是　□否			肠造口形状：		支架管：□有　□没有	
拔支架管时间：			碘仿纱□有　□没有		碘仿纱拆除时间：	
肠造口排气时间：			肠造口排便时间：		拆线时间：	

其他方面的评估及并发症护理：

评估内容及并发症护理 ＼ 日期和时间							
肠造口	高度（cm）						
	大小（cm）						
	黏膜颜色正常						
	黏膜紫色/暗红色						
	黏膜黑色						
	皮肤黏膜分离						
	肉芽肿						
	回缩						
	出血						
肠造口周围皮肤	完整						
	瘙痒						
	红斑						
	破损						
排泄物的情况（排便/排尿）	水样便						
	糊状便						
	成形						
	硬便						
	血便						
	血尿						
	淡黄色尿液						
气体/尿液排出	有						
	无						
腹痛/腹胀腹胀/腹痛	有						
	无						

续　表

并发症的处理	渗血／出血	纱布按压				
		藻酸盐敷料按压				
		硝酸银棒点灼				
		皮肤保护粉+按压				
		药物按压（请注名药名）				
		其他				
	水肿	密切观察，记录排出量				
		湿敷（请注名药名）				
		留置管道保持排泄物排出				
		其他				
	缺血／坏死	选择透明造口袋				
		密切观察评估并做好交班				
		频谱仪照射				
		再次手术准备				
		其他				
	皮肤黏膜分离	探查分离深度				
		清除坏死脱落组织				
		溃疡粉外涂分离部位				
		藻酸盐敷料填塞分离部位				
		亲水性纤维敷料				
		银离子敷料				
		油纱敷料				
	回缩	密切观察回缩的情况				
		使用凸面一件式或两件式造口袋				
		转介医生手术治疗				
		其他				
	刺激性皮炎	外涂皮肤保护粉				
		外涂/外喷皮肤保护膜				
		粘贴水胶体敷料				
		藻酸盐/亲水性纤维敷料				
		泡沫敷料				
		更换造口袋种类				
		重新指导更换造口袋技巧				
		其他				
	过敏性皮炎	外涂抗过敏药膏				
		更换造口袋种类				
		其他				

续　表

其他方面的处理						
责任护士/造口治疗师签名						
审核者签名						

第二节　肠造口患者健康教育记录单

一、护理目标

通过对患者和家属进行详细的健康宣教，使患者及其家属能明确肠造口手术的重要性和必要性；接受肠造口手术治疗；增强自我护理的信心；熟悉肠造口护理、并发症的防护和康复知识，促进患者的康复。

二、适用范围

适用于所有准备行肠造口手术和已经行肠造口手术的患者和家属。

三、内容与格式

肠造口患者健康教育单格式（表33-2），内容包括眉栏、日期、时间、宣教内容、宣教形式、宣教对象等。

四、书写说明

1. 宣教时机　术前宣教通常在患者拟定肠造口手术方案时进行；术后宣教于患者回病房后即可进行，直至出院。宣教需循序渐进，反复多次，并贯穿于整个肠造口护理过程中。

2. 请在适当的栏目画"√"。

3. 记录时间应具体到分钟，护士/造口治疗师记录后签全名。

五、肠造口患者健康教育记录单（表33-2）

表 33-2　肠造口患者健康教育单

姓名：_____　性别：男/女　年龄：_____岁　病区：_____　床号：_____　住院号/ID：_____

日　期																				
时　间																				
内　容	教育形式			对象		教育形式			对象		教育形式			对象		教育形式			对象	
	讲解	示范	录像	家属	患者	讲解	示范	录像	家属	患者	讲解	示范	录像	家属	患者	讲解	示范	录像	家属	患者
肠造口手术的重要性																				
肠造口的类型及手术方式																				
肠造口排泄物的收集方法																				
肠造口定位的重要性																				
安排肠造口访问者探访																				
发放肠造口护理小册及指导阅读																				
心理辅导																				
试戴造口袋																				
其他																				

左侧标注：术前宣教

日　期																				
时　间																				
内　容	教育形式			对象		教育形式			对象		教育形式			对象		教育形式			对象	
	讲解	示范	录像	家属	患者	讲解	示范	录像	家属	患者	讲解	示范	录像	家属	患者	讲解	示范	录像	家属	患者

续　表

	项目									
术后宣教及出院指导	肠造口正常颜色的判断									
	更换造口袋的程序及备物									
	清洗肠造口的方法及注意事项									
	测量肠造口大小的方法									
	裁剪造口底盘的方法									
	揭除和粘贴造口袋的方法									
	便袋夹/粘贴条的使用/泌尿造口袋开口的关闭及连接方法									
	清空造口袋排泄物的方法									
	排放造口袋气体的方法									
	造口袋的清洗方法									
	造口护理附属产品的种类及特性									
	造口袋渗漏判断和更换时机									
	安排肠造口访问者探访									
	心理辅导									
	造口袋的种类、特性及选择方法									
	造口袋购买途径及储存方法									
	处理腹泻、便秘的方法									
	肠造口及其周围常见并发症的预防及处理方法									
	日常生活指导									
	肠造口随诊的重要性及方法									
	发放出院指导和随诊单									
	造口人联谊会的介绍									
责任护士/造口治疗师签名										
审核者签名										

第三节 肠造口患者自护能力护理单

一、护理目标

评估肠造口术后患者自我护理的能力，及时发现肠造口患者的自护问题，以采取相应的护理措施，减轻患者的不适并使患者的自尊得以维持，从而顺利回归社会。

二、适用范围

适用于肠造口术后患者/家属或照顾者。

三、内容与格式

肠造口患者自护能力护理单格式见表，内容包括眉栏、日期、时间、评估项目、护理措施等。

四、书写说明

1. 评估时机　一般术后第 1 天就开始进行，直至患者出院。

2. 请在适当的栏目画"√"。

3. 填写项目

（1）眉栏：肠造口手术日期，需要具体描述哪一年、哪一月、哪一日。

（2）评估项目、评估项目判断：①不了解/不掌握：指患者对相关护理内容完全不知道；②部分了解/部分知道：指患者对相关护理内容能口述或自行操作，但欠全面或正确；③完全了解/完全掌握：指患者对相关护理内容口述清楚、正确或完全能自行操作。

3. 护理措施如有未涵盖者请在空白栏加以说明。

4. 记录时间应具体到分钟，护士/造口治疗师记录后签全名。

五、肠造口患者自护能力评估及护理单（表 33-3）。

表 33-3　肠造口患者自护能力评估及护理单

姓名：_____　性别：_____　年龄：_____　诊断：_____

科室：_____　床号：_____　住院号/ID：_____

日　期							
时　间							
评估项目	评估对象	患者	家属	患者	家属	患者	家属
肠造口黏膜正常颜色的判断	不了解						
	部分了解						
	完全了解						
更换造口袋的技能	不掌握						
	部分掌握						
	完全掌握						

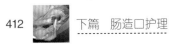

续　表

	不了解						
清空造口袋排泄物的方法	部分了解						
	完全了解						
	不了解						
排放造口袋气体的方法	部分了解						
	完全了解						
	不了解						
造口袋的清洗方法	部分了解						
	完全了解						
	不了解						
造口护理附属产品的使用方法	部分了解						
	完全了解						
	不了解						
肠造口及其周围常见并发症的预防及处理方法	部分了解						
	完全了解						
	不了解						
造口袋购买的途径及储存方法	部分了解						
	完全了解						
	不了解						
日常生活注意事项	部分了解						
	完全了解						
护理措施　　　　护理对象		患者	家属	患者	家属	患者	家属
肠造口黏膜正常颜色的判断	观看肠造口模型						
	针对患者肠造口黏膜颜色给予指导						
	发现异常及时告诉医护人员						
日　　　期							
时　　　间							
护理措施　　　　护理对象		患者	家属	患者	家属	患者	家属

续　表

更换造口袋的技能	示范更换造口袋的程序					
	鼓励患者参与某个步骤 鼓励全程由患者操作，及时专业点评并指导					
	患者/家属操作，护士给予点评、指导					
	造口袋渗漏判断和更换时机					
	观看护理录像					
	指导阅读肠造口护理手册					
	其他					
清空造口袋排泄物的方法	指导使用收集袋的排放方法					
	指导到厕所排放的方法					
	患者/家属操作，护士给予点评、指导					
	其他					
排放造口袋气体的方法	指导打开便袋夹的排气方法					
	指导使用碳片造口袋的排气方法					
	指导在造口袋穿刺排气的方法					
	患者/家属操作，护士给予点评、指导					
	其他					
造口袋的清洗方法	冲洗法					
	抹洗法					
	清洗法					
	患者/家属操作，护士给予点评、指导					
	其他					
造口护理附属产品的使用方法	皮肤保护粉的使用方法					
	皮肤防漏膏的使用方法					
	防漏条的使用方法					
	造口腰带的使用方法					
	造口弹力腹带的使用方法					
	皮肤护肤膜的使用方法					
	粘胶清除剂的使用方法					
	便袋冲洗器的使用方法					
	其他					

续　表

肠造口及其周围常见并发症的预防及处理方法	讲述预防方法					
	示范处理方法					
	指导阅读肠造口护理手册					
	寻找医护人员诊治途径					
	指导定期造口专科护理门诊随诊					
	其他					
造口袋购买途径及储存	指导选用造口袋的注意事项					
	告知造口袋的购买途径					
	告知造口袋的储存方法及注意事项					
日常生活注意事项	饮食注意事项					
	沐浴方法及注意事项					
	康复运动指导					
	穿衣注意事项					
	旅行注意事项					
	其他					
责任护士/造口治疗师签名						
审核者签名						

第四节　肠造口患者护理记录单

一、护理目标

评估肠造口患者的生理和心理状况，手术后肠造口及其周围的情况，及时发现患者主要的护理问题，制定针对性的护理措施，促进患者的身心康复。

二、适用范围

本单适用于准备或已经行肠造口手术的患者。

三、内容与格式

肠造口患者护理记录单格式（表33-4），内容包括眉栏、一般资料、手术前资料、手术后情况、常见并发症处理、术后宣教和肠造口护理操作指导等。

四、书写说明

1. 评估时机　患者拟定手术方式时即可进行。肠造口术后第一周至少每2天评估一次，一周后至少每3天评估一次。

2. 请在适当的栏目画"√"。

3. 护理措施如有未涵盖者请在空白栏加以说明。

4. 记录时间应具体到分钟，护士记录后签全名。

五、肠造口患者护理记录单（表33-4）。

表 33-4 肠造口患者护理记录单

姓名: _____ 性别: _____ 年龄: _____

科室: _____ 床号: _____ 住院号/ID: _____

诊断: _____

一、一般资料

诊断: 手术日期: 出院日期:

通讯地址: 邮编: 电话:

婚姻: 职业: 文化程度:

过敏史: 精神状况: 经济情况: 过去史:

视力: 伤残:

手灵活度: 与谁居住: 最能给予帮助的人:

二、手术前资料

1. 患者了解疾病及手术情况

疾病诊断: □知道 □不知道

肠造口性质: □永久性 □暂时性　　手术方式: □知道 □不知道

　　　　　　　　　　　　　　　　肠造口知识: □不了解 □了解 □很了解

患者心理: □接受 □无可奈何 □抗拒

家属心理: □接受 □无可奈何 □抗拒

2. 手术前健康教育

内容	日期和时间	教育形式			对象	
		讲解	示范	录像	家属	患者
肠造口手术的重要性						
肠造口手术的方式及造口类型						
针对心理问题给予相应辅导						
手术前定位的重要性						
安排肠造口访问者探访						
肠造口排泄物的收集方法						

续表

试戴造口袋						
发放肠造口护理小册及指导阅读						
责任护士/造口治疗师签名						

三、手术后情况

手术名称：　　　　肠造口类别：　　　　肠造口位置：

肠造口位置与定位相符：□是 □否

肠造口形状：　　　　支架管：□有 □无

拔支架管时间：　　　　碘伏纱/油纱：□有 □无　　　　碘伏纱/油纱拆除时间：

肠造口排气时间：　　　　肠造口排便时间：　　　　拆线时间：

评估内容	日期和时间					
肠造口黏膜：①红润 ②紫红 ③暗红 ④黑色						
肠造口回缩：①有 ②无						
肠造口肉芽肿：①有 ②无						
肠造口渗血/出血：①有 ②无						
肠造口周围皮肤：①完整 ②糜烂 ③潮红 ④糜烂 ⑤破损						
肠造口排气：①有 ②无						
大便性状：①水样 ②糊状 ③成形 ④血便						
尿液颜色：①澄清 ②混浊 ③血性						
其他方面　腹胀/腹痛：①有 ②无						

四、并发症的处理

	日期和时间	
并发症和处理措施		

续表

项目	内容					
肠造口渗血/出血	①按压　②藻酸盐敷料					
	药物止血（请注名药名）					
	其他					
肠造口缺血	观察，评估并排除加重因素					
	选择透明造口袋					
	其他					
肠造口皮肤黏膜分离	探查分离深度					
	清除坏死脱落组织					
	皮肤保护粉					
	①藻酸盐　②亲水性纤维敷料					
	①防漏膏　②防漏条					
	其他					
刺激性皮炎	①皮肤保护粉　②水胶体敷料					
	①藻酸盐敷料　②亲水性纤维敷料					
	创口保护膜					
	其他					
肠造口回缩	密切观察					
	使用凸面造口袋					
	其他					
责任护士/造口治疗师签名						

五、术后宣教和肠造口护理操作指导

续　表

内容	日期	形式			对象		形式			对象		形式			对象	
		讲解	演示	操作	患者	家属	讲解	演示	操作	患者	家属	讲解	演示	操作	患者	家属
肠造口正常颜色的判断																
更换造口袋的程序及备物																
清洗肠造口的方法及注意事项																
测量肠造口大小和裁剪造口底盘的方法																
揭除和粘贴造口袋的方法																
便袋夹使用/泌尿造口袋开口的关闭及连接																
清空造口袋排泄物和排放造口袋气体的方法																
造口袋的清洗方法																
造口袋和造口辅助产品的种类、特性及选择																
造口袋渗漏判断和更换时机																
安排肠造口访问者探访																
心理辅导																
造口袋购买的途径及储存方法																
日常生活指导和肠造口及其周围常见并发症的预防及处理方法																
观看肠造口护理录像																
肠造口患者随诊的重要性及方法																
发放出院指导单																
责任护士/造口治疗师签名																
审核者签名																

（郑美春）

参 考 文 献

［1］喻德洪. 肠造口治疗. 北京：人民卫生出版社，2004，23-43.

［2］徐翠宝，张荷琴，尹时红. 健康教育在肠造口患者中的应用进展. 当代护士（中旬刊），2013，（05）：11-13.

［3］王春菊，安丹. 健康教育路径干预对肠造口术患者自我护理能力和健康行为的影响. 华西医学，2015，30（4）：736-739.

［4］Person B，Ifargan R，Lachter J，et al. The impact of preoperative stoma site marking on the incidence of complications，quality of life，and patient's independence. Dis Colon Rectum，2012，55（7）：783-787.

［5］de Miguel VM，Jimenez EF，Parajo CA. ［Current status of the prevention and treatment of stoma complications. A narrative review］. Cir Esp，2014，92（3）：149-156.

［6］宋史，史熠，张根富. 肠造口周围皮炎糜烂. 大肠肛门病外科杂志，2001，7（1）：38-39.

［7］Roveron G，De Toma G，Barbierato M. Italian society of surgery and association of stoma care nurses joint position statement on preoperative stoma siting. J Wound Ostomy Continence Nurs，2016，43（2）：165-169.

［8］Wills R，Johnson K. Patient and WOC Nurse Assessment of a Novel Continence Control Device（CCD）：Stoma Management，Quality of Life and Productivity. Journal of Wocn，2011，38（3）：S28.

［9］陈伟菊，彭刚艺. 临床护理文书规范（专科篇）. 广州：广东科技出版社，2008，1-2，223-231.

第三十四章　造口袋的临床巧用

第一节　造口袋在各种引流管渗漏中的应用

一、放置引流管的目的、护理要点

引流管是在身体开一切口，经切口放入身体腔穴或皮下组织，便于/以使身体内的渗液、脓液或污液排出体外。引流管一般是放置于伤口或伤口旁的皮下组织内。

（一）放置引流管的目的

1. 防止体内渗液积聚引致感染　例如腹腔手术或其他主要大手术，切除范围广泛，可能引致淋巴液、血液或渗液积聚而引致感染。

2. 脓肿切开引流　因内部感染引致脓肿形成，一般在切开引流后，会置一引流管，作用是将剩余感染液体引流出，并且防止伤口过早愈合。

3. 监测吻合漏的发生　例如肠道、泌尿道、胆管等吻合手术后，引流管可引流渗液及监测吻合部位有无渗漏。

4. 监测内腔术后出血。

5. 创伤伤口一般为污染伤口，术后置引流管可防止细菌或其他污染物积聚引致感染。

（二）伤口引流管护理要点

1. 固定引流管。

2. 吸收/收集引流液。

3. 维持引流管通畅。

4. 维持周围皮肤完整。

5. 观察/记录引流液的质及量。

6. 防止感染。

7. 让患者舒适及改善其活动能力。

8. 控制臭味。

二、造口用品在各种引流管渗漏中的操作步骤

（一）引流管种类

引流管种类繁多，而伤口的引流管可分为毛细管引流及内腔引流。

1. 毛细管引流

（1）种类：例如 Penrose drain、Corrugated drain，它是经毛细管作用将组织内的渗液排出体外，如颈部伤口波纹引流（图34-1A）、肛周脓肿伤口波纹引流（图34-1B）。

（2）固定：一般是用缝线或安全扣针来固定，避免引流管向内移位或脱出。若缝线脱落，可以将引流管固定在护肤胶或两件式造口底盘上（图34-1C、D）。

（3）渗液处理：若渗液量少，可用纱布覆盖吸收，引流管周围皮肤可用护肤胶作保护；若渗液量多，可用小儿造口袋，一件式或两件式造口袋收集渗液（图34-1E、F）。

2. 内腔引流

（1）种类：例如 Latex drain、Redivac drain、Jackson Pratt drain、PTBD drain、Melacot drain，该引流是将腔穴内的渗液、血液或淋巴液引流出体外，一般是接于引流袋或负压（图34-1G~K）。

（2）固定：一般是用缝线固定于皮肤，避免引流管向内移位或脱出（图34-1L），此种引流管一般在渗液量减少，在手术后 3~7 天便拔除，但若渗液量持续增多或内腔感染，需要将引流管放置较长一段时期。如缝线脱落，可用其他用品将引流管固定。引流管固定装置见图34-1M、N；也可用造口护肤底盘（图34-1O）或用造口护肤胶（图34-1P）来固定。

（3）渗液处理：若引流管接引流袋或负压，则需观察渗液性质及量；若引流管旁有少量渗液流出，则需用护肤胶保护皮肤及用纱布吸收渗液；若引流管旁有大量渗液，则需用一件式或两件式造口袋收集（图34-1Q~T）。

（二）操作步骤

1. 预备物品　无菌换药包、伤口清洗溶液、护肤胶或两件式造口底盘、防漏膏、护肤粉、缝线、手套、衣物保护垫。

2. 向患者做好解释。

3. 减少患者暴露，保护衣物。

4. 洗手，开无菌换药包及所需物品。

5. 除去旧敷料，观察渗液量，颜色。

6. 洗手，清洗引流管周围皮肤，并抹干。

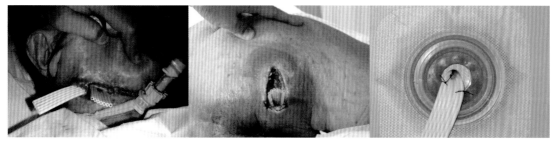

A. 颈部伤口波纹引流　　　　　　B. 肛周脓肿伤口波纹引流　　　　　　C. 引流管固定

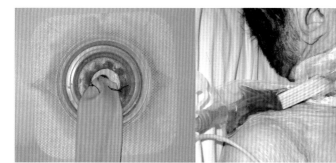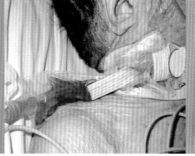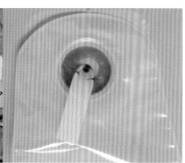

D. 引流管固定　　　　　　E. 小儿造口袋收集渗液　　　　　　F. 造口袋收集渗液

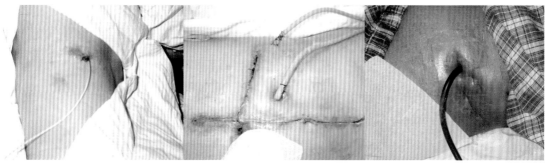

G. PTBD引流管　　　　　　H. 胶管引流　　　　　　I. 脓腔Nelaton引流管

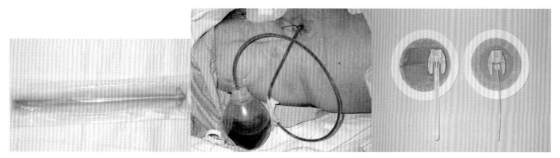

J. Melacot引流管　　　　K. Jackson Pratt引流管口缝线固定　　　　L. Vertical固定

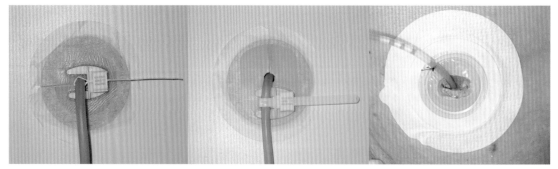

M. Vertical固定　　　　N. Horizontal固定　　　　O. 固定在两件式底盘上

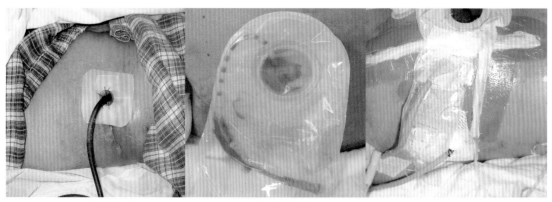

P. 用Y形纱布吸收　　　　Q. 造口袋收集　　　　R. 一件式引流袋收集

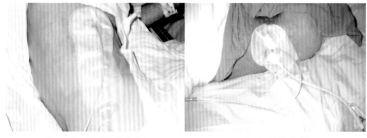

S. 一件式引流袋收集　　　　T. 造口袋收集

图 34-1　毛细引流管引流与固定

7. 若皮肤有损伤，可先用皮肤保护粉后贴上护肤胶或两件式造口底盘保护。若渗液量多，可围绕引流管伤口的位置加防漏膏在护肤胶或造口底盘下，防止渗液积存而损伤皮肤。

8. 用缝线将引流管固定于护肤胶或两件式造口底盘上。

9. 若引流管伤口渗液量少，可用纱布覆盖吸收。

10. 若引流管伤口渗液量多，可贴上一件式或两件式造口袋。

11. 定时或有需要时将渗液倒出。

12. 避免于更换护肤胶时，误将引流管拔出。

13. 纱布或造口袋更换次数依据渗液多少而决定。

14. 若引流管伤口有感染，适宜用两件式造口袋，方便每天清洗伤口。

15. 一件式或两件式造口袋只要清洁便可，不需无菌。

（李伟娟）

第二节　一件式造口袋在大便失禁皮肤护理中的应用

大便失禁是危急重症、昏迷及截瘫患者的常见症状。由于粪便的反复刺激，会阴部、肛周及臀部的皮肤易出现炎症、糜烂、溃疡，给护理工作尤其在皮肤护理方面带来很多困难。使用辅助器具进行粪便的收集与管理十分重要。目前国外已推广使用粪便管理套件进行粪便收集，但由于器材供应、价格等方面的原因，无法在国内普及应用。随着造口袋在非手术领域中的应用开展，人们发现，在大便失禁患者的肛周粘贴一件式造口袋可对肛周皮肤起到良好的预防与治疗作用。

一、肛周粘贴造口袋的目的

1. 收集粪便，避免或减少局部皮肤受粪便刺激，防止感染或促进创面的愈合。

2. 控制臭味，减少患者生理和心理上的不适感，降低患者的焦虑情绪；减少病房空气污染。

3. 减少大便失禁患者肛周皮肤护理的时间，节省费用成本。

4. 准确记录排出量，为治疗提供依据。

5. 减少患者的经济负担。

二、操作方法

1. 用品准备　外用生理盐水或清水棉球、小方纱、一件式透明开口造口袋（水样便且量多时可选用一件式透明泌尿造口袋）、中心负压装置或一次性负压瓶、大胶管、皮肤保护粉、3M 伤口保护膜、橡皮筋 2 条、剪刀，必要时备一次性剃刀。

2. 操作步骤

（1）患者体位：患者采取侧卧位，腿部膝盖朝向胸部。保持此姿势到操作完成 10 分钟才翻身，以增加造口袋粘贴的牢固性。

（2）皮肤准备：如肛周有毛发需用剃刀剃除，以保证造口袋与皮肤粘贴的密闭性与牢固性，同时可减少由于造口袋粘胶粘连毛发导致移除时产生的疼痛。用外用生理盐水或清水棉球彻底清洗肛周皮肤，方纱轻轻拭干水分。如局部皮肤出现失禁性皮炎可均匀涂抹少量皮肤保护粉。注意避免涂粉过多影响造口袋的黏性及引起细菌的滋生。距离皮肤 10~15cm 喷洒 3M 伤口保护膜，待干。中、重度失禁性皮炎者重复涂粉及喷膜 2~3 次，以产生类似"封漆"的效果。

（3）造口袋准备：①造口袋的选择：由于目前国内没有大便失禁专用的收集袋，因此选用底盘柔软、黏性较强、带碳片的透明一件式开口袋。患者排水样便且量多时可选用一件式透明泌尿造口袋并接床边引流袋以减少排放次数。②造口袋的剪裁：将造口袋底盘沿中央孔径剪裁（图 34-2），开口比肛门括约肌稍大，一般 30~40mm，再将造口袋底盘外缘的粘

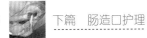

胶相隔 1~2cm 呈放射状剪开小缺口（图 34-3）。

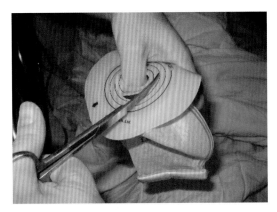
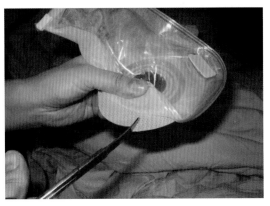

图 34-2　造口袋中央孔径　　　　　　　　　图 34-3　造口袋外缘

（4）造口袋的粘贴：粘贴造口袋时最好有两人配合，一人协助患者采取侧卧位，用手撑开肛周皮肤皱褶，另一人撕开造口袋底盘粘贴纸后，将造口袋中央孔径对准肛门括约肌贴上造口袋（图 34-4A）。注意手指勿触及粘胶。造口袋排放口朝向足部便于排放和引流通畅。勿留有缝隙以防大便渗漏。粘贴后用手由内向外抚平造口底盘，并按压造口袋 2~3 分钟，特别注意按压会阴方向及臀裂方向的粘胶（图 34-4B），使造口袋黏合紧密。最后用宽胶带或透明薄膜在造口袋外缘封边固定（图 34-4C）。

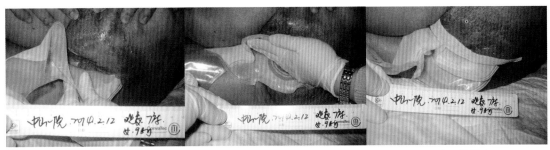

A. 造口袋粘贴　　　　　　　　B. 按压造口　　　　　　　　C. 造口袋封边

图 34-4　造口袋的粘贴

三、造口袋开口的密闭、连接方法和更换时机

（一）造口袋开口的密闭方法

1. 粪便量少时可在造口袋的排放口使用便袋夹或橡皮筋来密闭。

2. 当造口袋内的粪水量达 1/3 或造口袋胀气时需及时排放，排放后用纸巾将造口袋排放口清洁干净。

（二）造口袋开口的连接方法

1. 粪便量多时可将一条大胶管从造口袋的排放口放入 4~6cm，用橡皮筋将造口袋排放口与大胶管捆绑扎紧，大胶管的另一端连接中心负压或一次性负压引流瓶（图 34-5）。如为糊状便难以抽吸时，可将输液延长管或吸痰管连同大胶管一起放入，通过输液延长管或吸痰管注入清水稀释粪便以便于抽吸。启动中心负压进行抽吸，压力可维持在 30 ~ 40mmHg（1mmHg＝0.133kPa）。

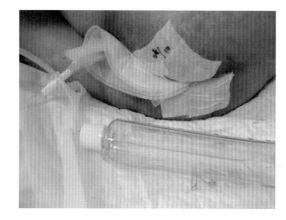

图 34-5 造口袋连接负压引流瓶

2. 如使用一次性负压引流瓶需定时检查造口袋是否有粪便，及时挤压负压瓶，将粪水抽出。通过负压抽吸可以减少排放气体和粪水的次数，节省护士肛周皮肤护理时间，也可减少对病房环境的污染，降低院内感染的机会，还可避免因未能及时排放造口袋引起胀满而导致的造口袋渗漏和脱落。同时，负压的吸力作用可使造口袋粘贴更加稳固，即使造口底板与皮肤有轻微的分离，粪水也不容易渗漏，从而延长造口袋的使用时间。

（三）造口袋更换和停用时间

1. 造口袋出现粪水渗漏时需及时更换，如无渗漏可 2~3 天更换 1 次。

2. 造口袋停用时机　患者排便次数减少（<3~5 次/日）或腹泻停止时撤去造口袋。撕除造口袋时一手轻压皮肤，一手轻轻撕开粘胶，避免损伤皮肤。

四、注意事项

（一）造口袋的选择和裁剪

1. 由于肛门周围皱褶多，皮肤不平坦，尤其女性患者肛门与阴道、尿道距离较短，因此需选择底盘柔软、黏性较强的一件式造口袋。

2. 将造口底盘外周边缘相隔 1~2cm 呈放射状剪开，目的是使造口袋的粘胶在患者翻身或活动时有一定的伸缩范围，皮肤皱褶处粘胶不易揭起。

（二）加强造口袋粘贴稳妥性的技巧

1. 粘贴后用手按压造口袋 2~3 分钟，可使粘胶与皮肤接触后温度逐渐升高，从而与患者皮肤粘合更紧密。特别注意臀裂及会阴部方向的粘胶按压时间应稍长。

2. 及时排放或抽吸造口袋内的粪水或气体，以延长造口袋的使用时间。

3. 危重患者常留置尿管，会阴冲洗时应尽量避免冲洗液流至造口袋，以免液体渗入造口底盘影响粘贴的牢固性。停留尿管的女性患者最好采用会阴抹洗的方法进行会阴部清洁，且应将湿棉球稍为拧干，以延长造口袋的使用时间。

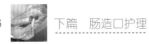
五、肛周粘贴造口袋的优点和缺点

1. 优点　应用一件式造口袋对大便失禁患者进行大便管理及肛周皮肤的保护，方法简单，方便，耗材便宜，效果满意，是大便失禁患者肛周皮肤保护的理想方法，尤其适合于危重的大便失禁或腹泻患者。

2. 缺点　造口袋粘贴的牢固性及使用时间的长短与操作者的技术熟练程度有关。移除造口袋时如操作不慎可能导致皮肤撕脱伤等问题。此外，患者下床活动或躁动时造口袋容易脱落，因此该方法不适合于能下床活动或烦躁的患者。

六、个案护理分享

病例1　患者女性，61岁，心肺复苏术后大便失禁，会阴部、肛周、臀部重度失禁性皮炎（图34-6A）。糊状便，量多，每次排泄后粪便污染臀部皮肤创面，护理人员需频繁进行皮肤护理，皮肤创面逐渐加重。处理方法和处理效果见图34-6B～H。

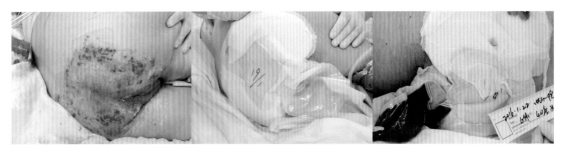

A. 重度失禁性皮炎　　　B. 创面粘贴泡沫敷料和造口袋　　　C. 大便收集效果

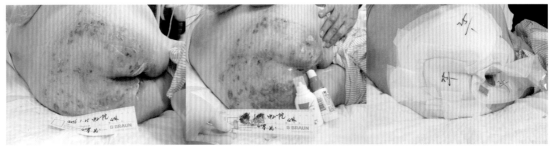

D. 6天后创面好转　　　E. 继续使用保护粉与保护膜　　　F. 继续如前创面处理

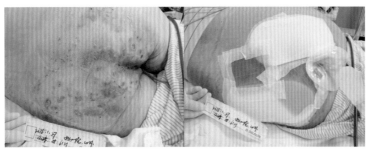

G. 8天后创面大部分愈合　　　H. 继续创面处理与粪便收集

图 34-6　大便失禁护理（病例1）

病例2　女性，98 岁，长期卧床，7 天前因肺部感染入院治疗。3 天前出现腹泻，大便失禁，每天排稀烂便 8~10 次，肛周及会阴部中度失禁性皮炎（图 34-7A）。处理方法见图 34-7B~E，处理效果见图 34-7F。

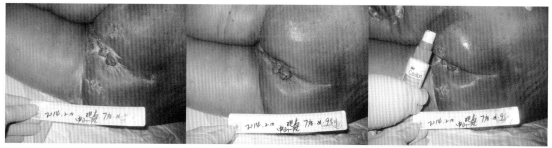

| A. 中度失禁性皮炎 | B. 涂抹皮肤保护粉 | C. 喷洒伤口保护膜 |

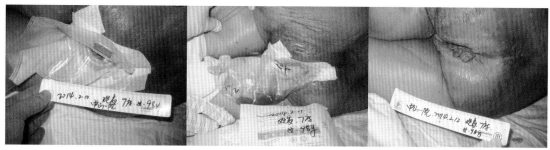

| D. 粘贴造口袋收集 | E. 粪便收集效果 | F. 2天后皮炎愈合 |

图 34-7　大便失禁护理（病例2）

（黄漫容）

参　考　文　献

［1］吴铁军，刘志军，赵玉敏，等. 综合重症监护治疗病房患者发生腹泻的相关因素分析. 中国危重病急救医学，2004，16（12）：747-749.

［2］姜勇，王振军. 大便失禁的病因、病理及诊治. 大肠肛门病外科杂志，2000，6（4）：39-42.

［3］彭燕，李吕平. 功能性大便失禁的研究进展. 中国肛肠杂志，2003，23（1）：40-43.

［4］王辉，韩芳，屠越兴. ICU 患者发生腹泻的临床分析. 中华医院感染学杂志，2014，24（2）：372-373.

［5］Whitehead WE, Palsson OS, Simren M. Treating Fecal Incontinence：An Unmet Need in Primary Care Medicine. N C Med J, 2016, 77（3）：211-215.

［6］刘连杰，喻德洪. 肛门失禁的诊断与治疗. 中华普通外科杂志，2000，11（1）：50-51.

［7］Palmieri B, Benuzzi G, Bellini N. The anal bag：a modern approach to fecal incontinence management. Ostomy Wound Manage, 2005, 51（12）：44-52.

［8］黄漫容，成守珍，肖萍，等. 造口袋对危重病人大便失禁肛周皮肤保护的效果观察. 现代临床护理，2010，9（10）：12-14.

［9］ 黄漫容，彭利芬，李敏宜，等. 肛周粘贴造口袋收集粪水技术的改良. 中华现代护理杂志，2011，17（36）：4509-4510.

［10］ 魏红云，张艳，周燕莉，等. 造口袋负压吸引用于危重病人大便失禁肛周皮肤护理的效果观察. 临床护理，2013，20（10）：24-26.

［11］ 黄紫霞，黄丽芳. 一件式造口袋联合持续负压引流用于大便失禁患者. 护理学杂志，2013，28（1）：50-51.

［12］ Bielefeldt K. Adverse events of sacral neuromodulation for fecal incontinence reported to the federal drug administration. World J Gastrointest Pharmacol Ther，2016，7（2）：294-305.

［13］ Black JM, Black SB. Surgical wounds，tubes，and drains. In：Baranoski S，Ayello EA，editors. Wound care essentials：practice，Principles. 4th edition. philadelphia：Lippincott Williams & wilkins；2015，373-390.

［14］ Carville K. Wound care manual. 7th ed. Australia：Silver Chain Foundation，2017，193-227.

［15］ Jane EC. Jody S. Tube Management. In：Colwell JC. Goldberg MT. Carmel JE. Fecal & Urinary Diversions. Philadelphia：Mosby Year Book，2004：351-380.

［16］ Whitney JD. Surgical wounds and incision care. In：Bryant RA，Nix DP，editors. Acute & chronic wounds：current management concepts. 4th ed. St. Louis：Mosby Elsevier，2012：469-475.

第三十五章 回肠造口患者的护理

回肠造口是指通过外科手术将大肠完全或大部分切除，进而将回肠的末端缝于腹部的开口上，形成用以排泄粪便的开口。需行回肠造口手术的原因很多，最常见的是直肠癌、肠息肉病、溃疡性结肠炎及克罗恩病。回肠造口位于右下腹，患者可能因结肠切除、留下全部或部分直肠而需要行预防性回肠袢式造口，也可能因结肠、直肠切除而需行永久性回肠单腔造口。回肠造口手术患者的术前护理与所有肠造口患者的护理相同，术后除了肠造口常规护理外，还需要注意以下内容。

第一节 回肠造口手术后的评估

回肠造口手术后的护理评估除了注意常规的内容外，还要特别注意以下问题。

一、排泄情况的观察

1. 肠造口排出量的观察 术后早期（2~3天内）回肠造口尚未完全恢复功能，排泄物通常呈液体状，进食固体食物后，排出物变稠常呈糊状。肠造口功能良好时，每天排出量为200~700ml。粪便的含水量决定了粪便的稠度及体积；同时高位回肠造口者往往排出量多且频繁；饮食的改变也会使每天排出量发生相应的变化。

2. 回肠袢式造口者，肛门仍然存在，排稀便时部分粪水会进入远端肠管，故回肠袢式造口者偶尔会从肛门排出粪便。此外，远端的肠管具有排泄黏液的功能，常有黏液从肛门排

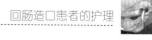

出也是正常的现象。

二、肠造口周围皮肤的评估

排泄物含有丰富的消化酶，对肠造口周围皮肤刺激大，容易引起肠造口周围皮肤损伤。注意观察肠造口周围皮肤是否出现发红、刺痛或表皮破溃、灼痛等情况。

第二节　造口袋的选择和排空方法

一、回肠造口者造口袋的选择

由于回肠造口没有括约肌控制粪便的排出，故粪便会由回肠造口直接排出体外。患者本身并没有排便的感觉，也不能控制其排出，因此需要在回肠造口的位置粘贴造口袋，以收集排泄物。理想的造口袋能使用3~7天且具有隐蔽性、除臭、保护皮肤、容易使用和更换等特性。造口袋的选择受许多因素影响如肠造口的大小、形状、腹部轮廓，回肠造口的位置、腹部区域的瘢痕和皱褶，患者的身高、体重等，选择合适的造口袋要进行综合评价。正常回肠造口的排泄物为稀便和糊状便，含水分较多，故宜选择无碳片的一件式开口袋或两件式开口袋以方便将稀粪排空。

二、造口袋的排空方法

回肠造口排泄物多、稀且无排出规律，一般造口袋满1/3时就要排放，每天需要排放数次。及时排空造口袋有利于维持造口袋粘贴的稳固性，避免因造口袋过满产生重力牵拉。开口袋内排泄物的排放方法如下。

（一）造口袋内粪便的排空步骤

1. 排空造口袋内的粪便（图35-1A）

（1）体位：患者坐在座厕上或旁边；或者患者站立在座厕前。卧床患者可在床上由家属或护理人员协助。

（2）露出造口袋：将衣服分开或卷起用夹子夹紧。

（3）打开便袋夹。

（4）排放：将粪便排进厕所内或胶袋内；用手指从造口袋的上端向下挤压，使所有的粪便均能排出造口袋外。

2. 清洁造口袋（图35-1B）

（1）将造口袋的尾端外层和内层清洗干净，防止遗留气味。

（2）检查造口袋是否撕裂或穿破，如发现应更换造口袋。

（3）如便袋夹被粪便污染，应清洗干净。

（4）如果需要冲洗造口袋，将造口袋的袋口放在水龙头下冲洗或将水由袋口倒进袋内清洗后倒出。

3. 重新夹闭造口袋开口

（1）将便袋夹打开，一面放在造口袋的袋口正面（图35-1C），将造口袋的尾端向上反折；另一面用手向下按压，使便袋夹两面完全相合（图35-1D），直到夹紧袋口为止。注意造口袋袋口反折的部分应向上，以免刺激皮肤。如使用铁线软条来夹闭造口袋袋口，抹干造口袋袋口后，向身体方向卷上夹子（图 35-1E），然后再向外屈折铁线使造口袋密封（图35-1F）。

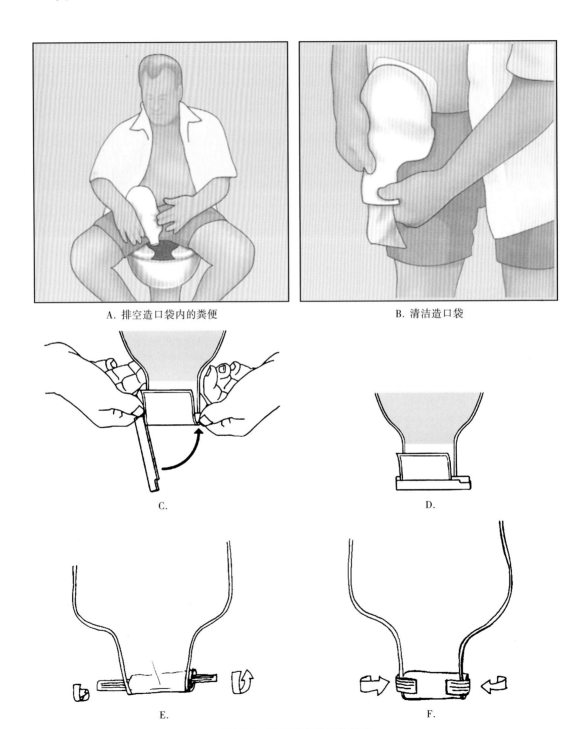

A. 排空造口袋内的粪便　　　　　　　　B. 清洁造口袋

C.　　　　　　　　　　　　　　　　　　D.

E.　　　　　　　　　　　　　　　　　　F.

图 35-1　造口袋内排泄物排空

（2）检查便袋夹是否完全夹闭。

（二）排放造口袋内气体步骤

1. 将便袋夹打开

2. 一手握着袋尾，另一手从造口袋的上端向下推至袋尾，将袋内气体排出（图 35-2）。

3. 重新夹回便袋夹。

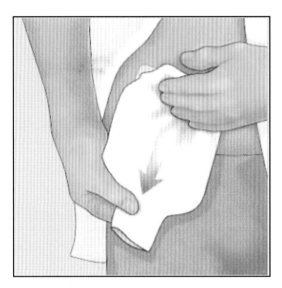

图 35-2　排放造口袋内气体

第三节　回肠造口护理注意事项

一、护理要点

1. 切勿用消毒水来清洁肠造口及其周围皮肤，因为这样会刺激肠造口及引致皮肤干燥。

2. 造口底盘开口裁剪不宜过大或过小。太大则皮肤外露，排泄物容易损伤皮肤；太小则紧逼肠造口，影响其血液循环。

3. 不可施行肠造口灌洗法，以免粪便逆流，造成患者出现恶心、呕吐。

4. 选择回肠造口排泄物较少的时间更换造口袋，一般于饭前或饭后 2~4 小时更换。造口底盘约每 5 天更换 1 次。

5. 术后早期指导患者学习造口袋的更换方法时，最好垫上护垫，以免排泄物随时排出而弄脏床单。

二、健康宣教

1. 食物的选择　尝试新的食物，应先少量摄入，观察是否出现不适；如果发生不适，应过几周后才能再尝试。进食粗纤维或易造成阻塞的食物，如蘑菇、玉米等时注意烹调方式，同时必须将食物咀嚼烂，以免引起肠梗阻发生。

2. 预防体液不足　小肠吸收水分的功能不如结肠。患者每天至少须喝2000ml水，以免因为体液经回肠流失而造成体内水分的缺乏；饮用水中添加钠和钾以补充丢失的电解质。指导患者如果肠造口排出大量水样便，尿量减少及呈深黄色，身体虚脱、心跳快速、口干时应及时就诊。

3. 口服营养品和药物　当大肠切除或不连接时，一些维生素或药物可能无法口服吸收。指导患者就诊时一定要告诉医生自己是回肠造口者。

4. 腹泻　腹泻的原因很多，可能由于进食刺激食物或食物不清洁引起。指导患者，如腹泻严重，排泄物呈水样，应立即就诊。

5. 气味　气味是回肠造口者最为关注的问题之一。如今，造口袋均有防臭功能。如果造口袋没有渗漏，一般仅在排放粪便时才出现臭味。如果持续出现臭味，要注意检查造口底盘是否出现渗漏。定期排空造口袋内的粪便有利于减少造口底盘的渗漏，同时也避免因造口袋内粪便过多而引起造口袋鼓胀。

6. 气体　气体排出的量因人而异。当气体排出后造口袋会胀起。造口袋胀起时可将便袋夹开放，将气体放出。回肠造口因造口排泄物为稀便，碳片容易浸湿而失去除臭功能。

7. 皮肤损伤　因对造口用品过敏、粪便侵蚀、皮肤毛囊炎、用强碱性的清洁液或消毒药物清洁肠造口周围皮肤等而导致。护理上要指导患者掌握正确的肠造口及其周围皮肤的护理方法并选用合适的造口护理产品。

第四节　个案护理

1. 病例简介　患者，叶先生，58岁，身高1.8米，自己拥有工厂。因直肠癌，于1个月前于当地医院行Dixion术（低前切除位术）＋临时性回肠造口术。因肠造口周围皮肤破损而就诊。就诊教授将患者转介给造口治疗师处理。

2. 肠造口评估　患者使用婴儿护垫遮盖肠造口（图35-3A），是临时性回肠袢式造口，肠造口位于右下腹，肠造口周围凹陷，尤其坐位时更为明显，1～7点位置皮肤破损（图35-3B、C），为粪水性皮炎，SACS评估工具评估L2TⅠ～TⅣ，肠造口排出黄色水样便。患者主诉肠造口周围皮肤中度疼痛，因造口袋粘贴不稳固，每天需要更换6～8次，而放弃粘贴造口袋。在家穿裙子，方便清洁随时被粪水弄脏的皮肤。

3. 护理措施

（1）粪水性皮炎的处理：以生理盐水清洗干净，纱布抹干后粘贴薄装水胶体敷料。

（2）健康宣教：告诉患者，必须使用造口袋来收集粪便才能过正常的生活；因造口周围有凹陷，原来使用的是平面两件式造口袋不适合，应改用凸面的造口袋（图35-3D），在肠造口3点和9点的位置垫上补片，且配合造口腰带，如配合腹带稳固性会更好。

（3）一旦造口底盘有渗漏，马上更换。

（4）指导患者掌握肠造口护理方法和日常生活指导。

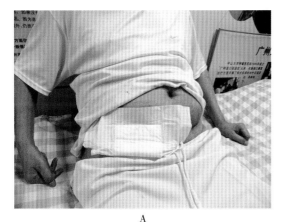

A

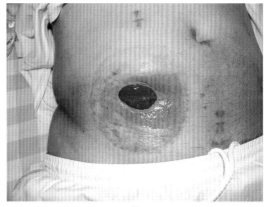

B

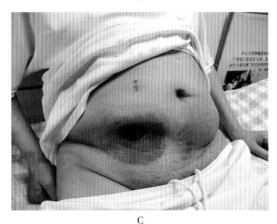

C

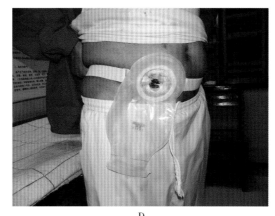

D

图 35-3 回肠造口护理

（郑美春）

参 考 文 献

［1］ 陈立兵，喻德洪. 肠造口术后的消化生理改变及对患者的影响//喻德洪. 肠造口治疗. 北京：人民卫生出版社，2004：18-22.

［2］ 罗伟伦，朱建华. 回肠造口. 见万德森，朱建华，周志伟，等. 主编. 造口康复治疗理论与实践. 2006，381-390.

［3］ 郑美春. 造口器材的运用. 见万德森主编. 结直肠癌. 2008，427-433.

［4］ Bafford A，Irani J. Management and complications of stomas. Surgical Clinics of North America, 2013, 93（1）：145-166.

［5］ Janice C. Colwell, Catherine R. Ratliff, Margaret Goldberg. MASD Part 3：Peristomal Moisture-Associated Dermatitis and Periwound Moisture-Associated Dermatitis：a consensus. J Wound Ostomy Continence Nurs,

2011，38（5）：541-553，554-555.

[6] P. Nastro1，C. H. Knowles1，A. McGrath，et al. Complications of intestinal stomas. British Journal of Surgery，2010，97：1885-1889.

[7] Ginger Salvadalena，Samantha Hendren，Linda McKenna，et al. WOCN society and ascrs position statement on preoperative stoma site marking for patients undergoing colostomy or ileostomy surgery. J Wound Ostomy Continence Nurs，2015，42（3）：249-252.

[8] M. F. Sier1，L. van Gelder1，D. T. Ubbink，et al. Factors affecting timing of closure and non-reversal of temporary ileostomies. Int J Colorectal Dis，2015，30（9）：1185-1192.

[9] 丁炎明. 造口护理学. 北京：人民卫生出版社，2017，99-103.

[10] 郑美春，回肠造口护理与康复指南. 北京：人民卫生出版社，2017，1-48.

第三十六章　结肠造口患者的护理

结肠造口是指通过外科手术将结肠的一部分由腹部拉出，缝合在腹部的开口上用以排泄粪便的开口。需行结肠造口手术的原因很多，在我国最常见的是大肠肿瘤，其次是大肠受伤、大肠及肛门先天性异常、憩室病、肠缺血及大便长期失禁等。结肠造口有的比较大，有的比较小；肠造口的位置可能在左腹部、右腹部或腹部中间。

第一节　结肠造口的类型

结肠造口根据使用时间可分为暂时性或永久性。常见的结肠造口有升结肠造口、横结肠造口、降结肠造口和乙状结肠造口。

一、升结肠造口

升结肠造口临床比较少见，位于右上腹部。升结肠造口会影响结肠对水及电解质的吸收能力，升结肠造口的排泄物量和次数较多，粪便呈液体状或糊状，水及钠的含量较高，粪便含有许多消化酶，对皮肤有较大刺激。

二、横结肠造口

横结肠造口位于上腹部，可能在正中或右上腹部。横结肠造口又分为袢式造口和双口式造口。可能是暂时性的，也可能是永久性的，但以暂时性多见。横结肠的主要功能是肠内容物的运输和吸收。肠道运动的特点是环状收缩，使粪便向远端推进并做来回往复运动。横结肠造口的吸收面积比升结肠大，粪便蠕动过程中粪便与肠液充分混合，并形成渗透梯度，便于水分的被动吸收。因此，横结肠造口的粪便排出量较升结肠造口排出量少，排泄物呈糊状或半固体状。大便含有消化酶对皮肤容易产生刺激。横结肠造口患者企图通过节制饮食、药物、结肠造口灌洗来控制排泄一般无效。

三、降结肠造口和乙状结肠造口

降结肠造口位于左下腹降结肠的末端。排泄物几乎是成形的。乙状结肠造口是最常见的肠造口之一，以永久性多见，肠造口位于左下腹，排泄物基本是成形的，由不被吸收的食物残渣及细菌所组成。这两种肠造口每天排泄 1~3 次，排泄物不含消化酶，因此对皮肤的刺激较小。

第二节　结肠造口患者的术后评估及造口袋的选择

结肠造口的护理相对回肠造口容易，且并发症也相对较少。除了注意常规的肠造口护理方法外，尚要做好以下几方面。

一、肠造口评估

结肠造口的详细评估内容见"肠造口术后评估"章节内容。针对结肠造口的特点在肠造口评估时尚需要留意以下问题。

1. 结肠造口没有神经支配，因此结肠造口不会疼痛。

2. 结肠外露的肠袢有结肠带、结肠袋和脂肪垂，因此结肠造口通常比较大，形状不规则，尤其早期外观比较难看。

3. 结肠造口术后肠道功能的恢复时间一般为 3~5 天，肠道功能恢复后结肠造口会排出气体，继而是水样便，之后是稀便，当正常饮食后，会排出正常成形粪便。

4. 结肠袢式造口者，肛门仍然存在，稀便时部分粪水会进入远端肠管，故会出现肛门排便现象。此外，远端的肠管有排泄黏液的功能，偶有黏液从肛门排出也是正常的。

二、造口袋的选择

由于结肠造口没有括约肌控制粪便的排出，故粪便会由结肠造口直接排出体外。患者本身并没有排便的感觉，也不能控制它的排出，因此需要在肠造口的位置粘贴造口袋，以收集排泄物。根据不同类型的结肠造口特点，选择不同的造口袋（表 36-1）。详细方法见造口护理用品的特性及种类章节内容。

表 36-1　结肠造口用品的选择

结肠造口类型	造口袋的选择
升结肠造口和 横结肠造口	一件式开口袋或两件式开口袋，最宜选择一件式开口袋
降结肠造口和 乙状结肠造口	一件式开口袋；一件式闭口袋；两件式开口袋；两件式闭口袋 可以选用带碳片造口袋；结肠造口灌洗患者可以选用迷你型造口袋

第三节　造口袋的更换和开口袋的清洗方法

一、更换造口袋的基本操作步骤

结肠造口者的造口袋更换步骤见"肠造口操作技术"内容，基本操作步骤见图 36-1。

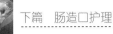

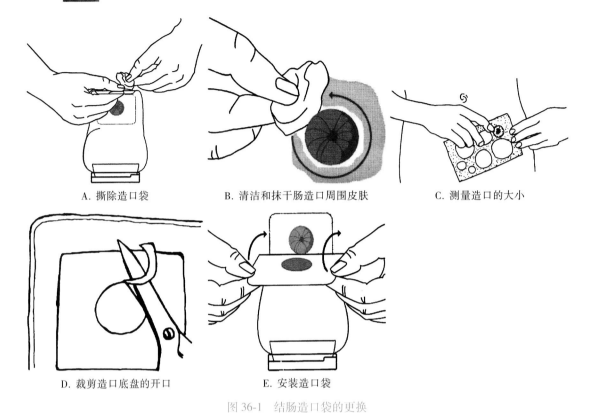

A. 撕除造口袋　　　　B. 清洁和抹干肠造口周围皮肤　　　　C. 测量造口的大小

D. 裁剪造口底盘的开口　　　　E. 安装造口袋

图 36-1　结肠造口袋的更换

二、开口袋的清洗方法

开口袋的清洗有以下几种方法。

（一）方法一：适用于一件式及两件式开口袋

1. 开放造口袋的便袋夹（图 36-2A），将粪便排进厕所内或胶袋内（图 36-2B）。

2. 将袋口放在水龙头下冲洗或将水从袋口倒进袋内清洗后倒出（图 36-2C）。

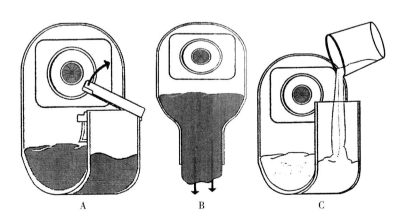

A　　　　　　B　　　　　　C

图 36-2　开口袋的清洗

3. 用抹手纸抹干袋口。

4. 夹回便袋夹。

5. 洗手。

（二）方法二：适用于两件式开口袋

1. 开放造口袋的便袋夹，将粪便排进厕所内或胶袋内。

2. 分离造口袋。

3. 将造口袋放在水龙头下冲洗。

4. 用纸巾或柔软的抹布将造口袋抹干或将造口袋晾干。

5. 使用弄湿的擦手纸或湿巾抹洗肠造口。

6. 套回造口袋。

7. 使用便袋夹或便袋粘贴条将造口袋密闭。

8. 洗手。

第四节　结肠造口患者常见的问题

一、气味

气味是结肠造口者最为关注的问题。现有的造口袋均设置防臭功能。如果造口袋未发生渗漏，一般仅在排放粪便时才出现臭味。如果持续出现臭味，要注意检查造口底盘是否出现渗漏或两件式造口袋是否密合。一般每天需要清空造口袋排泄物 1~3 次。定期排空造口袋内的粪便有利于减少造口底盘的渗漏，同时也可避免因造口袋内粪便过多而引起造口袋胀鼓，进而影响身体的外形。有时，因为食物或药物的摄入会影响粪便气味。

二、气体排出量

气体的排出量因人而异。当气体从结肠造口排出后，造口袋会胀起，降结肠造口和乙状结肠造口者，可以使用带有碳片的造口袋来解决此问题。横结肠造口者因肠造口排泄物为稀便，碳片容易浸湿而失去功用。使用非碳片开口袋时，当造口袋胀起，可将便袋夹开放，将气体排放。

三、便秘

降结肠造口和乙状结肠造口者偶尔会发生便秘。便秘多由于进食纤维素食物较少或饮水过少所致。应鼓励结肠造口者平常多饮水及果汁，多吃新鲜蔬菜、水果及粗纤维食物。

四、腹泻

腹泻的原因很多，可能因进食刺激食物，或食物不清洁而引起。指导患者观察，如腹泻严重，排泄物呈水样，应立即就诊。

五、皮肤损伤

结肠造口患者皮肤损伤常见于造口用品过敏、粪便腐蚀、皮肤毛囊炎、用强碱性的清洁液或消毒药物清洁肠造口周围皮肤等。护理上要指导患者掌握正确肠造口及其周围皮肤的护理方法，帮助患者选用合适的造口产品。

<h1 style="text-align:center">第五节　个案护理</h1>

1. 病例简介　患者，男性，70 岁。6 个月前因直肠癌而于当地行 Miles 术，术后一直使用国产人工肛圈来收集粪便（图 36-3A）。本次因诊断为直肠癌术后肝转移而就诊。患者因有强烈体臭味和粪臭味，门诊医生转介患者先到造口治疗师门诊处理。

2. 护理评估　患者有强烈体臭味和粪臭味是因患者手术之后一直没有沐浴，加上使用无粘贴、无密闭和防臭的造口袋而引致。患者还主诉，肠造口黏膜经常有出血。

3. 护理措施

（1）建议和指导患者最好选用现代有黏性、防臭的造口袋。

（2）如确实一定使用原来款式的造口袋，建议胶圈可以使用，但固定不能使用无弹力的边带，以免固定不牢，胶圈经常活动而损伤肠造口黏膜。应选用至少直径 3cm 宽的橡皮筋来固定（图 36-3B），且将胶圈的最宽面接触皮肤（将现用的胶圈反过来放置）；在造口周围放置柔软的草纸（图 36-3C），可以适当保护肠造口周围的皮肤；收集袋不使用配置的橡胶袋，因橡胶袋接触粪便后会残留粪臭味，可以使用平常购物的白色小胶袋（如装面包的小胶袋），用橡皮筋固定在胶圈环上，有粪便随时弃之。但如出现腹泻时不宜使用这种无黏性的造口袋，以免粪水刺激肠造口周围的皮肤。

（3）告知患者，应注意个人卫生，有造口仍然可以沐浴，沐浴不会影响肠造口。

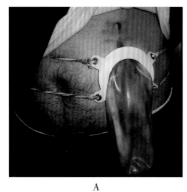
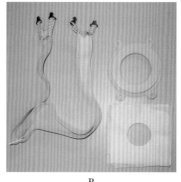
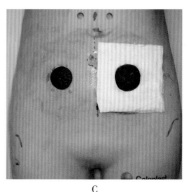

A　　　　　　　　　B　　　　　　　　　C

图 36-3　结肠造口的护理

（郑美春）

<h2 style="text-align:center">参　考　文　献</h2>

[1] 陈立兵，喻德洪. 肠造口术后的消化生理改变及对患者的影响. 见喻德洪主编. 肠造口治疗. 2004；18-22.

［2］郑美春. 造口器材的运用. 见万德森主编. 结直肠癌. 北京：北京大学医学出版社，2008：427-433.

［3］Barbara Dorr Mulien. Pouch skills. In：Barbara Dorr Mulien and Kerry Anne McGinn. The ostomy book-Living comfortably with colostomies, ilostomies, and urostomies. Palo Alto；The third. Bull Publishing Co, 1992：132-143.

［4］Saunders RN, Hemingway D. Intestinal stomas. Surgery, 2008, 26（8）：347-351.

［5］Trickett JP, Tilney HS, Gudgeon AM, et al. Management of the rectal stump after emergency sub-total colectomy：which surgical option is associated with the lowest morbidity? Colorectal Dis, 2005, 7（5）519-522.

［6］Ostomy Guidelines Task Force. Management of the patient with a fecal ostomy：best practice guideline for clinicians. J Wound Ostomy Continence Nurs, 2010, 37（6）：596-598.

［7］Phatak UR, LiLT, Karanjawala B, et al. Systematic review of educational interventions for ostomates. Diseases of the Colon & ReCtum Volume, 2014, 57（4）：529-237.

［8］丁炎明. 造口护理学. 北京：人民卫生出版社，2017，103-107.

［9］张俊娥. 结构造口护理与康复指南. 北京：人民卫生出版社，2017，1-53.

第三十七章　泌尿造口患者的护理

在手术的过程中，将两条输尿管的末端缝合在游离的一小段回肠上，这段回肠的一端被缝合，另一端则缝于腹部的一个开口上，便成为泌尿造口。手术后尿液经输尿管及此小段回肠而流出体外，不再由膀胱贮存。

需行泌尿造口手术的原因很多，最常见的是膀胱肿瘤或先天性膀胱功能障碍。永久性泌尿造口的位置一般在右下腹。泌尿造口手术前后的护理与回肠、结肠造口护理方法有很多相同之处和不同之处，相同之处可按回肠、结肠造口护理的方法进行，不同之处下面将详细介绍。

第一节　泌尿造口手术后的评估

一、尿液的观察

1. 尿液性状的观察　术后初期 2~3 天，尿液会呈淡红色，之后会转为淡黄色。因为泌尿造口是一段带肠系膜的回肠，此段肠管具有肠管的正常功能，能分泌黏液。术后尿袋中的白色絮状物常是肠管分泌的黏液。黏液在手术后会较多及黏稠，输尿管支架管拔除后，会逐渐减少。

2. 尿液排出量　泌尿造口手术后，尿液会不受控制地不断流出。注意观察尿液是否可由两条输尿管支架管顺畅地引流，如有血块阻塞尿路，应及时报告；注意观察和记录尿液的排出量，如尿量少或无尿要及时报告医生处理。

二、引流液的观察

手术后腹部留置引流管，做好管道的固定、保持引流管的通畅；注意观察引流液的性状，正常引流液为淡红色、量逐渐减少，如引流液的颜色与尿液颜色相同，应高度怀疑是否发生肠管吻合口漏并及时报告医生进行诊治。

第二节　造口袋的选择和更换方法

一、泌尿造口袋的选择

由于没有括约肌控制尿液的排出，也没有膀胱贮存尿液，因此尿液一旦产生会经泌尿造口直接排出体外，在此过程中患者本身并没有排尿的感觉，也不能控制其排出，因此需要在泌尿造口的位置粘贴造口袋以收集尿液。

（一）泌尿造口袋的选择原则

1. 具有贮存尿液容量的功能。

2. 患者佩戴后泌尿造口周围皮肤不会发生变态反应。

3. 造口袋完整无破损。

4. 可牢固粘贴不易脱落。

5. 适合患者的生活模式。

泌尿造口袋的特色是造口袋内设置防逆流的瓣膜，尿液不会逆流至泌尿造口而引致感染、渗漏等问题。泌尿造口袋的下端通常设有活塞阀门，便于排放泌尿造口袋里的尿液，同时也便于与床边尿袋紧密连接。术后早期宜选用两件式造口袋，方便清洁从造口排出的黏液；黏液减少后，可依据个人喜好选用一件式或两件式造口袋。选择方法详见"肠造口护理用品的特性"章节内容。

二、泌尿造口袋的更换方法

（一）输尿管支架管拔除前

如果输尿管支架管不需要分开记录尿量时，造口袋的更换方法与回肠、结肠造口袋的更换方法相同，将两条输尿管支架管放入造口袋内即可。如果两条输尿管支架管需要分开记录尿量时，造口袋的更换操作步骤如下。

1. 物品准备　两件式泌尿造口袋 1 套（底盘和造口袋）、剪刀、造口量度表或尺子、清水或温水（约 200ml）、抹手纸、弯盆或垃圾袋 2 只、垫单、血管钳 2 把、两只一次性尿袋、薄装水胶体敷料 1 块。

2. 环境准备　调节室温，避免患者受凉；注意保护病人的隐私（非单间住房应使用屏风遮挡）。

3. 向患者及家属讲解换袋的目的。

4. 换袋过程

（1）将用物放置于易取的位置。

（2）暴露泌尿造口部位，铺垫单于泌尿造口侧的下方，并在泌尿造口侧身旁放置弯盆。

（3）分离造口袋及揭除造口底盘，造口袋可清洗干净重复使用。

（4）清洗和抹干肠造口周围皮肤。

（5）测量泌尿造口的大小。

（6）裁剪造口底盘和粘贴造口底盘。

（7）套上造口袋：套上造口袋要分步进行（图 37-1）。

1）用血管钳将两条输尿管支架管夹闭。注意要用血管钳尾端无齿部分夹管，以免导致管道破损或断裂。

2）在造口袋上贴一小块水胶体敷料，在造口袋贴好水胶体敷料的位置上剪 2~3cm 的横切口（使用水胶体敷料，可以避免剪口扩大）。

3）用血管钳将两条输尿管支架管经横切口拉出造口袋。

4）将血管钳夹闭造口袋外露部分的输尿管支架管，并将之前夹闭的血管钳松开。然后将造口袋套好。两条输尿管支架管分别连接无菌袋，最后把夹闭的血管钳松开。

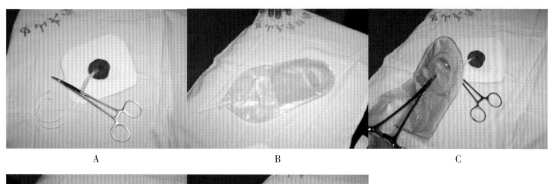

A　　　　　　　　　　　　B　　　　　　　　　　　　C

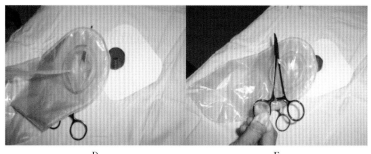

D　　　　　　　　　　　　E

图 37-1　套上造口袋

（二）输尿管支架管拔除后

造口袋的更换方法见"肠造口技术操作"内容。造口底盘一般每 3~5 天更换 1 次，而造口袋则可以随时除下清洗，用至破损为止。

第三节　泌尿造口护理注意事项及日常生活指导

一、注意事项

（一）输尿管支架管堵塞的处理

输尿管支架管可支持输尿管及回肠的吻合位置，一般停留 10~14 天，故护理造口时要小心，防止其脱落。输尿管支架管如有血块堵塞，应遵医嘱使用生理盐水通管。操作步骤如下。

1. 物品准备　无菌换药包 1 个/无菌圆碗 2 只、孔巾 1 条、无菌手套 1 双、生理盐水 1 瓶、消毒液 1 瓶、10ml 注射器 1 只、棉球 2~4 粒。

2. 环境准备　隐私、光线充足、调节室温。

3. 操作步骤

（1）向患者和家属做好解释、讲解操作的目的。

（2）打开无菌换药包/无菌圆碗。

（3）将注射器、孔巾、棉球放入无菌换药包/无菌圆碗内，分别将消毒液、生理盐水倒入圆碗内。

（4）除下造口袋（如使用两件式，底盘不需要撕除）。

（5）戴无菌手套。

（6）铺无菌治疗巾/孔巾。

（7）消毒液消毒输尿管支架管。

（8）抽吸 10ml 生理盐水，将针头插入管内回抽血块，回抽过程中可反复注入少量生理盐水，直至尿液由导管通畅流出。

（9）套回造口袋。

（二）更换造口袋时做好防护

泌尿造口的尿液会不受控制地不断流出，因此，每次更换造口袋时，清洗干净泌尿造口周围皮肤后，要用一干净的小毛巾放在泌尿造口上吸收尿液，防止其弄湿周围皮肤。更换造口袋前最好垫上护垫，以免尿液随时排出而弄脏床单。造口底盘开口裁剪不宜过大或过小；太大则皮肤外露，使排泄物损伤皮肤；太小则紧逼泌尿造口，影响其血液循环。

（三）更换造口袋的护理须知

更换造口袋的最佳时间是早上起床后，因此时尿量较少，方便更换；最佳地点是在浴室进行；最佳清洁液是温水，切勿用消毒药水清洁肠造口及其周围皮肤，以免其刺激泌尿造口并引致肠造口周围皮肤干燥；最佳清洁方法是沐浴，清洁后注意避免肥皂残留在泌尿造口周围皮肤，因残留的肥皂会影响造口底盘粘贴的稳固性。最佳清洁用品是抹手纸/小毛巾，泌尿造口本身是回肠的一部分，黏膜上布满很多微细血管，粗糙物品抹洗会引起出血或受损。

（四）黏液的清除

泌尿造口会有黏液分泌，尤其是术后初期，分泌会较多，要勤加清理，以免堵塞尿液的排出。

二、日常生活指导

（一）预防尿液异味

一些泌尿造口者非常关注尿液异味的问题。现代泌尿造口袋均设有防臭膜，可较好地收集异味。有时某些食物如芦笋、鱼类和香料会增加尿液异味；同样，一些药物也能影响尿味。如果非常注重这一问题，建议避免进食容易产生气味的食物。另外，蔓越橘汁、奶酪、牛油奶可帮助减少异味。

（二）预防尿路感染

因泌尿造口术后改变的尿路，无法防止尿液逆流，故患者可能比正常人更容易发生尿路感染。日常生活中要做好预防。

1. 平常要多进食含维生素 C 丰富的新鲜蔬菜及水果，因维生素 C 对预防尿路感染有帮助。

2. 每天多喝水和果汁，饮水量应有 1500~2000ml。

3. 使用含防逆流装置的造口袋。

4. 定期排空造口袋，造口袋 1/3~1/2 满时，便应排放。

5. 晚上睡觉前将泌尿造口袋出口的活塞开启，与床边尿袋连接，避免晚上起床排放尿液；如不连接床边尿袋，晚上要起床 1~2 次排放尿液。床边一次性大容量尿袋每次排放尿液后清洗干净再重复使用，一般 7 天更换 1 次。

（三）饮食与水果

饮食对泌尿造口者无影响。除特殊疾病医生建议改变饮食外，泌尿造口者不需要忌口。食用甜菜将使尿液变红色。这是暂时的，不用担心。饮用蔓越橘汁能帮助维持尿液的酸性。

生活中的其他方面，如游泳、沐浴、衣着、旅行、锻炼等内容参见"肠造口康复护理"章节内容。

第四节 泌尿造口的特别并发症

一、尿酸结晶

1. 原因 细菌将碱性尿液内的尿酸分解成结晶，结晶依附在造口及造口周围皮肤上。

2. 诊断 白色粉末结晶体黏附在泌尿造口或其周围皮肤。

3. 处理措施

（1）清洗：使用白醋（醋与水按容积比为 1∶3）清洗泌尿造口及其周围皮肤的结晶物，然后再用清水清洗干净泌尿造口周围皮肤。

（2）饮食：注意多饮水；多进食维生素 C 丰富的食物或饮料可帮助提高尿液的酸性浓度。每天口服维生素 C 1000mg，因维生素 C 属于水溶性维生素，只要配合多饮水即可把体内多余的维生素 C 由尿液中排出；多进食酸性食物，如鱼类、蛋类、核桃、花生等；尽量少进食碱性食物，如菠菜、绿豆芽、芥菜、杏仁等。

二、紫色尿袋综合征（purple urine bag syndrome）

1. 原因 某种细菌与尿液内成分引起化学变化所致造口袋或尿袋呈紫色。

2. 诊断 泌尿造口袋或床边尿袋呈紫色。

3. 处理措施

（1）除非有泌尿道感染症状，否则不需服用抗生素。

（2）多吸收维生素 C，使尿液转为酸性。

（3）可尝试换用另一品牌造口袋。

（4）完全没有不适症状，可以不处理。

第五节　个案护理

1. 病例简介　患者，马先生，63 岁，3 年前因膀胱癌行全膀胱切除+回肠导管术。本次因尿路感染而入院治疗。患者主诉手术后一直使用橡胶无防逆流装置的泌尿造口袋（图37-2A），反复出现皮炎，且经常漏尿。平常担心漏尿，限制饮水，之前也曾因尿路感染而入院 2 次。

2. 导致并发症的原因分析

（1）使用无黏性、无防逆流装置的泌尿造口袋，饮水量不足而导致尿路感染的发生。

（2）因造口袋无黏性，患者使用边带来固定，容易松动而导致漏尿，而反复摩擦造口周围的皮肤，引致皮肤的机械性损伤，加上用力加压固定造口袋也容易使造口皮肤压伤。

3. 护理措施

（1）建议患者使用现代有防逆流装置、具有粘贴性的造口袋（图 37-2B、C），这样可以避免尿液逆流而容易发生尿路感染，同时能避免尿液的渗漏而引致皮肤的炎症、影响患者的自尊和社交活动。

（2）指导患者如何选择和使用现代的泌尿造口袋。

（3）鼓励患者多喝水，每天饮水量应有 1500～2000ml。

（4）泌尿造口周围损伤的皮肤，以生理盐水清洗干净后，纱布抹干，以水胶体薄装敷料粘贴后再粘贴造口袋，根据创面渗液情况 2～3 天更换敷料 1 次，直至完全愈合。

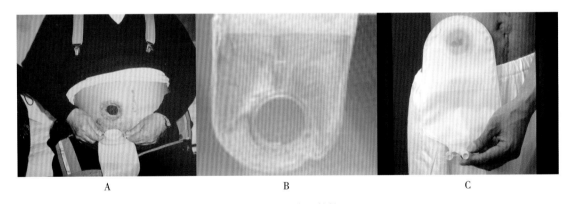

A　　　　　　　　　　B　　　　　　　　　　C

图 37-2　泌尿造口的护理

（郑美春　李伟娟）

参 考 文 献

［1］李伟娟. 泌尿造口的护理. 见：万德森，朱建华，周志伟，等主编. 造口康复治疗理论与实践. 北京：

中国医药科技出版社，2006，225-226.

［2］徐洪莲. 尿路造口特殊护理. 见：喻德洪主编. 肠造口治疗. 北京：人民卫生出版社，2004，155-156.

［3］郑美春. 肠造口康复治疗的内涵. 见：万德森，潘志忠主编. 大肠癌. 北京：中国医药科技出版社，2004，319-337.

［4］Ashton-Miller JA，Delancey JO. Functonal Anatomy of the female pelvic. The Annals of the New York Academy of Sciences，2001，11（1）：266-296

［5］Bladder Cancer Support Society. Accessed 2014 August 8 ~ 18. Retrieved from：http://bladder cancer support/bladder-cancer-help/bladder-cancer-facts/statistics?gclid=CN_ qhlyEnsACFYk7MgodTywAMA.

［6］Lee RK，Abol-Enein H，Arani W，et al. Urinary diversion after radical cystectomy for bladder cancer：Options，patient selection and outcomes. BJU International，2014，113（1）：11-23.

［7］Vasdev N，Moon A，Thorpe AC. Metabolic complications of urinary intestinal diversion. India Journal of Urology，2013，29（4）：310-315.

［8］Colombo R，Naspro R. Ileal conduit as the standard for urinary diversion after radical cystectomy for bladder cancer. European Urology Supplements，2010，9（10）：736-744.

［9］EL-SAYED ASHRAF KHALIL. Long Term Complications Following Ileal Conduit Urinary Diversion after Radical Cystectomy. Journal of the Egyptian Nat. Cancer Inst，2010，22（1）：13-18.

［10］丁炎明. 造口护理学. 北京：人民卫生出版社，2017，107-108.

［11］胡爱玲. 泌尿造口护理与康复指南. 北京：人民卫生出版社，2017，1-36.

第三十八章　小儿肠造口护理

　　小儿肠造口多为结肠或小肠造口，小肠造口因位置不同而分为十二指肠造口、空肠造口或回肠造口；而结肠造口也可分为升结肠造口、横结肠造口、降结肠造口及乙状结肠造口。依照病变的部位及手术性质的不同，各种小儿肠造口又可分为单腔造口、袢式造口、双口式造口和分离造口。因小儿肠造口大部分是临时性的，故肠造口多为袢式造口、双口式造口和分离造口。小儿肠造口的手术极大部分是紧急手术，如何做好护理对临床护士具有极大的挑战性。

第一节　小儿肠造口手术的常见相关疾病及肠造口类型

　　小儿肠造口外科手术的原因很多，包括坏死性结肠炎、先天性巨结肠、先天性肛门闭锁、胎粪性肠塞等。

一、坏死性结肠炎（necrotizing enterocolitis，NEC）

坏死性结肠炎是新生儿期因黏膜损伤（缺氧、缺血、高渗等作用）、细菌过度繁殖及酶介物作用导致的一种死亡率相当高的疾病。临床上以腹胀、腹泻、呕吐、粪便带血为主要表现，患者小肠和结肠广泛或局限性坏死，腹部 X 线平片可见动力性肠梗阻、肠壁积气、门静脉积气等特征。手术中视病变范围、程度和患儿全身情况而行坏死肠段切除加上近端肠造口术。此类患儿肠造口的类型有十二指肠造口、回肠造口、结肠造口，肠造口数量一至多个。

二、先天性巨结肠

这是因一种肠神经节细胞缺如导致的先天性消化道畸形，发病率 1/5000～1/2000。主要临床表现为胎粪延迟排出，出生后 24 小时内没有胎粪排出，由于便秘引致腹胀，进食缓慢和呕吐。先天性巨结肠根据病变段长度可分为各种类型，其中长段型或全结肠型患儿往往因高度腹胀、结肠小肠炎、清洁洗肠困难等需要在新生儿期（出生后 3～6 个月后）行粪分流手术，术中常因病变部位肠段太长而行临时性回肠造口术，临时性回肠造口于手术后 3 个月左右关闭。短段型或普通型（病变在乙状结肠以下）可能在数月或数年后才诊断出，若腹胀严重，可能需要行临时性肠造口以舒缓症状。此类疾病导致的肠造口以结肠袢式造口为多见。

三、先天性肛门闭锁

先天性肛门闭锁即肛门直肠，因先天性异常不能通达会阴部位，分高位、中位和低位畸形。临床症状为直肠肛门发育不正常、呕吐、腹胀、胎粪不能排出等。

1. 高位畸形　直肠末端在耻骨直肠肌以上，肠管末端闭合，男性形成直肠尿道瘘管，女性形成直肠阴道瘘管。出生后先行临时性分离造口术，术后 6～9 个月后再将肠管拉下至人工形成的肛门（posterior sagital anal rectal pull through，PSARP）二次手术；术后 7～10 天每天行肛门扩张。

2. 中位畸形　直肠末端在耻骨直肠肌水平或稍下。

3. 低位畸形　直肠末端在耻骨直肠肌悬带以下，肛门被覆盖、肛门异位、先天性肛门狭窄。术式以肛门切开术及扩张术为主。

四、胎粪性肠塞

由于多种器官尤其是胰腺的囊性纤维性变，导致胰腺（胰蛋白酶）和肠内分泌物减少，浓缩黏稠的胎粪积聚在回肠末段，引起肠梗阻，甚至造成肠穿孔、腹膜炎。临床表现为新生儿胎粪不能排出，肠梗阻症状。胎粪梗塞可使用钡灌肠剂使粪便液体化，从而降低排便难度，但若保守治疗症状无缓解则须行临时性回肠袢式造口，或行 Bishop koop 术；数月后再行肠造口关闭术。

第二节　小儿肠造口的评估及造口袋的更换方法

一、小儿肠造口的评估

因新生儿腹平面小，但往往手术切口多，故难以进行术前肠造口定位，只能由医生根据术中情况而决定。

小儿肠造口手术后的评估内容和方法与所有结肠造口、回肠造口患者相同。但应注意小儿啼哭时，肠造口黏膜颜色可能会转为暗红色或淡白色，当小儿停止啼哭时，肠造口黏膜的颜色会立刻恢复正常的鲜红色。若颜色持续为暗红色或有任何异常，应立即报告医生。

二、造口护理用品的选择

（一）新生婴儿皮肤的特性

1. 皮肤渗透性较强，吸收能力增加。

2. 身体表面积较大，能经皮肤吸收大量药物进入身体内。

3. 角质层较薄，表皮及真皮的黏附性较低，容易受损。

（二）造口护理用品的选择

1. 应尽量减少使用化学性强及含药性的皮肤用品，如含酒精成分的防漏膏（图38-1A）、类固醇的药膏等。

2. 造口袋的选择 小儿造口袋的款式很多，一件式、两件式，开口袋、闭口袋，有碳片、无碳片造口袋。由于初生婴儿体积小，故多采用一件式开口袋或小号引流式造口袋，方便护理。选择造口袋时要根据肠造口的大小、肠造口的类型等决定，如分离造口，且两个肠造口相近时，可以选择底盘稍大的造口袋，将两个肠造口同时粘贴在一个造口袋内。以下是推荐使用的小儿造口袋款式（图38-1B~J）。尽量不使用成人造口袋（图38-1K），因造口袋过大，容易使患儿产生不适。值得注意的是，不能使用自制较硬的简陋器材（图38-1L），以免粪便刺激肠造口周围皮肤而引起皮肤炎或损伤肠造口。

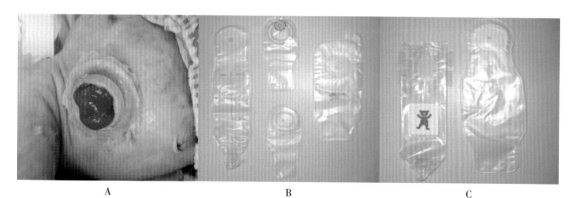

A   B   C

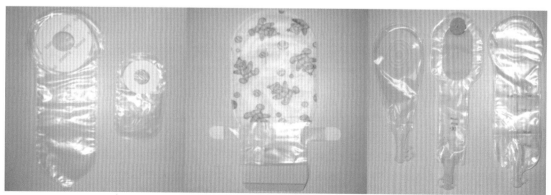

D   E   F

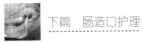
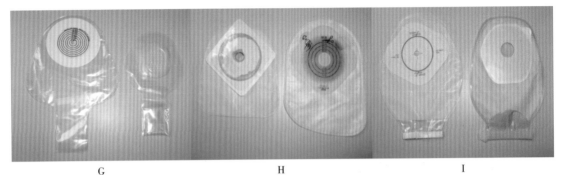

G   H   I

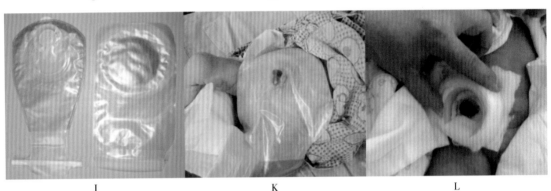

J   K   L

图 38-1　小儿肠造口用品的选择

三、造口袋的更换方法及注意事项

小儿造口袋的更换操作步骤详见"肠造口操作技术"章节内容。更换造口袋过程中需要注意以下方面。

1. 换袋时机　尽量安排在婴儿较安静时进行，最好 2 人一起操作，因小儿受刺激容易啼哭和躁动。

2. 肠造口的清洗　动作要轻，可用棉花蘸温水清洗肠造口及其周围皮肤，抹干后再贴上猪油膏/造口底盘及造口袋；切勿用消毒药水清洗；清洗过程可能发生少许渗血，属正常现象，只要用湿棉花轻按渗血地方便可。

3. 造口底盘的裁剪　肠造口及腹部的形状会随着体重及身高的改变而改变。每次更换造口袋时要对肠造口及其周围皮肤进行评估。造口底盘的开口裁剪不宜过大，一般比肠造口大 2~3mm 就行，注意造口底盘外圈应顺应患儿的体形进行裁剪（图 38-2），避免因裁剪过大而导致患儿不适。分离造口，且两个肠造口相近时，可以选择底盘稍大的造口袋，以便将两个肠造口同时粘贴在一个造口袋内（图 38-2）。

4. 造口袋内粪便的排放　造口袋有 1/3~1/2 满时便要排放；更换护肤胶及造口袋的次数要根据粪便的性质而定，一般每 2~5 天更换 1 次。若造口袋内气体增加，多因小儿啼哭或吸奶时吸入大量气体所致，若使用开口袋，则可以将气体排出，使用有碳片的造口袋，可以免除打开造口袋开口进行排气。

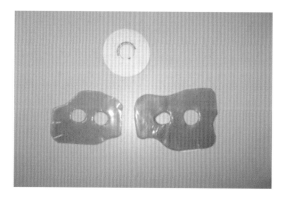

图 38-2 小儿造口袋底盘裁剪

5. 尽量减少更换造口袋的频率，避免皮肤损伤。

6. 造口袋开口的密闭 不宜使用便袋夹夹闭造口袋的开口，以免压伤患儿的皮肤；宜选用便袋粘贴条或橡皮筋进行封闭造口袋的开口；使用小号引流式造口袋可以直接连接床边尿袋来收集粪便。

第三节　日常生活指导

一、沐浴

婴儿的手术切口愈合后便可以沐浴，肠造口本身是肠的一部分，沐浴对肠造口不会有影响，故不用担心肠造口会感染或水分会流入肠腔内。佩戴着造口袋或完全揭除造口袋露出肠造口时均可以进行沐浴。可以使用沐浴露给患儿进行沐浴，但不宜使用沐浴油，以免影响造口底盘的粘贴。肠造口周围皮肤不宜使用爽身粉，因爽身粉成分有可能刺激肠黏膜，如需使用爽身粉，则要在造口袋粘贴好后再使用。

二、饮食

肠造口婴儿的饮食与其他婴儿完全无分别。正常均衡饮食对婴儿的正常发育及成长非常重要。当试新食物时不可一次过多。回肠造口或空肠造口婴儿最好在营养师的指导下选择饮食及补充电解质。原则上回肠造口婴儿应多喝水、果汁，父母要随时为小儿预备补充电解质的饮品，以备不时之需。

三、衣服

婴儿尿片不可将造口袋包得过紧，可用腹带包裹着腹部；小儿可穿普通衣服，但避免裤子橡皮筋压迫肠造口。

四、活动

婴儿虽然有造口，但绝对不会影响婴儿的身体及智能发展。一般小儿学习转身、爬行、坐立、行走时，造口袋渗漏的机会增加，但也不必因此限制小儿的活动，等小儿长大后，应避免一些剧烈撞击的活动，如拳击。

第四节　父母及社会的支持

一、父母心理辅导

小儿肠造口因大部分是紧急手术，因此手术前父母会十分焦虑，同时父母得知自己的婴儿有先天性疾病，可能感到非常内疚，不能接受此事实，造口治疗师或护士应耐心解释和指导，帮助父母渡过难关。同时，要让父母彻底明白小儿要行造口手术的原因和重要性，使他们接受患儿的造口手术并配合各方面的治疗。

二、指导父母学习肠造口护理的知识

出院后，患儿的肠造口护理均由父母帮助，因此，造口治疗师或护士应耐心指导患儿父母学习肠造口的护理知识及日常生活护理常识。家里如有多个小孩，要指导小孩不要玩弄患儿的肠造口，以免损伤肠造口；同时对待患儿应与对待其他孩子一样，以免影响患儿的心理健康。永久性肠造口的患儿，当长大后应由父母帮助指导患儿进行肠造口的自我护理，并向患儿逐渐解释行肠造口手术的原因，使患儿能早日接受自己。

三、社会支持

当患儿开始上学时，应告知学校关于小儿肠造口情况额外需要，例如在上课期间需要到厕所排空或更换造口袋、回肠造口患者要经常饮水补充水分等，让校方能根据小儿的需要，给予适当的支持和援助，最好为小儿随身预备多一套衣服及造口袋，以防急用。

肠造口患儿非常需要护理人员及家属给予耐心、细致的护理！

（郑美春　李伟娟）

参 考 文 献

[1] 施诚仁. 小儿外科领域的肠造口术. 见：万德森，潘志忠主编. 大肠癌. 北京：中国医药科技出版社，2004，366-369.

[2] 李伟娟. 小儿造口的护理. 见：喻德洪主编. 肠造口治疗. 北京：人民卫生出版社，2004，161-164.

[3] 郑美春，丁惠芳. 肠造口护理. 见：万德森，朱建华，周志伟，等. 造口康复治疗理论与实践. 北京：中国医药科技出版社，2006，194-212.

[4.] Albaha Barqawi, Miguel De Valdenebro, Peter D, et al. Lessons learned from stomal complications in children with cutaneous catheterizable continent stomas. BJU International, 2004, 94 (9)：1344-1347.

[5] Pablo Aguayo, Jason D. Fraser, Susan Sharp, et al. Stomal Complications in the Newborn with Necrotizing Enterocolitis. Surg, 2009, 157 (2)：275-278.

[6] Lorraine G. Sinclair. Young adults with permanent ileostomies：experiences during the first 4 years after surgery. J Wound Ostomy Continence Nurs, 2009, 36 (3)：306-316.

[7] 郑美春. 小儿肠造口护理与康复指南. 北京：人民卫生出版社，2017，1-60.

第三十九章　营 养 喂 饲

第一节　肠造口喂饲

一、概述

（一）定义

肠造口喂饲的定义是将流质饮食经由远端造口灌注入消化道，使流质食物在消化道内能继续其消化及吸收过程。

在胃肠手术的过程中，可能由于患者消化道的病变，例如缺血性肠坏死（ischaemic bowel），而需要将部分肠道切除及将肠道的两端在腹部拉出，形成近端及远端造口。近端造口与上消化道相连，而远端造口与下消化道相连接（图39-1A）。

（二）上消化道造口所产生的问题

上消化道造口，例如十二指肠造口、空肠造口、回肠造口等所排出的物质包括肠及胃的消化液、胆汁、水分、电解质及患者进食后未消化、吸收的食糜。这些全是身体所需的物质，但却经上消化道造口流失，故需要由肠外营养补充所失去的水分、电解质及营养。但肠外营养所产生的并发症很多，包括：

1. 新陈代谢紊乱。

2. 肝胆及消化道问题，例如胆汁阻塞、胆汁停滞、胆石病、肠胃萎缩等。

3. 静脉管道并发症，例如感染。

4. 肠外营养价钱昂贵，而且需要无菌技术操作，否则可能引致败血症，增加患者及医护人员的负担。

二、肠造口喂饲的目的和优点

（一）肠造口喂饲的目的

1. 补充失去的水分及电解质。

2. 改善及补充营养。

3. 减少因 TPN 而引致的危险性。

（二）肠造口喂饲的优点

1. 与肠外营养比较，肠造口喂饲的危险性及并发症较低。

2. 因下消化道继续消化及吸收程序，肠道功能可维持正常。

3. 患者心理上觉得接近正常消化，故可增加自信，促进康复。

三、肠造口喂饲的时机和操作步骤

（一）肠造口喂饲的时机

当患者以下情况均正常稳定，便可开始肠造口喂饲。

1. 肠蠕动恢复正常。

2. 没有肠炎症状。

3. 没有肠道并发症，如瘘管。

4. 肠造口的近端及远端开口均正常，没有并发症。

5. 患者整体情况稳定。

（二）肠造口喂饲的食品

1. 食糜（chymus） 食糜是消化道内未被完全消化（或半消化）的食物，由近端造口排出，由收集袋收集后，再由远端造口喂饲入肠道内，继续其消化及吸收。

2. 已消化食品（pre-digested formula） 流质已预先经分解及消毒，为单糖类或氨基酸物质，可直接由消化道吸收。

3. 奶类制成品 市面上的奶类制成品，如高蛋白或高营养奶类，均可以喂饲。

4. 水分及电解质 例如作为静脉输入的生理盐水或含电解质的静脉输液，均可由远端造口喂饲及吸收。

（三）肠造口喂饲前物品准备

1. 肠造口清洁用品，例如温开水、棉球或抹手纸。

2. 造口袋（一件式或两件式均可），但能连接收集袋。

3. 喂饲管，例如导尿管（由 12~16Fr），根据喂饲食品的形状而定。

4. 喂饲袋（feeding bag）及喂饲机（feeding pump）。

5. 若食糜喂饲，可能要预备搅拌器搅拌食糜，过滤残渣后喂饲。

（四）肠造口喂饲操作步骤

1. 告诉患者有关程序并取得患者的同意。

2. 预备环境及病者。

3. 预备物品（图 39-1B）。

4. 患者保暖。

5. 除去造口袋，清洗肠造口及其周围皮肤（参考造口袋更换程序）。

6. 若是袢式造口或双口式造口，先判断近端及远端开口/造口，检查肠造口及周围皮肤有无异常（图 39-1C）。

7. 用示指探查袢式肠造口的远端开口/双口式造口的远端造口以确定肠道方向。

8. 将喂饲管画上记号，以记录插入肠造口内的深度，将造口袋开一小孔（图 39-1D）。

9. 将喂饲管穿过造口袋，润滑喂饲后，轻插入远端开口的肠袢内（图 39-1E）。

10. 用防漏膏、薄膜及胶带固定喂饲管于造口袋，喂饲管连接于喂饲袋及喂饲机（图 39-1F）。

11. 造口袋则连接收集袋（图 39-1G）。

12. 先用温开水喂饲，若无反流情况出现，则可开始喂饲所需食物。

（五）肠造口喂饲的注意事项

1. 食糜喂饲 若是食糜喂饲，每 4 小时从收集袋收集食糜，经搅拌器将食糜磨烂后（图 39-1H）再倒进喂饲袋，在 4 小时内完成喂饲。若 4 小时后有剩余，则应倒掉。收集袋及喂饲袋应每天更换，以减少感染机会。

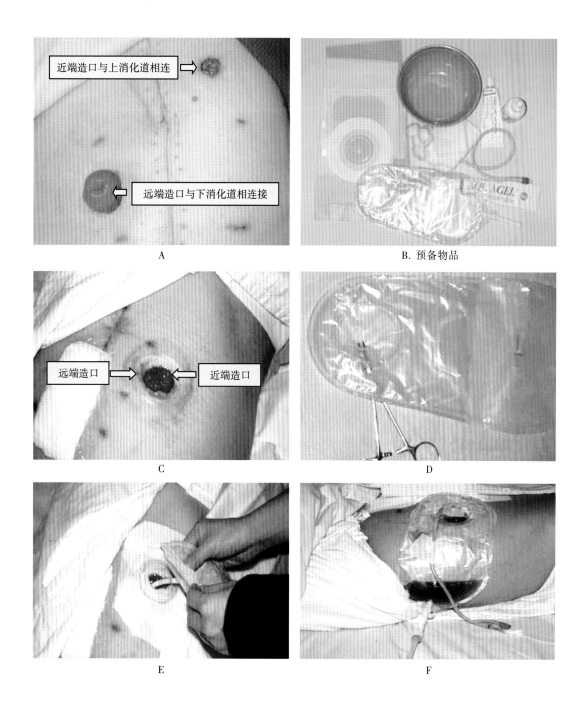

A

B. 预备物品

C

D

E

F

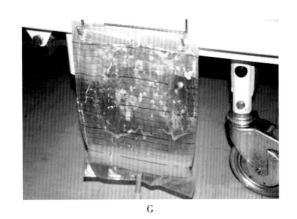
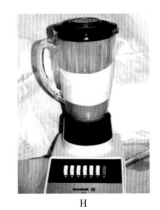

G　　　　　　　　　　　　　H

图 39-1　造口喂饲

2. 奶类制成品、已消化食品或水分及电解质喂饲：根据病者需要的量而调整喂饲速度。

3. 所有肠造口喂饲均是连续的，应接喂饲机。

4. 喂饲速度及喂饲量应视患者需要而定，有些患者日间连续喂饲，晚上休息，有些则24 小时连续喂饲。一般来说，若喂饲速度太快，每小时超过 150~200ml，可能会有从肠造口反流的情况出现。

5. 若食糜喂饲，喂饲管可能需要 14~16Fr。若喂饲其他奶类或流质食品，12~14Fr便可。

6. 喂饲管插入的深度依据患者肠道有无屈曲及喂饲速度而定。一般来说，可放入 7~10cm，但若反流严重，可放入 10~15cm，但喉管需由有经验的医护人员操作，进而避免损伤肠道黏膜。

7. 切勿向喂饲管的气囊中充气，因气囊可能对肠道黏膜造成压力，引致黏膜损伤。

8. 所有程序不需消毒，但要清洁，避免引致肠炎。若患者有腹痛及排稀便，则应停止喂饲。

9. 肠造口喂饲是将流质食品注入消化道而使身体消化道恢复正常运作的操作，这对促进患者肠道的康复有着重要的作用，但实施过程中可能会面临一些阻碍，很多患者认为食物应由口部进入才能消化吸收，对肠造口喂饲存在怀疑心态，尤其是食糜喂饲，认为是将粪便喂饲入自己身体内，心理上认为是不洁之物而抗拒。故此，在进行此程序之前应向患者及其家属作详细解释，以取得患者合作；而有部分医护人员因不了解此方法的作用及原因而加以抗拒，故应加强对医护人员的培训。

10. 肠造口喂饲需要时间及耐性，医护及患者互相合作才能增加喂饲的成功率。

（六）喂饲效果的评价

1. 测量患者的体重有无增减。

2. 排便性质　若患者排正常粪便，即表示喂饲的食品能被消化及吸收；若排稀便，可能是喂饲速度太快，远端肠道过短或发生肠炎；若排硬便，则应增加喂饲水分。

3. 检查患者血液浓度、电解质及营养指标，以确定喂饲是否成功，有些患者需要间歇性 PPN，以确保营养指数能达到正常。

（李伟娟）

第二节　小儿胃造瘘护理

一、概述

在儿科，胃造瘘（gastrostomy）是经胃前壁与腹壁置管于胃内，用于喂养、减压及为逆行食管扩张提供逆行扩张器的入口。胃造瘘分为暂时性和永久性两类。小儿胃造瘘手术基本用于食管闭锁、狭窄等先天畸形以及部分因为脑部病变引起吞咽困难患儿的喂养；而 Stam 造瘘则是用于肠麻痹患儿的小肠减压，多为急诊手术，术后短期内拔除。目前国内儿科经腹开放胃造口技术应用逐渐减少，而内镜和腹腔镜微创手术则逐步增多，经皮内镜下胃造瘘术（percutaneous endoscopic gastrostomy，PEG）正逐步应用于小儿。

二、小儿胃造瘘护理评估

小儿胃造瘘护理评估内容包括病史资料、临床表现、心理社会状况等。

（一）病史资料

年龄，原发疾病，胃造瘘的原因、主要用途、手术日期、手术方式及所选择的导管种类、型号，有无辅助检查结果，目前的喂养状态等。

（二）临床表现

1. 意识状态、营养状况、配合能力。

2. 腹部体征，胃造瘘管的位置及外露长度、刻度。

3. 有无胃内容物溢漏及其原因。

4. 胃造瘘口周围皮肤有无红肿、破损及其原因。

5. 胃造瘘口有无肉芽组织增生及其原因。

6. 胃造瘘管的固定情况，有无脱出/回缩及其原因。

7. 胃造瘘管有无堵塞及其原因。

8. 口腔黏膜完整性及清洁状况，有无口腔炎及溃疡。

9. 有无发生误吸及吸入性肺炎。

10. 有无腹泻、便秘等胃肠道反应。

11. 有无水、电解质、酸碱平衡失调的发生。

（三）心理社会状况

患儿及家属的心理状态及对胃造瘘的认知，护理技术掌握情况、是否需要专业协助等。患儿亲属、朋友及学校老师对患儿目前状态的认知及态度。

三、小儿胃造瘘护理措施

（一）术后早期护理措施

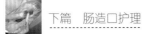
1. 术后立即测量记录胃造瘘管外露长度。

2. 术后早期使用无菌纱布/泡沫敷料垫于皮肤出口导管周围保护伤口并吸收渗血渗液（图39-2），发现胃造瘘口周围敷料渗湿立即更换。

3. 术后早期24~48小时内密切关注有无局部渗血及胃液渗漏，发现异常及时处理。

4. 妥善固定外露胃造瘘管，使用宽胶布采用高举平台法保持导管在腹壁的良好固定（图39-3），防止导管滑脱并明确标识导管。

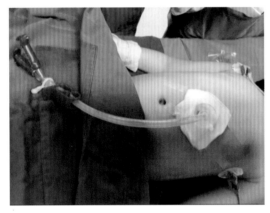
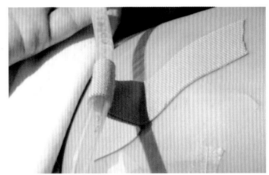

图39-2　无菌纱布围绕导管出口周围皮肤　　　图39-3　高举平台法固定导管

5. 烦躁、哭闹患儿适当安抚并妥善固定肢体，必要时使用约束带，防止抓扯导管及周围皮肤。

6. 注意保持胃造瘘管周围皮肤清洁、干爽，常规使用皮肤保护膜保护。

7. 口腔护理每日两次，保持口腔清洁。

8. 目的在于胃肠减压的胃造瘘术（如stam造瘘），术后即开放导管，减压引流。每日用生理盐水10~20ml冲洗导管2~3次，以防管腔被黏液堵塞。无需减压时，可将导管夹闭，试饮水，之后逐步过渡到流质饮食，无腹胀、呕吐等异常问题后可拔除导管，使用无菌纱布/泡沫敷料覆盖伤口，伤口可自行愈合。

9. 目的在于为逆行食管扩张提供逆行扩张器的入口的患儿，术后保留导线为逆行食管扩张之用。因食管瘢痕狭窄治疗效果不明确时，至少需保留一年以上，甚至几年。无喂养需要，只为扩张目的时可拔除导管而只留导线并妥善固定导线，使用无菌纱布/泡沫敷料覆盖伤口，任瘘口自然愈合关闭。进行逆行扩张时，扩张器自口腔插入食管，拉动胃造瘘瘢痕中的导线，将扩张器拉入狭窄处，反复扩张，最后仍由口腔拉出，更换一条新线并保留备用。

10. 为方便喂饲而留置的导管，术后即开放减压引流（图39-4），暂不灌注饮食。待瘘口与腹膜粘连牢固、肠功能恢复、肛门排气排便后，开始灌注饮食。灌注的饮食要求温度适中（37~40℃为宜），灌注速度不宜过快，灌注时体位取半卧位/适当抬高上半身，饮食灌注完毕，需应用温开水冲净导管腔，避免食物残留。

11. 向患儿及父母讲解疾病相关知识、胃造瘘手术的原因及重要性、术后护理的专业支持平台，从而减轻患儿及家长的焦虑，让其主动配合治疗，积极学习胃造瘘护理相关知识。

12. 根据胃造瘘管的性质决定换管时间，儿科常用的 Cook 胃造瘘管（图 39-5）、Kangaroo 胃造瘘管（图 39-6）均为每 3 个月换管 1 次。

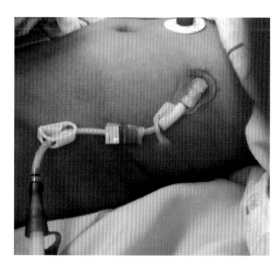

图 39-4 胃造瘘管连接引流袋/瓶

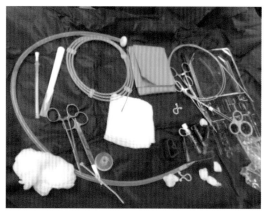

图 39-5 Cook 经皮内镜胃造瘘套装

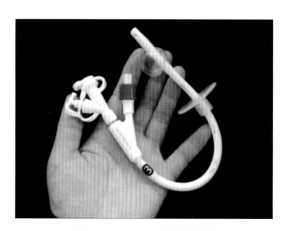

图 39-6 Kangaroo 胃造瘘管

（二）常见并发症的预防及护理

1. 胃内容物溢漏及刺激性皮炎 常见于 Stam 造瘘术后及长期留置胃造瘘管者。预防胃内容物溢漏及刺激性皮炎除了精湛的手术技术以外，精心护理不可缺少。首先，确保胃造口导管的妥善固定，防止导管回缩；其次，每日可用温水清洁胃造瘘口周围皮肤并检查皮肤情况，使用柔软纸巾吸干水分后喷洒皮肤保护膜加以保护；再者，一旦发现胃内容物溢漏立即重复上一步骤，发现局部皮肤出现浸渍、发红、破损等异常情况时必须加以重视、及时处

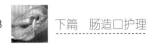

理：使用皮肤护肤粉、水胶体敷料、泡沫敷料等保护创面，促进愈合。

2. 导管堵塞　常见于因导管位置不良导致导管末端易紧贴胃壁及长期留置胃造瘘管者。预防导管堵塞除了选择适宜的手术部位以外，彻底研碎喂饲食物及药物、每次喂饲后彻底冲洗导管至关重要，因为将食物残渣遗留在导管内易造成导管堵塞。通常建议于每次喂饲后根据年龄、体重、导管型号选择温水 5~20ml 脉冲式冲管、正压夹管。一旦出现导管堵塞，可在医生指导下选用溶酶冲洗/导丝疏通，必要时换管。

3. 导管脱出　常见于 Stam 造瘘术后、导管固定不当及患儿意外拔除。妥善固定导管及必要的保护性肢体约束可大大降低导管脱出的概率。建议固定时需顺应外露导管自然摆放方向，使用黏性适宜的宽胶布采用高举平台法保持导管在腹壁的良好固定，喂饲期间可使用黏着性棉布伸缩胶带包裹导管后用别针/燕尾夹固定于衣物以便于鼻饲操作（图 39-7），婴儿可使用肚兜/包被外保护。

4. 误吸及吸入性肺炎　常见于喂饲速度过快、量过多及喂饲体位不当等。婴幼儿胃的位置相对水平、容量较小、神经控制不协调、食管末端的肌肉相对松弛，容易溢奶。喂饲时应特别注意适当抬高上半身，喂饲速度不宜过快，少量多餐，不可突然加量，并于喂饲后竖抱/继续保持上半身抬高的体位，喂饲后避免剧烈运动和哭闹。一旦发现患儿出现面色发绀、呼吸困难等误吸症状应立即采用俯卧拍背、吸引器吸引等方法为患儿清理呼吸道。

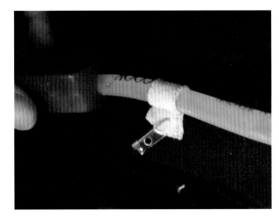

图 39-7　胶带包裹导管并使用别针固定于衣物上

5. 腹泻　常见于喂饲用营养液浓度过高、温度过低、变质、细菌污染、突然加量/变换食物种类、喂养不耐受、牛奶蛋白过敏等。配置喂饲用营养液前应严格洗手、确保配置用容器及灌注用灌洗器清洁，严格按照配方配制，现配现用，配制液保持温度 37~40℃ 为宜；根据年龄、体重、患儿耐受情况选择灌注量，灌注量以灌注后无呕吐、腹泻、腹胀、胃潴留为宜；更换配方奶/添加食物种类应从少量开始，观察无胃肠道反应后逐渐加量，直至完全替换/添加全量；喂养不耐受的患儿宜转介营养科；牛奶蛋白过敏的患儿宜选择氨基酸奶粉喂饲。发现腹泻症状，应立即寻找原因并对症处理，关注有无脱水、电解质紊乱、酸碱平衡失调，严重腹泻者需停止喂饲、补液治疗。

（三）健康教育

进行健康教育前应仔细评估患儿及家长对疾病及胃造瘘手术的认知及护理能力，以预防并发症、提高家庭护理能力、改善生活质量为目的，根据患儿及家长的接受能力因人而异的制定健康教育方案。健康教育的途径不仅是病区内面对面口头/书面教育，还包括电话随访、门诊健康教育、网络平台健康教育甚至家庭访视健康教育。健康教育的对象不仅是患儿及父母，还包括参与患儿护理的保姆、外公、外婆、爷爷、奶奶等护理员及亲属。健康教育内容具体包括以下几个方面。

1. 原发病相关知识、胃造瘘手术的原因及必要性、术后护理的专业支持平台。

2. 胃造瘘管的固定方法及重要性，如何防脱管、识别有无脱管及意外脱管后的应急处理。

3. 保持胃造瘘口周围皮肤清洁、完整的重要性及方法。

4. 术后早期如何观察有无出血、胃液渗漏。

5. 目的在于胃肠减压的胃造瘘术，引流袋/瓶应低位放置的重要性，夹管过程中的观察要点。

6. 目的在于为逆行食管扩张提供逆行扩张器入口的患儿，术后保留导线的重要性及固定方法。

7. 目的在于营养喂饲的患儿，开始喂饲后如何观察有无呕吐、腹泻、腹胀、胃潴留等异常反应；营养液种类选择配制方法及注意事项；喂饲量及喂饲用品的选择；喂饲方法及注意事项；喂饲时体位取半卧位/适当抬高上半身，并于喂饲后竖抱/继续保持上半身抬高的重要性，喂饲后避免剧烈运动和哭闹；喂饲后冲管方法及重要性。

8. 家庭口腔护理方法及重要性，口腔黏膜的观察要点。

9. 衣着、沐浴、出行指导及注意事项。

10. 指导家长重视与患儿的沟通及心理关注。

11. 常见并发症的预防及如何早期发现、应急处理，回院就诊指征。

四、个案护理分享

1. 病例简介　患儿，男，5岁，因"进食困难5年，拟行胃造瘘术"收治入院，入院诊断：营养不良、难治性癫痫、精神运动发育迟缓。入院后予完善相关检查，在静脉复合麻醉下行经皮内镜下胃造瘘术，术中胃造瘘定位于胃体中段，留置24号Cook胃造瘘管（图39-5），术后平腹壁皮肤处所见导管刻度为2.0cm，固件外导管刻度为4.0cm，腹壁与固件之间放置无菌纱布保护创面、吸收渗血渗液。

2. 病情进展　患儿术后第1天上腹部切口敷料可见少许渗血，予换药处理后无继续渗血。术后第2天予喂饲盐水及磷酸铝凝胶保护胃黏膜，无异常反应，改良奇酮奶50ml每3小时一次喂饲。术后第3天，意识清醒，营养不良貌，生长发育明显落后，不能抬头、坐、站，不会说话，无自理能力，无拔管倾向。腹部平软，左上腹可见一胃造瘘管（图39-8A），固件外导管刻度为4.0cm，导管固定通畅，局部无渗血渗液，周围皮肤完整无红肿，无肉芽组织增生，口腔黏膜完整、清洁。自昨日喂饲后无呕吐及误吸，排便如常，家长诉喂饲操作不便，喂饲后使用50ml温水仍难以冲净胃造瘘管，造瘘管内易出现奶液反流，家属担心胃造瘘管内奶液变质会导致患儿腹泻，对今后的长期家庭护理表示担忧。患者实验室检查示无水、电解质、酸碱平衡失调。

3. 处理过程

（1）分析喂饲操作不便原因，指导更换喂饲用具：经沟通发现，患儿家长长期习惯于使用注射器衔接胃管鼻饲，现使用原有鼻饲用注射器及胃管改造后衔接胃造瘘管开口进行喂饲（图39-8B），衔接不紧密导致家长认为操作不便。指导更换一次性灌洗器（图39-8C）进行喂饲，简单卫生，可紧密衔接。

（2）分析难以冲净胃造瘘管及奶液反流原因，予专业指导：考虑原因有。①改装用注射器与胃造瘘管开口衔接不紧密导致冲洗力不足；②家长冲洗方法为单纯正压冲洗；③家长于冲洗完毕后再行夹管操作；④外露导管长度较长，导致冲洗液需要量较大，冲净相对困难；喂饲速度过快导致胃扩张不及时，易出现奶液反流。指导更换一次性灌洗器进行喂饲，采取脉冲式冲管、正压夹管，减慢喂饲速度，与医生沟通适当剪短外露导管（图39-8D）。

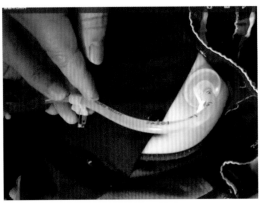

A. 胃造瘘术后第3日

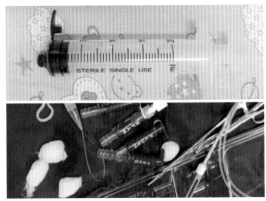

B. 改造后的鼻饲用注射器及胃造瘘管开口

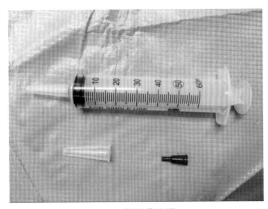

C. 一次性灌洗器

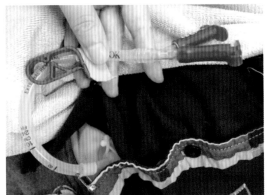

D. 调整后的胃造瘘管长度

图39-8　小儿胃造瘘的护理

（3）心理护理：向患儿及家长讲解胃造瘘手术的原因及重要性，相对长期留置胃管鼻饲的优势；介绍术后家庭护理的专业支持平台，减轻患儿及家长的焦虑。

4. 护理效果　经沟通及指导，家长诉操作较前卫生、简便，使用15～20ml温水即可冲净导管，奶液反流现象少见，对家庭护理充满信心，于术后第 5 天顺利出院行家庭护理。

（邝云莎）

第三节　成人胃造瘘护理

　　胃造瘘是在腹壁上做一永久性或暂时性的开口，造瘘管直接进入胃内，流质食物经胃造瘘管灌入胃中，使患者获得足够的营养。必要时胃造瘘管也可用于胃肠减压。胃造瘘可以通过传统的剖腹手术方法实施，也可经皮内镜下实施，或于 X 线下经皮穿刺及腹腔镜下实施。经皮内镜下行胃造瘘术（percutaneous endoscopic gastrostomy，PEG），是需长期行肠内营养者的首选术式。口腔、鼻咽喉部或食管及贲门部病变，不能经口腔进食或吞咽困难及脑神经病变不能经口腔进食者均为胃造瘘的适应证。胃造瘘的导管可选用 Foley 导管、蕈状导管及普通硅胶管等，造瘘管的材质通常有乳胶、硅胶及聚氨酯三种类别，耐酸碱腐蚀。经皮内镜下行胃造瘘术流程见章后附录。

　　一、护理评估

　　护理评估的内容包括胃造瘘患者的病史资料、临床表现、心理社会状况等。

　　1. 病史资料　原发疾病，胃造瘘的原因、主要用途，手术日期，手术方式，造瘘的性质及所选择导管的类别。

　　2. 临床表现

　　（1）胃造瘘口有无渗漏及其原因。

　　（2）造瘘口周围皮肤有无红肿、糜烂等情况发生。

　　（3）胃造瘘口有无肉芽组织的增生及其原因。

　　（4）造瘘管的固定情况，有无脱出或回缩及其原因。

　　（5）造瘘管有无堵塞及其原因。

　　（6）有无发生误吸和吸入性肺炎的情况。

　　（7）营养液灌注后有无腹泻、便秘等胃肠道反应。

　　（8）观察有无口腔炎症的发生。

　　（9）有无水电解质平衡失调的发生。

　　（10）患者的营养状况和水分的监测。

　　3. 心理社会状况　患者及家属是否接受胃造瘘，对胃造瘘喂饲和营养方面的知识和技术的掌握情况如何等。

　　二、护理措施

　　1. 术后 6~12 小时即可经造瘘管进食，先给予温开水 100~200ml；观察无反流和渗漏，2~3 天后逐渐增加肠内营养的质和量，进食和进食后 30min 均保持半卧位或坐位，防止反流误吸。

　　2. 评估患者的全身情况，做好病情观察及出入量的记录。

　　3. 注意胃造瘘口周围皮肤的保护，防止胃液的侵蚀。发现胃造口有漏奶现象，及时更换敷料。灌食完毕用温水或生理盐水清洗造口周围皮肤，擦干，喷无痛保护膜。造瘘管放久

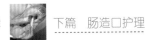

会造成胃液或食物外漏，周围皮肤发红，糜烂，瘘管形成，故要经常检视胃造口周围皮肤。若造瘘口周围皮肤发红，每日可用温水或生理盐水清洁皮肤，涂上氧化锌软膏或喷无痛保护膜；若造瘘口周围皮肤发生糜烂，用生理盐水清洁皮肤后，外撒皮肤保护粉，或用水胶体敷料；胃造口周围渗液较多或有瘘管形成，可用海绵或藻酸盐敷料，必要时上造口袋以收集渗出液。胃造口周围皮肤有肉芽组织增生时，换药最好选择湿性愈合敷料，必要时可用硝酸银烧灼肉芽。根据造瘘管的性质决定换管时间：硅胶 Foley 导管（图 39-9A），3 个月更换一次，每隔 7~10 天抽出气囊的水，再注水 15ml；橡胶 Foley 导管（图 39-9B），14 天更换一次；经皮内镜胃造瘘管（图 39-9C）可以放置 1~2 年。

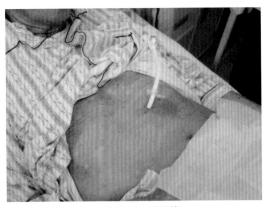

A. 硅胶Foley导尿管

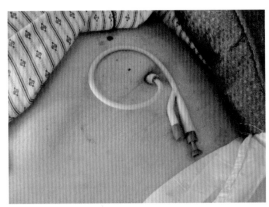

B. 橡胶Foley导尿管

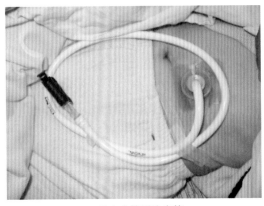

C. 经皮内镜胃造瘘管

图 39-9　胃造瘘管

　　4. 确保造瘘管固定妥当，避免脱出或回缩。造瘘管的固定应松紧适宜，过度牵拉和固定会造成皮肤坏死，出现包埋综合征。包埋综合征是指导管头部（内垫）从胃腔移位至皮下，这是胃造瘘的严重并发症。胃造瘘术后为防止胃内容物漏出，确保胃和腹壁之间贴牢，往往过于提拉造瘘管，造成局部压力过大，使内外垫之间腹壁组织缺血坏死，最终导致内垫脱出。导管固定不牢或长期置管、固定导管的缝线松脱及患者神志不清、躁动不安均可发生导管脱出，一旦发生不仅使肠内营养不能进行，而且会引起腹膜炎。胃造瘘术后 7~10 天内导管固定，以外垫和皮肤之间没有缝隙为准，不可将皮肤压陷；窦道形成后可稍微放松以无消化液渗出为准。为防止包埋综合征，每天应将外垫松开，转动导管 360°，或将导管推进 1~2cm 后再拉紧重新固定。导管周围液体渗出时，应及时清除干净，并检查原因，外垫松时将外垫适当收紧，切口反复渗液应仔细检查原因，对症处理。

5. 保持造瘘管通畅，避免导管堵塞

（1）导管堵塞的最常见原因：膳食残渣和粉碎不全的药片碎片黏附于管壁内或是药物膳食不相溶造成混合液凝固。发生导管堵塞后可用温水、可乐、胰酶等冲洗，一般不主张用导丝疏通管腔。

（2）导管堵塞的预防：选用食物必须无渣，药物也应研碎，注意配伍禁忌。每次营养液注入前后用温开水 20~30ml 正压冲管，连续输注者也应每 3~4 小时注入温开水 20~30ml，以保持导管的通畅。注水后，夹紧造瘘管近皮肤端，防止胃内容物逆流。

6. 协助患者采取坐卧方式进行灌食，避免误吸及吸入性肺炎。吸入性肺炎是胃肠内营养一种常见且严重的并发症，死亡率很高。误吸最容易发生在胃内喂养者，误吸一旦发生，对支气管黏膜及肺组织将产生严重损害。有研究发现，误吸数秒钟内部分肺组织即可膨胀不全，数分钟内整个肺可膨胀不全，几个小时后可发现气管上皮细胞退行性变，支气管、肺组织水肿、出血及白细胞浸润，严重者气管黏膜脱落。误吸及吸入肺炎发生后应立即进行处理，处理原则如下：

（1）立即停用肠内营养，并尽量吸尽胃内容物，改行肠外营养。

（2）立即吸出气管内的液体或食物颗粒。

（3）积极治疗肺水肿。

（4）应用有效的抗生素防治感染。

（5）为了预防吸入性肺炎的发生，胃内喂养时应注意：在灌注营养液时及灌注后 1 小时患者的床头应抬高 30°~45°；尽量采用间歇性或连续性灌注而不用一次性灌注；每次喂饲前检查胃残液量，若胃内残余量>100ml，应减慢或停止输注；喂饲过程中，若患者出现恶心，应立即停止或推迟喂饲；若是持续性喂饲的患者，应密切观察喂饲速度，防止发生堵管，每隔 4 小时检查胃内容物情况；对胃蠕动功能不佳等误吸发生高危者，应采用空肠造口行肠内营养。

7. 及时处理胃肠道反应

（1）恶心、呕吐、腹胀：肠内营养患者有 10%~20% 可发生恶心、呕吐、腹胀。主要是由于输注速度过快、乳糖不耐受、膳食有怪味、脂肪含量过多等原因所致，处理时针对病因采取相应措施，如减慢滴速、加入调味剂或更改膳食品种。

（2）腹泻：腹泻是肠内营养最常见的并发症，常见原因：同时应用某些治疗性药物；低蛋白血症和营养不良，使小肠吸收力下降；乳糖酶缺乏者应用含乳糖的肠内营养膳食；肠腔内脂肪酶缺乏，脂肪吸收障碍；应用高渗性膳食；细菌污染膳食；营养液温度过低及输注速度过快。一旦发生腹泻应首先查明原因，去除病因后症状多能改善，必要时可对症给予收敛和止泻剂，预防腹泻发生应从以上病因入手采取相应措施。

（3）肠坏死：该并发症罕见但死亡率极高，起病时间多在喂养开始后 3～15 天。患者无机械性梗阻和肠系膜血管栓塞的原因，主要与输入高渗性营养液和肠道细菌过度生长引起腹胀，导致肠管缺血有关。一旦怀疑有该并发症出现，应立即停止输入营养液，改行肠外营养，同时行氢离子呼出试验、营养液细菌培养以尽早明确原因进行处理，防止肠坏死发生。

（4）肠黏膜萎缩：尤其是应用要素膳者。在肠内营养的同时，应用谷氨酰胺、蟾铃肽、神经降压素及生长激素可预防黏膜萎缩。

8. 肠内营养的治疗原则　坚持从少至多、从淡至浓、循序渐进、均匀输入的原则，防止因过快、过浓、过多输入而造成消化不良。

9. 注意饮食温度适宜，每次灌食量不超过 300ml，了解有无腹痛、腹胀、腹泻等不适，如出现胃肠道功能不良，应停止灌食，通知医生处理。

10. 保持口腔清洁，防止因口腔分泌唾液减少引起口腔炎症。

11. 加强心理护理，及时发现及解除患者心理障碍。

12. 根据营养管的性质决定换管的时间。

13. 协助患者灌食，向患者或照顾者演示胃造口灌食的技术，并鼓励学习灌食的方法。

14. 评价患者或照顾者对胃造瘘灌食技术的掌握情况。

三、健康教育

1. 教导患者选择合适的食物与配置方法。第一次灌食需按医师医嘱执行，先以开水或 10% 葡萄糖水灌入，之后再逐日增加至每餐以 250～300ml 流质灌入。营养成分的选择：采用经济实惠的瘦肉汤、鱼汤、牛奶、鸡蛋、新鲜蔬菜、果汁等调制而成，或适当选用营养素。

2. 肠内营养膳食有液体、粉剂或合剂。液体膳食是即用的，无需配制。粉剂和合剂膳食需配制成一定浓度的溶液才能应用。

3. 配制任何一种膳食前，应详细了解其组成和配制说明，配制粉剂膳食时，应根据当日预计输注的营养量和浓度配制。

4. 配好的溶液应分装于灭菌容器中，4℃ 下存放，24 小时内用完。

5. 初期或入院期间通常会以 24 小时连续管灌方式灌食，之后再以间歇管灌法按医师或营养师建议喂饲。

6. 保证灌注食物的清洁卫生，预防腹痛、腹胀、腹泻等胃肠炎症的发生。灌食时如感腹胀、恶心或腹部绞痛，则先暂时停止灌食。

7. 造瘘管脱落、阻塞时，须马上返院处理。

8. 食物不可太热或过冷，一般维持在 37～40℃。

9. 经常检视胃造瘘口周围皮肤，每次灌食后用温水拭干皮肤，必要时涂上氧化锌软膏或皮肤保护粉和皮肤保护膜作瘘口周围皮肤的保护。

10. 造瘘管放置过久会造成胃液或食物外漏，除加强周围皮肤保护外，需回院处理。

11. 鼓励患者以乐观精神对待，保持身心健康。

12. 指导患者出院后出现胃造口问题时寻求帮助的途径。

四、个案护理

1. 病例简介 男性，68 岁，鼻咽癌术后吞咽障碍，经皮内镜下行胃造瘘术。置管 48 小时后，患者和家属掌握了喂养技巧和局部皮肤护理方法后出院。2 个月后，因造瘘口渗液，灌注食物漏出而收入院。

2. 评估 造瘘口周围皮肤发红，瘘口内糜烂，有胃液或食物外漏，漏出液恶臭，造瘘管内垫松脱至皮下。

3. 处理 拔除胃造瘘管。拔除胃造瘘管后，见瘘口有脓性分泌物，恶臭（图 39-10A）。瘘口内有直径 10cm 的潜行（图 39-10B）。给予静脉营养，瘘口用生理盐水冲洗，换药，粘贴两件式尿路造口袋（图 39-10C）。待恶臭减轻，局部渗液减少，用藻酸盐敷料换药。伤口愈合后，行空肠造口术（图 39-11）。

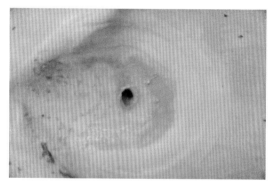
A. 拔除造瘘管后

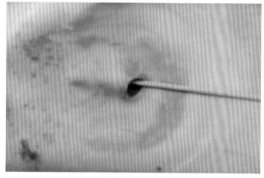
B. 探查瘘管潜行

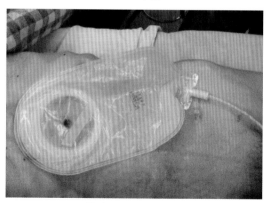
C. 粘贴两件式尿路造口袋

图 39-10 胃造瘘的护理

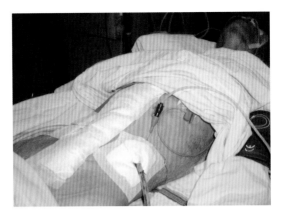

图 39-11　空肠造瘘术后

附：经皮内镜下行胃造瘘术流程（图 39-12）

1. 先进行胃镜下定位。

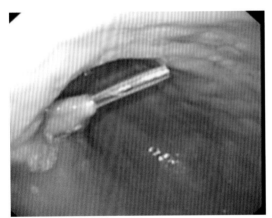

A. 胃镜下定位

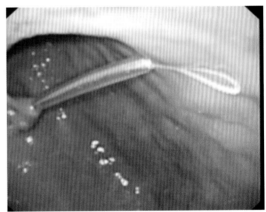

B. 3%碘酊和75%的酒精消毒穿刺部位皮肤

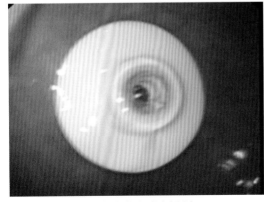

C. 穿刺成功后再胃壁固定

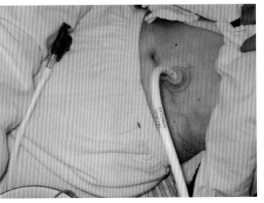

D. 手术完成情况

图 39-12　经皮内镜下行胃造瘘术

2. 3%的碘酊和75%的酒精进行穿刺部位皮肤消毒，穿刺。

3. 穿次成功后在胃壁内固定。

4. 整个手术完成情况。

（叶新梅）

参 考 文 献

［1］王丽媛. 老年胃造瘘患者的家庭营养护理干预. 解放军护理杂志，2015，32（15）：39-41.

［2］刘华. 经皮内镜下胃造瘘病人肠内营养的护理. 全科护理，2012，10（27）：2534.

［3］黄漫容，叶新梅，陈玉婵，等. 高流量肠外瘘病人的皮肤保护. 现代临床护理，2004，3（6）：61-62.

［4］肖秋娟，严健芬，李锦玲，等. 银离子敷料治疗胃造瘘口感染的疗效观察. 护理实践与研究，2014，11（5）：53-54.

［5］张金哲. 张金哲小儿外科学. 北京：人民卫生出版社，2013，1195-1199.

［6］王果. 小儿普通外科手术并发症的预防及处理. 北京：人民卫生出版社，2011，82-85.

［7］胡爱玲，郑美春，李伟娟. 现代伤口与肠造口临床护理实践. 北京：中国协和医科大学出版社，2010，366-371.

［8］Coetzee E，Rahim Z，Boutall A，et al. Refeeding enteroclysis as an alternative to parenteral nutrition for enteric fistula. Colorectal Disease. 2014，16（10）：823-830.

［9］Dennis P，Sabrina L，Laurence D，et al. Chyme reinfusion in patients with intestinal failure due to temporary double enterostomy：A 15-year prospective cohort in a referral centre. Clinical Nutrition，2016，36（2）：593-600.

［10］Gardner VA，Walton JM，Chessell L，et al. A case study utilising an enteral refeeding technique in a premature infant with short bowel syndrome. Advanced Neonatal Care，2003，3（6）：258-268.

［11］Richardson L，Banerjee S，Rabe H. What is the evidence on the practice of mucous fistula refeeding in neonates with short bowel syndrome？J Pediatr Gastroenterol Nutrition，2006，43（2）：267-270.

［12］Schafer K，Schledt A，Linderkamp O，et al. Decrease of cholestasis under "continuous extracorporeal stool transport（CEST）" in prematures and neonates with stomas. Eur J Pediatr Surg，2000，10（4）：224-227.

［13］Wong KKY，Lan LCL，Lin SCL，et al. Mucous fistula refeeding in premature neonates with enterostomies. J Pediatr Gastroenterol Nutrition，2004，39（1）：43-45.

第四十章　造口专科相关护理

第一节　肠外瘘的护理

瘘管是发生于两个或多个不同解剖结构之间，如腔室之间、脏器之间、腔室与脏器或脏器与皮肤之间的不正常通道。肠道与其他空腔脏器或体表间存在的异常通道，即为肠瘘。肠瘘一旦发生不仅会导致机体产生一系列严重的病理生理改变，而且容易诱发腹部切口感染和

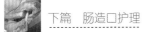

周围皮肤损伤，给患者带来痛苦。肠瘘的临床护理是非常复杂与耗时的，需要依靠医护人员的专业知识与经验，利用一些特殊耗材并采用创新性的护理方式才可达到最好的护理效果。本章节重点讲述肠外瘘流出液的收集以及瘘口周围皮肤的保护方法。

一、肠外瘘的概念

1. 定义　肠瘘是指胃肠道与其他空腔脏器、体腔或体腔外存在异常通道，肠内容物经此通道进入其他脏器、体腔或体外，并由此引起感染、体液丧失、营养不良等改变。

2. 肠瘘发生的原因　产生肠瘘的原因很多，手术、创伤、感染、肿瘤、放射损伤、误食异物等均为常见的原因。手术是最常见的创伤原因，临床上经常可见此类肠瘘发生，如胃大部分切除术后胃肠吻合口瘘，小肠、结肠吻合口瘘或手术损伤肠管所致肠瘘。另外，腹部外伤如刺伤、刀刃伤等开放性伤或闭合伤如处理不当也可造成肠瘘。急、慢性炎症和特异性感染是最常见的非创伤性原因，各种疾病引起肠绞窄和急性穿孔也可诱发肠瘘。肠瘘发生的原因是多方面的，内稳态严重失衡、营养不良、免疫功能障碍及脓毒血症患者发生肠瘘概率较高。

二、肠瘘的病理生理改变

肠瘘是腹部外科常见的一种严重并发症。肠瘘的临床表现多因肠瘘口的位置、大小及原有疾病而异。症状轻者仅有少量肠液样液体从瘘口流出，重者可引起一系列的全身性病理生理改变。主要包括①水、电解质丢失，内稳态失衡，循环血量不足；②营养不能经胃肠补充，出现营养不良及由此引起的器官功能、免疫机制及代谢紊乱；③肠道细菌外移，组织受腐蚀，机体出现严重的感染和多器官功能障碍。

三、肠外瘘的类型与临床表现

（一）肠外瘘的类型

根据瘘口的形状、数量、位置及肠液的流量分型。

1. 内瘘与外瘘　肠瘘分为内瘘和外瘘。外瘘是指肠瘘穿破腹壁与外界相通；内瘘是指肠道与其他空腔脏器相通或肠与肠相通，肠内容物不流出体外。

外瘘按其形态分为以下几种类型：

（1）管状瘘：肠壁瘘口与腹壁外口之间有一段不同长短、或曲或直的瘘管，瘘管的附近可能有脓腔存在。管状瘘多发生于术后吻合口破裂或肠道炎性疾病。

（2）唇状瘘：肠黏膜外翻，与皮肤黏着而呈现为唇状。肠壁瘘口与腹壁外口之间无瘘管形成，肠液流出量较管状瘘多且易有多个瘘同时存在。几乎所有的唇状瘘都需手术治疗，仅个别的唇状瘘经过适当的非手术治疗后，外翻的肠黏膜逐渐内缩，肠黏膜的边缘部分出现肉芽组织，而后上皮覆盖愈合。

（3）断端瘘：肠管全部或接近全部断裂，肠内容物全部从瘘口流出体外。断端瘘很少见，多是因医疗目的而人工造成。断端瘘必须手术治疗才能愈合。

2. 单个瘘与多发瘘　肠祥上的瘘口可以是单个，也可以是多个，腹壁上的瘘口也可以相应地是单个或多个。手术或外伤所引起的瘘，通常腹壁瘘口数与肠壁瘘口数相等，多为单个。多发瘘的患者可以同时患有管状瘘与唇状瘘。临床上单个瘘多见，有自行愈合的可能。多发瘘情况复杂，需要手术治疗才能愈合。

3. 高位瘘与低位瘘　依据瘘口所在肠段位置，分为高位瘘与低位瘘。习惯上以十二指肠、空肠交界处（十二指肠悬韧带）为分界线，在分界线以上的为高位瘘，以下的为低位瘘。在临床工作中，应按照肠液流失的量和性质以及对内稳态的影响来区分高位瘘和低位瘘。一般来说，高位瘘对机体的病理生理影响较大，处理上也较困难，死亡率高于低位瘘，但经过适当处理后，高位管状瘘的自愈率比低位瘘高，愈合时间较快，而低位瘘的感染常较高位瘘明显。依据瘘口流出的液体的量和性质可大致判断肠瘘发生的部位。

4. 高流量瘘与低流量瘘　位置高、瘘口大，肠液的流出量越多，所引起的生理功能紊乱也越大，并发症越复杂。一般将空腹状态下流出肠液量超过 500ml/d 的瘘称为高流量瘘，流量少于 500ml/d 的瘘称为低流量瘘。肠瘘流量的大小对维护内稳态的平衡、并发症的防治以及瘘口的处理计划的制定有重要意义。

（二）肠外瘘的临床表现

肠外瘘的临床表现差异很大，轻者表现为腹壁有一难愈的细小的窦道，窦道口间歇性地有肠内容物或脓性物流出。重者则表现为腹壁上有多个瘘口甚至有腹壁缺损及溃烂，反复感染，同时机体合并有严重营养不良、消化道出血、心肺肾等脏器功能障碍，死亡率极高。

1. 局部表现

（1）瘘口及漏出物：腹壁有 1 个或多个瘘口，肠液、胆汁、气体或食物经瘘口排出是肠外瘘的主要临床表现。手术后肠外瘘可于术后 3~5 天出现，机体常伴有发热、腹痛、腹肌紧张、压痛、反跳痛等局限性或弥漫性腹膜炎或腹内脓肿体征。术后 7 天左右，脓肿经切口或引流口破出。

（2）腹壁：消化液中含有多种消化酶，其对瘘口周围皮肤组织及腹壁有强大的腐蚀作用。患者瘘口周围皮肤可见潮红、糜烂和轻度肿胀。腹壁软弱或腹壁疝患者，肠瘘发生后可进一步出现瘘口扩大，腹腔内器官及血管受侵蚀而继发出血。

（3）腹内：肠瘘发生的早期，可出现从肠损伤、腹内脓肿到外瘘形成的过程；后期可出现肠祥间脓肿、膈下间隙脓肿、肝下脓肿或瘘管周围脓肿等。

（4）好发部位：肠外瘘好发于裂开的切口、引流管部位、脓肿部位及活动性病变部位。

2. 全身表现　由于大量肠液丢失，患者出现明显的水、电解质失衡及严重的酸碱代谢紊乱，常表现为低钾、低钠。低钠及血清白蛋白下降可导致机体水肿。严重的腹腔感染使患者处于高分解代谢状态，加之进食障碍患者体重明显下降，皮下脂肪消失、骨骼肌萎缩。病情严重者还可表现为败血症或脓毒血症，体温升高，血压下降，若病情不能有效控制，可进一步导致 DIC、多器官功能障碍综合征或多器官衰竭，甚至导致死亡。

四、肠外瘘的诊断

食物残渣或肠液经引流管或伤口流出体外即可确诊为肠外瘘。但当瘘口很小，临床仅表现为切口或创口持久不愈或愈合后又破溃时诊断较难。要明确瘘的具体情况，可用以下方法协助诊断。

1. 亚甲蓝口服　口服亚甲蓝，观察腹部瘘口处有无亚甲蓝排出，可确定有无肠瘘发生。依其排出的时间及量可估计肠瘘的位置高低及瘘口大小。值得注意的是：瘘口小或瘘管弯曲者不一定有亚甲蓝排出。

2. 胃肠钡剂造影　可了解瘘的部位、大小、形态，肠道通畅程度，有无远端梗阻等。

3. 瘘管造影　以泛影葡胺口服消化道造影或直接经腹壁瘘口造影。目的是了解瘘是否发生，瘘的部位、数量、瘘口的大小、瘘口与皮肤的距离，瘘口是否伴有脓腔及引流情况，瘘口之远近段肠管是否通畅。

五、肠外瘘的治疗

肠外瘘的治疗重点是设法使瘘管闭合，恢复肠管的连续性，去除肠液外溢所致的病理生理改变。可分为局部治疗及全身治疗、非手术疗法与手术疗法。肠外瘘的治疗以保守治疗为主，充分引流促进自行愈合，外科手术是最后选择。

（一）全身治疗

1. 维持水、电解质及酸碱平衡　由于消化液经由瘘管流失，患者通常会出现因体液不足引发的恶心或腹泻现象，因此维持水、电解质及酸碱平衡非常重要。应根据每日出入量、血生化变化，按医嘱及时、准确补充液体和电解质。

2. 营养支持　因为大量消化液的流失，大部分患者会出现营养不良。按医嘱通过经肠营养和静脉输液进行营养管理、补充水分及电解质、维生素及微量元素等。近年来，研究表明，对可行肠内营养的肠瘘患者，指导患者自行准备合理的饮食比院内饮食更利于患者的康复且降低其医疗负担。

3. 防治感染　败血症通常是造成伤口瘘管患者死亡最主要的原因。因此应选用对肠内常见细菌如革兰阴性杆菌及厌氧菌敏感的抗生素，避免感染的恶化。

4. 预防并发症　瘘口及系膜血管出血、应激性溃疡、肠炎及深部真菌感染等均应及时发现并予治疗。

5. 充分考虑到患者的生活质量（QOL）和日常生活活动能力（ADL），并尽可能予以关心及协助解决患者生活所需，使其身心均得到康复。

（二）局部治疗

1. 引流　选用双腔负压引流，避免单腔负压引流时引流管吸附周边的肠管、网膜等造成损伤。经持续吸引后，腹腔内将不再有残腔并在肠壁瘘口与腹壁瘘口间形成完整的瘘管。在无影响瘘口愈合因素的条件下，肠瘘瘘口将随瘘管内肉芽组织的生长而逐渐封闭愈合。

有效的负压吸引，不仅能防止瘘口周围皮肤的腐蚀、出血，避免了瘘口周围皮肤的糜烂，而且能消除患者因皮肤糜烂引起的疼痛，使患者得到良好的休息，利于瘘管的愈合。

2. 堵瘘治疗　条件是感染已被控制、瘘远端肠管通畅、瘘口有生长趋势。

（1）外堵：采用各种措施将瘘管堵塞，使肠液不外溢而沿肠管正常地流向远端肠管。适用于瘘管较直且细，瘘口周围组织无急性炎症，引流通畅的管状瘘。常用方法有黏合胶注入法、医用黏合胶敷贴法、管堵法、水压法。

（2）内堵：是用硅胶片放置在肠管，从肠腔内堵住漏口的方法，适用于唇状瘘和瘘管；短口径大的管状瘘。

3. 手术疗法

（1）适应证：唇状瘘；肠瘘管已上皮化、瘢痕化；远端肠袢有梗阻；瘘管部有残腔或脓肿；瘘口周围异物残留；肠管本身病变如肿瘤、结核、慢性炎性肠道疾病、放射性损伤

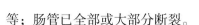

等；肠管已全部或大部分断裂。

（2）常用的手术方法：肠壁瘘管切除及修补术；肠段切除吻合术；肠瘘旷置术；空肠与十二指肠瘘 Roux-en-Y 术。

六、肠外瘘的护理

（一）局部护理

肠外瘘的局部护理重点是有效收集或及时移去漏出的肠液或设法使肠液不漏出肠腔，并促进肠瘘的自行愈合。

1. 引流管的护理

（1）引流管的选择与安放：先了解瘘口的情况，选用合适的引流管。放置引流管前要检查引流管的质量、口径大小及软硬度，评估放置位置是否合适。

（2）调整负压：在持续负压吸引过程中，要根据肠液流出量及黏稠度调整负压。负压过小，达不到吸引的目的，肠液会外漏；过大则容易造成瘘管周围组织被吸入内管，造成肠黏膜损伤、出血等情况。一般负压设为 4kPa 或更低，但肠液黏稠时可高达 6kPa，流出量多时负压可相应大些。

（3）调节冲洗液速度：按医嘱行引流管冲洗，冲洗的目的是保持吸引管内湿润，防止分泌物经持续抽吸而干燥、干涸成痂，影响吸引效果。肠液黏稠时冲洗量要多一些；高位瘘时冲洗速度可快些，以稀释肠液，降低其腐蚀性；餐后冲洗速度亦应快些。一般每天冲洗量为 3000～5000ml。

（4）记录肠液的流出量：正确记录冲洗液量及肠液量，包括引流管流出量及外溢部分流出量。瘘口外接造口袋可准确记录外溢部分的流出量，为治疗提供准确的依据。

（5）保持引流管通畅：经常巡视、检查，防止引流管折叠、扭曲、受压等，保持管道清洁通畅，如双腔管内套管堵塞可更换内套管。

（6）一般在术后 3～4 天、瘘管已形成的情况下进行第一次更换吸引管，以后根据肠瘘的流出量及黏稠度逐步更换管径较小的吸引管。

2. "堵" 的护理

（1）观察外堵是否成功，外堵物是否合适，是否有肠液外溢。

（2）注意瘘口有无不适或疼痛。观察瘘口周围组织有无红肿、感染的现象。

（3）有肠液外溢时除调整外堵的方法外，还应采用各种合适的方法保护瘘口周围的皮肤。

3. 瘘管的流出液收集与皮肤护理　瘘管的流出液收集与皮肤护理是肠外瘘护理的一项难题。传统引流方法是直接采用腹腔引流管接引流袋，采用"吸与堵"虽已除去大部分溢出的肠液，但是在引流管口周围仍会有较多肠瘘液渗出，所渗出的消化液对瘘口周围皮肤的腐蚀性很强，易导致局部皮肤红肿、糜烂及溃疡形成，患者疼痛明显。涂氧化锌等油剂虽然可保护引流管及瘘口周围皮肤，但不能从根本上解决肠瘘流出液对皮肤的腐蚀。另外，由于肠瘘流出液不断渗湿伤口敷料，医护人员需要频繁地更换敷料，这既不利于伤口愈合，又加重了患者的经济负担，增加了医护人员的工作量，肠瘘流出液的臭味还会造成病房环境污染。

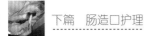

（1）护理目的：评估瘘管创面及周围皮肤情况，观察伤口愈合过程；收集流出物，准确记录流出量，为治疗提供依据；保持瘘管周边皮肤完整。控制臭味，减轻患者焦虑及提高舒适度；保持引流通畅，清除伤口内的分泌物、细菌或坏死组织，避免细菌感染，促进新细胞的增生。

（2）护理评估：由于瘘管可发生在不同的解剖位置与脏器，再加上患者的疾病史，

因此瘘管患者之间的差异性极大，为达到瘘管护理目标，护理人员须定时进行系统性评估与记录，以作为瘘管护理处置的依据，尤其是引流与皮肤保护工具选用的参考。评估内容包括：瘘管的来源，例如来自空肠、回肠、结肠、膀胱等；排出物的特性，包括排出物的颜色、气味、酸碱度与浓稠度。浓稠度是指排出物或稠或稀的评估，例如呈液体状、半流质状或成形的固体状，依据此评估可协助护士为患者选择合适的皮肤保护用具与引流袋，例如患者排出物属绿色液状，可预测其来自胃部，酸碱性非常强，可使用伤口保护膜与人工皮保护周边皮肤，以达到双重保护效果，造口引流袋可选用尿路造口袋（因其所附属的胶片抗腐蚀性较佳）。排出物的观察与记录：如每日引流量少于50ml，可使用高吸收性敷料进行换药处理，例如藻酸盐敷料、泡沫敷料或方纱棉垫等，周边皮肤可用伤口保护膜进行保护，敷料浸湿后及时更换；如每日引流量在50ml以上，可考虑使用造口袋进行收集；若引流量大于500ml，可使用造口袋配合使用负压吸引装置进行抽吸。瘘管开口的位置与高度：详细评估瘘口的数目、形状、所在位置与瘘口间的距离。若多个开口的彼此距离较近，应用单一造口袋收集即可。如多个瘘口间的距离较远难以一个造口袋统一收集时，可粘贴多个造口袋进行处理，但往往处理上有难度。评估瘘管开口的高度是否突出皮肤表面、与皮肤平行或低于皮肤，瘘口是否在伤口上、在伤口上的位置，瘘口周边皮肤是否平坦、是否肌肉松弛无法支撑造口袋。评估时，需让患者采坐卧或平躺等不同的姿势，观察患者的瘘口位置是否会随着姿势改变而突出或回缩，或者会移动到皮肤折痕处、骨突处、伤口床上、缝合线附近等地方。如果存在这些问题，需考虑利用人工皮、防漏膏、凸面底盘、造口腰带等造口用品和辅助用品进行处理；瘘口周边皮肤完整性：观察瘘口周边皮肤是否被排出液浸渍，是否有红肿、浸润、破皮及糜烂的现象，询问患者瘘口周边皮肤疼痛情况。记录敷料更换的频率。

（3）常用设备与材料：负压装置（中心负压、电动负压吸引器或一次性负压瓶）、引流管（思华龙引流管、大胶管或吸痰管等）、一件式或两件式造口袋及夹子、防漏膏、皮肤保护皮（人工皮）、皮肤保护粉或伤口保护膜等。如瘘口周围有伤口可根据伤口基底与渗液等情况选择相应的伤口敷料，如凡士林油纱、藻酸盐（或含银）敷料、亲水性纤维（或含银）敷料、泡沫敷料及水胶体敷料等。

（4）各类型瘘管的流出液收集与皮肤护理方法：对于瘘管的流出液收集与皮肤护理临床上没有统一的护理方法，需根据瘘管的位置、流量、肠瘘排出液的性状，瘘口所在伤口的情况和瘘管周围皮肤等灵活应用适合的护理方法，以达到有效、省时又符合成本效益的护理目的。瘘管周边皮肤护理常用方法包括使用高吸收性的内外敷料，增加敷料更换频率，瘘口周边皮肤使用皮肤保护剂，应用负压吸引装置进行引流及应用造口袋收集或造口袋联合负压装置进行抽吸等。如漏出液量少，可用纱布、棉垫或泡沫敷料进行换药处理；如出现大量渗漏，可采用粘贴造口袋或造口袋联合负压吸引的方法进行收集。

1）无需放置引流管的肠外瘘护理：生理盐水清洗瘘口及周围皮肤，方纱抹干；如瘘口周围皮肤出现刺激性皮炎，可涂抹少量皮肤保护粉，必要时喷洒皮肤保护膜或粘贴皮肤保护皮。中、重度刺激性皮炎患者，可重复涂粉和喷膜步骤 2~3 次，以达到类似"封漆"的效果；根据流出液的性状、黏稠度选择粪便造口袋或泌尿造口袋，如单一瘘口，可选用一件式或两件式造口袋收集流出液；如多个瘘口且瘘口位置邻近而无需分开记录流出量时，用一个造口袋统一收集；如各个瘘口之间的距离超过造口袋底盘可剪裁的直径或需分开记量时，可分别粘贴多个造口袋进行收集；根据瘘口大小、形状及各个瘘口之间的距离、方向剪裁造口袋底盘，中心孔径比瘘口大 1~2mm；如瘘口周围皮肤凹陷，涂上防漏膏或填防漏条防止渗漏；撕开粘贴纸，粘贴造口袋，用手由内向外抚平接压造口底盘粘胶使之与皮肤粘贴紧密。

2）引流管瘘或引流管口大量渗漏护理：生理盐水棉球清洗引流管口及周围皮肤，方纱轻轻拭干水分；如引流管口周边皮肤发生刺激性皮炎，可涂上薄薄一层皮肤保护粉，然后喷洒 3M 伤口保护膜或粘贴皮肤保护皮以保护皮肤和促进皮炎的愈合；如引流管周围皮肤凹陷，可在凹陷处涂上防漏膏或填塞防漏条防止渗漏；按引流管口的大小、形状及固定缝线的位置剪裁造口袋底盘，中央孔径比引流管口大约 1~2mm；顺应引流管拟穿出造口袋的位置上粘贴一块约 4cm×4cm 大小的安普贴（安普贴含有的弹性体、增塑剂能避免穿出引流管时造口袋剪切口会增大而容易渗漏），然后根据引流管直径的大小在其上方剪 0.5~1cm 长的开口；引流管末端经造口袋底盘的中央孔径与造口袋表面剪裁的开口用血管钳拉出并消毒后重新连接上引流装置或负压装置；将造口袋粘贴纸对半剪裁后贴回原位，将造口袋缓慢移入靠近引流管 3~4cm 时，撕开造口袋粘贴纸，将造口袋中央孔对准引流管口，在贴上造口袋底盘粘胶前，用手将粘贴安普贴部位的造口袋沿着引流管往上稍提拉，以防粘贴造口袋时流出液从安普贴剪裁处溢出而影响封闭的效果，然后用手由内向外按压底盘使与皮肤紧贴，粘贴造口袋后嘱患者平卧 10 分钟以增加造口底盘粘合力；用剪成 Y 形的安普贴将引流管穿出造口袋的缝隙进行粘贴封闭，以防液体渗漏及引流管脱落。用造口夹封闭造口袋开口，如使用泌尿造口袋则接一次性引流袋以减少排放次数；如有多条位置邻近且无需分开记量的引流管时，可用一个造口袋统一收集，剪裁造口袋粘胶及造口袋上方穿出口时应注意将多条引流管的位置、方向准确测量；如需分开记量，按上述方法粘贴多个造口袋分别进行收集，如造口袋无渗漏和脱落可 3~5 天更换 1 次。

3）切口瘘的护理：0.1% 安多福消毒液消毒创面，再用生理盐水棉球清洗干净，清除伤口坏死组织，方纱抹干。根据伤口不同情况选择不同的新型伤口敷料。创面感染期坏死组织多时应用保守外科清创的方法清除液化分离的坏死组织，后选用藻酸盐银敷料或亲水性纤维含银敷料覆盖伤口以控制感染、吸收渗液及继续溶解粘连紧密的坏死组织；创面肉芽生长、渗液量中量、大量时填塞藻酸盐敷料或亲水性纤维敷料以管理伤口渗液，维持伤口温湿度平衡，促进肉芽组织生长；渗液少量、中量时填充水胶体糊剂或粘贴水胶体敷料以促进肉芽组织生长和上皮移行。填充伤口敷料后，按照伤口的大小、形状剪裁比伤口边缘大 2cm 的皮肤保护皮，并粘贴于伤口的敷料之上，皮肤保护皮与瘘口之间的缝隙用防漏条或防漏膏阻挡以防止粪水渗入伤口；按瘘口大小和形状剪裁并粘贴造口袋收集流出液；高流量瘘为避免或减少肠瘘流出物污染创面，可选择合适的引流管并将引流管前端剪裁 3~4 个侧孔后用凡士

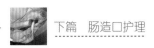

林油纱缠绕，放于肠外瘘口旁接负压吸引。引流管穿出造口袋按上述方法处理。

（5）瘘管的流出液收集与皮肤护理的注意事项

1）引流管的选择：根据瘘管的大小、流出物的性状选择直径粗细不一的引流管，最好是双腔引流管如思华龙引流管或选择一次性吸痰管并剪多个侧孔。

2）造口袋的选择：据瘘口周围创面的大小选用底盘规格各异的造口袋或伤口引流袋，最好为有黏性、底盘裁剪平面足够大、柔软有弹性、有护肤胶、容量大、防臭、透明的一件式或两件式造口袋；根据流出液的性质和量选择粪便或泌尿造口袋，如流出液水样无渣，可选择泌尿造口袋，流出液时多时可接床边袋以减少排放次数；流出液黏稠或有渣，则要选择粪便造口袋以方便排放。如瘘口合并周围切口感染或切口裂开，使用两件式造口袋，这样可方便每天清洗伤口，避免经常更换造口袋，既减少患者痛苦，又减轻患者的经济负担。如管状瘘或伤口渗出液少，可选择一件式造口袋。如瘘口周边皮肤凹陷，可选用凸面造口底盘并系造口腰带加强固定，减少渗漏。如瘘口或切口范围较大，一个造口袋难以收集时可应用防漏膜"搭桥"来分别粘贴两个或多个造口袋收集。

3）更换时间：造口袋底盘出现渗漏时及时更换；如无渗漏，但瘘口周围切口感染而应用一件式造口袋者，需1~2天更换1次，无切口感染者3~5天更换1次。

4）肠外瘘患者应尽早行皮肤保护，因为一旦瘘口周围皮肤糜烂直径>5cm，造口袋底盘就无法与皮肤粘紧，影响使用效果。对周围皮肤严重糜烂难以粘紧造口袋的患者，重复涂皮肤保护粉和喷膜步骤2~3次后，可使造口袋牢固黏合。

5）要预留足够的时间来进行操作，操作前需设计好处理方案，准备好所有物品。

（6）应用造口袋或联合负压引流对瘘管流出液收集与皮肤护理的优点

1）有效地保护皮肤，提高患者舒适度：肠外瘘患者瘘口周围皮肤受流出液的浸渍而致糜烂甚至溃疡。皮肤保护粉是水胶体类敷料，可促进皮炎、糜烂和溃疡的愈合，减轻患者的疼痛；而3M创口保护膜采用多分子聚合物，喷洒后迅速形成一层透明薄膜，如同第二层皮肤，具有防水功能，防止流出物对皮肤的浸渍，并因不含酒精及其他刺激物质，对糜烂皮肤无刺激，患者不感觉疼痛。瘘口放置引流管接负压吸引装置，可吸出大部分肠液，而少部分从瘘口旁流出的肠液可通过造口袋收集，减少或避免肠液对瘘口周围皮肤的侵蚀。造口袋底盘是水胶体皮肤保护剂，利于皮肤的保护和粘贴牢固。在瘘口周围皮肤凹陷处涂上防漏膏或防漏条可防止肠液渗漏，延长造口袋的使用时间。

2）预防感染，治愈伤口：根据伤口的情况和愈合阶段选择不同的伤口敷料，可有效地吸收伤口渗出，利于坏死组织的自溶清创，加速肉芽组织的生长，促进伤口的愈合。

3）收集流出物，准确记量，为治疗提供依据：肠瘘液的多少和颜色是衡量病情的一个重要指标。传统的引流方法由引流管周围漏出的肠液不易收集，不能正确计算丢失量。由于高流量肠外瘘丧失大量的肠液而导致水电解质失衡，临床以估计敷料浸湿程度来计算补充量。应用持续负压吸引和造口袋可正确观察渗出液的颜色，准确地记录流出量，为治疗方案提供可靠的依据。

4）减轻患者焦虑情绪，提高患者的自尊：肠外瘘患者由于流出液不断渗出，衣服、床单常被浸湿污染，常有恶臭难闻的气味，患者心理负担大，同时也影响了同病房患者。造口袋具有防臭功能且处于密闭状态，流出液的气味不易溢出，从而增强患者的自尊和恢复患者的自信心。同时应用造口袋进行收集流出液，患者可以带管、带袋下床活动，患者的生活质量有所提高。

5）减少护理工作量，减少经济负担，减轻医疗费用：肠外瘘患者由于肠液不断渗出而需要频繁更换敷料与衣服、床单。应用引流管外粘贴造口袋方法可明显减少换药次数，大大降低护理工作量和患者的医疗费用。

（二）健康教育与心理护理

心理护理的最终目的是调动患者自身潜在的积极因素，激发其以坚强的意志去战胜疾病，医护人员的良好言行和态度是能够调动患者的潜在积极因素。肠外瘘均较一般疾病的治疗过程长、耗费大，患者承受着疾病疼痛、自卑和经济压力的多重痛苦而出现精神紧张、恐惧、悲观失望、失去信心，有些不愿继续治疗。因此，护士在肠外瘘漏出物收集和皮肤保护、情感支持中扮演极其重要的角色。护士要了解患者的心理状况，关心、体贴患者，详细说明治疗的必要性，介绍治疗成功的病例并将病情的严重程度逐渐向家属渗透，使家属渐渐接受现实，配合护士一起做好患者的思想工作，帮助患者适应角色，客观地面对现实，以最佳的心理状态接受治疗，配合护理。

（三）控制感染及维持内稳态平衡

肠瘘初期常有较严重的腹腔感染和水、电解质及酸碱平衡失调，甚至有低血容量性或中毒性休克，而感染已是肠瘘患者死亡的主要原因。护士应严密监测患者意识、生命体征，记录 24 小时出入量，精确估计体液丢失量，监测水电解质、肾功能和血气变化，必要时遵医嘱使用抗生素和抗休克治疗，及时纠正水、电解质及酸碱平衡失衡，维护重要脏器功能。

（四）营养支持的护理

肠瘘患者由于消化液中丢失大量蛋白质且合并感染，机体处于高分解状态，因此建立良好的营养通道甚为重要。肠外营养的应用使胃肠道处于休息状态，同时，从胃肠外给予高糖、高氮、高脂肪等营养物质，可抑制胃肠道液体的分泌，直接降低肠瘘的肠液外漏，有利于控制瘘，更利于瘘管的形成。

（五）护理记录

记录患者手术日期，出现瘘管的时间，瘘管的位置、类型，流出液的性质、颜色、量及气味，周围皮肤情况，瘘口周围伤口的大小、深度、基底组织情况，目前采用的处理方法及应用的效果。

肠外瘘患者的护理要点为根据患者的个体情况制定护理计划，采取不同的护理措施，给予心理支持，调整患者心态，做好瘘口护理，保持持续有效的引流，保护瘘口周围皮肤，防止感染，适时实施 TPN/EN 及护理，重视全身营养状况的改善，维护机体内环境稳定，保持机体代谢均衡，防止并发症的发生。

（黄漫容）

第二节　全膀胱切除原位新膀胱的护理

膀胱是一个中空的大型肉质器官，负责收集和储存尿液。膀胱肿瘤是泌尿系常见多发疾病，发病率占我国泌尿系肿瘤的首位，膀胱肿瘤发病具有多中心性及高发病率的特点，且一旦复发往往级别较高。全膀胱切除是治疗浸润性膀胱肿瘤的首选方法。

一、全膀胱切除术原位新膀胱手术的适应证及手术方式

（一）适应证

1. 浸润性膀胱癌（T_3及T_{4a}），特别是直径>3cm、为多发病灶、有输尿管梗阻、前列腺受侵犯、位于膀胱底部的肿瘤。

2. 多发的乳头状肿瘤（T_1及T_2），反复复发的浅表膀胱癌伴严重的黏膜病变、合并广泛的原位癌、复发快、恶性度有增高趋势。

3. 放疗后肿瘤有复发或肿瘤有残余。

4. 放疗后膀胱挛缩严重或膀胱大出血经非手术治疗无效者也可做姑息性全膀胱切除术。

（二）手术方式

1. 取一段长30~40cm的回肠，剖开后缝合成一个类似球形的储尿囊，将两条输尿管接在囊上，囊下面与尿道括约肌吻合在一起。新膀胱的排尿控制主要依靠尿道和外括约肌。刚做好的新膀胱容量50~100ml，随着时间延长，容积会慢慢增加，一般1年左右可稳定在500ml，与正常膀胱容量大小相当。

2. 优点　没有造口、自己排尿、利于维持身体形象，保持正常社交、减少生活质量及性功能损害。

3. 缺点　手术操作复杂，术后存在发生控尿不全、完全尿失禁、漏尿的风险。

4. 接受全膀胱切除肠代膀胱原位替代术患者应具备的条件　预期寿命长，一般情况好，能耐受复杂手术；肾功能良好，可维持电解质平衡和排泄废物；无肠道病变。

二、术前后护理

（一）术前护理

1. 心理护理。

2. 配合医生做好各种检查。

3. 皮肤准备。

4. 配血。

5. 饮食准备。

6. 肠道准备　术前3天口服抗菌药物准备肠道，术前1天全流质饮食，术前1天下午4时开始口服恒康正清3盒，观察排便情况，排出清水样粪便就可。

7. 物品保管。

（二）术后护理

1. 手术单位准备。

2. 生命体征观察。

3. 管道护理　胃管；尿管；输尿管支架引流管；输尿管导管；膀胱造瘘管；伤口引流管（图40-1）。

（1）胃管的护理：保持有效的胃肠减压，每4小时抽吸胃液一次并记录胃液的颜色和量；禁食，口腔护理每日两次；待肛门排气后24~48小时拔管。

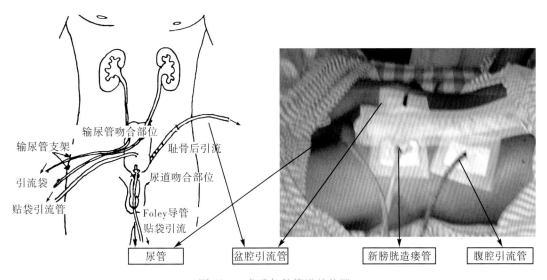

输尿管吻合部位
输尿管支架
耻骨后引流
引流袋
尿道吻合部位
贴袋引流管
Foley导管
贴袋引流

尿管　　　　盆腔引流管　　　　新膀胱造瘘管　　　　腹腔引流管

图 40-1　术后各种管道的位置

（2）尿管的护理：在行全膀胱切除原位新膀胱手术时，手术完毕将导尿管经尿道插入新膀胱内，既可用于引流新膀胱的尿液，又可起到牵引作用（利用导尿管的气囊将代膀胱拉上尿道内口，以减少代膀胱与尿道吻合口的张力，以防漏尿）。连接床边袋并避免管道受压。如留置导尿管后较长时间无尿液流出，患者感觉下腹部胀痛，新膀胱造瘘口有尿液流出，则考虑管道堵塞，应用 30ml 或 50ml 甘油注射器取生理盐水或 5% 碳酸氢钠溶液行低压膀胱冲洗。拔除新膀胱造瘘管后头 3 天暂时不进行导尿管夹管，让其保持尿液引流通畅，从而促使新膀胱造瘘管拔除后的管口长好。3 天后开始夹闭导尿管训练，一般白天进行，这段时间内每天尿量最好保持 3000ml 以上。

（3）膀胱造瘘管的护理：将膀胱造瘘管放置在代膀胱内，主要是用于引流代膀胱内的尿液及分泌的肠液，避免代膀胱内的张力增加而出现漏尿。置管期间对造瘘管要经常挤压和定时冲洗以减少肠黏液潴留堵塞管腔。膀胱造瘘管连接床边袋，在手术 9 天后行新膀胱功能测试，若无漏尿，可拔管。

（4）新膀胱的护理

1）保持新膀胱内尿液引流通畅：保持新膀胱内引流通畅，防止膀胱造瘘管、尿管移位、脱落，是保证手术成功的重要因素之一。由于肠道有消化、吸收功能，能分泌大量黏液，黏液块有时会堵塞膀胱造瘘管及导尿管致引流不畅，引起膀胱过度充盈而出现膀胱内压增高，出现漏尿。因此，护理上必须注意保持导尿管和造瘘管引流通畅，保持新膀胱内低压，从而促进新膀胱吻合口的愈合。

2）膀胱冲洗（图 40-2）：术后膀胱冲洗是保持新膀胱引流通畅的重要手段。目前，临床上膀胱冲洗有两种方法：一种是持续膀胱冲洗；另一种是间歇膀胱冲洗。持续膀胱冲洗是用生理盐水持续滴注式冲洗（从导尿管冲入，造瘘管引出），冲洗时要注意代膀胱压力及肠

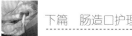

黏液量，如代膀胱冲洗压力过大，或一次注入量过多，可致代膀胱吻合口或代膀胱造瘘管周围漏尿。从导管冲洗时遇阻力且挤压代膀胱造瘘管不通，则应停止冲洗。间歇性膀胱冲洗的方法：准备生理盐水 500ml，用甘油注射器反复抽吸冲洗，直至肠黏液冲洗干净为止，每天冲管 3~4 次。据有关资料报道，在膀胱冲洗液中加入 5% 碳酸氢钠溶液行膀胱冲洗或术后口

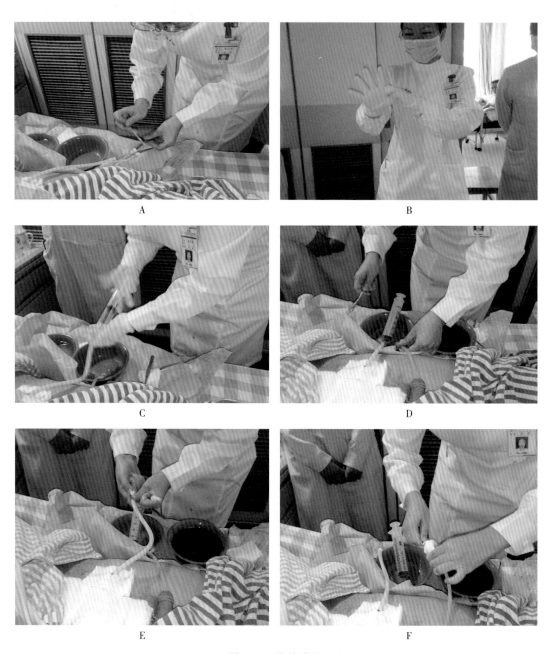

图 40-2　膀胱冲洗

服碳酸氢钠碱化尿液可减少黏液的分泌，从而减少造瘘管堵塞不通现象的发生。

（5）输尿管支架管的护理：输尿管支架（双J导管），具有支架和内引流的作用，可解除输尿管因炎症、水肿或输尿管-肠吻合口狭窄造成的暂时性梗阻。肠代膀胱术后用于引流双侧肾盂尿液，防止因吻合口水肿致尿液引流不畅而漏尿。因其置于肾、输尿管、膀胱内，无法通过肉眼直接观察，只能通过观察患侧腰部有无胀痛不适，记录尿量和观察尿液颜色，可帮助判断双J管是否被凝血块和脱漏的组织碎片堵塞。

（6）输尿管导管的护理：膀胱全切术后将输尿管导管置于患者双侧输尿管内，经代膀胱引出。术后护理主要是保持导管周围皮肤清洁，保持引流通畅，导管应妥善固定，防止扭曲受压、脱落和折断。若导管引流不畅，应检查原因，若为血块或脱落组织碎片堵塞，可用生理盐水冲洗导管。导管外端接引流袋。保持引流通畅，术后10～14天拔除（新膀胱造影后）。

（7）盆腔引流管的护理：盆腔引流于膀胱全切术后常规放置，可经患者尿道置于盆腔底部，也可放置于左右盆腔经腹壁引出。护理上要严密观察并记录引流液的量、颜色及性质，及时了解病情变化。如引流管短时间内引出较多鲜血，患者出现面色苍白、大汗、烦躁不安等，应考虑盆腔内是否有活动性出血，及时报告医生处理。如引流液为大量较清晰的液体，则考虑是否有吻合口尿外渗。

4. 预防水电解质紊乱 由于肠黏膜具有重吸收功能，因而肠代膀胱术后可能存在代谢紊乱问题。应减少代膀胱重吸收，除术中严格控制肠管的长度外，需嘱患者贮尿不宜过多，排尿间歇时间不宜太长，鼓励白天多饮水，多排尿，以减少肠黏膜吸收，防止出现水、电解质及酸碱平衡失调：低钾、低钠，高氯性酸中毒。术后常规复查电解质，对于轻度高氯性酸中毒患者可给小量碱性药物如碳酸氢钠口服；低血钾症者可适量补钾。

（三）术后并发症的观察及护理

1. 近期并发症

（1）吻合口漏：腹腔内漏尿是本病常见并发症之一，临床判断可能为输尿管与回肠吻合处裂开或新膀胱冲洗压力过大，一次注入量过多，致使吻合口或造瘘管周围漏尿。应严格掌握新膀胱冲洗时间、压力及每次注入量，冲洗过程中要注意观察冲洗液的量及性状，掌握出入平衡，防止新膀胱内滞留过多的液体。一旦发生漏尿，应保持瘘口周围皮肤的清洁、干燥。指导患者进食高营养食物或静脉内补充营养，争取早日康复。

（2）不完全性肠梗阻、粪漏：多由于术前肠道准备不充分，术中肠腔污染，肠管暴露时间过长，以及机械损伤，肠管断端吻合口愈合不良等因素所致。护理方面要注意：术前加强肠道准备，清洁灌肠，确保排出液无粪渣；术后重视肠功能恢复锻炼，指导患者早期进行床上活动，以增加肠蠕动，促进肠功能恢复；确保有效的胃肠减压，减轻肠内积气，以利于肠管吻合口的愈合。

（3）尿路感染：术后由于受有无肾积水、新膀胱冲洗方法、患者生活能力等多种因素的影响，极易发生尿路感染。必须加强术后新膀胱的冲洗，严格控制冲洗过程中的压力及量。

2. 远期并发症

（1）新膀胱结石：新膀胱内黏液积存、尿液滞留导致感染，为新膀胱结石的发生原因；细菌感染会发生磷酸氨镁结石，缝线亦可成为结石核心。合并高血氯性酸中毒或肾盂肾炎患者更易发生肾结石。预防方法及护理：鼓励多饮水，每天 2000ml 以上，这样可有效稀释尿液中的成石物质。尤其是睡前饮水不少于 250ml，以免尿液过度浓缩；针对结石成因进行饮食指导；定时排尿，排尿时注意变换体位，使新膀胱内尿液充分排尽。

（2）尿路感染：新膀胱过度扩张、结石等都有可能成为感染的原因，彼此间还会互为因果，往往一个或多个并发症同时发生。感染时表现为排出浑浊、有臭味的尿液，尿常规见大量的白细胞。部分患者感染严重时有发热或下腹部不适等症状。

（3）肾积水：可能由于新膀胱过度扩张或尿道、输尿管狭窄而引起，如果不及时处理，最后会导致肾功能损害。

（4）高血氯性酸中毒：高血氯性酸中毒多因采用过长的回肠建成大容量新膀胱，以及肾功能不健全所引起。临床表现疲乏、厌食、体重减轻、多饮、昏睡。需内服碳酸氢钠或枸橼酸合剂，重症者需静脉输注碱性药物。

（四）健康教育

1. 肠代新膀胱的控尿和排尿的原理

（1）根治性膀胱全切术后，机体用于控尿的最重要的结构就是尿道括约肌。如果尿道括约肌受损，机体将完全不能控尿，这种情况称为真性尿失禁。需在尿道括约肌完整保留的前提下，如何实现正常排尿也是需要训练的。

（2）肠剖开后做成的新膀胱与原来的膀胱不一样，它是没有逼尿肌的，产生排尿的压力主要来自腹压传递的（类似小腹用力排便的动作），除腹压作用外，顺利排尿还需尿道括约肌的松弛（类似闸门），即只有协调运用腹压及尿道括约肌才能把尿排出来，绝大多数患者很快能学会。术中保留血管神经束有利于控尿，但前提是不能影响控瘤效果。

（3）夜间控尿率要逊于白天，原因在于熟睡后神经对尿道括约肌的控制力会差些，这样会导致排尿闸门部分开放，尿液漏出。加强盆底肌肉锻炼会有助于早期恢复控尿并提升夜间尿控制率。患者出院后继续保持定时排尿的习惯，提前或推迟排尿均会影响新膀胱功能的稳定。排尿的姿势可采用蹲位或半坐位，争取将尿液排尽，最大限度地减少并发症的发生。另外，因患者夜间排尿可控性相对较差，嘱患者应适当增加夜间排尿次数，严重者可于夜间闹钟定时排尿。

（4）傍晚后少饮水，夜间定时排尿，必要时使用尿套或阴茎套。

（5）出院后第一年每 3 个月复查膀胱镜 1 次，以后每半年复查 1 次。

2. 新膀胱功能训练 由于手术切除了全膀胱包括膀胱颈，所以，使通过膀胱壁感受器传入大脑产生的尿意冲动感受消失，但由于手术保留了后尿道（生理性内括约肌）和尿生殖处的外括约肌，因此患者可依赖远端括约肌对排尿进行控制。正常膀胱的贮尿功能主要是靠膀胱逼尿肌和尿道外括约肌的协同作用来完成，而且这一功能必须在患者有膀胱充盈感觉的基础上才可能实现，所以必须进行贮尿、排尿功能的训练，以恢复新膀胱的充盈感觉。

（1）手术 9 天以后，行新膀胱测试无漏尿后，可拔出膀胱造瘘管，但导尿管需保留，头 3 天暂时不进行导尿管夹闭训练，让其保持引流通畅，加快新膀胱造瘘口的愈合。3 天后，开始夹闭导尿管训练，一般在白天进行，每天尿量尽量保持 3000ml 以上。第一周夹管时间一般为 30~60 分钟；第二周夹管时间 45~90 分钟；通过 2 周的带尿管夹管锻炼，可以使新膀胱的容量提前增大，等同于新膀胱自行训练 1~2 个月的效果，使患者手术后的前 1~2 个月没有那么辛苦。当膀胱容量达 150ml 左右时即可拔管，拔除导尿管越早越好，一般于术后 22 天拔除。在此期间，患者新膀胱会逐渐形成尿液充盈的感觉。

（2）拔除导尿管后，指导患者形成定时排尿的习惯，白天 1~2 小时 1 次，晚上根据手术后的时间而调整闹钟（前 3 个月每 2 小时起来一次，3~6 个月每 3 小时起来 1 次，6~12 个月一般起来 2 次就够了，12 个月以上就近似正常膀胱一般起来 1 次就够了），而不能等有肚子涨的感觉才能去排尿。肠子做的膀胱是不会有明显的腹胀感，除非是膀胱里面积聚了非常大量的尿液才可能会有腹胀感，所以，自己要养成定时排尿的习惯，并用手摸摸小腹有无隆起的情况。一旦养成好的习惯及掌握了新膀胱的规律后，用起来就会得心应手了。

（3）手术后前 2~3 个月内尽量蹲着排尿。由于术后早期回肠新膀胱内黏液较多，站立排尿时压力不够会导致黏液排出不够彻底，容易引起黏液堵塞尿道。对于黏液特别多的患者，在蹲着排尿后站立休息 1 分钟，做做深呼吸后再次蹲式排尿，这样可以排净前次可能残留的黏液和尿液。一旦 2~3 小时以上未排尿，而小腹触摸有膨胀隆起，就要考虑黏液堵塞，在进一步尝试排尿失败后就要果断到医院插尿管冲洗膀胱了。

（4）手术后 2 周就可以开始盆底肌肉锻炼（主要包括提肛肌训练和蹲立运动），一般要坚持 3 个月，这有助于更早恢复控尿和提高夜间控尿率。提肛训练从术后 2 周就可以开始，每天总量做到 200~300 次，根据自己情况调整频率。蹲立运动在拔除导尿管后开始，200 次/天，根据体力情况调整每组次数。

三、个案护理分享

1. 病例简介　患者，男性，60 岁，病理确诊为浸润性膀胱癌 T_3 期。于 2009 年 10 月 19 日在全麻下行根治性全膀胱切除+回肠原位新膀胱术，手术顺利，术后安返病房。给与密切观察生命体征、各种管道的护理，按医嘱新膀胱冲洗每日两次。

2. 护理经过

（1）术后第 2 天护士进行新膀胱冲洗时发现，患者造瘘管口有渗液，且冲洗液黏液较多，导尿管引出的尿液有黏液。

1）原因：肠道分泌的黏液没有及时冲洗干净，黏液堵塞管口，致新膀胱引流不通畅，尿液从造瘘口渗出。

2）处理：报告医生，把冲洗时间改为每 8 小时 1 次，并用 5% 的碳酸氢钠溶液 250ml+500ml 进行冲洗，因为碳酸氢钠对减少肠黏液的分泌有一定的作用。

（2）术后第 4 天，患者引流管引出 200ml 淡黄色的引流液。

1）原因：出现吻合口漏尿情况。

2）处理：①报告医生，将引流管改接尿袋，利用重力作用引流。密切观察引流液的量和颜色。②冲洗时控制压力，每次冲洗时间控制在 10~15 分钟，严密观察冲洗液的出入量是否平衡。

（3）术后第 7 天，引流管引出约 5ml 液体，医生拔除引流管。

（4）术后第 14 天，进行新膀胱造影，结果显示，新膀胱无漏尿。医生拔除造瘘管。继续进行膀胱冲洗。患者带尿管出院，指导患者到当地医院进行膀胱冲洗。

（5）术后第 20 天，患者返院，拔除导尿管，指导患者进行新膀胱功能训练。

（何杏勤　赖苑红）

参　考　文　献

［1］李开宗. 腹部手术切口处理学. 北京：人民军医出版社，2007.

［2］于博芮. 最新伤口护理学. 北京：人民军医出版社，2008.

［3］周异群，傅华群，邹志森. 新编腹部外科学. 天津：天津科学技术出版社，2007.

［4］Macedo M, Velhote M C, Maschietto R F, et al. Intestinal fistula after magnets ingestion. Einstein（Sao Paulo），2013，11（2）：234-236.

［5］Layton B, Dubose J, Nichols S, et al. Pacifying the open abdomen with concomitant intestinal fistula：a novel approach. Am J Surg, 2010, 199（4）：e48-e50.

［6］Wang Y, Kang Y, Zhou J R.［Comparison of two types of enteral nutrition in patients with intestinal fistula］. Zhonghua Yi Xue Za Zhi, 2013, 93（30）：2364-2366.

［7］夏国萍. 回肠正位膀胱术手术后护理. 护理与康复，2003，2（2）：97.

［8］江静敏，张丽霞，谢旭林. 膀胱癌各术式放置引流管的护理体会. 四川肿瘤防治，2003，16（4）：241-242.

［9］丁萍，宋真. 11 例腹腔镜下膀胱全切原位回肠代膀胱术的围手术期护理. 中华护理杂志，2010，45（4）：302-303.

［10］曹运霞，林惠芳，张鸣一，等. 21 例行膀胱全切原位回肠代膀胱术患者围术期的护理. 现代临床护理，2013，12（5）：26-28.

［11］李丹娜，王剑松，王海峰. 原位回肠和原位乙状结肠尿流改道术后早期并发症的管理现状. 护理学报，2015，22（2）：18-21.

［12］赵红. 上尿路手术应用双 J 导管的观察与护理. 中国初级卫生保健，2012，26（7）：120-121.

［13］王学华，陈善勤，罗旭，等. 改良膀胱全切新回肠膀胱术治疗男性浸润性膀胱癌. 现代泌尿外科杂志，2007，12（6）：384-386.

［14］董忠，廖锦先，吴喜链，等. 腹腔镜下膀胱根治性切除-原位回肠新膀胱术：附 22 例报告. 中华腔镜泌尿外科杂志（电子版），2015，9（2）：120-123.

［15］尚红梅. 回结肠代膀胱术的护理. 解放军护理杂志，2005，22（4）：67-68.

［16］王秀华. 膀胱癌病人回肠新膀胱术后护理，护理学杂志，2002，17（1）：31-32.

［17］Parekh DJ, Gilbert WB, Smith JA. Functional lower urinary tract voiding outcomes after cystectomy and orthotopic neobladder. J Urol, 2000, 163（1）：56-58.

［18］郑功，蔡松良. 原位回肠膀胱术的疗效观察. 临床泌尿外科杂志，2001，16（4）：166-167.

［19］Yadav SS, Gangkak G, Mathur R, et al. Long-term functional, urodynamic, and metabolic outcome of a modified orthotopic neobladder created with a short ileal segment：our 5-year experience. Urology, 2016, 94：167-172.

［20］Herdiman O, Ong K, Johnson L, et al. Orthotopic bladder substitution（Neobladder）：part Ⅱ：postoperative complications, management, and long-term follow-up. J Wound Ostomy Continence Nurs, 2013,

40（2）：171-180.

［21］Hautmann RE，Volkmer BG，Schumacher MC，et al. Long-term results of standard procedures in urology：the ideal neobladder. World J urol，2006，24（3）：305-314.

［22］Huang J，Lin T，Xu K，et al. Laparoscopic radical cystectomy with orthotopic ideal neobladder：a report of 85 cases. J Endourol，2008，22（5）：939-946.

［23］孟玉. 腹腔镜下全膀胱切除原位回肠新膀胱术的护理. 护士进修杂志，2014，29（15）：1393-1395.